普通高等教育"十二五"规划教材
全国高等医药院校规划教材

药学概论

主编 蒋学华

清华大学出版社

北 京

内 容 简 介

本书是药学类专业学生了解药学学科与药学职业的入门教材,主要供药学专业学生的专业教育用。

本书以药学职业发展为主线,从药物的发现、药物研究与开发、药品生产、药品质量控制、药品流通、药品使用及药事管理等为线索,介绍相应的药学职业工作内容及职业发展对相关知识与技能的要求,使药学类专业学生进入专业学习之前对药学类专业与药学职业的轮廓及特点有概念性了解,引导后期课程的学习。

本教材在编写过程中,强调药学与生命和健康的关联性,以阐明药学职业的高尚与神圣;强调药学的应用性学科特点,以突出药学职业发展对知识和能力的综合性要求。因此,本书除了适用于药学类专业学生初步了解药学学科外,也可供在职的药学专业人员和药学相关专业人士了解药学学科与药学职业的概貌。

图书在版编目(CIP)数据

药学概论/蒋学华主编. —北京:清华大学出版社,2013(2025.1重印)
普通高等教育"十二五"规划教材·全国高等医药院校规划教材
ISBN 978-7-302-32578-9

Ⅰ. ①药… Ⅱ. ①蒋… Ⅲ. ①药物学—医学院校—教材 Ⅳ. ①R9

中国版本图书馆 CIP 数据核字(2013)第 117708 号

责任编辑:李 君 王 华
封面设计:戴国印
责任校对:王淑云
责任印制:曹婉颖

出版发行:清华大学出版社
     网   址:https://www.tup.com.cn, https://www.wqxuetang.com
     地   址:北京清华大学学研大厦 A 座   **邮   编:**100084
     社 总 机:010-83470000   **邮   购:**010-62786544
     投稿与读者服务:010-62776969,c-service@tup.tsinghua.edu.cn
     质量反馈:010-62772015,zhiliang@tup.tsinghua.edu.cn
印 装 者:涿州市般润文化传播有限公司
经   销:全国新华书店
开   本:185mm×260mm   **印 张:**21.5   **字   数:**576 千字
版   次:2013 年 7 月第 1 版   **印   次:**2025 年 1 月第 12 次印刷
定   价:42.00 元

产品编号:040015-02

全国高等医药院校药学类及相关专业规划教材建设成员单位

（按拼音排序）

安徽省立医院	哈尔滨商业大学
安徽医科大学	哈尔滨医科大学
安徽医学高等专科学校	海南医学院
北华大学	河北医科大学
北京大学	黑龙江中医药大学
北京理工大学	湖北中医药大学
北京天坛医院	湖南中医药大学
滨州医学院	华南理工大学
长春职业技术学院	怀化医学高等专科学校
长治医学院	吉林大学
成都医学院	吉林医药学院
成都中医药大学	佳木斯大学
赤峰学院	江苏联合职业技术学院
重庆医科大学	九江学院
重庆医药高等专科学校	兰州大学
大连大学	辽宁大学
大连医科大学	辽宁卫生职业技术学院
第二军医大学	辽宁医学院
第三军医大学	辽宁中医药大学职业及技术学院
福建省漳州卫生职业学院	牡丹江医学院
福建医科大学	南昌大学
复旦大学	南方医科大学
广东药学院	南京医科大学
广东医学院	南京中医药大学
广西医科大学	内蒙古医学院
贵阳中医药大学	宁夏医科大学
桂林医学院	齐齐哈尔医学院

青岛市市立医院　　　　　　潍坊医学院
青海卫生职业技术学院　　　温州医学院
青海医学院　　　　　　　　无锡卫生高等职业技术学校
山东大学　　　　　　　　　武汉大学
山东药品食品职业学院　　　武汉理工大学
山东中医药高等专科学校　　武汉生物工程学院
山西医科大学　　　　　　　西安交通大学
陕西中医学院　　　　　　　西南大学
上海交通大学　　　　　　　厦门大学
沈阳药科大学　　　　　　　厦门医学高等专科学校
沈阳医学院　　　　　　　　新疆医科大学
首都医科大学　　　　　　　徐州医学院
四川大学　　　　　　　　　烟台大学
苏州大学　　　　　　　　　郑州大学
泰山医学院　　　　　　　　中国药科大学
天津生物工程职业技术学院　中国医科大学
天津医科大学　　　　　　　中南大学
天津医学高等专科学校　　　中山大学
天津中医药大学

编者名单

主　编　蒋学华（四川大学）

编　者　（以姓氏拼音为序）

丁劲松（中南大学）

杜　军（中山大学）

付超美（成都中医药大学）

黄　华（重庆医科大学）

蒋学华（四川大学）

李　康（广东药学院）

汤新强（大连医科大学）

王　凌（四川大学）

武志昂（沈阳药科大学）

叶　桦（复旦大学）

张彦文（天津医科大学）

朱东亚（南京医科大学）

前 言

PREFACE

人类对于生命与健康的珍视，是人类求知与追求的最基本动力。在人类进步的历史长河中，有一种最荣耀的职业——药师，作为生命与健康的卫士；有一类最特殊的物质——药品，作为护卫生命与健康的武器。

当您的求学之路和理想之旅与生命和健康紧密相连，与药师和药品密切相关时，您有理由为自己的选择骄傲！

然而，踏入陌生的药学科学殿堂，面对着神秘的生命现象，眼见着疾病的无情残酷……我们应该怎样学？我们应该怎样做？药学能带给我们什么呢？

为了使药学学生在入学的早期能对药学学科有初步的了解，并由此产生对药学学科的热爱，激发强烈的求知欲望；为了使就读中的药学专业学生根据学科知识构建的基本规则选修课程，插上能在药学的天空中翱翔腾飞的翅膀；也为了使即将毕业的药学学生面对择业的多种诱惑有清晰的思路和尽量理智的选择；为了您能成为生命与健康的卫士！为了您能创造和应用护卫生命与健康的武器！我们编写了这本书，展现在您眼前的，是我国药学教育领域的老师们对药学学科与药学职业的理解，通过我们的描述，您将清晰地看到未来的您会从事的工作内容，从而帮助您尽早地制定学习计划与职业发展计划。

希望阅读本书使您以选择药学专业而倍感荣幸，以从事药学事业而倍感责任重大。

参加本教材编写的人员均在药学领域中具有丰富的教学和科研经验，教材内容也在一定程度上展示了他们对药学学科的认识与理解。参加各章编写的人员依次为：第1章蒋学华（四川大学）；第2章武志昂（沈阳药科大学）；第3章张彦文（天津医科大学）；第4章付超美（成都中医药大学）；第5章丁劲松（中南大学）；第6章朱东亚（南京医科大学）；第7章李康（广东药学院）；第8章王凌（四川大学）；第9章黄华（重庆医科大学）；第10章叶桦（复旦大学）；第11章汤新强（大连医科大学）和第12章杜军（中山大学）。

本书在编写的基本思路上与已有药学概论类教材不一样，不是以传统的二级学科介绍方式描绘药学学科，而是尝试以药学职业发展为主线，展示药学学科与职业的魅力，并突出药学职业发展对知识和能力的综合性要求，由此带给我们编写人员许多困难，虽然我们尽力追求完美，但限于个人水平与药学学科的快速发展，难免有疏漏、错误和不当之处，尤其在章节间的有机联系上有待完善之处有很多，诚恳希望广大师生和同行给予批评指正。

本书的编写得到清华大学出版社和各有关院校的大力支持和帮助，特别是李君责任编辑对编写提出了有益建议；沈阳药科大学杨悦、杨舒杰、杨莉、黄哲、罗刚和严明等参与了第2章的编写，南京医科大学罗春霞参与了第6章的编写，中山大学王红胜参与了第12章的编写，我的几位博士研究生张若琪、杨男、杜青青、宋林、肖好、李婷婷、唐靖和王婷在书稿整理中付出了辛勤的劳动，在此一并感谢。

四川大学华西药学院　蒋学华

2013年3月

目　录

CONTENTS

第1章

绪　论

第1节　药品与药品应用的特点

一、健康、疾病和药物

健康（health）指一个人在身体、精神和社会等方面都处于良好的状态。在这种状态下人体查不出任何疾病，其各种生物参数都稳定地处在正常变异范围以内，对外部环境（自然的和社会的）日常范围内的变化有良好的适应能力。健康的人，表明其生理、心理和社会适应性等3个最重要方面、处于生命存在的最佳状态。健康是人与自然、社会最和谐的相处。

疾病（disease）是机体在外界致病因素和体内某些因素的作用下发生的生命活动障碍过程，是人健康状态的偏离。在此过程中，机体对病因及其损伤产生抗损伤反应；组织、细胞发生功能、代谢和形态结构的异常变化；患者出现各种症状、体征及社会行为的异常，对外部环境（同样包含自然的和社会的）的适应能力降低和劳动能力减弱甚至丧失。健康是疾病的对立面，患者在生理、心理和社会适应性等方面处于生命存在的不良状态，是人与自然、社会不和谐的相处。

历史上，疾病曾对人类造成非常可怕的伤害：1918年，一场全球流行性感冒的爆发夺去了2000万人的生命，此数据超过了刚结束的第一次世界大战的死亡人数；我国全国肿瘤病死率为180.54/100000，每年因癌症死亡的病例达270万例。2012年底全国肿瘤登记中心发布的《2012中国肿瘤登记年报》显示，我国每年新发肿瘤病例约为312万例，平均每天8550人，全国每分钟有6人被诊断为癌症。《中国心血管病报告2011》披露，我国心血管病患者约为2.3亿，每10个成年人中就有2人患心血管病，在中国人总死亡病因分析中，每5个死亡人中就有2人死于心血管病，心血管病死亡占总死亡原因的41%，居各种死因的首位。我国每年约有350万人死于心血管病，每天因心血管病死亡9590人，估计每10秒钟因心血管病死亡1人。世界卫生组织统计年报称，我国脑血管病、肿瘤及呼吸系统疾病的病死率已经分别达到149/100000、140/100000和110/100000，其中脑血管病标准病死率比美、英、法等国高出4～5倍，恶性肿瘤病死率高于日本、澳大利亚等发达国家的水平，慢性呼吸系统疾病病死率约为日本的 7 倍。2012 年底国务院新闻办公室发表的《中国的医疗卫生事业》白皮书披露，截至 2011 年，中国存活的艾滋病病毒感染者和患者约为 78 万人。疾病成为人类生命与健康的最可怕威胁，也是人类社会发展的巨大障碍。

健康是人的基本权利，是生活质量的基础，是人生最宝贵的财富之一。健康不仅是个人的追求，也成为社会的奋斗目标，而疾病则是人类面临的重大挑战，如恶魔般对人类健康进行破坏和摧残，健康与疾病成为一对无法分离的冤家。在人类发展的历史长河中，保护人类健康、消除疾病成为永恒的话题。由此，人类在生存发展中捍卫生命与健康最重要的武器——药物，就成为我们关注的重要对象。正是由于对药物的发现和利用，人类才渡过了面临的一次次危机，使得人类社会得以发展和延续。

药物（drug, medicine）是用于预防、诊断和治疗疾病，或有目的地调节人体功能，提高生活质量，保持身体健康的物质。药物是一个泛指的概念，通常，因各国临床应用药物管理措施和内容有异，又把满足政府管理部门的相关要求，允许应用于临床的药物称为药品。在我国，药品特指用于预防、治疗和诊断人的疾病，有目的地调节人的生理功能并规定有适应证或者功能主治、用法和用量的物质。在一般的表述中，药物与药品是通用的。

疾病是一个极其复杂的过程。通常，机体在不断变化的内、外环境因素作用下，通过神经和体液的调节作用，使各器官、系统的功能和代谢维持在正常范围内，保持着内环境状态的相对稳定，称为自稳调节下的自稳态。而疾病时，自稳调节的某一方面发生紊乱，引起相应的功能和代谢的障碍，进而通过连锁反应使自稳调节的其他方面也相继发生紊乱，从而引起更为严重的生命活动障碍。引起疾病的致病因素称为病因，包括致病的原因和条件（包括诱因）。理想的疾病转归结果被称为完全恢复健康，即痊愈，指患者的症状和体征完全消退，各系统器官的功能、代谢和形态结构完全恢复正常，机体的自稳调节以及对外界环境的适应能力、工作劳动能力也完全恢复正常，有的传染病痊愈后，机体还可获得免疫力；疾病转归结果的第 2 种被称为不完全恢复健康，指疾病的主要症状已经消失，但机体的功能、代谢和形态结构变化并未完全恢复正常，而是通过代偿反应来维持正常的生命活动，可遗留下某些病理状态或后遗症，如心肌梗死愈后所形成的瘢痕、风湿性心瓣膜炎治愈后的心瓣膜狭窄或关闭不全等，截肢或器官切除后的状态也属于不完全恢复健康；疾病转归结果的第 3 种是死亡，死亡是指机体生命活动的终止。

针对极其复杂的疾病过程，临床治疗手段通常包括心理的、物理的和化学的方法以及由物理和化学方法结合的介入治疗方法。物理方法包括手术治疗、放射治疗、超声治疗和针灸治疗等，化学方法指药物治疗（pharmacotherapy, drug therapy）。药物治疗作为临床上疾病处置的最常用方式，通过保持机体内环境状态的相对稳定而预防疾病，在疾病过程中影响疾病的转归，避免或减少死亡，力争获得痊愈结果，使药物成为人类战胜疾病的最重要武器，为人类健康作出了积极的贡献。

二、药品及其类别

我国药品包括中药材、中药饮片、中成药、化学原料药及其制剂、抗生素、生化药品、放射性药品、血清、疫苗、血液制品和诊断药品等。与国外药品定义比较可知，我国药品定义有 3 点特殊：①规定了使用目的和使用方法，以此与食品和毒品相区别；②规定了是人用药品，以此区别于其他国家定义的药品；③规定了中药材、中药饮片和中成药均为药品，以发扬我国医药特色。由于药物与生命和健康的紧密联系，使其成为最受关注，又备受严格管理的特殊物质。

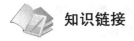 **知识链接**

世界卫生组织与美国的药品定义

世界卫生组织（World Health Organization，WHO）文件对药品的定义：药品是以任何一制剂形式适合人类使用并具有治疗、预防和诊断作用，或用于改变生理功能的物质或物质的复合物。

美国《联邦食品、药品和化妆品法》（*the Federal Food，Drug and Cosmetic Act*）的药品定义：①指《美国药典》(USP)、《美国顺势疗法药典》(USHP)、《国家药品集》(NF) 或以上法典的增补本所收载的物品；②用于人或其他动物疾病的诊断、治愈、缓解、治疗或预防的物品；③可影响人或其他动物的身体构造或任何功能的物品（食品除外）；④以上①、②和③3项中所指物品的成分。

在我国药品注册管理时，把药品分为中药与天然药物、化学药物以及生物药物等3个大的类别并有新药和仿制药的区别。在使用的管理上，药品又被分为处方药与非处方药，以及特殊管理的药品。在国家基本药物制度下，把药物中的一部分作为国家基本药物。

1. 中药与天然药物 天然药物（nature drugs），系指在现代医药理论指导下使用的天然药用物质及其制剂。这些天然药用物质通常是来源于动物、植物和矿物等自然界中的有药理活性的物质。

中药（traditional Chinese medicine，TCM），系指在中医药理论指导下，依据中医用药法度，用于防病、治病的药物，是在中医药理论指导下开发和使用的天然药物，包括中药材、中药饮片和中成药。

2. 化学药物 化学药物（chemical drugs, pharmaceuticals）即日常所说的西药，指从天然矿物以及动、植物中提取的有效成分，以及经过化学合成或生物合成而制得的药物。通常，化学药物是以化合物作为其物质基础的、结构明确的药品，包括合成的有机化合物、无机化合物、从天然产物中提取的有效成分或单体或以生物合成方法得到的抗菌药物和半合成抗菌药物。化学药物一般相对分子质量较小，在数百之内，为低分子药物。

3. 生物药物 生物药物（biopharmaceuticals）是以现代生命科学为基础，结合生物技术（biotechnology）即生物工程（bioengineering）手段设计改造生物体或加工生物原料所得到的药物，通常的原料来自生物体、生物组织、细胞和体液等。生物药物有时也称为生物制品（biologics，biologic products），生化药品、疫苗及血液制品等均为生物药物。一般生物药物的相对分子质量很大，也可称为大分子药物。随着分子生物学、免疫学与现代生化技术和生物工程学的迅猛发展，生物药物已成为当前新药研究开发中最有前景的一个重要领域。

4. 新药与仿制药 新药（new drugs）指未在中国上市销售的药品。已上市药品改变剂型或给药途径的，在注册管理中按照新药管理。仿制药（generic drugs）是指仿制国家已批准上市的、已有国家标准的药品品种的药品。

5. 处方药与非处方药 处方药（prescription drugs）指凭执业医师或执业助理医师处方才可调配、购买和使用的药品。非处方药（nonprescription drugs，over the counter drugs，OTC drugs）是由国务院药品监督管理部门公布的，不需执业医师或执业助理医师处方，消费者可自行判断、购买和使用的药品。根据药品的安全性，非处方药分为甲、乙两类。在药品经营中，处方药可在执有《药品经营许可证》的单位或医院药房销售；非处方药批发和甲类非处方药零售须执有《药品经营许可证》；乙类非处方药可在经批准的其他商店零售。在使用中，处方药只能凭医师处方使用；甲类非处方药可由执业药师指导使用；乙类非处方药可由消费者自行判断、购买使用。此外，处方药只能在医药专业媒介上做广告，不得在大众媒体上以公众为对象进行宣传。

6. 特殊管理的药品　特殊管理的药品（the drugs of special control）是由国家制定特别的管理办法，实行比其他药品更加严格管制的药品。我国对麻醉药品、精神药品、毒性药品和放射性药品实行特殊管理。

7. 国家基本药物　国家基本药物（national essential medicines）指适应基本医疗卫生需求，剂型适宜，价格合理，能够保障供应，公众可公平获得的药品。即为保证人们用药的基本需要，药品监督管理部门筛选并公布的医疗、预防、康复、保健和计划生育中不可缺少的，疗效确切，毒副作用清楚，安全有效的，又适合国情的，在使用中首选的药物。

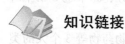 **知识链接**

食物、药物与毒物

食物（food）指能维持或继续人体正常新陈代谢的物质。药物（drug，medicine）是用于预防、诊断和治疗疾病，或有目的地调节人体功能，提高生活质量，保持身体健康的物质。毒物（poison，toxicant）指在一定条件下，较小剂量就能够对生物体产生损害作用或使生物体出现异常反应的物质。与食物比较，药物是能改善或恢复生物体正常新陈代谢的物质，是人们有意用于纠正生物体疾病状态并维持健康状态的物质；而毒物则是损毁或破坏生物体正常新陈代谢的物质，正常情况是人们拒绝或不愿接触的物质。但食物、药物、毒物三者之间没有严格界限，从一定意义上来讲可以相互转化，三者区分的基本要素是应用的目的、方法与量。如氯化钠这种化学物质，用于食品烹饪，是食物；制成注射液，即为药物；当 1 次服用 15～60g，即有碍于健康，1 次服用 200～250g，可因其吸水作用和发生机体电解质平衡严重障碍而引起死亡，此时就成了毒物。

三、药品与药品应用的特点

药品是一种特殊商品。药品与药品应用的特点主要表现在如下几方面。

1. 对于生命与健康的重要性　药品是与生命和健康相关联的物质，可用于疾病的预防、诊断和治疗，满足人们的健康需求。质量好的药品并且科学、合理地使用，可以保障患者的健康和生命；质量差的药品或药品的不合理使用，可能因延误治疗或毒副作用损害患者的健康，甚至危及生命。当我们用"药到病除"赞扬一位医师的精湛医术时，没有忘记"药"是除病的重要条件。药品应用挽救生命和解除病痛的示例，在每一个家庭都会存在，甚至在每一个人的一生中都会出现。在第二次世界大战中的救命药青霉素，作为历史上第 1 种抗生素，其发现是人类医药史上最重大的发现之一。从 1928 年，弗莱明观察到在葡萄球菌培养皿上长出的菌斑周围形成了无菌环并在《英国实验病理学杂志》上报道了这一发现，历经 10 余年的研究，至 1943 年证实了青霉素是已知的最有效的抗菌物质，此后，获准在美国进行大规模的生产，并被用于"二战"时期盟军的受伤战士，减少了因受伤感染导致的死亡。据估计，此举拯救了 12%～15% 战士的生命！

2. 对于生命与健康的两重性　两重性特征是指药品除了具有对人体健康有利的一面外，还有不利甚至是损害人体健康的一面。正是药品具有两重性的特点，使我们在药品发现、研究、开发、生产、流通、使用与管理各个环节的每一次决策都承担着风险，都需要进行利弊的权衡。尽管有复杂的研究与严格的管理，但药害事件仍不时造成对人类的伤害。"反应停"事件作为 20 世纪人类重大灾难性事件之一，与其他许多药害事件都给我们留下了最沉痛的记忆。

药物不良反应（adverse drug reaction，ADR）是药物在正常用法和用量时由药物引起的有害和不期望产生的反应。ADR 与药物相随，是药品的特性之一，也是导致用药患者死亡的原因之一。对美国 153 家医院的 39 项研究进行分析总结，所得到的研究报道指出：从 1996～1999 年，住院患者中严重 ADR 发生率为 6.7%，致死性 ADR 发生率为 0.32%。据此发生率计算，即使是按医嘱适时、适量用药，1994 年全美依然有 221.6 万住院患者发生 ADR，其中 10.6 万人死亡，成为导致死亡原因的第四到第六位。据报道，我国每年 5000 万人次的住院患者中，至少有 250 万人（5%）与 ADR 有关，其中 50 万人（1%）属严重 ADR，因严重 ADR 致死的有 20 万人。

努力降低药品对人类健康的不利影响，充分发挥药品为人类防治疾病、维护健康的作用，是药学学科承担的艰巨任务，也是药学专业人员神圣而光荣的责任。

 知识链接

"反应停"事件

1953 年 Ciba 药厂为开发一种新型抗菌药物首先合成了沙利度胺，但药理试验显示，沙利度胺没有任何抑菌活性，Ciba 便放弃了对它的进一步研究。而联邦德国药厂 Chemie Grünenthal 在 Ciba 放弃沙利度胺的同时，开始研究沙利度胺对中枢神经系统的作用，并且发现该化合物具有一定的镇静催眠作用，还能够显著抑制孕妇的妊娠反应（呕吐等反应），并于 1957 年 10 月以商品名"反应停"投放欧洲市场，在此后的不到 1 年内，相继在 51 个国家和地区获准上市，反应停风靡欧洲、非洲、澳大利亚和拉丁美洲，作为一种"没有任何副作用的抗妊娠反应药物"（广告语），成为"孕妇的理想选择"（广告语）。

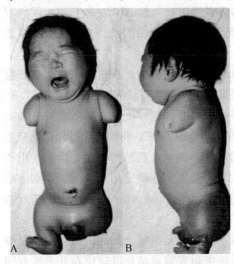

1959 年 12 月，西德儿科医生 Weidenbach 首先报道了 1 例女婴的罕见畸形；1960 年，欧洲开始发现，本地区畸形婴儿的出生率明显上升，有四肢畸形儿、腭裂儿、盲儿、聋儿以及内脏畸形儿，这些畸形婴儿没有臂和腿，手和脚直接连在身体上，很像海豹的肢体，故称为"海豹肢畸形儿"及"海豹胎"（图 1-1）。事后的调查表明，"反应停"事件造成约 1.2 万名出生缺陷的婴儿，其中，有近 4000 名患儿不到 1 岁就夭折了，还导致大约 5000～7000 个婴儿在出生前就已经因畸形死亡。1962 年反应停撤市。

图 1-1 反应停事件导致的"海豹肢畸形儿"

"反应停"事件是药物史上的最大悲剧。

3. 专属性 每个药品有其规定的适应证，只能对目标适应证患者对症用药，才可能获得期待的治疗效果，这就是药品的专属性。药品的专属性要求药品应用需要高度的专业技能，必须在合格的医师、临床药师或药师指导下才能实现药品应用的合理性。即使有药品使用说明书，但其中的专业术语也需要接受足够的教育方可有正确的理解与解释，这是药品作为特殊商品与其他所有商品的显著不同。由此，我们也可以知道，合理用药的最基本要求是要对症用药，而实现对症用药的目标，就需要对药品和疾病有足够的认识与了解。

4. 质量的重要性 药品质量（drug quality）指药品能满足预防、治疗和诊断人的疾病，有目的地调节人的生理功能的使用要求的特征总和。作为商品，国家发布每一上市药品品种的质量标准，常称药品标准，以实现对药品的质量控制。药品标准（drug standard）是国家对药品质量规格及检验方法所作的技术规定，是药品生产、供应、使用、检验和管理部门共同遵循的法定依据。药品只能是合格品，不能有次品。只有符合质量标准的药品才能保证安全性和有效性，不合格的药品轻则达不到期待的疗效，重则贻误病情，或产生严重毒副作用，甚至害人性命。

5. 合理用药的重要性 安全、有效、经济和适当是目前合理用药的核心指标。尽管在药品应用前的各个环节，我们都选用目前最好的指标和最可靠的方法，筛选并生产出安全、有效及质量可控的药品，但药品的两重性和专属性告诉我们，在每一次的每一个药品使用中仍然存在着风险。我们期待药品用于防病治病时，为患者解除病痛，治愈疾病，尽量避免或降低药品导致的用药者不适或伤害。但用药环节有众多的因素会影响药品的合理使用，临床不合理用药问题主要表现在用药指征不明确、违反禁忌证、疗程过长或过短、给药途径不适宜以及合并用药不宜或过多等。药物应用中也可能出现药物不良事件（adverse drug events，ADE）、药疗差错（medication errors，ME）等用药问题。

ADE 与 ADR 不同，前者是指使用药物治疗期间发生的、不一定与治疗有因果联系的不良医疗事件，而后者指因果关系已经确立的反应。据美国两项以州为范围的研究，仅统计导致伤残、住院日延长或死亡后果的 ADE，较为保守的结果是，住院患者中 ADE 与 ADR 的发生率分别为每 100 位患者中发生 0.72 起和 0.56 起。而使用较宽泛定义且在单个医院进行的 ADE 发生率的研究结果表明，住院患者 ADE 发生率为 2%～30%。关于门诊患者中 ADE 发生率的研究较少，据估计，每年经历一起 ADE 的门诊患者所占比例在 5%～35% 之间。更具体的数据来自 2003 年发表的一份报道，在波士顿基层医疗机构中，25% 的门诊患者经历过一起 ADE。另有对美国科罗拉多州和佐治亚州的 39 家医院进行的调查研究，发现 19% 剂量错误的处方中，7% 可能造成 ADE。

据报道，2011 年我国共收到 ADR 或 ADE 报道数量 852 799 份，其中，新的 ADR 或 ADE 报道数量 145 769 份，占同期报道总数的 17.1%；抗感染药报道数占化学药总例次数的 51.2%。

ME 是根据已有药学理论判断，发生于药物治疗过程中的，有可能导致疗效降低或对患者造成损害的可避免的行为。ME 是 ADE 构成内容之一，是可以避免的 ADE。药物治疗过程包括开处方，处方信息的传递，产品的标识、包装和名称，药物的配制、调剂，药品的分发、给药，用药教育，对药疗方案的监测以及患者的服用等多个环节，ME 主要发生在决定用药方案、调剂、给药及用药监测等几个环节。美国医学研究会估计，在美国平均每年有 44 000～98 000 人因药疗差错致死。

近年来，抗生素的广泛应用以致滥用带来了一系列棘手的医疗乃至社会问题。医疗领域里细菌耐药现象难以控制地恶性发展，以肺炎链球菌为例，近年来耐青霉素肺炎链球菌在几乎所有国家都成为发生率不断上升的耐药热点。如在日本和韩国等中国周边国家，57%～71% 的肺炎链球菌株对青霉素不敏感，我国北京和杭州地区肺炎链球菌对青霉素的敏感率也仅为 53.1% 和 42.1%，对红霉素、四环素的耐药率高达 90.7% 和 87.16%，61% 的菌株为多重耐药株，耐药谱的广泛性和耐药程度的严重性是对临床治疗肺炎链球菌这一古老而常见病原菌的严峻考验。据《中国中医药报》披露，药物滥用，尤其是耳毒性抗生素滥用在基层屡禁不止，甚至愈演愈烈。在20世纪50年代，因使用抗生素损害听神经引起耳聋者占所有耳聋者不足3%，60年代占10%，70年代占25%，80年代占35%，到90年代上升到了40%。目前，在我国300万因使用耳毒性药物引起的聋儿中，有70%是抗生素引起的。由于药物、感染等原因，我国每年新增聋儿3万人，7岁以下聋幼儿已突破80万人。在我国2011年收到的852 799份ADR/ADE报告中，抗感染药报告数占化学药总例次数的51.2%，而在化学药严重病例报告中最常见的类别亦是抗感染药。在所有抗感染药的严重报告中，病例报告数量超过1000例次的分别是头孢菌素类（34.8%）、青霉素类（14%）和喹诺酮类（12.2%），这3类药品的病例报告数量占抗感染药总数的61%。

好的药品需要有合理的应用方法才能获得理想的治疗结果，可以说，药品应用在于实现药品的价值，但应用方法却会导致完全不一样的结果，合理用药的重要性可见一斑。

 知识链接

磺胺酏剂事件

1937年，美国一家公司的主任药师瓦特金斯（Harold Wotkins）为使小儿服用方便，用二甘醇代替酒精做溶媒，配制色、香、味俱全的口服液体制剂，称为磺胺酏剂，未做动物实验，在美国田纳西州的马森吉尔药厂投产后，全部进入市场，用于治疗感染性疾病。当时的美国法律是许可新药未经临床实验便进入市场的。到这一年的9～10月间，美国南方一些地方开始发现患肾功能衰竭的患者大量增加，共发现358名患者，死亡107人（其中大多数为儿童），成为20世纪影响最大的药害事件之一。1937年的"磺胺酏剂事件"促使美国国会通过《食品、药品和化妆品法》(Food, Drugs, and Cosmetic Act, FDCA, 1938)，对西方药学产生了重大影响。

第2节 药学学科及其特点

生命现象与生命过程的神奇同样表现在疾病的产生和发展中，出于对生命的尊崇与敬畏，人们努力地探索着疾病的规律，并试图阻止疾病的发生、发展，有效地处置疾病带给人类的伤害，由此产生和发展了医学门类学科群。作为医学门类下的一级学科——药学，与其他医学类学科一样，成为与人类生命与健康密切相关的科学，从事医药学工作的专业技术人员也成为人类生命与健康的卫士。

一、药学及其学科体系

药学（pharmacy，pharmaceutical science）是探索药物与人体、健康和疾病相互关系，围绕药物的发现、开发、生产、流通、使用与管理进行研究与实践的科学。药学学科的基本社会任务包括：研制新药、生产供应药品、保证合理用药、培训药学专业人才、组织药学力量等。

药学的主要领域属于自然科学的范畴，药学是一个量化的科学，数学成为解决药学问题的最基本方法，也是药学学科科学化的基础；药学研究的核心是药物、疾病与人，其性质描述是基于物理学理论和方法的现代测试技术，这也是药学研究的基本手段；药学的发展，直接得益于化学、生命科学和医学的进展，因此，药学有着十分浓厚的理科性质。药学学科的基本任务之一是向社会提供药品，药品作为药学工作的阶段性成果，成为药学学科与药学职业向社会展示其价值的重要载体，而药品生产中，原料、设备、厂房、工艺路线、工艺流程、操作方法和技术评价等工业制造问题，使药学学科具有工科性质。药学作为研究药物与人体、健康和疾病相互关系的学科，药物的临床应用是实现药学学科价值的主要手段，此时的药学体现了医科性质。

药学学科具有很强的社会科学色彩。在"以人为本"的社会发展方向指引下，不仅药物临床应用是以患者为中心的药学实践，药学学科的所有研究与实践，都建立在药物与人和疾病关系的认知之上。药品应用的特殊性，导致药学活动与患者的关系成为药学学科关心的重要内容。药品的特殊性又决定了药事活动要有严格的法规体系和管理体系来进行监管，要求药学专业技术人员不仅懂技术或了解科学背景，还必须知法、懂法、守法和执法。加之在药学实践活动中，药品流通、使用和管理等诸多环节都涉及经济学、心理学、行为科学、社会学、法学和管理学等诸多社会科学内容，这些学科的理论与方法都在药学实践中直接而广泛地应用着。忽视人文社会科学素养，终将导致药学专业技术人员的药学实践活动不能满足社会发展需要。

药学作为医学门类下的一级学科，其学科体系由8个主要的二级学科组成，这8个二级学科与其他学科之间交叉、渗透，又分化和派生出新的分支学科——三级学科。药学学科的8个主要二级学科：药物化学、药理学、药剂学、生药学、药物分析学、微生物和生化制药学、临床药学以及药事管理学。这些二级学科的教学内容成为药学实践活动要求掌握的最基本理论、方法与技能，在本书各章会有各二级学科相关内容及其在药学职业发展中的初步运用，但具体的内容，有待后期各课程的深入学习与探讨。

1. 药物化学　药物化学（medicinal chemistry）是建立在化学和生物学基础上，对药物结构和活性进行研究的一门学科。药物化学处于化学药品创新研究的起点，因此，创新药物研究是药物化学的首要任务。药物化学学科的研究内容涉及发现、修饰和优化先导化合物，从分子水平上揭示药物及具有生理活性物质的作用机制，研究药物的化学结构和活性间的关系（构效关系）；研究药物的化学结构和体内过程间的关系（构动关系）；研究药物化学结构与物理化学性质的关系；阐明药物与受体的相互作用；通过药物分子设计或对先导化合物的化学修饰获得新化学实体，创制新药。近年来，药物化学的发展领域主要在：①以化学信息学和生物信息学为支撑，将计算机辅助设计新技术与传统药物设计相结合，根据生命科学研究中所揭示的包括酶、受体、离子通道及核酸等潜在的药物作用靶点，参考其他内源性配体或天然产物的化学结构特征，开展基于结构的药物分子设计研究；②针对天然产物化学结构新颖、作用机制独特的特点，进行以天然产物为先导化合物的结构修饰、半合成和全合成研究；③针对严重威胁人类健康的癌症、心脑血管疾病、糖尿病、神经系统疾病和病毒感染性疾病的发生、发展过程及关键致病基因开展新药发现的研究；④在基于结构和基于机制的药物设计基础上，开展药物构效关系研究和新化合物合成研究；⑤利用药物体内过程研究成果开展药物构动关系研究，以筛选活性化合物和优化先导化合物结构，发现新药等。药物化学学科在与功能基因组学、系统生物学、计算科学、数学和物理学等学科研究的衔接和交叉集成中，将获得更多的思路与方法，为新药创制发挥更大作用。

2. 药理学　药理学（pharmacology）是研究药物与机体（包括病原体）之间相互作用的规律和原理的一门学科。它运用生理学、生物化学、微生物学、免疫学等医学基础理论，运用药物化学、天然药物化学、药剂学和药物分析学等药学基础理论，阐明药物对机体（包括病原体）的作用和作用机制，同时也阐述了临床上的主要适应证、不良反应与禁忌证、药物的体内过程及药物的用法等。药理学的任务是要为阐明药物作用机制、改善药物质量、提高药物疗效、开发新药、发现药物新用途并为探索细胞生理、生化及病理过程提供实验资料。药理学的研究内容主要包括两大部分，一是药效学（pharmaco dynamics，PD），主要研究药物对机体的作用及作用机制，即在药物作用下机体发生的变化及机制；二是药动学（pharmacokinetics，PK），主要研究药物在机体的影响下所经历的体内过程，包括吸收、分布、代谢及排泄等，即机体如何对药物进行处置，特别是血药浓度随时间变化的规律。随着药动学研究内容和方法的不断发展，1972 年，在美国马里兰州波兹大国立卫生科学研究所（National Institutes of Health，NIH）由国际卫生科学研究中心（International Center for Advanced Study in Health Sciences）召开的药理学与药动学国际会议上，药动学被正式确认为一门独立学科。近年来，药理学研究在深度和广度上的发展，以及该学科与其他生物医学学科相互渗透，形成了一些独立的药理学分支学科，按系统分类有心血管药理学、免疫药理学、肿瘤药理学、精神神经药理学和生殖药理学等；按研究的手段分为基础药理学、应用药理学（定量药理学）、分子药理学、临床药理学和时间药理学等。毒理学是研究药物对机体的毒性反应、中毒机制及防治方法的学科，也属于药理学的分支，现已成为一门独立的学科。

3. 药剂学 药剂学（pharmaceutics）是研究药物配制理论、生产技术以及质量控制等内容的综合性应用技术学科。药物剂型是药品应用于临床的必备形式，药物传输系统（drug delivery system，DDS）是通过制剂技术影响药物体内过程、满足临床用药要求的给药形式，是高技术的剂型。药剂学的基本任务就是研究将药物制成适宜的剂型或 DDS，保证以质量优良的制剂满足医疗卫生工作的需要。近年来，越来越多的证据表明，药物活性的充分发挥，不仅取决于药效成分的含量与纯度，制剂也是药物发挥疗效的一个重要方面，从而导致 DDS 的研究成为药学学科关注的重点之一，DDS 的研究与应用也成为制药行业发展最快的领域之一，新药研究开发也由以新化合物实体为主体的单一模式转向新化学实体和 DDS 创新齐头并进的新模式。目前，药剂学学科的研究热点集中在如下几方面：①缓释给药系统研究：缓释给药系统通过对药物吸收过程的控制，实现了减少给药次数以提高用药者依从性的目的，也通过有效地对用药期间血药浓度水平的控制，避免了因血药浓度波动导致的药物安全性与有效性问题，缓释制剂已经越来越多地应用于临床；②靶向药物传输系统研究：靶向药物传输系统可以提高药物对局部病变或疾病产生和发展中特定部位的作用，降低药物因全身广泛分布导致的药物伤害；③生物技术药物的 DDS 研究：以多肽、蛋白质、核酸、质粒和多糖等化学结构为特征的生物技术药物表现出特殊的药理作用机制，其给药途径与剂型的研究是药剂学科面临的重要任务；④纳米粒与纳米药物制剂研究：纳米粒与纳米药物制剂在生物环境中的稳定性、释药调控、与生物膜间的相互作用、细胞毒性、体内过程评价及质量评价体系建立等成为纳米粒与纳米药物制剂研究的重要内容；⑤分子印迹技术在 DDS 研究中的应用等。此外，生物药剂学、分子药剂学和物理药剂学等学科的产生和发展为药剂学学科体系建立打下了坚实的基础。

4. 生药学 生药学（pharmacognosy）是以生药为主要研究对象，关于生药的名称、来源（基源）、生产（栽培）、采制（采集、加工和炮制）、鉴定（真伪鉴别和品质评价）、化学成分、医疗用途、组织培养、资源开发与利用和新药创制等的学问。换句话说，生药学是利用本草学、植物学、动物学、化学、药理学、医学和分子生物学等知识研究天然药物应用的学科。生药学以解决生药资源和质量为核心，是一门多学科交叉的二级学科。近年来，超高效液相色谱法（ultra performance liquid chromatography，UPLC）、质谱法（mass spectrography，MS）及色谱质谱联用技术在生药质量评价方面发挥了重要作用。电感耦合等离子体质谱（inductively coupled plasma mass spectrometry，ICP-MS）方法和液质联用技术为生药中农药残留、重金属及内源性毒素检测提供了高灵敏度、快速及多种类同时测定技术。随着分子生物学技术的快速发展，DNA 分子标记技术开始应用于生药的遗传多样性分析，为生药资源评价和可持续利用提供了技术支撑。

5. 药物分析学 药物分析学（pharmaceutical analysis）是运用物理学、化学、物理化学、生物学和微生物学等的方法和技术，研究药物的定性和定量分析、药物的质量控制和新药开发研究的一门科学。药物分析是药学研究工作者的眼睛，其学科发展为药学学科的进步奠定了基础，而药学研究尤其是新药研究开发对药物分析技术的要求越来越高，又促进了药物分析学科的发展。各种先进的分离、分析技术和检测手段的研究与应用一直是药物分析的研究热点，近年来，我国药物分析研究的重点主要在快速样品前处理技术研究，高效分离技术和色谱联用技术在药物杂质研究、中药活性成分研究及药物代谢产物研究中的应用，生物样品检测方法及其在药物体内过程研究中的应用，高通量在线分析技术研究，快速无损分析技术研究等方面，并开始综合应用多种技术，深度挖掘、分析数据，以探索解决复杂药学问题。

6. 微生物和生化制药学 微生物和生化制药学是利用微生物、动植物等生物资源，以高等药物化学、药理学、生物化学和分子免疫学等基础理论为依据，采用生物工程技术研究在分子水平和细胞水平上筛选微生物和生化药物的新方法，研究开发新型药物所需的最优化工艺和技术。近年来，伴随着抗体高通量、大规模和功能化制备技术，动物细胞表达抗体产品大规模培养技术，人源化及全人抗体的构建及优化技术，抗体工程药物标联及增效技术等新技术的发展与应用，抗体药物成为生物制药产业的潜在动力，也成为微生物和生化制药学中的研究热点。目前，对生物技术药物的安全性评价、药动学评价及给药系统的研究，成为学科关注的重点。

7. 临床药学 临床药学（clinical pharmacy）是以提高临床用药质量为目的，以药物、疾病和人体相互关系为核心，研究和实践药物临床合理应用方法的综合性应用技术学科，其核心是合理用药。在临床药学知识系统中，以临床药物治疗学课程为核心，药理学与临床药理学、药动学与临床药动学、生物药剂学、内科学、病理学以及诊断学等课程是其主干课程。临床药学强调针对药物临床应用问题开展研究，直接参与药物治疗，为患者提供药学服务。临床药学的产生和发展，给药学学科带来了新的理念，展示了药学学科的人文关怀，扩展了药学学科的视野，完善了药学学科体系，促进了药学教育改革，促进了药学学科的基础理论与方法的发展，也为药学研究提供了更为广阔的发展空间。临床药学作为新的药学二级学科，受到越来越多的关注，不仅为药学学科的自身完善作出积极贡献，也必将为人类健康与疾病治疗发挥更加重要的作用。

8. 药事管理学 药事管理学（pharmacy administration）是应用社会、行为、管理和法律科学，研究药学实践中完成专业服务的环境的性质与影响的药学分支学科。目前，药事管理学学科已经是一个包含药事管理学、药事法规、医院药事管理、医药市场营销学、药物经济学和药事管理学研究方法等课程组成的学科体系，为药学学生的培养做出了积极贡献。在我国医疗卫生体制改革和药品监管不断深化的条件下，有关国家基本药物政策、药品安全监管体系、药品价格、药品招标采购、医疗机构药事管理、药物经济学、药物利用、医疗保险和药学教育等，正在成为药事管理学研究的热点。社会学、管理学、经济学、法学和心理学等学科的基本理论与方法在药事管理学研究中广泛运用，促进了药事管理学由简单的对政府政策法规的宣传和解读，向对药事活动自身规律的探索转变，药事管理学学科建设正在发生一场革命性的变化。

二、药学学科的意义

1. 药学学科对于人类健康的意义 药学作为探索药物与人体、健康和疾病相互关系，围绕药物的发现、开发、生产、流通、使用与管理进行研究与实践的科学，与人类健康密切相关。

对我国卫生状况基本指标的最新统计表明，我国人均期望寿命从 2000 年的 71.4 岁提高到 2010 年的 74.8 岁；孕产妇病死率从 2002 年的 51.3/100000 下降到 2011 年的 26.1/100000；婴儿病死率从 2002 年的 29.2‰下降到 2011 年的 12.1‰，5 岁以下儿童病死率从 2002 年的 34.9‰下降到 2011 年的 15.6‰。健康水平的提高与我国医疗卫生水平不断提高密切相关，同时也包含着药学学科所做出的巨大贡献。针对那些缺少治疗艾滋病药物的国家，2003 年开始了一个以制止全球艾滋病蔓延为目标的"防治艾滋病紧急救援计划"，该计划在 2011 年 9 月 30 日的统计表明，已经通过抗反转录病毒药物治疗拯救了 390 多万人的生命；在 2011 财年，该计划通过抗反转录病毒药物治疗，干预了 66 万 HIV 病毒阳性孕妇向胎儿传播艾滋病，最终使 20 多万名婴儿在未感染的情况下降生，药物对于人类健康发挥的作用可见一斑。

随着工业化、城镇化和老龄化进程加快，人类结构与疾病谱也在不断地变化。20 世纪初，威胁人类健康的主要疾病是急性和慢性传染病、营养不良性疾病以及寄生虫病等；20 世纪后半叶，心血管病、恶性肿瘤和脑血管疾病等慢性非传染病成为影响人类健康的魔鬼三角；进入 21 世纪后，数据显示，2008 年全球有 5700 万人死于慢性病，占所有死亡人数的 63%，预计 2030 年这一比例将上升至 75%。目前，影响我国人民群众身体健康的慢性病主要有心脑血管疾病、恶性肿瘤、糖尿病和慢性呼吸系统疾病等，估计 2015 年我国老年人口将达 2.16 亿，而近 10 多年来，我国老年人口患病率不但没有减少，而且在近 5 年又增加了 18%，我国各类医疗机构的诊疗人次持续上升，2011 年已经达到了 62.71 亿人次，比 2008 年增长了近 14 亿。2012 年底，我国确诊的慢性病患者已超过 2.6 亿人，因慢性病导致的死亡数占总死亡数的 85%，慢性病在疾病负担中占 70%。严峻的现实表明，我国已经进入慢性病高负担期，慢性病已成为重大公共卫生问题和社会问题。慢性病具有"患病人数多、医疗成本高、患病时间长和服务需求大"的特点，通常为终身性疾病，患者要承受病痛和伤残带来的对劳动能力和生活质量的严重影响，家庭与社会还要承担极其昂贵的医疗费用，社会医疗资源的消耗也迅速攀升。针对慢性病的特殊性，医疗保健体系正在从治疗疾病的急性发作转向预防控制。预防与治疗的逐渐融合使得药物治疗成为更加复杂的医疗手段，不仅加大了对药品的需求，并对药物治疗提出更高的要求，也对药学学科提出了更高的要求。

在人类社会发展到以人为本的今天，人类对健康高度关注，药物应用也逐渐从治病向维护健康转移，人类健康的需要使药学学科的发展有了最基本的社会需求，这种不断提高或增加的需求也促进药学学科不断地进步和发展。

2. 药学学科对于生命科学的意义　对于生命与健康的珍视，是人类求知与追求的最基本动力。揭示生命奥秘，是人类一直的追求。药学领域是生命科学的核心组成部分和众多学科的交汇中心，也是众多高新科学技术的用武之地，已成为生命科学研究的重心。药学学科的研究与实践，就是基于对生命现象和生命过程的了解以及疾病产生和发展规律的了解，寻求以药品干预疾病进程、消除疾病症状或后果和保护人体健康的最佳途径与方法。可以说，生命科学取得的研究成果，都会最直接和迅速地应用于药学，促进着药学学科的发展，同时，药学学科的研究，也丰富了生命科学的研究领域和内容，推动着生命科学的进步和发展。

3. 药学学科对于社会经济发展的意义　药学因其知识密集型科技属性，可以创造出较高的经济效益，对社会经济发展意义重大。以药品生产和应用为核心的医药行业是全球公认的世界经济支柱产业之一，也是最具发展前景的高技术产业之一。制药企业的产品是与全世界 60 亿人口的生活和健康息息相关的药品，它促进了人类的健康，延长了人类的寿命，而人类寿命的延长、老年人数的增长以及新生人口的增长又为制药行业的发展提供了市场后盾。中国制药产业的发展也非常迅猛，2011 年，我国医药工业实现利润总额 1569 亿元，同比增长 23.19%。据统计，2001—2011 年，我国 7 大类医药工业总产值保持快速增长，从 2002 年的 2419 亿元增长到 2011 年的 15 707 亿元，复合年增长率为 23.10%；销售收入从 2002 年的 2365 亿元增长到 2011 年的 15 178 亿元，10 年复合年增长率为 22.94%；销售收入超过 100 亿元的工业企业由 2005 年的 1 家增加到

2010 年的 10 家，超过 50 亿元的企业由 2005 年的 3 家达到 2010 年的 17 家。2009 年 6 月至 2010 年 6 月，中国药品销售额已占据全球第五的位置，青霉素、维生素 C 等多个药物品种产品的产量已位居世界第一。2012 年底，中国社会科学院经济研究所发布的《中国药品市场报告（2012）》称，2013—2020 年，中国药品市场规模将以年均 12％的速度高速扩容，2012 年市场规模达到 9261 亿元，预计 2013 年中国药品市场规模将突破 1 万亿元，2019 年突破 2 万亿元，到 2020 年，药品市场规模将达到 2.3 万亿元。而人口老龄化、医疗保障制度的完善及居民收入水平的提高，是药品市场扩张的源泉。我国《"十二五"国家战略性新兴产业发展规划》将生物产业划分为生物医药产业、生物医学工程产业、生物农业产业和生物制造产业四大板块，其中提出，力争"十二五"期间实现产业规模年均增长 20％以上，"十二五"末生物产业产值将达到 4 万亿，其中仅生物医药产业总产值就高达 3.6 万亿。同时根据我国"十二五规划"，我国将投入 100 多亿元来支持重大新药创制，这些原创新药不仅带给临床更多、更好的治疗选择，也将成为医药产业可持续发展的强大推动力。

药学学科的发展，对于保护社会生产力中最主要因素——劳动力意义重大。一个新药的诞生，一次成功的药品治疗，可以降低疾病发病率和病死率，降低劳动力损失，减少患者因手术、住院等对社会资源的耗费，同时还为患者带来缓解病痛、缩短病程和减少精神创伤等非经济的无形效益。

因此，药学学科在人类社会经济发展中处于不可替代的关键地位。在科学发展的漫长历史中，我们正处于生命科学的世纪，作为药学工作者，我们有理由为能够参与到揭示生命现象、生命活动的本质与规律，用药物有效地控制生命活动，维护和增强人类的健康，提高人们的生活质量，造福人类，并推动社会经济发展而欣慰和自豪。

三、药学学科的特点

1. 综合性 如前所述，从大的学科范畴来看，药学兼有自然科学与社会科学的特点。从自然科学的分类来看，药学又是一个兼具理科性质、工科性质和医科性质的学科。

药学学科的综合性特征，表现在药品研究开发是一项多部门、多学科参与的系统工程。从药物作用靶点的寻找或疾病治疗目标的确定开始，就涉及医学从基础到临床的众多学科，与受体、酶、核酸、传导通路、细胞膜和细胞有密切的关系；在药物分子设计、先导化合物筛选及先导化合物的优化过程，又涉及计算机科学、生物信息学、物理化学、有机化学、生物化学、药物化学、植物化学、晶体学和光谱学等众多学科，与药物的构动关系、构效关系等相关联；在临床前的药学研究过程，涉及药物化学、植物化学、药剂学、药物分析和生物药剂学等众多学科；临床前的药理、毒理研究过程，涉及药理学、毒理学、药动学、生物药剂学和统计学等众多学科；在药物临床研究阶段，又与临床医学的相关二级学科、药物治疗学、诊断学、病理学、病理生理学、临床药理学、临床药动学和医学统计学等众多学科相关。可见，没有多学科专业人员的集体参与，是不可能有新药诞生的。

药学学科的综合性特征，也表现在药品应用结果的影响因素众多。药品、药品应用方法、疾病种类、疾病程度、并发症以及患者心理和家庭状况等都将对治疗结果产生影响。如前所述，好的药品与合理的应用方法相结合才能获得我们期待的治疗结果。在实现药品价值的临床应用环节，由医师、药师和护士组成的现代医疗团队，甚至包括医学检验人员、心理治疗师和营养师的参与，以多学科专业的共同努力，才能实现一次成功的药物治疗活动。

针对药学学科的综合性特征，要求药学专业人员不仅具有坚实的学科基础和精深的专业知识，还应该具有广博的学术视野和摄取相关学科知识的能力。

2. 前沿性　药学是集科学之大成的多学科融合、交汇点。最新的科学发现、最先进的技术都会迅速地应用到药学研究与实践中。近代药学学科的迅猛发展，得益于人们将生物技术、新能源技术、材料科学技术、信息技术和计算机技术应用于药学研究与实践，由此，导致药学由过去的经验模式、化学模式进入到当今化学-生物学-医学-社会科学的综合模式，也促成了药学前沿性的重要特征。目前，药物发现正在从植物提取进入分子生物学技术应用的阶段，伴随着科技进步与发展，一些新兴学科如基因组学、蛋白质组学、代谢组学、化学生物学、结构生物学、信息学、社会学和管理学等不断渗入药学学科，药学与临床医学、转化医学联系也更加密切。多学科理论、技术的发展和渗透，有力地推动了药学学科的进步；同时，药学学科的发展与进步，不仅为相关学科的发展提供了场所，也从研究内容与方法上有力地促进了相关学科的发展。

学科的交叉融合，是产生学科发展新增长点的最佳途径。合作是实现各学科承担的社会任务最好的途径，是各学科相互促进、共同发展的方式。在药学研究与药学实践中，做一位具有合作精神的药学专业人员是职业发展的基本需要。

3. 实践性　药学学科的实践性是由药学学科承担的基本任务决定的。如前所述，药学是探索药物与人体、健康和疾病相互关系，围绕药物的发现、开发、生产、流通、使用与管理进行研究与实践的科学。药学学科针对药物与人体、健康和疾病相互关系进行的基础研究或应用基础研究，目的就是解决药物的发现、开发、生产、流通、使用与管理中的科学问题。所有研究成果都集中在"药品"和"药品的应用方法"中，要么是为社会创制药品，要么是解决药物应用中的某一问题或提出疾病药物治疗的新方法。

因此，不能动手开展实验研究的药学研究人员不是一个合格的药学科研人员；不能动手进行药品生产或处理药品生产中问题的制药企业药学技术人员不是一个合格的药学技术人员；不能处理药物治疗问题的医疗机构临床药师不是一个合格的临床药师；不能处理药品发现、开发、生产、流通、使用与管理问题的药事管理人员不是一个合格的药事管理者，对于一位药学学生而言，重要的是具有解决药学实践环节具体问题的技能，这是药学职业发展的基本要求。

4. 药学实践的严格管理　药学学科的另一个特征还表现在药事活动的严格管理上，作为与生命和健康密切相关的特殊商品，药品备受社会关注，各国政府都以最严格的措施对其进行管理。根据现行法律、法规，我国药品监督管理工作涉及多个政府职能部门，国家食品药品监督管理总局（China Food and Drug Administration，CFDA）的主要职责是，对生产、流通、使用环节的食品安全和药品的安全性、有效性实施统一监督管理。主管全国药品监督管理工作，负责对药品研究、生产、流通和使用进行行政监督和技术监督。同时，国务院其他有关部门也在各自的职责范围内负责与药品有关的监督管理工作，其中，卫生行政部门负责建立国家基本药物制度，制定国家药物政策，组织实施与管理临床科学、合理用药的药学技术服务，审批与吊销医疗机构执业证书，负责医疗机构麻醉药品和精神药品的管理，以及医疗机构中与实施药品不良反应报告制度有关的管理工作；国家中医药管理局负责组织中药及民族药的发掘、整理、总结和提高，拟定中药和民族医药的发展规划、政策和技术标准；国家发展与改革委员会负责药品产业政策与规划、药品价格宏观管理。监测管理药品宏观经济和药品价格，依法制定和调整药品政府定价目录，并对纳入政府定价的药品进行定价和调整；国家人力资源和社会保障部负责统筹拟定医疗与生育保险政策、规划和标准以及基金管理办法，组织拟定定点医疗机构、药店的医疗保险服务和生育保险服务管理、结算办法及支付范围等工作；工商行政管理部门负责药品生产、经营企业的工商登记、注册，查处无照生产、经营药品的行为，监督药品广告并处罚发布虚假违法广告的行为，监督管理药品市场交易行为和网络商品交易行为；工业和信息化管理部门负责拟定和实施生物制药产业规划、政策和标准，承担中药材生产扶持项目管理和国家药品储备管理工作，并配合药品监督管理部门加强对互联网药品广告的整治；商务管理部门研究制定药品流通行业发展规划、行业标准和有关政策，逐步建立药品流通行业统计制度，推进行业信用体系建设工作；海关负责药品进口口岸的设置，监管、统计和分析药品进口与出口。

我国药品监督管理行政机构包括 CFDA；省、自治区和直辖市食品药品监督管理局；市食品药品监督管理局；县食品药品监督管理机构。我国药品监督管理的技术机构又包括药品检验机构和 CFDA 直属技术机构：国家药典委员会（the Commission of Pharmacopoeia）、国家中药品种保护审评委员会（National Committee on the Assessment of the protected Traditional Chinese Medicinal Products, NPTMP）、药品审评中心（Center for Drug Evaluation, CDE）、药品评价中心（Center for Drug Re-evaluation, CDR）和药品认证管理中心（Certification Committee for Drugs, CCD）等。

药学专业技术人员需要知法、懂法、守法和执法，需要熟知药学活动的管理要求，才可能充分展示出专业技能上的才华，成为合格的人类健康卫士。

第3节　药学活动的基本环节与药学职业发展

药学是探索药物与人体、健康和疾病相互关系，围绕药物的发现、开发、生产、流通、使用与管理进行研究与实践的科学。向社会提供药品和实现药品合理使用是药学学科的基本任务。

药品需要经发现、研究、开发、生产和流通等多个药学实践环节才能应用到患者的疾病治疗中，在药物应用环节还需要药学专业人员参与应用过程，实施药学监护和进行药品应用的合理性监管，最终实现药学学科和药学工作的社会价值。

围绕提供药品和实现药品合理使用两大基本任务，药学活动的基本环节可以简单归纳为：药学基础研究工作、药品的研究开发、药品生产、药品流通、药品使用及药学活动各环节的管理等，药学专业技术人员的职业发展则以这些基本环节为主。

药学职业（pharmacy professions）泛指与药事活动相关的职业。药事（pharmaceutical affairs）的狭义理解是与药品相关的事，最直接的是指与药品研制、生产、流通、使用、价格、广告、信息和监督等活动有关的事。根据药学的基本社会任务可知，药事是与研制新药；生产、供应药品；保证合理用药；培训药学专业人才；组织药学力量等相关的实践活动。药学职业就是做这些事并以此获得自己的生存条件和实现自己人生价值的职业。而药学职业中的药学技术人员，是指经药学类专业教育并依法经国家有关部门考试合格，取得专业技术职务证书或资格，遵循药事法规和职业道德规范，从事药事活动的专业技术人员。目前，我国的药学技术人员主要包括药师、执业药师和临床药师。

随着社会经济的快速发展、人们生活水平的提高和市场逐渐规范化，医药领域发展前景更加广阔。药学作为热门专业，其毕业生就业有着得天独厚的优势，绝大多数毕业生都从事着与药学专业相关的工作。以执业药师为例，据 2000 年统计，我国仅有执业药师 1.5 万人，2001 年上升为 2.6 万人。但根据我国经济和社会发展的远景目标，到 2010 年全国人口要控制在 14 亿以下，若以 14 亿为基数，将目标定在美国每 1500 人 1 名药师，我国需要药师 93.9 万，若目标定在 5000 人 1 名药师，也需要 28 万。若从实际出发，目前有医药生产企业 6400 多家，医药经营批发和零售企业 13 万家，医院药房 30 万家，每家配 1 名药师，需要 50 万药师；每家配两名，需要 100 万。可见无论从哪个角度看，执业药师的缺口都是十分突出的。

近 20 年来，医药行业以平均每年 18% 的速率增长，其对人才的需求远高于市场供给。在近期全国人才需求量最大的前 10 个行业里，生物、医药类已升至第 5 名；在销售类人才的 10 大排名中，医药销售人才也已跻身第 10 位。社会发展导致健康相关职业成为刚性需求，加之大量外资、民营医院的出现和世界知名药企的进入，医药卫生行业已成为人才需求最大的行业之一。

从近年的药学专业本科毕业生就业情况看，药学学生的主要就业去向依次是医院、药品生产企业、药品经营流通企业、继续升学、药品研究机构、药品监督管理部门和教育单位，此外，还有外贸公司、出国留学和服务行业等。根据近年的就业情况看，完全脱离医药行业工作的毕业生比例只有 2%～3%。

一、药学基础研究工作及其职业发展

药学基础研究对于揭示生命过程的奥秘具有积极的作用，对疾病发生、发展及转归规律的探索，可以帮助我们寻找到药物治疗的靶点，从而成为一类治疗药物研发的起点；对药物结构与药物效应和药物体内过程间关系的揭示，可以帮助我们在药物发现的工作中掌握主动，设计出新化合物或优化已有化合物结构以满足临床治疗需要。基于代谢组学、基因组学和蛋白质组学等新学科和新技术，对疾病发生和发展、药物体内过程和药物活性产生等的认识已经进入分子水平，不仅为药品研究开发打下了基础，更为药物临床应用的方法设计提供了依据，个体化的、精细定量的药物应用，将为实现合理用药的目标创造条件。近年来，人们不断发现多糖类物质具有多样的生物功能，如抗癌、抗病毒、抗衰老和降糖等，参与了细胞的多种活动，正在开发出疾病治疗的药物，针对生命科学中除肽链、核苷酸链之外的多糖链的研究，正在成为第 3 个揭示生命奥秘的里程碑，由于其结构的复杂性，它可能比肽链和核苷酸链含有更多的生物信息。"十一五"期间，我国启动了"重大创新药物研制"重大科技专项，该专项围绕 10 类重大疾病，在 15 年时间内自主研制 100 个化学药物、现代中药和生物技术新药，完成我国从仿制药为主到创制药为主的转变，最大限度地满足人民防治疾病的需求，并且使医药产业成为国际化产业。"十二五"期间，中央政府下拨 100 亿专项资金以及 300 亿配套资金用于该项目，目标是到 2015 年成为后期研发大国，2020 年医药产业进入世界前 3 位。药学基础研究工作不仅具有显著的科学意义和对学科可持续发展的积极意义，国家对新药创制的构想，更需要药学基础研究工作的积累。药学基础研究工作部分内容可通过本书其他各章节有初步了解，此后在药学教育的各课程中则可获得各二级学科和三级学科的基本理论、基本知识和基本技能，为在药学基础研究某领域开展深入的研究工作打下基础。

二、药品研究开发及其职业发展

药品研究开发是以推出药物新品种为目的的工作，其工作的考核，最基本的是满足 CFDA 注册管理要求，而终极目标则是向社会推出满足临床疾病治疗要求的安全、有效和经济的药品新品种。药品研究开发主要的工作环节包括信息资料研究、临床前药学研究、临床前药理毒理研究、非临床药动学研究、临床研究及注册申请等工作。

1. 临床前药学研究　通常，临床前药学研究的实验室工作包括：确定药品的物理、化学性质和剂型；制剂的处方筛选和生产工艺优化；质量标准的研究；稳定性研究等。在药品生产企业药品研发部门进行临床前药学研究时，除上述内容外，还包括：在生产中初次使用的新设备的优、缺点方面的科学研究；对包装材料和容器的稳定性研究；在质量或成本方面，改进现有处方和生产过程的研究；新辅料在药物剂型中潜在价值的评价研究；进入临床试验新药的制备；包装和质量控制环节与方法的研究等。本部分研究工作与要求的初步描述见本书第 4 章、第 5 章、第 7 章和第 9 章相关内容。

2. 临床前药理毒理研究　临床前药理毒理研究是为了评价所研究开发对象的安全性与有效性，其研究工作包括主要药效学研究、一般药理学研究和毒理学研究。其中，主要药效学研究通常指对新药预期药理作用的观测和作用机理的探讨。一般药理学（general pharmacology）是对主要药效学作用以外进行的广泛的药理学研究，内容包括次要药效学（secondary pharmacology）和安全药理学（safety pharmacology）；新药研究中的一般药理学通常指安全药理学，属于临床前安全性评价内容，包括研究新药对机体一些重要生命活动，如心血管系统、中枢神经系统、呼吸系统、消化系统、内分泌系统和外周神经系统等功能的影响，特别是在常规毒理研究中较少涉及的药物对高级神经活动的影响，以评价与发现药物和预期治疗作用无关的药理学效应，以及由此可能产生的危害。临床前的毒理学研究包括全身用药的毒性研究、制剂的特殊安全性试验和特殊毒性试验等。临床前药理毒理研究目前仍以动物试验为主，在保证评价正确、准确的前提下，鼓励和提倡减少动物使用，甚至不用整体动物试验，采用体外研究。无论采取什么样的评价方法，临床前药理毒理研究的试验设计都必须严格遵循"随机、对照和重复"的原则，合理选择实验动物，设立对照，确立科学的给药方案，认真做好实验记录，并采用统计学的方法分析结果。新药的非临床安全性研究要求在《药物非临床研究质量管理规范》（Good Laboratory Practice for Non-clinical Laboratory Studies，GLP）指导下进行。本部分研究工作与要求的初步描述见本书第6章。

3. 非临床药动学研究　非临床药动学研究是通过动物体内、体外和人体外的研究方法，揭示药物在体内的动态变化规律，获得药物的基本药动学参数，阐明药物的吸收、分布、代谢和排泄的过程和特点。这些研究工作目前已经成为新药的早期筛选、给药途径与剂型的确定、药效学和毒理学研究结果解释以及临床研究时给药方案拟订等的重要依据。临床前药动学研究的基本内容包括：建立生物样品中药物及其代谢物的检测方法；研究药物及其代谢物随时间变化的规律；吸收规律及其影响因素；分布规律及其影响因素；代谢规律及其影响因素；排泄规律及其影响因素等。本部分研究工作与要求的初步描述见本书第6章。

4. 新药临床研究　药品研究开发中的临床研究包括临床试验（clinical trial）和生物等效性试验（bioequivalence trial）。临床试验指任何在人体（患者或健康志愿者）进行药物的系统性研究，以证实或揭示试验药物的作用、不良反应和（或）试验药物的吸收、分布、代谢和排泄，目的是确定试验药物的疗效与安全性。生物等效性试验是以人为受试者评价两种或两种以上药物临床效应是否一致的临床研究，可以选择临床试验或临床药动学方法进行，以临床药动学方法进行的生物等效性试验又被称为生物利用度试验（bioavailability trial）。生物利用度（bioavailability）指制剂中药物被吸收进入体循环的速度与程度。新药临床研究是新品种研发是否成功或是否能保证新品种的安全性与有效性的重要研究内容，是药品研发的关键环节。在我国，新药临床研究必须经过 CFDA 批准后方可开展实施，且应该严格遵循《药物临床试验质量管理规范》（Good Clinical Practice，GCP）的要求。本部分研究工作与要求的初步描述见本书第8章。

5. 新药的注册申请　药品注册（register the drugs）指 CFDA 根据药品注册申请人的申请，依照法定程序，对拟上市销售药品的安全性、有效性和质量可控性等进行系统评价，并决定是否同意其申请的审批过程。从新药研究开发过程来看，药品注册申请是前期所有研究工作的总结和考核，只有通过了注册申请，才表明前期工作基本满足注册要求，有可能向开发成功一个品种走出了关键一步。从管理上看，药品注册在法律上是一种行政许可行为，它是基于当事人的申请和行政主体对申请的审查而决定是否准许或认可当事人所申请的活动或资格的行政行为，其表现形式为发放药品批准文件，包括新药证书、药品批准文号、进口药品注册证书、药物临床试验批件或药品补充申请批件等。药学专业技术人员在药品注册工作中，可能作为管理者或技术审评专家对药品研究开发工作进行评价，但更多的是作为提出注册申请的当事人或办理注册申请事务的人，负责对新药研究工作进行总结、撰写注册申请资料、提出注册申请、接受现场检查以及接受评审的咨询并作出合理解释等。CFDA 主管全国药品注册工作，负责对药物临床试验、药品生产和进口进行审批。国家食品药品监督管理局药品审评中心（Center for Drug Evaluation of CFDA, CDE）作为药品注册的技术审评机构，负责对各类药品注册申报资料进行技术审评，提出技术审评意见，报 CFDA 审批确定。本部分研究工作与要求的初步描述见本书第 2 章。

图 1-2 所示为新药研发的基本流程。

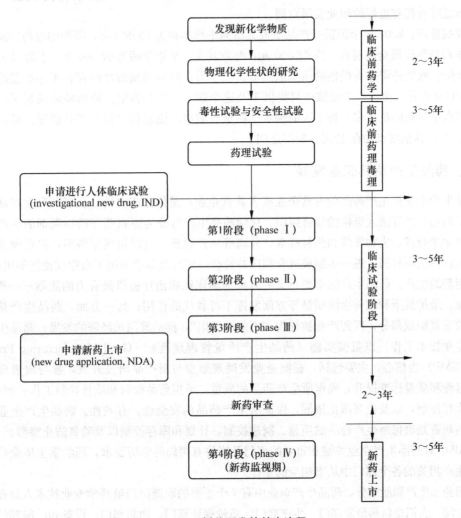

图 1-2 新药研发的基本流程

由于我国国内医药产业的快速发展，外资企业的研发职能也逐渐向国内转移，中国开始成为新药研发中心，医药产品研发人员的需求量也随之逐年上升，高素质、复合型人才的争夺更是日趋白热化。新药研发岗位对于专业知识的要求相当高，并要求能够将知识转化为生产力的运作能力，如果缺乏实践操作能力，满腹经纶也不过一纸空文而已。目前，研发部门最缺少的是能找准市场需求进行项目策划、组织运作等的复合型领军人才。对于项目负责人而言，需要既了解具体的研究方法与要求，又有注册申请经验，还得具有协调各种专业技术人员的能力，从而实现新药研发系统中各环节的高效运转。研发人员"埋首实验室，不问窗外事"，缺乏宏观的研发思想、综合能力和协作精神等，成为职业发展的最大障碍。此外，新药研发并不是关起门来就可以完成的工作，要求从业人员熟知药品注册管理的相关法规以及各种技术指南，并能从临床角度考虑药物设计，在新药研发的过程中，主动获取临床医师与临床药师的意见和想法是非常重要的，因为他们是面对患者的一线人员，最清楚疾病治疗的目标与现有药物存在的问题，因而，能够为药品研发提供更多切实的建议。药品研发需要时刻了解临床药物治疗的需求及国内、外医药产品的最新动态，意味着英语语言能力与摄取相关信息与知识的能力至关重要。知识产权保护意识淡薄是新药研发人员普遍存在的问题，在知识产权已经成为企业竞争的关键时，拥有知识产权意识及保护能力，则意味着拥有更好的职业发展空间。

有数据显示，2007 年全国医药产品研发人员的平均年薪为 39 000 元，深圳的医药产品研发人员平均年薪依然位居全国榜首，为 97 000 元；北京其次，平均年薪为 67 000 元；上海以 63 000 元排在第 3 位。欧美外资企业提供的薪酬依然最具竞争力，但不同城市之间存在不小的差距，最高可达到 123 000 元，而一些二线城市只提供不及这个数字一半的薪酬。精通外语的员工，通常可以比外语水平一般的员工多拿近 1/3 的薪水。在重点城市，如北京的医药产品研发人员离职率最低，为 17%，其他城市均在 19%～22%之间。

三、药品生产及其职业发展

药品生产企业指生产药品的专营企业或者兼营企业，是依法成立的，从事药品生产活动，向社会提供药品，具有法人资格的经济组织。化学药品生产可分为原料药与药物制剂的生产两个方面，通过化学合成、生物发酵和药材提取、分离等生产过程，可以得到原料药；将各种来源和不同方法所制得的原料药，进一步制成适合临床并符合一定质量标准的用于医疗或预防的用药形式，即药物制剂的生产。药品生产的重要意义一方面为临床疾病治疗提供最有力的武器——药品，在拯救生命、维护健康和改善生活质量等方面发挥不可替代的作用；另一方面，药品生产是我国国民经济的重要组成部分，医药产业被誉为"不落的太阳"，推动着国民经济的发展。药品生产企业的药学专业技术工作，以贯彻实施《药品生产质量管理规范》（Good Manufacturing Practice of Drugs，GMP）为核心，主要包括：根据企业发展规划参与新产品研究开发，参与改进现有品种的生产过程和质量标准提升；确保所生产药品的质量，承担药品检验和质量控制工作；制造控制、计划和库存控制，以及监督防止掺假，保证所生产药品的安全性、有效性。药品生产企业销售部门药师的职责是确保所生产药品的质量、制造控制、计划和库存控制以及监督防止掺假。

GMP 中对药品生产企业关键和重要的部门及岗位有明确的学历要求，药学学生毕业后，可在这些与生产相关的各个部门中从事相应的工作。

按照药品生产职能划分，药品生产企业中有 7 个主要的职能部门给药学专业技术人员提供了职业发展空间，它们是新药研发部门、生产部门、质量保证部门、物料部门、设备和厂房部门以及信息文件管理部门，同时大多数生产企业都有销售部门。尽管不同部门具有不同的职能，系统协调地完成药品生产过程，各岗位相关的职能也有所不同，但在药品生产中的药学专业人员都应具备通过执行 GMP，实施对生产药品的原材料、辅料、中间产品、环境状况、空气洁净度等级和水质情况等进行的测试和监控，并对药品出厂前进行质量检验，保证出厂的药品符合法定标准的专业技能。

药品生产企业中，药学职业发展比较集中的岗位以新药研发部门为主，与前述的药品研究开发职业发展比较，在制药企业中，除了对新品种的研究开发外，还涉及已有品种的补充申请工作，某些药品生产企业还设有包装设计等与药品注册相关的职业。补充申请工作主要针对原料药生产工艺变更、药品制剂处方中已有药用要求的辅料和制备工艺变更、注册标准变更、规格变更、有效期和贮藏条件变更、药品的包装材料和容器变更、进口药品产地变更、进口原料药产地和进口药品所用原料药产地变更以及变更国内生产药品制剂的原料药产地等。本部分工作与要求的初步描述见本书第 9 章。

四、药品流通及其职业发展

药品流通（drug distribution）指药品从生产者转移到使用者的全部过程和活动，包括药品流、货币流、信息流以及药品所有权的转移。药品流通是整个药品产业链的组成部分，是市场经济条件下社会再生产过程的一个重要环节。药品流通过程不仅包含着流通上游的药品生产企业，也包括处于流通末端的医疗机构药房和零售药店，以及大量从事药品流通活动的商业企业。它们在流通领域中发挥着各自的作用，药品生产企业需要售出自己生产的药品，获得货币及利润，并且购买生产原料；医疗机构药房和零售药店则需要通过流通领域购得药品，供治疗、诊断患者时使用，或者向消费者销售。药品经营企业包括经营药品的专营企业和兼营企业。药品经营企业分为药品经营批发企业和药品经营零售企业，前者习惯称为医药公司或中药材公司，后者习惯称为零售药房（药店）。目前，我国药品主要销售渠道有药品生产企业的销售；独立的药品销售机构（医药批发公司和社会药房）、医药代理商和医疗机构的药房。药品流通领域的药学专业技术工作以贯彻实施《药品经营质量管理规范》（Good Supplying Practice；GSP）为核心，本部分工作与要求的初步描述见本书第 10 章。

近期的人才需求报道称，在销售类人才的 10 大排名中，医药销售人才也已跻身前 10 位。

尽管在药品流通环节，对药品营销人员的职业颇有微词，但诚实上进的药学专业人员，遵纪守法地把最好的药品及药学服务用最合理的方式宣传到临床和患者，是药学活动的重要一环。通过营销工作，不仅能给临床专业人员（医师或药师）传达最新的医药知识，介绍药品使用方法及注意事项，作为临床专业人员选药的参考，推进医药行业的发展，同时还可以提高制药企业和医药公司的竞争力和盈利能力，使制药企业和医药公司积累研发新药的资本。一个专业的医药营销人员，其职业发展需要有如下的准备和培训：首先，应该具有良好的职业道德，拥有良好的服务理念，掌握专业的工作技能，清楚自己承担的社会责任和应该履行的工作职责。第二，需要不断地学习、完善自我。应该对自己负责的药品的各种特性（疗效、不良反应、使用方法）以及目标疾病有深入的了解，熟悉医药界的学术新动向，并且有强大的资料搜索能力，及时满足临床专业人员对于信息的需求。每一次的学术推广，都是医药知识的一次考试，在面对临床专业人员宣传某一药品时，对营销人员而言都是巨大考验。第三，在了解产品特点的前提下，通过沟通，了解临床专业人员的专业需求，并做专业的推荐。第四，探索方法，了解药品流通过程的关键环节，并为解决这些关键问题制订多种方案。第五，药品营销人员的调研能力和分析能力集中体现在他们对于销售对象行为的思考。第六，组织能力：组织医药相关学术活动，或是安排专业人员讲课，需要处理好专业人员之间的关系，组织好专业人员参加这些活动，特别是如何使不同单位和部门的专业人员和谐相处、互相平衡，需要组织者在细节上下足工夫。第七，时间管理：合理分配时间，有重点地选择沟通对象，不同单位的时间安排和不同专业人员的时间安排都不相同，在同一科室和不同的专业人员做单独的约见需要适宜的时间安排。同时，一个合格的医药营销人员还应该是诚实的、有职业荣誉感和进取心的，这是一个成功医药营销人员的根本并且可以持续发展的动力。

以世界著名的制药企业辉瑞公司为例，在医药营销领域职业发展路线如图 1-3 所示。

五、药品使用及其职业发展

药品、药学学科和药学服务的社会价值只有通过药物应用这一最终环节才能展现。由于药品

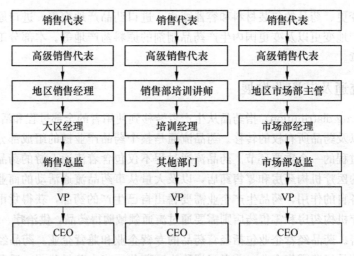

图 1-3　医药营销领域职业发展路线

的特性，药品的使用主要在医疗机构。医疗机构（institutions）是以救死扶伤、防病治病和保护人们健康为宗旨，从事疾病诊断、治疗活动的社会组织。我国药学专业的毕业学生也主要分布在各级医疗机构中，为药学学科的社会价值实现发挥着重要作用。目前，我国医疗机构中的药学专业技术人员主要在药品采购、保管贮存、调剂、质量保证、药品应用、用药管理和上市药品再评价等工作中发挥作用。随着医药卫生体制改革的逐渐深入，医疗机构中药学人员的职责与工作内容正在发生着重大的转变，在医疗机构工作的药师与临床药师，只有在了解药品的基础上，熟悉疾病与疾病的治疗要求，将自己的工作真正融入到医疗活动的主体中，在患者身边，参与药物治疗，在技术上和管理上发挥重要作用，在药物治疗团队中发挥药学专业特长，才能为合理用药，实现药品的社会价值发挥不可替代的作用。因此，关注药品的临床应用过程是药学工作的最基本要求。

　　传统医院药学工作以药品管理和保障供应作为主要职责，随着临床药学在我国的开展，医疗机构临床药师制的建立，越来越多的临床药师参与到药物治疗活动中，正在促使医院"医、药、护、技"新型医疗团队形成，为医疗卫生水平的整体提高和药物合理应用打下了基础。医院药学工作通过医院药事管理、抗生素分级管理、合理用药、药学信息服务和上市药物再评价等，为医院用药水平提高作出了贡献。从事医院药学工作，在知识上需要对药品和疾病有深入的了解，在职业定位上有以"患者为中心"的服务理念，具有把书本知识转化为解决药物应用问题的能力；良好的语言表达能力和沟通交流的能力，包括演讲能力，发现问题、分析问题和解决问题的能力；科研设计和科学思维能力；通过各种途径获取新知识和信息的能力；正确自我评价、不断自我激励和终身学习的能力；敬业、守法、明是非、讲道德且遵伦理的能力；完善自我、调节心态和适应环境、保持身心健康的能力；拓展知识、兴趣和爱好的能力，包括提高外语水平的能力。

　　医疗机构的药品管理与应用中，主要贯彻实施《医疗机构药事管理规定》、《处方管理办法》和《抗菌药物临床应用管理办法》等，本部分工作与要求的初步描述见本书第11章。

六、药事活动的管理及其职业发展

　　在一定社会制度下，药事工作的组织方式、管理制度和管理方法被称为药事管理宏观体制，这是国家权力机关关于药事组织机构设置、职能配置及运行机制等方面的制度，是国家管理药事活动意志的体现。根据国家的政治制度以及历史和经济水平研究并建立科学的药事管理宏观体制，是药学活动的最基本要求之一。

药品作为一种特殊的商品，安全性、有效性要求非常高。国家为保障药品安全、有效对药事活动采取的一系列的管理措施构成药品监督管理。药品监督管理通过药品质量标准制定与实施、国家基本药物目录和医保目录制定、实施国家基本药物制度、实施药品分类管理制度、药品不良反应监测报告制度、上市药品再评价、药品的召回以及药品品种的整顿与淘汰等来实现。

对药品进行法制管理是大多数国家和政府的基本做法和有效措施。药品法制管理是指应用相关的法律和制度来管理药品和一系列与药品有关的活动，包括立法、执法、司法、守法和对法律实施的监督，也包括法律宣传教育在内，有法可依，有法必依，执法必严，违法必究。药学工作都是在宣传、贯彻和实施《中华人民共和国药品管理法》、《中华人民共和国药品管理法实施条例》，对药品和药学实践活动立法和执法是药学工作的一项重要内容。

如前所述，药品注册是 CFDA 根据药品注册申请人的申请，依照法定程序，对拟上市销售药品的安全性、有效性和质量可控性等进行审查，并决定是否同意其申请的审批过程。对于药品研究开发人员而言，药品注册申请是前期所有研究工作的总结和考核，只有通过了注册申请，才表明前期工作基本满足注册要求，有可能为开发成功一个品种走出了关键一步。在药品研制、生产、流通和使用的全过程监管中，药品注册管理是从源头上对药品安全性和有效性实施监管的重要手段，它通过科学评价，保证上市药品安全有效，保障和促进公众健康。因而制定和实施药品注册管理相关规章、规范性文件、各种技术标准和药物临床研究指导原则等则成为规范药品研究开发活动的重要管理工作。

在药品生产环节进行质量管理，制定并监督实施 GMP，实施对生产药品的原材料、辅料、中间产品、环境状况、空气洁净度等级和水质情况等进行的测试和监控，并对药品出厂前进行质量检验，保证出厂的药品符合法定标准。

在药品经营活动中，制定并监督实施 GSP，对药品经营企业在药品的购进、储运和销售等环节实行质量管理，建立包括组织机构、职责制度、过程管理和设施设备等方面的质量体系，并使之有效运行，确保销售药品的安全有效。

在医疗机构的药品应用环节，医院药学人员不仅需要参与药物治疗活动的临床技能，还需要拥有制定并监督实施《医疗机构药事管理规定》、《处方管理办法》、《抗菌药物临床应用管理办法》和《静脉用药集中调配质量管理规范》等规章的管理协调能力。目前，在医药卫生制度改革的大潮中，药学专业技术人员应主动参与改革，为医疗机构临床药师制的建立、充分发挥在药物治疗活动中的专业作用以及承担医院合理用药的管理等发挥积极作用。

除此之外，在药品的分类管理、药品包装管理、特殊药品管理、药品的价格和广告管理、药品知识产权保护、药学信息与情报管理、药学技术人员管理和药学教育等众多的不同类型药学活动中，都需要建章立制，让药学活动科学、有序地进行，为维护人类健康发挥重要的作用。

药学职业发展需要一专多能的高素质大学生。未来的药学人才应该是具有高度的责任心、强烈的事业心、具有合作精神并且能吃苦耐劳的高素质人才。重点应加强以下几方面的培养：① 药学基础知识的系统运用能力；② 英语和计算机基本技能；③ 创新能力与实践能力，④ 职业道德和职业素质；⑤ 必备的人文科学知识。

对于药学专业学生而言，需要珍惜所拥有的学习机会，按照教学安排，认真学习各门课程，掌握好药学学科的基本知识、基本方法与基本技能，为未来的职业发展打下坚实的基础。在后期的学习中，应该根据自身主观条件和客观环境因素，逐渐明晰自己的职业发展目标。在毕业时，针对自己的职业发展目标，选择实现这一目标的职业，以及制订相应的学习、工作、培训和教育计划，并按照一定的时间安排，采取切实的行动为实现职业发展目标脚踏实地奋斗。

第4节　药学教育

药学教育是以为完成药学社会功能和任务提供专业技术人员为目标的高等教育类别之一。如前所述，药学学科的基本社会任务包括：研制新药；生产、供应药品；保证合理用药；培训药学专业人才；组织药学力量等。在社会发展的不同阶段，药学社会任务的侧重点有所不同。长期以来，开发研制新药和生产、供应药品一直是我国药学学科任务的重点。随着药品供应基本得到保障，而生活水平提高导致的疾病谱变化与社会老龄化问题，使药品应用更加复杂，药品应用合理性问题日趋严峻。针对这种变化，美、欧等发达国家的药学教育关注的重心已是如何参与药物应用，完善药学监护，促进人类健康。我国的药学教育在内容上也越来越关注药品应用相关的知识，培养具有临床合理用药知识和技能的专业人员成为药学教育的重要责任。

一、药学专业基本情况

药学专业的基本学制为 4 年，实行学分制的高校可以适当调整为 3~8 年，各学校的总学分数控制在 160~180 个学分（通常，理论课按 16 学时折合 1 学分计算，实验课按 32 学时折合 1 学分计算，见习、实习等按每周折合 1 学分计算）。

药学专业毕业授予学位为理学或医学学士学位。

与药学专业相近的专业包括药物制剂、中药学和制药工程等。

药学专业的主干学科是药学、化学、生命科学和基础医学。

药学专业的主要课程包括化学基础课程体系；生物学与医学基础课程体系；学科专业课程体系。化学基础课程体系主要包括无机化学、分析化学、有机化学和物理化学课程。生物学与医学基础课程体系主要包括人体解剖生理学、微生物学与免疫学、生物化学和临床医学概论课程。学科专业课程体系主要包括药物化学、药剂学、药理学、药物分析、天然药物化学和生药学等课程。

二、药学专业的培养目标与要求

根据高等学校药学本科专业规范，药学专业的培养目标与要求简介如下。

（一）培养目标

药学专业培养德、智、体、美全面发展，具备药学学科基本理论、基本知识和实验技能，能够从事药物研究与开发、药物生产、药物质量控制和药物临床应用等方面工作的专门技术人才。

（二）培养要求

1. 素质结构要求

（1）思想道德素质：热爱社会主义祖国，拥护中国共产党的领导；学习马克思主义、毛泽东思想和邓小平理论，逐步树立科学的世界观和人生观；具有高尚的道德品质、健全的法制意识、诚信意识和集体主义精神；具有较强的社会责任感和药学职业道德。

（2）文化素质：具有良好的文化素养，一定的文学艺术修养，强烈的现代意识和亲善的人际交往意识。

（3）专业素质：具备从事药品研究与开发、药物生产、药物质量控制和药物临床应用等方面工作所应有的科学素养，理解并能应用科学思维方法和科学研究方法，贯彻求实创新的意识。了解药学及相关领域前沿和发展趋势。

(4) 身心素质：养成良好的体育锻炼、文娱活动和卫生习惯，拥有良好的身体素质与心理素质。

2. 能力结构要求

(1) 获取知识的能力：包括自学能力、表达能力、社交能力和计算机及信息技术应用能力。具有较强的获取知识、更新知识和拓展知识的能力。

(2) 应用知识能力：具有运用综合理论知识解决实际问题的能力；较强的综合实验能力，受过各学科实验技能、科学研究的基本训练；具备药物研究与开发、药物生产、药物质量控制和药物临床应用的基本能力。

(3) 创新能力：包括创造性思维能力、创新实验能力、科技开发能力和科技研究能力。具有创造性思维设计，创新技术开发及归纳、整理和分析实验结果，撰写论文，参与学术交流的能力。

3. 知识结构要求

(1) 专业知识：掌握药物化学、药剂学、药理学、药物分析、天然药物化学和生药学等方面的知识，熟悉药事法规、政策。

(2) 自然科学知识：包括数学、化学、生命科学和医学等方面的知识。掌握数学、物理等方面的基本理论和基本知识；掌握无机化学、分析化学（含仪器分析）、有机化学和物理化学的基本知识、基本原理；掌握人体解剖生理学、微生物学、免疫学基础、生物化学和临床医学方面的知识。

(3) 人文社会科学知识：具有一定的人文学科知识，包括政治学、哲学、历史学、思想道德、心理学、法学、艺术和文学等。

(4) 工具性知识：包括外语、计算机及信息技术应用、文献检索、方法论、科技方法和科技写作等方面的知识。能应用一门外语和计算机信息技术检索中外文文献、获取相关信息；能够了解药学及相关学科的发展动态和前沿信息，了解本学科专业的方法论和科技方法以及科技写作等方面的知识。

三、我国药学教育的产生与发展

1840 年以后，西方传教士来华设立医院和医学校、编译药学书籍以及留学生的派遣使西方药学传入中国，中国近代药学教育由此萌芽。1904 年 1 月，清政府颁布《大学堂章程》，规定医科大学分医学和药学两科。1906 年，陆军军医学堂创办药科，从此，突破了我国几千年来传统中药的"师承制"教育模式，开创了我国近代高等药学教育。

从 1906 创办药科到新中国成立前的 40 多年中，我国的药科校系仅有 20 余所，办学形式有国立、省立和私立等，修业年限 2~5 年不等；既无明确的专业设置、培养目标和培养要求，又无统一的教学计划、教学大纲和本国教科书；师资缺乏，设备简陋，办学条件差，规模很小。据 1949 年统计，20 余所药学校系（科）培养的药师累计不到 2000 人，领取执照的药师仅有 400 多人。

新中国诞生后，国家迫切需要大批的专业人才。1952 年 8 月开始对全国 11 个药学院系（科）进行调整，合并组建华东药学院，将中国医科大学药学院独立建院，恢复校名为东北药学院。1955 年，卫生部对全国医药院校进行第二次调整，形成了"两院三系"格局（南京药学院、沈阳药学院、北京医学院药学系、上海第一医学院药学系和四川医学院药学系）。调整后，教育资源合理配置，办学效益明显提高，仅以原南京药学院和沈阳药学院为例，1953—1965 年两校招生人数达 6500 人，毕业生人数 5900 人，是解放前 40 余年全国招生和培养人数的 3 倍。

新中国成立之初，我国药学教育基本上承袭欧美的模式，未细分专业，1952 年实行分专业培养，是我国高等药学教育最早的专业设置；1953年开始学习苏联经验，统一为1个药学专业；1959年以后，一些中医学院相继设立中药专业；1966—1969年因文化大革命学制和专业混乱，教学质量大为下降；1977年恢复高考，药学教育专业结构也得到相应的调整，步入正轨。

中国共产党十一届三中全会后，我国高等药学教育进入了一个新的发展时期。1987—1998年10年间，国家3次调整专业设置。1987年，国家教委颁布《本科专业目录》，药学类专业有11个，试办专业3个；1993年，国家颁发新的《专业目录》，有关药学的专业有16个；1998年，针对高等学校长期存在的专业划分过细，专业范围过窄的状况，将原来与药学有关的16个专业调整为4个。从办学渠道看，呈现多样化，除独立的3所药学院校外，医学院校、综合性大学、理工、化工、工业、农业、商业、师范及邮电等本科院校均开设药学类专业。随着高等教育从"精英化"到"大众化"的转型，全国医药院校积极参与教改研究，在人才培养模式、课程体系和教学内容等方面均取得了实质性成果。

进入21世纪，高等药学教育发展步入"快车道"。各药学类院校结合经济建设需要积极论证筹建新专业，到2012年，全国药学、中药学、化工与制药及生物工程等4类专业中，本科专业从1999年的4个增至15个，即：药学、药物制剂、中药学、中药资源与开发、临床药学、药事管理、药物分析、药物化学、海洋药学、藏药学、蒙药学、中药制药、中草药栽培与鉴定、制药工程和生物制药专业。

四、我国药学教育现状

我国的高等药学教育已经走过了100多年的路程，教育体系日趋完善。随着社会的发展，近10年药学教育呈现出如下特点：药学院校增多，招生规模迅速扩大；化学—生物学—心理学—社会医学的药学教育模式正在形成；高层次药学人才培养规模扩大；专业设置再次趋于细化，临床药学专业的发展受到重视。面对我国医药事业的发展和目前药学专业的新形势，改革传统的药学教育模式，加大药学教育的创新力度，才能培养出真正适应社会需要的药学人才。

1. 药学院校增多，招生规模迅速扩大　随着我国高等教育从英才教育到大众教育的转变，我国高等药学教育也呈现大众化加速发展的趋势，其中突出表现在药学院校增多、各类非医药院校纷纷开办药学专业以及招生规模迅速扩大。

自进入21世纪以来，我国药学教育发展迅猛，为药学人才培养提供了新的发展基础和发展空间。据《中国药学年鉴》报道，至2010年，全国设置药学类及其相关专业的普通高等学校已达到603所，较2000年的159所增加了279.25%，其中本科院校342所，是1978年（35所）的近10倍。从342所本科院校类型来看，独立药学院校3所，医学院校49所，中医药院校23所，综合性院校110所，理工、化工、工业和科技院校76所，农业、林业和海洋院校27所，师范院校31所，商业院校4所，邮电大学1所，计量学院1所，外事学院1所，民族院校12所，部队医药院校4所。医学高等专科学校43所，独立设置的高等职业技术学院218所。招生规模进一步扩大，年鉴统计的47所高等学校招生规模从2000年的6895人增加到2010年的15 743人，增长了128.321%。药学专业点从1999年的52个增加到2010年的184个，比1999年增长了253.85%。此外，有180多所高等医药院校和药物研究所招收药学类各专业研究生。

2. 化学—生物学—心理学—社会医学的药学教育模式正在形成　伴随社会进步与科学技术发展，新的人才培养模式呼声很高，针对社会对人才需求的变化和对药学人才能力和素质的培养要求，药学教育模式发生着革命性的变化，以"化学为主"的传统药学教育模式已被"化学—生物学—医学"模式所取代，"化学—生物学—心理学—社会医学"的教育模式正在形成。

3. 高层次药学人才培养规模扩大，专业学位开始设立　目前，我国药学教育发展的另一个特点是药学学科下硕士、博士培养规模增加。据《中国药学年鉴》对 46 所高等药学院校和 3 所药物研究机构的统计，2010 年共招收博士研究生 764 名；在校博士研究生 2536 名，较 2000 年的 599 名增加了 323.37%；毕业博士研究生 626 名，较 2000 年的 134 名增加了 367.16%；获得博士学位的 574 名，较 2000 年的 129 名增加了 344.96%。对 46 所高等药学院校和 3 所药物研究机构的统计，2010 年共招收硕士研究生 3760 名；在校硕士研究生 10 410 名，较 2000 年的 1537 名增加了 577.29%；毕业硕士研究生 2774 名，较 2000 年的 310 名增加了 794.84%；获得硕士学位的 2740 名，较 2000 年的 308 名增加了 789.61%。

2010 年，教育部在我国开始设置药学类专业学位，此举将改变高层次药学人才培养目标单一的问题，促进高层次药学人才培养理念的转变，实用性高层次药学人才培养将得到高度的重视和快速的发展。专业学位（professional degree）也称职业学位，它以某种特定职业为背景，是与特定职业领域的任职资格相联系的学位。专业学位与学术学位（academic degree）处于同一层次，都是高等教育程度和水平的证明文书，由获得授权的高等教育机构颁发，两者的本质区别在于人才培养目标及培养过程不同。专业学位旨在培养能将知识应用到特定职业领域的高层次专门人才，关注"怎么做"，其能力构建最终指向实践目的，主要致力于应用基础研究和应用研究，其特点是更加具有实践性、职业性和教育依赖性。2010 年，教育部在我国设置药学硕士专业学位授予点 39 个，中药学硕士专业学位授予点 43 个，制药工程学硕士专业学位授予点 19 个。

4. 专业设置再次趋于细化，临床药学专业的发展受到重视　新中国成立以来，我国药学类专业设置经过 5 次大的调整，总体数量趋减。1998 年在"宽基础、广对口"专业调整精神指导下，我国药学类专业由原来的 18 个压缩为药学、中药、药物制剂和制药工程等 4 个，以及相关专业方向生物技术（生物制药）、生物工程（微生物制药）、工商管理（医药企业管理）、国际经济与贸易（国际医药贸易）和农学（药用植物）等 5 个。近年，随着药学领域对各类人才需求的增加，药学类专业设置再次趋于细化，据统计，2008 年全国药学类本科专业从 1999 年的 4 个增至 11 个，即：药学、中药学、药物制剂、中草药栽培与鉴定、藏药学、中药资源与开发、应用药学、临床药学、海洋药学、药事管理和蒙药学，另外还有许多专业方向。2012 年 9 月教育部颁布的《普通高等学校本科专业目录（2012 年）》中，基本专业类里有药学、药物制剂、中药学和中药资源与开发 4 个专业；特色专业类里有临床药学、药事管理、药物分析、药物化学、海洋药学、藏药学、蒙药学、中药制药和中草药栽培与鉴定等 9 个专业。此外，在工科的化工与制药类下设有制药工程专业；在生物工程类下设有生物制药专业。在药学类本科专业中，制药工程（208）、药学（179）、药物制剂（97）、中药学（92）和临床药学（31）列专业点设置数量前 5 位，其中，临床药学专业也以各种形式在高校举办，专业点设置数量增加较快，已占全国开设药学专业本科高校总数的 14.2%。药学类专业设置细化的趋势很大程度上是市场规律使然，尤其是临床药学专业人才的培养，不仅是国内医药事业发展的需求，更是国际药学教育发展趋势之一。

五、国外高等药学教育发展趋势

现代意义的高等药学教育起源于 19 世纪初的欧美国家，经过 200 余年的发展和变革，已形成了较为完善的高等药学教育体系。欧美药学教育的发展态势主要有培养模式职业化、重视实践技能培养、实践领域人员融入师资队伍以及教育内容人文化等几个特点。

1. 培养模式职业化　自 20 世纪 90 年代以来，欧美各国大力开展职业化人才培养取向的药学教育，以药学服务型人才培养为主。英国每天约有 600 万人接受社区药学服务，药剂师成为最常见的医疗服务专业人士，美国 Pharm. D 专业学位培养计划占美国药学教育总规模的 90％以上；法国约 95％以上的药学学生被培养成企业、社区和医院药学服务人员。

美国自 1950 年，第 1 个 Pharm. D. 计划由南加利福尼亚大学（University of Southern California）药学院发起；1974 年，美国药学教育委员会（American Council on Pharmaceutical Education，ACPE）开始执行新的 Pharm. D. 学位标准，要求同时有临床理论知识与实践经验；1975 年，ACPE 将 Pharm. D. 定义为临床教育项目，要求临床实践时间≮1500 小时，并制订了单独的资格鉴定方案；1993 年，ACPE 决定将 Pharm. D 学位作为药师的唯一上岗资格；2000 年起，所有药学专业改为 6 年制 Pharm. D。目前，美国在 129 个药学院校均设置有 Pharm. D，Pharm. D 的学制分为两种，分别是 3＋4 和 2＋4，近年在很多公立学院开始实施的 3＋4 学制，是先经 3 年的 pre-pharmacy 学习（任何院校），而后经入学考核，进入药学院学习 4 年的 Pharm. D 课程和实习。

英国自 20 世纪 80 年代兴起临床药学研究生文凭（PG Certificate/Diploma of Clinical Pharmacy），即通过药学本科毕业后加上 1～2 年的课程学习获得 PG 文凭，解决了当时临床药师紧缺问题。在此基础上，20 世纪 90 年代设立药学硕士荣誉学位 M. Pharm（honour），由大学本科直接攻读，学制 4～5 年，学生毕业后可直接参加皇家药学会的药师资格认证。

2002 年，日本公立、私立药学院协会和日本药学会筹划新的药学教育课程，侧重临床药学，包括实习训练；2004 年，日本政府通过立法增加了 6 年制药学教育模式。药学学生前 4 年的课程相同，4 年级结束时分流为两个方向：临床药学和药学科研；选择临床药学方向的学生必须通过考试并完成 6 个月的实习训练，毕业后可以考药师执照。

2. 重视实践技能培养　美国 Pharm. D 专业学位培养计划必须提供连续的，包括社区药房、医院或卫生系统药房、流动服务和普通内科住院等各个环节的必修和选修药学实践。法国要求所有学生完成 4 年理论课程后，必须根据不同培养方向进行为期 2～5 年的实践培训。

美国亚利桑那州立大学（Arizona State University）药学院的 Pharm. D 课程中药学实践课的比例占 19.2％（不包括实验课），除最后一年在临床机构的轮转实习外，每学期都有实践课程。美国内布拉斯加州立大学（University of Nebraska）药学院的 Pharm. D 课程中，实践与理论的比例几乎是 2：1，如药学监护（pharmaceutical care）每周 2 学时理论，4 学时实践；药物治疗（pharmacotherapy）每周 4 学时理论，6 学时病案学习（case study）；并在每学年的暑假均安排有实习，为期 1 个月，其中一年级、二年级结束后为 IPPE，三年级后即进行正式实习，四年级多数在临床轮转，每个主科为 1 个月。加拿大 1994 年进行了药学本科教育全面改革，如多伦多大学药学院在停课休整 1 年后，推行了全新的课程体系，即 1＋4 年的课程体系。课程体系改革的目标是培养可提供药学监护服务的药师。新的课程体系强调以下几个方面：① 以问题为中心的学习方式（problem-based learning）；② 以患者为中心的药学监护课程（patient centred pharmaceutical care），包括患者-服务者的关系（patient-provider relationship）、治疗决策过程（therapeutic thought process）、药物相关问题（drug related problem，DRP）鉴别及监护计划设计（care plan design）；③ 从一年级开始的整合的实践课程（integrated practice labs）；④ 结构式实践经验（structured practice experience）。澳大利亚医院药师协会（Society of Hospital Pharmacists of Australia，SHPA）提倡药学学生需进行预注册训练（pre-registration training）。日本的药学教育体制改革后的 4＋2 式临床药学课程中，也包括 6 个月的实习训练。

3. 实践领域人员融入师资队伍　美国内布拉斯加州立大学药学院的药学实践（Pharmacy Practice）系有 21 名教师，其中 11 名为临床教师（clinical assistant professor）。英国药学院校早在 20 世纪 70 年代后就在师资中引入 teacher practitioner，即从事临床工作的药师兼任教学工作；根据 1986 年英国 Nuffield 基金会提出的科技发展 96 项建议中关于药学教育改革和临床药学发展的几项重要建议，20 世纪 80 年代晚期 teacher practitioner 被指派进入英国 16 所药学院校担任专门的教育工作。经过传统药学教育学派的否定、排斥到理解、接受的曲折发展，teacher practitioner 在推动药学理论与临床实践结合方面发挥了重要作用，也推动了英国药学教育从传统的科研型向实践型的变革。加拿大传统的药学教育包括了教学、科研、服务及学术活动，但随着药师在卫生服务体系中作用的扩展以及越来越多地参与到药学监护及临床治疗决策中，药学教育的标准及目标也在变革。新的课程体系要求具有非传统学术资历和背景的 practitioner-educators 以适应教学要求。过去对教学人员的要求是具有药学博士学位和博士后的研究经历（Ph. D+post-doctoral fellowships），现在则要求是具有 Pharm. D 学位和临床实践经历的实践者（practitioners with Pharm. D+ clinical residency/ fellowship），教师的角色由过去的教育者-学者（educator-scholars）转变为现在的临床实践者-教育者-学者（clinician-educator-scholars）。

4. 教育内容人文化 如前所述，当前欧美国家药学教育课程体系体现了以患者为中心，以药学监护技能培养为重点的特征，如加拿大多伦多大学（University of Toronto）药学院新的课程体系中，社会卫生体系、交流学和药学实践管理等课程占了很大比例，药学学生从一年级开始训练利用所学药物知识与患者、专业人员交流，解决实际的药物治疗问题。澳大利亚药学专业第四年课程为 specialist subjects，即应用技术与实践，包括：药学实践、助理药师、治疗学和专业实习等。日本新的课程体系中也包括了人文科学、人道主义和英语、各专业学科、沟通技巧、药学科研和（或）实习等。

短文阅读

Pharmacy is the health profession that links the health sciences with the chemical sciences and it is charged with ensuring the safe and effective use of pharmaceutical drugs. The word derives from the Greek: φάρμακον (pharmakon), meaning "drug" or "medicine" (the earliest form of the word is the Mycenaean Greek pa-ma-ko, attested in Linear B syllabic script).

Pharmacy is the art and science of preparing and dispensing medications, and the provision of drug and health information to the public. Pharmacists are vital members of healthcare teams. They work with patients to determine their medication needs and the care required to best meet these needs. This is called "pharmaceutical care", the goal of which is to improve an individual patient's quality of life.

Pharmacy revolves around people and medicines with special emphasis on the manufacture of medicines, their supply, appropriate use and effects. The ultimate concern of pharmacy is to ensure that the patient receives the appropriate medicines and benefits from the proper use of these.

Pharmacy is an ever-developing profession that offers excellent career prospects. The work is interesting and varied offering the opportunity to join the healthcare team in safeguarding the nation's health. There is the opportunity to meet people from all walks of life and a choice of working environments and geographical locations.

The scope of pharmacy practice includes more traditional roles such as compounding and dispensing medications, and it also includes more modern services related to health care, including clinical services, reviewing medications for safety and efficacy, and providing drug information. Pharmacists, therefore, are the experts on drug therapy and are the primary health professionals who optimize medication use to provide patients with positive health outcomes.

An establishment in which pharmacy (in the first sense) is practiced is called a pharmacy, chemist's or (in the United States) drug store. US drug stores commonly sell not only medicines, but also miscellaneous items such as candy (sweets), cosmetics, and magazines, as well as light refreshments or groceries.

The word pharmacy is derived from its root word pharma which was a term used since the 15th—17th centuries. In addition to pharma responsibilities, the pharma offered general medical advice and a range of services that are now performed solely by other specialist practitioners, such as surgery and midwifery. The pharma (as it was referred to) often operated through a retail shop which, in addition to ingredients for medicines, sold tobacco and patent medicines. The pharmas also used many other herbs not listed.

In its investigation of herbal and chemical ingredients, the work of the pharma may be regarded as a precursor of the modern sciences of chemistry and pharmacology, prior to the formulation of the scientific method.

Disciplines

The field of Pharmacy can generally be divided into three primary disciplines:

Pharmaceutics

Medicinal chemistry and Pharmacognosy

Pharmacy practice

The boundaries between these disciplines and with other sciences, such as biochemistry, are not always clear-cut; and often, collaborative teams from various disciplines research together.

Pharmacology is sometimes considered a fourth discipline of pharmacy. Although pharmacology is essential to the study of pharmacy, it is not specific to pharmacy. Therefore it is usually considered to be a field of the broader sciences.

Pharmacoinformatics

New disciple for systematic drug discovery and development with efficient and safety. Other specializations in pharmacy practice recognized by the Board of Pharmaceutical Specialties include: cardiovascular, infectious disease, oncology, pharmacotherapy, nuclear, nutrition, and psychiatry. The Commission for Certification in Geriatric Pharmacy certifies pharmacists in geriatric pharmacy practice. The American Board of Applied Toxicology certifies pharmacists and other medical professionals in applied toxicology.

Pharmacists

Pharmacists are highly -trained and skilled healthcare professionals who perform various roles to ensure optimal health outcomes for their patients. Many pharmacists are also small-business owners, owning the pharmacy in which they practice.

Pharmacists are represented internationally by the International Pharmaceutical Federation (FIP). They are represented at the national level by professional organisations such as the Royal Pharmaceutical Society (RPS), the Pharmacy Guild of Australia (PGA), the American Pharmacists Association (APA) and the Pakistan Pharmacists Society (PPS). See also: List of pharmacy associations.

In some cases, the representative body is also the registering body, which is responsible for the ethics of the profession.

What Careers are available in Pharmacy?

Pharmacists, pharmacy technicians and pharmacy assistants all have specialized roles in pharmacy. Pharmacists require a university degree and practical training whereas pharmacy technicians and assistants can either train on the job and earn whilst gaining their qualifications, or gain a qualification through full time study in a variety of settings.

Community Pharmacy

Situated in the cities, shopping malls and rural towns the community pharmacy is familiar to everyone. There are over 900 pharmacies in New Zealand, which are visited every day by thousands of people to have their prescriptions dispensed or to buy pharmacy-related products. The community pharmacy also provides advice and counseling on the maintenance of good health. Pharmacists, pharmacy technicians and assistants have distinct roles in community pharmacy. Working in community pharmacy would interest anyone who likes the challenges of providing professional service in a retail environment.

Hospital Pharmacy

All the major hospitals and some of the smaller hospitals in New Zealand have a pharmacy department which looks after the pharmaceutical needs of patients in the care of the hospital. The pharmacy also provides information on drugs and medicines to doctors and nurses and makes specialized medicines for particular patients. Hospital pharmacy offers a challenging career to pharmacists, pharmacy technicians and assistants.

Industry

The pharmaceutical industry is responsible for the synthesis and research of new medicines, and the production and marketing of proven medicines to the public. Pharmacists are involved in every step of the process. Opportunities in research and development are limited in New Zealand as most of this is carried out overseas however there are opportunities for pharmacists working in formulation, product information and marketing. Pharmacy technicians are also employed in the marketing of new medicines.

Other opportunities

Pharmacists are also employed in publishing, the Ministry of Health and other government agencies.

参考文献

毕开顺. 2009. 药学导论［M］. 2 版. 北京：人民卫生出版社.

蒋学华. 2007. 临床药学导论［M］. 北京：人民卫生出版社.

蒋学华. 2008. 药物现代评价方法［M］. 北京：人民卫生出版社.

吴春福. 2002. 药学概论［M］. 北京：中国医药科技出版社.

叶德泳. 2007. 药学概论［M］. 北京：高等教育出版社.

中国科学技术协会. 药学学科发展报告［M］. 北京：中国科学技术出版社，2009—2010.

中国药学年鉴编委会. 中国药学年鉴［M］. 北京：第二军医大学出版社，2000—2011.

第2章

药事活动的管理

药事管理学（pharmacy administration）是药学科学与社会科学交叉形成的以药学、法学、管理学、经济学和社会学为基础的学科，是研究药事活动及其管理的一般规律和方法的科学，是药学科学有机组成部分。本章主要介绍药事管理的基本概念、起源与发展、药事管理学的基础理论、研究的主要内容和方法以及学科与相关职业发展等。

第1节 药事管理学的基本概念、起源与发展

药事管理作为一种管理活动，以实践的形式存在，几乎与药品存在的历史一样长久，这与任何管理活动与管理对象几乎同时诞生、存在的现象是完全一样的。毫无疑问，药事管理活动与药事管理学科之间尚且有较大的距离：管理活动是学科诞生与发展的基础，学科诞生是实践发展、丰富和积累到一定时期的产物，学科发展则是随着经济、社会发展而不断发展的。现代药事管理学涵盖了与药品相关活动的各项事业。

一、药事管理学的基本概念

1. 药事　药事是与药品相关的所有活动的统称，主要包括药品研发、药品生产、药品流通（经营与销售）、药品使用和药学教育等，还包括前述活动衍生出来的药品检验、药品定价、药品经济性分析、药品广告和药品产业发展等次生活动。

2. 药事管理　药事管理指对上述所有药事活动的微观管理和宏观管理。现代药事管理的主要目的是微观和宏观药品管理，保障人民用药需求，维护公众身体健康和用药的合法权益。为达成此目的：第一，从微观上，需要在对药事活动各项具体内容内在规律性把握的基础上，开展具有针对性的管理活动，以保障某项药事活动是有利于并且可以保障药品安全有效性和（或）可及性。很显然，微观上的药事管理主体，是从事某一药事活动的个人和（或）组织机构；第二，从宏观上，不同的国家或者地区结合其发展的实际状况，建立了各自的宏观管理体系。该体系主要以立

法和行政管理的手段，通过实施对一国或区域的药事活动的微观主体的管理，实现管理目的。在我国，宏观药事管理的大部分工作由国家食品药品监督管理总局（China Food and Drug Administration，CFDA）负责，与药品价格有关的工作主要由国家发展和改革委员会负责，与药品广告有关的工作主要由 CFDA 与国家传媒行政管理部门分段联合负责，与药品流通有关的工作主要由 CFDA 与商务行政管理部门负责，与药品产业发展有关的工作主要由工业与信息产业行政管理部门负责，与药学教育有关的工作主要由教育行政管理部门负责。

3. 药事管理学　美国在药学教育中对药事管理学的早期定义以 Blangh 和 Webster 给出的定义最具有代表性。狭义的药事管理学是指药房的管理与运作，广义的定义指利用经济学、会计学、药品营销学、药房管理和药事法规等处理和理解事实和发现规律。学科知识主要包括以下 5 个方面：经济组织、药品流通、企业管理、法律以及药师面对的公共关系等内容。

1984 年，Manasse 和 Rucker 试图将药事管理与药学教育、科研和实践联系起来，给出如下定义："药事管理学是药学科学的分支学科，主要应用社会科学、行为科学、管理学和法学研究各种药学实践条件下的特点和影响的学科。"对该定义的理解应有以下几点：第一，药事管理学是药学的分支学科，与其他药学学科如药物化学、药剂学、药理学和临床药学具有同等地位；第二，药事管理学很大程度上是一种应用科学，它的基本理论来源于母科学"社会学、心理学、经济学、管理学和法学"；第三，药事管理学在理论基础指导下的应用特性表现：药学实践本身的特性、与药学实践有关的各种力量的相互作用的复杂性；第四，药师在各种环境下工作，如社区、研究机构和制药企业等等，学科的研究重点不能受单个环境的限制。

我国学者对药事管理学的定义：药学与社会科学交叉、渗透而形成的以药学、法学、管理学、社会学和经济学为主要基础的药学类边缘学科，是应用社会科学的理论和方法研究药事各部门活动及其管理的规律和方法的科学。

笔者综合有关观点认为，药事管理学（pharmacy administration）是药学科学与社会科学交叉形成的以药学、法学、管理学、经济学和社会学为基础的学科，是研究药事活动及其管理的一般规律和方法的科学，是药学科学有机组成部分。药事管理学的基本概念，也可以简单表述为研究药事活动及其管理的一般规律和方法的学科。理解这一基本概念，应有如下几个层次：第一，药事活动的活动对象是药品，因此药事管理学必须以深入理解药品的本质为前提，药学学科乃是其重要的起点与基础；第二，药事活动其本质是经济活动的一种，药事管理学与其他专门的管理学科一样，需要深入把握这一特殊的经济活动之规律性，因此，经济学也是其重要的基础；第三，与经济活动关联的法学、管理学和社会学也当然是药事管理学的基础学科；第四，药事管理学科的发展受药品经济发展的影响和制约；第五，药品应用的特殊性导致药学活动与患者的关系成为药事管理学关心的重要内容，涉及社会、政治和伦理等重大问题。

二、药事管理学科发展历程

1. 药事管理学科的起源　药事管理学科萌芽于 19 世纪初，起源于市场对于药事管理活动人员的需求，以药房管理之药事活动为发轫。19 世纪 20 年代，美国的药品贸易发展迅速，新开设了许多药房、药店，药师既要配方发药又要经营药店，因此，高等药学教育中把与药房经营有关的商业药学和法学列为必修课程，并规定了实践训练的内容。1821 年，费城药学院首先尝试了药店实践训练教学内容，"药房业务管理"被列为当时药学院校的教育课程。1910 年，美国教育委员会（American Council on Education，ACE）开始将商业药学和法学课程列入药学教育大纲，是药事管理课程的开始。1950 年，美国药学教师学会（American Conference of Pharmaceutical

Faculties，ACPF）同意将所有有关药物经济学（pharmaceutical economics）和药物管理学（pharmaceutical administration）的称谓统一称为药事管理学（pharmacy administration）。

药事管理学科的形成主要是由于 20 世纪初药品研发、生产和经营的迅猛发展，在此种情况下，客观上公众对保障药品质量形成了强烈的社会需求，规范日益繁多的药品研发、生产、经营和使用等药事活动，成为政府的管理需求，也成为从业主体管理的需求。研究问题，提取规律性和一般方法，解决实践中的问题，正是学科形成和发展的根本动因。在研究解决药事活动的有关问题的过程中，社会的、经济的、管理的和法治的等社会科学的知识，自然地被加以利用，经长期积累，逐步形成了药学与社会科学交叉的药事管理学科。

2. 美国药事管理学科的现状　2010 年，全美共有 45 所药学院校招收药事管理硕士或博士学位研究生。美国各药学院校药事管理系（department of pharmacy administration）所设专业名称略有差别，课程设置也不尽相同。药事管理学科分化出了各个不同的专业领域，为研究内容提供了增长空间。以普度大学（Purdue University）、威斯康星迈迪逊大学（University of Wisconsin-Madison）、俄亥俄州立大学（Ohio State University）和华盛顿大学（Washington State University）为例，从课程设置看，主要包括：①法学类课程：如法学、药事法规等；②卫生政策与保健类课程：如公共政策分析、卫生政策、药品营销与药品政策以及卫生保健体系中的药房等；③经济与管理类课程：如经济学、药房管理、社会心理与管理药学等；④研究方法与工具类课程：如基本决策制定工具、研究方法学、统计学和流行病学研究方法等。

由于各大学药事管理学科专业设置不同，具体的培养目标和研究方向也不同，其培养目标可归纳为：使学生掌握经济学、社会学、心理学、管理学、教育学、流行病学、法学和行为科学等学科的理论和概念，培养学生研究和解决药事管理学问题的技能，使毕业生成为药事组织和药事管理体系的科研人员和有效管理者。美国药事管理学科的研究方向可归为 3 类：①药物政策研究（pharmacy policy research）：如公众政策研究、药品法规研究、药品使用行为和评价研究等；②健康结果研究（health outcomes research）：如药师干预与患者治疗结果研究、患者和（或）药品提供者观念与行为研究及临床药学研究等；③药学实践研究（pharmacy practice research）：如社会管理药学与实践研究、药房技能的培训与运用研究、药物治疗与药学实践质量评估研究等。

三、我国药事管理学科的发展历程

1. 我国药事管理学科的起源　我国药事管理学科的发展始于 20 世纪 30 年代，部分高等药学院开设"药物管理法和药学化学"；1954—1956 年，高教部颁布的药学教学计划中"药事组织"为必修课和生产实习内容，各药学院校开始成立药事组织学教研室；1980 年，卫生部为药政干部开"药事管理"课程；1985—1987 年，各医科大学和药学院校将药事管理列为部分专业的必修课；1994 年，国家医药管理局将《药事管理与法规》列入执业药师资格考试必考科目。随着药品监督管理与药学实践的发展，药事管理学科人才的社会需求逐渐增加，高层次人才培养随之起步，并逐渐发展成熟。

药事管理学硕士研究生教育最初是挂靠在药学等一级学科所属相关二级学科下开始招生和培养的，20 世纪 90 年代初，经国务院学位委员会学科评议组评议，批准原华西医科大学在药剂学专业下正式招收药事管理学硕士研究生，1992 年原华西医科大学开始招收药事管理方向硕士研究生；1994 年中国药科大学、沈阳药科大学分别开始在药理学、药剂学专业下招收药事管理方向硕士研究生；至 2000 年，以药事管理学专业为名的硕士研究生教育相继在沈阳药科大学、四川大学和天津大学等高等院校开始。

我国药事管理学博士层次人才培养始于 2000 年,沈阳药科大学、中国药科大学、四川大学、天津大学、第二军医大学和北京大学等高等院校相继获得药事管理学专业的博士研究生招生资格。

2. 我国药事管理学科现状　　目前,我国招收药事管理学专业本科生的学校有两所:中国药科大学和沈阳药科大学,学制均为 4 年,两所大学分别从 2005 年、2006 年开始招收药事管理专业本科生。

根据 2010 年《中国研究生招生信息网》的资料,目前,全国以药事管理专业招收硕士研究生的院校只有 3 所,即沈阳药科大学、四川大学和天津大学;在社会医学与卫生事业管理专业下招收药事管理方向硕士研究生的院校有 62 所;在药剂等专业项下招收药事管理研究方向硕士研究生的院校有 15 所;在药学各专业下招收药事管理方向硕士研究生的院校也为数不少。

目前,全国以药事管理专业招收博士研究生的院校有 4 所,即沈阳药科大学、中国药科大学、四川大学和天津大学;招收药事管理方向博士研究生的院校为 7 所。

我国药事管理学的培养目标可归纳为以药学、经济学和管理学为基础,系统地学习药学及药事管理专业基本理论、基本知识和基本技能,具有较强的适应性及一定的研究能力,能在各类医药工商企业、医疗机构、药品监督管理及相关机构从事药事与企业管理、分析和策划以及教学、科研等方面工作的高级应用型人才。我国各大学药事管理研究方向也有所不同,大致分为以下几个方面:①药事政策研究:如药事政策法规研究、药事管理及药品政策研究和药物政策研究等;②药物经济学研究:如药物资源的合理利用、药物利用与药物经济学研究等;③医药行业研究:如医药企业管理研究、医药经济与管理、医药企业发展战略和社会药学以及医药市场营销学等。

我国的药事管理学科的课程包括 5 类:①法学与伦理学类:如药事法、药品法规、药事法与伦理等;②管理学类:如管理学、药房管理、医药企业管理、药品质量管理和医药物流管理等;③经济学类:如经济学、药物市场营销学、国际医药贸易、药品知识产权保护和药物经济学等;④社会药学类:如社会药学、药学交流学等;⑤信息学类:如药学信息学、药品信息与文献评价等。201 所高校的调查显示,药学、制药工程、药物制剂、中药学、医药管理和医药营销等在内的 7 个专业共开设了有关药事管理学科的 18 门课程;除了药事管理本科专业开设较多的相关课程外,一般药学专业只开设 1~3 门课程,平均 2.2 门,其中,只开设 1 门课程的有 54 所院校,占 48.6%,开设 2 门课程的有 26 所院校,占 23.4%。

四、药事管理学科的特点

根据对药事管理学的定义,可以看出药事管理学科具有以下特点:

1. 药事管理学是药学学科的分支学科之一,是其有机组成部分　　药事管理学是从药学实践活动中出现的,药事主体的活动均围绕药学实践活动展开,与药品和药学密不可分;

2. 药事管理学是一门交叉学科　　药事管理学是研究药事活动管理的科学,其对于问题的研究和解决,融合了药学以及管理学、经济学、法学和社会学等社会科学;

3. 药事管理学具有社会科学的性质　　药事管理学的研究对象是药事活动,该活动涉及社会、人和组织及其之间的关系,因此,具有社会科学性质,其研究的主要方法是社会科学研究方法;

4. 药事管理学是一门应用科学、实践性的科学　　药事管理学是将药学与社会科学诸学科理论应用于药事活动主体的药学实践活动中的科学。

第2节　药事管理学科的研究内容

一、药事管理学科的研究对象

药事管理学科的研究对象是药事活动及其有关主体和关系，具体包括：第一，药品研发、药品生产、药品流通（经营与销售）、药品使用和药学教育及其组织等；第二，前述活动衍生出来的药品检验、药品定价、药品经济性分析、药品广告、药品产业发展和药学服务等次生活动及其组织等；第三，宏观主体和微观主体，以及各有关主体内部关系和相互之间关系等；第四，既存的管理前述活动的政策法规；第五，在特定社会环境下，药事活动基本规律的揭示。

二、药事管理学科的具体研究内容

（一）药事管理宏观体制

药事管理宏观体制是指一定社会制度下药事工作的组织方式、管理制度和管理方法，是国家权力机关关于药事组织机构设置、职能配置及运行机制等方面的制度。药事管理的宏观体制，是国家管理药事活动意志的体现。不同的国家有不同的药事管理体制，它既和一个国家的政治制度有关，也和这个国家的历史和经济水平不可分割。药事管理学运用社会科学的理论，通过对一个国家药事管理体制进行分析、对不同国家或同一个国家不同时期的药事管理体制进行比较，设计、建立和完善药事组织结构及制度，优化职能配备，提高管理水平。

（二）药品监督管理

药品监督管理指国家为保障药品安全、有效而采取的一系列对于药事活动的管理措施。药品作为一种特殊的商品，安全性、有效性要求非常高，不符合质量标准的药品流通进入市场或合格的产品以不合理的方式运用，都将会对社会和消费者造成极大的伤害。加强药品监督管理的目的就是保证药品的安全、有效和合理使用，维护人民的身体健康。研究内容包括用药学、管理学、行为科学和统计学的知识和方法，研究药品的特殊性及其管理的方法，制定药品质量标准，制定影响药品质量标准的工作标准、制度，制定国家基本药物目录和医保目录，实施国家基本药物制度、药品分类管理制度、药品不良反应监测报道制度和药品公报制度，药品政务公开，对上市药品进行再评价，药品的召回，提出药品品种的整顿与淘汰并对药品质量监督、检验进行研究。

（三）药品法制管理

药品法制管理是指应用相关的法律和制度来管理药品和一系列与药品有关的活动，包括立法、执法、司法、守法和对法律实施的监督，也包括法律宣传教育在内，有法可依，有法必依，执法必严，违法必究。法制在不同国家其内容和形式不同，但对药品进行法制管理是大多数国家和政府的基本做法和有效措施。

药品和药学实践的立法和执法是药事管理学科研究的一项重要内容，包括对不同国家的药品立法的比较和研究、法理的探讨、法律适用性的分析和执行效果的检验。要根据社会和药学事业的发展，不断完善现有的药事法规体系，对不适应社会需求的或过时的法律、法规和规章进行适时修订，对需要引入的新的法律法规进行增补。对国家司法机关及其工作人员依照法定职权和法定程序，具体运用法律处理药品案件的司法活动进行研究，进行药事管理案例分析，对药品相关法律、法规进行司法实践的解释，发现司法实践中存在的问题。药事法规是从事药学实践工作的基础，药学相关人员在实践过程中应该能够辨别和发现不合法的事件，做到依法办事、合法守法，同时具备运用药事管理与法规的基本知识和有关规定分析和解决药品生产、经营、使用以及管理等环节实际问题的能力。对国内、外药品法律、法规的介绍以及其重要性和意义的分析也是药事管理学研究的内容。

(四) 药品注册管理

药品注册管理是药事管理的一项重要内容，是药品监督管理部门对药品临床研究和拟上市销售药品进行资格审查，并决定是否同意申请人申请的一项行政许可行为。药品注册管理主要是药品研究开发的管理，其目的是加强对药品从研究开发到上市成为药品的研制过程的监督管理，保证药品的试验材料真实、规范，程序合法，药品安全、有效和质量合格。

1. 世界药品注册管理 上市药品的安全性与有效性关系到人类健康与生命，是各国政府关心的重大民生问题。在漫长的医药发展历史上，人们付出了十分惨重的代价，历史上历次发生的严重药害事件应引以为戒。药害事件的发生，根本原因既有科学技术发展水平的限制，也表现在对上市药品注册管理的不到位。由于科学技术水平限制了我们对疾病发生、发展和药物治疗规律的真正掌握，药品注册管理手段就只能基于某一科学技术水平而最大限度控制药品应用的安全性与有效性。对上市药品实施注册管理，是一件风险管理工作，是在权衡上市药品安全性与疾病处置的基本需求，我们需要在一定程度上严格把关，确保上市药品的安全性与有效性；又需要确保疾病处置对药品的需求。在药品注册管理的实施中，一方面是保障有药能用，满足人类健康与疾病处置对药品的基本需求。另一方面，需要以目前所能掌握的科学技术方法保证药品安全性，避免药品使用对用药者健康的危害，甚至致人死亡；同时需要以目前所能掌握的科学技术方法保证药品有效性，避免无效药物充斥市场，虽不发生直接的伤害，却因无治疗作用而延误病情，导致对用药者健康的危害，甚至致人死亡。严峻的用药事实与对人类健康承担的责任，迫使世界各国政府纷纷制定或修订完善药品管理法律法规，尤其加强了对新药的审批立法管理，确保人群安全、有效地使用药品。

纵观历史，世界各国的药品注册管理都在实践中走过了一条迂回曲折的道路。20世纪前，各国有关药品注册管理的法律法规多侧重于对假药、劣药和毒药的管理。20世纪初，大量化学药品问世后，新药品种大大增加，但对新药的管理多为事后管理。比如1906年美国国会颁布的《纯净食品和药品法》，对新药质量只是采取事后把关检验；1938年发生了磺胺酏剂事件后，同年美国国会通过了《联邦食品、药品和化妆品法》的修正案，明确规定新药上市前，必须有充分的材料证明其安全性，所以，当20世纪60年代初西欧国家发生"反应停"事件时，美国基本上未受到影响。尽管如此，美国仍于1962年再次修订了《联邦食品、药品和化妆品法》，要求新药在保证其安全性的同时要确证其有效性，明确规定了新药临床评价原则以及新药（包括首次在美国上市的进口药）的审批手续和项目。1979年美国国会通过了新药研制中要符合《药物非临床研究质量管理规范》(Good Laboratory Practice for non-clinical laboratory studies, GLP)的规定，研究新药的实验室若未经FDA认证，其实验研究结果不予承认。1980年美国国会再次通过了《联邦食品、药品和化妆品法》的修正案，更加明确了新药申请所需的资料和审批程序。在加强对新药研制立法的同时，FDA对新药的审批管理更加完善和严格。

美国新药研制的一套法制化管理办法对其他各国影响较大。随着由美国、欧洲和日本三方发起的"人用药品注册技术国际协调会议"(International Conference of Harmonization, ICH)的进程，在上述3个地区对于在人用药申请注册的技术要求方面已经取得了相当大的协调统一。以前每个国家对于提交的技术报告的内容组织、总结文件和表格的制作都有自己的要求，在日本申请人必须准备一个概要来介绍技术方面的信息，在欧洲则必须提交专家报告和表格式的总结。为解决这些问题，ICH 决定采用统一的格式来规范各个地区的注册申请，制定出关于质量、安全性和有效性的共同技术文件，并在 2003 年 7 月起首先在欧洲实行，因此，世界各国新药注册管理的法规日趋一致。

2. 我国药品注册管理　我国的药品注册管理经历了曲折的发展历程，逐步从分散管理转为集中统一管理，从粗放式行政规定过渡到科学化、法制化管理。目前，我国实行的一整套药品注册管理规定和各项技术要求已逐渐与国际接轨，对于提高我国新药研制水平和新药质量，提高我国药品信誉和药物技术在国际交流中的地位，增强我国药品的市场竞争力，具有重要意义。

2007 年 10 月 1 日颁布施行的《药品注册管理办法》共 15 章，包括 177 条和 6 个附件。该办法是为保证药品的安全、有效和质量可控，规范药品注册行为，根据相关法律制定的。它适用于在中国境内申请药物临床试验、药品生产和药品进口，以及进行药品审批、注册检验和监督管理，其主要内容包含对药物临床试验管理，新药、仿制药、进口药品和非处方药的申报与审批，药品注册检验、标准和说明书等方面的具体要求，以及药物研发的基本技术要求。

（五）药物非临床研究和药品临床试验质量管理

为了确保新药的安全性，并和国际上新药管理接轨，世界各国通常实行药品非临床研究质量管理规范和药品临床试验质量管理规范。

1. 药物非临床研究质量管理规范　自 20 世纪 60 年代发生"反应停"等多起药害事件以后，人们对新药的安全性日益重视，世界各国都广泛开展药物毒理学研究。人们从药害事件惨痛的教训中认识到，药物毒性试验的质量是保证新药安全性的关键。20 世纪 70 年代初，美国 FDA 在对新药临床前毒性试验情况全面调查的基础上，为了制止毒性试验中存在的严重缺陷和不良后果，美国国会于 1979 年通过了药物非临床研究质量管理规范（Good Laboratory Practice for non-clinical laboratory studies，GLP），并规定 FDA 负责对毒性试验研究机构进行认证。新药临床前毒性试验研究必须在经过认证的 GLP 实验机构进行，所有申报新药的资料必须来自符合 GLP 规范的实验室，由质控单位签字保证，否则不予受理。

美国颁布 GLP 后引起许多国家的高度重视，为了确保新药的安全性，增强本国新药在药品国际贸易中的竞争力，为了加强新药研究开发方面的国际合作，近几年北欧、西欧、日本及联合国的经济合作与发展组织（Orgnization for Economic Cooperation and Development，OECD），先后制定了该国或该组织的 GLP 规范，其内容基本一致。GLP 成为国与国之间相互认可新药的一种规范，同时它也成为少数实力较强国家垄断新药研究开发的手段和体系。各国与各国际合作组织发布 GLP 的时间分别是：OECD1981 年；日本 1982 年；瑞士 1983 年；瑞典 1985 年；挪威 1988 年。

我国国家食品药品监督管理局于 1999 年 11 月 1 日起颁布试行《药物非临床试验质量管理规范》，2003 年对该规范进行了修订，同年 9 月 1 日起施行。

我国现行 GLP 是为提高药物非临床研究的质量，确保实验资料的真实性、完整性和可靠性，保障人民用药安全，根据《中华人民共和国药品管理法》制定的，适用于为申请药品注册而进行的非临床研究。药物非临床安全性评价研究机构必须遵循规范的要求，我国现行 GLP 对组织机构和人员、仪器设备和实验材料、标准操作规程、研究工作的实施、资料档案以及监督检查等内容提出了具体要求。

2. 药物临床试验质量管理规范　药物临床试验质量管理规范（Good Clinical Practice，GCP）是新药研究开发中所推行的一系列标准化管理规范之一，是被国际公认的临床试验的标准。以人体为对象的临床试验均以此标准进行设计、实施并进行总结，以确保其在科学与伦理道德两个方面都合格。药物临床试验质量管理规范是临床试验全过程的标准规定，包括方案设计、组织实施、监察、稽查、记录、分析总结和报告。制定 GCP 的目的在于保证临床试验过程的规范，使结果科学可靠，保护受试者的权益并保障其安全。

  20 世纪 60 年代的"反应停"事件使得人们对必须加强新药临床试验管理有了进一步的认识，同时也促使各国政府开始重视对新药临床试验的法规管理。1964 年在芬兰赫尔辛基召开的第 18 届世界医学大会（World Medical Assembly，WMA）上宣读的指导医师进行人体生物医学研究的建议，即《赫尔辛基宣言》，被大会采纳，1975 年在日本东京举行的第 29 届世界医学大会上正式通过，此后于 1983 年、1989 年和 1996 年分别经第 35、第 41 和第 48 届世界医学大会修订。

  世界医学大会发表《赫尔辛基宣言》，对以人体作为生物医学研究的医务人员，提出了伦理和科学标准方面的要求。《宣言》引起世界广泛注意，1975 年世界卫生组织发表了"评价人用药物的指导原则"，同年《临床药理学》杂志发表了"人体实验中伦理道德的考虑"，对人体试验中的道德标准提出了要求。部分研究开发新药多的国家对新药临床研究管理制定了指南或规范，在世界各国中，美国最先把该原则定在国家药品管理法规中，1981 年 7 月首先实施了临床研究者指导原则，规定了对受试者利益的保护，后来经过多次修改，逐渐形成了美国的 GCP。日本于 1989 年 10 月颁布了《药品临床试验规范》，对经批准进入临床研究的新药（investigational new drugs）的临床研究做出了全面、明确的法律性规定。北欧国家、欧盟国家、澳大利亚、法国、加拿大和韩国等国也先后制定、颁布了 GCP。

  我国 GCP 从引入并推进到实施阶段经过了近 10 年的时间，我国现行《药物临床试验质量管理规范》，自 2003 年 9 月 1 日起施行，包含 13 章 70 条，并有 2 个附录：① 世界医学大会《赫尔辛基宣言》人体医学研究的伦理准则；② 临床试验保存文件。

  我国现行 GCP 是为保证药物临床试验过程规范，结果科学可靠，保护受试者的权益并保障其安全，根据《中华人民共和国药品管理法》、《中华人民共和国药品管理法实施条例》，参照国际公认原则制定的。它是在我国大陆开展临床试验时对试验全过程的标准规定，包括方案设计、组织实施、监察、稽查、记录、分析总结和报告。

（六）药品生产质量管理

  药品生产质量管理是以确定和达到药品质量要求所必需的全部职能和活动作为对象而进行的管理。药品生产企业必须对生产药品的原材料、辅料、中间产品、环境状况、空气洁净度等级和水质情况等进行测试和监控，同时药品出厂前必须进行质量检验，符合法定标准后方可出厂销售。

  在国际上，药品生产质量管理规范（Good Manufacturing Practice of Drugs，GMP），已成为药品生产和质量管理的基本准则，是一套系统的、科学的管理制度。药品生产企业实施 GMP 能够确保药品质量，防止生产过程中药品的污染、混淆、交叉污染和人为差错的产生，保障人民用药安全、有效。

  20 世纪 60 年代的"反应停"事件的严重后果引起了美国民众的不安，广大民众强烈要求政府出台对药品制剂严格监督的法律，在此背景下，国会于 1963 年颁布了世界上第 1 部 GMP。1967 年 WHO 在《国际药典》的附录中收录了该制度，并在 1969 年的第 22 届世界卫生大会上建议各成员国采用 GMP 体系作为药品生产的监督制度，以确保药品质量和参加"国际贸易药品质量签证体制"。1975 年 11 月 WHO 正式公布 GMP，1977 年第 28 届世界卫生大会上 WHO 再次向成员国推荐 GMP，并确定为 WHO 的法规。WHO 提出的 GMP 制度是药品生产全面质量管理的一个重要组成部分，是保证药品质量，并把发生差错事故、混药和各类污染的可能性降到最低程度所规定的必要条件和最可靠的办法。此后 30 年间，日本、英国以及大部分的欧洲国家都先后建立了本国的 GMP 制度，到目前为止，全世界共有 100 多个国家和地区颁布了有关

GMP 的法规。

GMP 的诞生是制药工业史上的里程碑，它标志着制药业全面质量管理的开始。实施药品GMP 认证是国家对药品生产企业监督检查的一种手段，是药品监督管理工作的重要内容。

我国现行 GMP 是 2011 年 3 月 1 日起实施的，要求企业建立药品质量管理体系。这一体系应当涵盖影响药品质量的所有因素，包括确保药品质量符合预定用途的有组织、有计划的全部活动。我国 GMP 作为质量管理体系的一部分，是药品生产管理和质量控制的基本要求，旨在最大限度地降低药品生产过程中污染、交叉污染以及混淆、差错等风险，确保持续、稳定地生产出符合预定用途和注册要求的药品。

GMP 的中心指导思想：任何药品质量的形成是设计和生产出来的，而不是检验出来的，因此必须强调预防为主，在生产过程中建立质量保证体系，实行全面质量保证，确保药品质量。

我国实施 GMP 制度，目的是确保所生产药品安全、有效且质量稳定可控。GMP 是药品质量管理的一整套系统完善的检查指导原则，按 GMP 的要求生产已成为药品进入国际市场的先决条件，GMP 也就成为国际性的药品质量监控和检查的依据。实施 GMP 能够提高制药企业质量管理水平和综合竞争力，从整体上提高我国制药工业水平，缩小与国外发达国家制药工业的差距；同时也是与国际惯例接轨的需要，能够为企业参与国际市场竞争提供强有力的保证。实施 GMP 也有利于促进制药企业的结构调整和产业升级，使不符合 GMP 要求的企业停产、关闭，有效防止药品生产领域的低水平重复建设。

（七）药品经营质量管理

药品经营质量管理规范（Good Supplying Practice，GSP）是药品经营企业在药品的购进、储运和销售等环节实行质量管理，建立包括组织机构、职责制度、过程管理和设施设备等方面的质量体系，并使之有效运行，确保销售药品的安全、有效。

实施 GSP，保证药品质量关系到企业的生存。通过实施 GSP，加强药品经营过程的质量管理，药品经营企业的整体素质得到很大提升。企业已经从单纯搞经营发展到了注重经营质量，服务理念由追求客户满意度上升到为顾客创造价值，大大提升了企业竞争力。

由于各国药品管理体制和管理模式的差异，流通领域中的 GSP 在国际上尚未形成如 GMP 那样较为系统和通行的方法，在世界上还没有得到广泛推广，但鉴于 GSP 在药品经营活动中的特殊意义，有关国际组织对此一直持积极的看法。

1980 年国际药品联合会在西班牙马德里召开的全体大会上，通过决议呼吁各成员国实施GSP，这对全世界推行 GSP 起到了积极作用。

日本是实施 GSP 最早的国家之一，在日本，药品销售部门包括零售药局和批发企业两个部分，药品批发企业的使命和义务是随时随地为消费者提供任何数量的任何产品，包括一些非赢利的产品，只要是生产或经营药品，就必须把社会效益放在第 1 位，即把药品的安全性、有效性摆在首位，这就需要一种法律来规范批发商的行为，所以 GSP 应运而生。目前，为了保证药品经营质量，大多数国家都采取不同的方式对药品经营过程进行必要的管理。有的国家制定类似 GSP 的良好的药品分销管理规范（Good Distribution Practice for Drugs，GDP），规范药品贸易活动，如欧盟大力推行 GDP 规范，要求成员国的药品商业企业必须遵循。英国于 1984 年就开始推行 GDP，并取得良好效果。美国没有全国统一的 GDP，但通过各州立法委员会立法予以大力推行。没有实行 GSP 或 GDP 的国家，多数要求药品经营企业必须具有储存药品并保证药品质量稳定的条件，必须对特殊药品进行特殊的采购、储存和销售管理。另外，几乎所有的国家都要求开办药店必须具有注册药师和药学技术人才。

我国现行《药品经营质量管理规范》于 2013 年 6 月 1 日施行，该规范明确了"全面推进一项管理手段、强化两个重点环节、突破 3 个难点问题"的目标，即一项管理手段就是实施企业计算机管理信息系统，两个重点环节就是药品购销渠道和仓储温、湿度控制，3 个难点就是票据管理、冷链管理和药品运输。增加的新管理内容吸收了供应链管理的观念；增加了计算机信息化管理、仓储温、湿度自动监测和药品冷链管理等管理要求；引入了质量风险管理、体系内审和设备验证等新的管理理念和方法。新修订药品 GSP 按照完善质量管理体系的要求，从药品经营企业的人员、机构、设施、设备和体系文件等质量管理要素各个方面，对采购、验收、储存、养护、销售、运输和售后管理等环节都做出了规定。

实施 GSP，有利于促进企业经营思想的变化。药品经营企业实施 GSP 以后，在质量与数量关系上，将从单纯追求销售数量达到利润增长转变为既重视销售又重视质量，使企业全员参加全过程的质量管理，提高工作质量，改善经营管理，从而达到社会效益和经济效益同步增长的目的。药品经营企业全面实施 GSP，虽然提高了药品经营的要求和难度，但其产生的作用除了可提高药品经营质量和企业素质外，更有利于促进和推动药品经营企业间的兼并、联合和重组，使之朝着规范化、集约化方向发展。

(八) 药品流通管理

改革开放以来，我国药品流通行业取得了长足发展，初步形成了覆盖城乡的药品流通市场体系。目前由于多种原因，药品流通行业管理比较薄弱，资源配置不尽合理，企业数量过多，经营规模偏小，竞争能力不强，低水平重复建设和经营不规范等问题比较突出，不适应体制改革和市场发展的要求。因此进一步加强药品流通行业管理，对于规范药品流通行业经营行为，促进药品流通行业健康发展，保障国家医药卫生体制改革顺利实施，完善安全用药和方便购药的市场体系，提高人民群众健康水平具有重大意义。

为加强药品监督管理，规范药品流通秩序，保证药品质量，国家药品监督管理局发布了《药品流通监督管理办法》，自 2007 年 5 月 1 日起施行。办法要求药品生产、经营企业和医疗机构对其生产、经营和使用的药品质量负责，药品生产、经营企业在确保药品质量安全的前提下，要适应现代药品流通发展方向，进行改革和创新，同时药品监督管理部门鼓励个人和组织对药品流通实施社会监督。

商务主管部门作为药品流通行业的管理部门，负责研究制定药品流通行业发展规划、行业标准和有关政策，配合实施国家基本药物制度，提高行业组织化程度和现代化水平，逐步建立药品流通行业统计制度，推进行业信用体系建设，指导行业协会实行行业自律，开展行业培训，加强国际合作与交流。

食品药品监督管理部门负责对药品经营企业进行准入管理，制定药品经营质量管理规范并监督实施，监管药品质量安全，组织查处药品经营的违法违规行为。

商务主管部门和食品药品监管部门要互相支持、配合，建立工作机制，在行业发展规划、企业经营发展和信用状况、企业市场准入基本信息和监督检查执法信息等方面相互交流，实现信息共享，共同做好药品流通行业管理工作。

为配合国家医药卫生体制改革和基本药物制度实施，保障人民群众安全用药和方便购药，规范药品流通市场秩序，当前药品流通行业管理的主要任务是积极配合国家基本药物制度的组织实施；规范药品流通秩序，开展药品安全专项整治；加强统筹规划，积极推动药品流通行业管理工作；不断提高药品流通行业的组织化程度和现代化水平；倡导诚信经营，加强行业信用体系建设；健全组织保障，落实工作责任等。

（九）药品的分类管理

药品分类管理是国际通行的管理办法，它是根据药品的安全性、有效性原则，依其品种、规格、适应证、剂量及给药途径等的不同，将药品分为处方药和非处方药并作出相应的管理规定。新中国成立以来，我国已先后实行了麻醉药品、精神药品、医疗用毒性药品、放射性药品和戒毒药品的分类管理，目前正在进行的处方药与非处方药分类管理，其核心是加强处方药的管理，规范非处方药的管理，减少不合理用药的发生，切实保证人民用药的安全、有效。这项制度于 1951年率先在美国建立，此后，世界上许多国家也陆续建立此项制度。1989 年 WHO 向各国推荐此项管理制度。我国《处方药与非处方药分类管理办法》（试行），于 2000 年 1 月 1 日起正式施行。

非处方药是指不需要凭执业医师或执业助理医师处方即可自行判断、购买和使用的药品；处方药是指必须凭执业医师或执业助理医师处方才可调配、购买和使用的药品。药品分类管理是根据药品安全、有效及使用方便的原则，依其品种、规格、适应证、剂量及给药途径不同，对药品分别按处方药和非处方药进行管理。实施药品分类管理有利于加强处方药的监管，规范非处方药的监管，改变现有的药品自由销售状况，保障人民用药安全、有效。药品的分类管理是保障人民用药安全、有效的监管措施之一，可逐步遏制各类不合理的用药行为，引导广大消费者正确合理地使用药品。

实施药品分类管理过程应建立明确区分处方药与非处方药的管理法规；建立药品从处方药转为非处方药的机制；重视对说明书与标签的管理；有适当的法规和体制对广告进行管理；鼓励自我药疗，方便消费者选用非处方药。

（十）药品包装管理

药品的包装管理包括药品包装材料和容器、药品说明书和标签的管理。药品包装自药品生产出厂、储存和运输，到药品使用完毕，在药品有效期内，发挥着保护药品质量、方便医疗使用的功能。因此，选择药品包装，必须根据药品的特性要求和药包材的材质、配方及生产工艺，选择对光、热、冻、放射、氧和水蒸气等因素屏蔽、阻隔性能优良、自身稳定性好且不与药品发生作用或互相迁移的包装材料和容器。

药品包装分内包装与外包装。内包装系指直接与药品接触的包装（如安瓿、注射剂瓶和片剂或胶囊剂泡罩包装铝箔等），药品内包装的材料、容器（药包材）的更改，应根据所选用药包材的材质做稳定性试验，考察药包材与药品的相容性。外包装系指内包装以外的包装，按由里向外分为中包装和大包装。外包装应根据药品的特性选用不易破损、防潮、防冻和防虫鼠的包装，以保证药品在运输、贮藏过程中的质量。

直接接触药品的包装材料和容器必须符合药用要求，符合保障人体健康、安全的标准，并由药品监督管理部门在审批药品时一并审批。直接接触药品的包装材料和容器是药品不可分割的一部分，它伴随药品生产、流通及使用的全过程，尤其是一些药品制剂的剂型本身就是依附包装而存在的（如胶囊剂、气雾剂和水针剂等）。由于药品包装材料、容器组成配方、所选择原辅料及生产工艺不同，有的组分可能被所接触的药品溶出、与药品互相作用或被药品长期浸泡腐蚀脱片而直接影响药品质量，而且，有些对药品质量及人体的影响具有隐患性（即通过对药品质量及人体的常规检验不能及时发现问题）。例如安瓿、输液瓶（袋），如果不是针对不同药品采用不同配方和生产工艺，常常会出现组分被溶出及玻璃脱片现象，一般在常规药检时不能发现，例如天然橡胶塞中溶出的异性蛋白对人体可能是致热源，溶出的吡啶类化合物是致癌、致畸和致突变的肯定因素，而细微的玻璃脱片是堵塞血管形成血栓或肺肉芽肿的隐患。另一方面，由于药品的种类多且有效活性基团复杂，所以对与其直接接触的包装材料和容器的要求相对于其他产品来说要高得多。

药品包装必须按照规定印有或者贴有标签并附有说明书，标签或者说明书上注明药品的通用名称、成分、规格、生产企业、批准文号、产品批号、生产日期、有效期、适应证或者功能主治、用法、用量、禁忌证、不良反应和注意事项。

我国对药品说明书依照国家要求的格式及内容实施规范化管理，由生产厂家制备。为了社会大众的利益，说明书的内容应尽可能地准确并定时修订。每个药品包装中应有一份适用的说明书，供患者和医务工作者使用。说明书中的副作用，有的国家规定，只收和本品很可能相关的主要副作用，因此许多厂家不是把所有的不良事件都收入说明书；然而，在诉讼出现时，则厂家处于脆弱的地位，以致现在有一种趋势，把所有的副作用一律收入说明书。另外，同一品种、同一剂型且同一浓度但生产厂家不同的产品，其说明书的内容应彼此接近，不应有较大的差异，也就是说这些药品的说明书应该规范化。

2006 年 SFDA 公布了《药品说明书和标签管理规定》（SFDA 第 24 号局令），自 6 月 1 日起施行，其中规定了药品说明书和标签的文字表述、药品名称和注册商标的使用以及药品标签和说明书的内容及其格式等内容，重在强调药品说明书、通用名和商品名应当严格按照药品管理法律法规规定的程序进行审批，药品说明书和标签中的任何文字、标志等信息都不得扩大或者暗示药品疗效、误导消费者，并着力解决"一药多名"产生的负面影响。

（十一）特殊管理的药品

特殊管理的药品，指除普通药品以外，分别规定有特殊管理办法的医疗用诊断或治疗药品，包括麻醉药品、精神药品、医疗用毒性药品及放射性药品等 4 大类。国家对特殊药品实行监管，分别制定了《麻醉药品管理办法》、《精神药品管理办法》、《医疗用毒性药品管理办法》和《放射性药品管理办法》，以正确发挥特殊管理的药品防病治病的积极作用，严防因管理不善或使用不当而造成危害。其中医院是特殊管理的药品采购、使用量最多的单位，加强对特殊药品的管理，关键是要控制医疗机构对特殊管理药品的使用、管理，医院药房必须严格贯彻、执行国务院和卫生部的法规、条例，加强特殊药品使用、管理工作。

1. 麻醉药品的管理　麻醉药品是指连续使用后易产生身体依赖性、能成瘾癖的药品。其管理特点有：

（1）麻醉药品只能用于本院医疗、教学和科研的需要，正确、合理地使用，严防患者产生对此类药品的依赖性，杜绝事故、漏洞。

（2）医务人员必须具有医师以上专业技术职务并经考核能正确使用麻醉药品，才有麻醉药品处方权。

（3）麻醉药品必须使用专用的处方笺，并有医师的签章，配方人员也要双签字，并建立麻醉药品处方登记册。医务人员不得为自己开处方使用麻醉药品。

（4）麻醉药品每张处方注射剂不得超过 2 日常用量，片剂、酊剂和糖浆剂等不得超过 3 日常用量，连续使用不得超过 7 天。经县以上医疗单位诊断确需使用麻醉药品镇痛的危重患者，可按规定手续办理《麻醉药品专用卡》，凭卡到指定医疗单位开方取药，1 次取药最多为 5 日常用量。

（5）对麻醉药品要有专人负责、专柜加锁、专用账册、专用处方和专册登记，处方保存 3 年备查。对违反规定、滥用麻醉药品者，药品管理人员有权拒绝发药并及时向上级报告。

2. 精神药品的管理　精神药品指直接作用于中枢神经系统，使之兴奋或抑制，连续使用能产生依赖性的药品。其管理特点：

（1）精神药品只准在本院使用，医师应当根据医疗需要合理使用，严禁滥用。

（2）除特殊需要外，第1类精神药品的处方，每次不超过3日常用量；第2类精神药品的处方，每次不超过7日常用量；处方应当留存2年备查。

（3）医疗单位应当建立精神药品收支账目，按季度盘点，做到账物相符。发现问题应当立即报告当地药品监督管理主管部门，药品监督管理主管部门应当及时查处。

3. 毒性药品的管理　医疗用毒性药品（简称"毒性药品"），系指毒性剧烈、治疗量与中毒剂量相近，使用不当会致人中毒或死亡的药品。

根据卫生部的规定，目前我国毒性药品的管理品种中有毒性中药27种（指原药材及其饮片）、毒性西药11种（指原料药）。上述中、西毒性药品品种一般不包括其制剂，其单方制剂在一些地方有规定的按地方规定办理，其中毒性中药品种包括砒石（红砒、白砒）、砒霜、生川乌、生马钱子、生甘遂、雄黄、生草乌、红娘虫、生白附子、生附子、水银、生巴豆、白降丹、生千金子、生半夏、斑蝥、青娘虫、洋金花、生天仙子、生南星、红粉、生藤黄、蟾酥、雪上一枝蒿、生狼毒、轻粉和闹羊花，毒性西药品种包括去乙酰毛花苷C、阿托品（包括其盐类）、洋地黄毒苷、氢溴酸后马托品、三氧化二砷、匹罗卡品（包括其盐类）、升汞、水杨酸毒扁豆碱、亚砷酸钾、氢溴酸东莨菪碱和士的宁（包括其盐类）。

关于毒性药品的使用管理有以下几条主要规定：

（1）凡加工炮制毒性中药，必须按照《中华人民共和国药典》或省级药品监督管理主管部门制定的《炮制规范》有关规定进行。药材符合药用要求的，方可供应、配方和用于中成药生产或医疗单位自制制剂制备。

（2）医师开写毒性药品处方，只允许开制剂，不得开毒性药品原料药，每次处方极量不得超过2日剂量。

（3）调配处方时，必须认真、负责、计量准确，按医嘱注明要求，并由配方人员及具有药师以上技术职称的复核人员签名盖章后方可发出。对处方不注明"生用"的毒性中药，应当付炮制品。如发现处方有疑问时，须经原处方医师重新审定后再行调配。处方一次有效，处方应保存2年备查。

（4）建立保管、验收、领发和核对等制度；严防收假、发错或与其他药品混杂；必须专人、专柜和加锁保管，并建立登记账，记明收、支和存情况。

4. 放射性药品　放射性药品指用于临床诊断或者治疗的放射性核素或者其标记药物。医疗单位使用放射性药品必须取得省级公安、环保和药品监督管理部门核发的《放射性药品使用许可证》。医疗单位设置核医学科、室（同位素室），由经过核医学技术培训的专业技术人员使用。

（十二）药品的价格和广告管理

维护人民身体健康和用药的合法权益，是药品管理法的一个重要内容。《药品管理法》规定了政府价格主管部门对药品价格的管理，明确药品生产企业、经营企业和医疗机构必须遵守有关价格管理的规定，禁止暗中给予、收受回扣等违法行为；并规定药品广告须经药品监督管理部门批准，取得批准文号，规范了药品广告的管理。

1. 药品的价格管理　我国关于药品的价格管理主要有以下特点：

（1）我国对于药品价格的管理实行政府定价、政府指导价和市场调节价。依法实行政府定价、政府指导价的药品，政府价格主管部门应当依照《中华人民共和国价格法》规定的定价原则，依据社会平均成本、市场供求状况和社会承受能力合理制定和调整价格，做到质价相符，消除虚高价格，保护用药者的正当利益。药品的生产企业、经营企业和医疗机构必须执行政府定价、政府指导价，不得以任何形式擅自提高价格。药品生产企业应当依法向政府价格主管部门如实提供药品的生产经营成本,不得拒报、虚报和瞒报。依法实行市场调节价的药品,药品的生产企业、经营企业和医疗机构应当按照公平、合理和诚实信用、质价相符的原则制定价格,为用药者提供价格合理的药品。药品的生产企业、经营企业和医疗机构应当遵守国务院价格主管部门关于药价管理的规定,制定和标明药品零售价格,禁止暴利和损害用药者利益的价格欺诈行为。

(2) 药品的生产企业、经营企业和医疗机构应当依法向政府价格主管部门提供其药品的实际购销价格和购销数量等资料。

(3) 医疗机构应当向患者提供所用药品的价格清单;医疗保险定点医疗机构还应当按照规定的办法如实公布其常用药品的价格,加强合理用药的管理,具体办法由国务院卫生行政部门规定。

(4) 禁止药品的生产企业、经营企业和医疗机构在药品购销中账外暗中给予、收受回扣或者其他利益;禁止药品的生产企业、经营企业或者其代理人以任何名义给予使用其药品的医疗机构的负责人、药品采购人员和医师等有关人员以财物或者其他利益;禁止医疗机构的负责人、药品采购人员和医师等有关人员以任何名义收受药品的生产企业、经营企业或者其代理人给予的财物或者其他利益。

2. 药品广告的管理　药品是用来治疗和预防人类疾病的,它关系到大众身体健康和生活质量,有很强的特殊性,所以药品的广告应该得到其应有的足够的重视。建立合理的药品广告审批管理制度,研究处方药、非处方药广告的管理,完善药品广告管理的法律法规,加大对违法广告行为的处罚力度,杜绝虚假广告等也是药事管理的重要研究内容。药品广告管理的主要特点:

(1) 药品广告须经企业所在地省、自治区和直辖市人民政府药品监督管理部门批准,并发给药品广告批准文号;未取得药品广告批准文号的,不得发布。处方药可以在国务院卫生行政部门和国务院药品监督管理部门共同指定的医学、药学专业刊物上介绍,但不得在大众传播媒介发布广告或者以其他方式进行以公众为对象的广告宣传。

(2) 药品广告的内容必须真实、合法,以 CFDA 批准的说明书为准,不得含有虚假的内容。药品广告不得含有不科学的表示功效的断言或者保证;不得利用国家机关、医药科研单位、学术机构或者专家、学者、医师以及患者的名义和形象作证明。非药品广告不得有涉及药品的宣传。

(3) 省、自治区和直辖市人民政府药品监督管理部门应当对其批准的药品广告进行检查,对于违反本法和《中华人民共和国广告法》的广告,应当向广告监督管理机关通报并提出处理建议,广告监督管理机关应当依法作出处理。

(十三) 医药知识产权保护

在知识经济和经济全球化的大潮中,知识产权已成为许多国家发展和参与国际竞争的重要手段,成为关系国家核心竞争能力培育和国民经济长远发展的关键。作为关乎国计民生的药品,其知识产权当然重要。药品知识产权保护是指对一切与医药行业有关的发明创造和智力劳动成果的财产权的保护。

我国的医药知识产权保护形式多样,主要包括专利保护、商标保护、商业秘密保护和行政保护等。专利保护的对象为依法取得专利权的新医药产品,包括生产工艺、配方、生产方法、新剂型、制药装备、医疗器具以及新颖的药品包装、药品造型等。商标保护的对象主要是已注册或已经依法取得认定的医药品商标、原产地名称和计算机网络域名等。根据《反不正当竞争法》规定,商业秘密是指不为公众所知悉、能为权利人带来经济利益、具有实用性并经权利人采取保密措施的技术信息和经营信息,如中药复方制剂的秘方、制药企业的商业情报等等。同时我国还有中药品种保护、药品数据保护等药品行政保护。

目前我国已基本形成了以《专利法》、《商标法》等为主的法律保护和以《中药品种保护条例》、《药品行政保护条例》等为主的行政保护有机结合、互为补充的完善的医药知识产权保护体系。

(十四) 药学信息与情报管理

我们现在正处在知识大爆炸的阶段，药学信息范围广泛、内容繁杂，医学、生物、化学和物理等各个领域的各个分支学科的发展都与药学有着千丝万缕的联系，而药学本身又有合成、制剂、分析、药理、毒理和临床等多方面的内容，加上各种药学信息资源质量上的参差不齐和内容上的高频率重复，如何从繁芜的信息中迅速获得有用的信息至关重要；同时药品的研发、应用与管理等需要更多的药学情报的帮助，因此现代药学信息技术，如文献检索技术、信息挖掘技术、信息管理技术及信息服务技术等也是药事管理学的一个研究内容。

随着新的技术手段和网络的出现，药品交易和行政管理出现了新的方式，如医药电子商务和医药电子政务，这些也是药事管理学的研究内容。

(十五) 药学技术人员管理

药学技术人员的管理在药事管理的研究中是一项重要内容，相对于其他行业，药品行业对相关从业人员的技术素质、职业道德和服务水平等要求更高，各个国家都建立了一系列严格的从业准入制度，比如执业药师制度。合理的药学技术人员管理制度直接决定了药学行业人员的素质和水平，从根本上会影响一个国家药学事业的发展，因此，研究药师管理的制度、方法、法律规范及行为规则，药学类人才培养，药学人员继续教育及通过立法的手段实施对药学技术人员的管理是非常必要的。

我国的药学技术人员指取得药学中等以上学历或经过国家有关部门考试考核合格、取得专业技术职务证书或执业药师资格的技术人员，依据是否依法注册分为药师和执业药师。配备药学技术人员的工作场所包括医院药房、社会药房、生产企业、流通企业、科研单位、药检所和药品监督管理部门。

(十六) 药学教育

药学教育是研究从事药事活动的人才培养教育的有关问题，比如，宏观角度，一个国家或者地区药事活动人才的培养规划；微观角度，培养一名合格的药物化学研究人员、药物制剂技术人员或临床药师需要如何科学合理地设置课程等等。

第3节　药事管理的主要方法与研究工具

一、药事管理的相关学科理论基础

药事管理学科是药学科学的分支学科，是药学与社会学、法学、经济学、管理学及行为科学相互交叉、渗透形成的边缘学科，是药学科学与药学实践的重要组成部分。药事管理学科的应用性很强，按其基本内容性质、相关学科理论基础主要可以概括为以下四个方面：

(一) 管理学类

管理学是运用管理学基本理论知识和方法，研究其对象系统（医院、药物研究所、药房和制药公司等）管理过程活动的规律。目前结合药事管理专业的特点，主要理论基础有以下几方面：

1. 医药企业管理的相关理论　有医药生产企业管理、药品生产质量管理和医药商业企业管理。

2. 药房管理的相关理论　主要有社会药房管理学和医院（医疗机构）药房管理学，主要是对药房提供药品、药学服务和药品信息服务的各项业务活动中的管理职能（计划、组织、人事、领导和控制）的分析研究。

3. 药事组织的相关理论 主要侧重于药事机构单位的行政管理。

（二）经济学类

由于药品的商品属性，早期药事管理学源于商业药学，主要研究药品、药事的经济活动，基本属微观经济学范畴。

1. 药物市场学的相关理论 主要是应用市场学的原理和方法，研究药物的有效供给与需求关系，即在药物品种、数量、质量、价格、时间和空间等方面，如何使药物供应与患者、处方者的需求相适应的规律。

2. 药物经济学的相关理论 包括宏观和微观两部分，宏观药物经济学主要是研究社会医疗花费与国家经济的关系，药厂、医院及药房的费用、利润等，分析单位是国家、卫生保健系统和医疗机构；微观药物经济学分析单位是每一位患者，主要研究在一定标准前提下，使用什么药物治疗方案效果、效益和效率最好、最省钱，怎样才能提高生命质量等。

（三）法学和伦理学类

药事法学或药事法与伦理，其理论基础主要是本国的法律体系，包括药品管理法、药事法、控制物品管制国际公约及本国法规、医疗卫生有关法规以及药师职业道德规范。

（四）社会和行为科学类

社会和行为科学相关理论是在临床药学兴起后发展起来的，主要研究药学实践环境、人（药师、患者和其他医务人员）与药物治疗合理性关系的规律。其研究方面有使用药品过程中药师、医护人员和患者的心理、行为以及交流沟通；药房在卫生保健系统中的使命、任务和活动；环境（历史、文化、社会、经济、政策和法律等）因素分析；环境因素与药物治疗合理性关系分析。

二、药事管理常用研究工具和研究方法

（一）统计调查研究

统计调查研究是以研究样本（被调查者）回答问题的数据为基础辨析总体状况的研究方法。总体状况，一般指成员的态度、意见和特征信息。统计调查研究包括两类资料收集方法：问卷法和访谈法。

在药事管理领域中，统计调查研究经常应用在以下几个方面。第一，药事管理相关人员态度、观点的调查，如医药企业内职工对工作、培训和产品质量等的态度和看法，用户对于企业产品和售后服务的意见，或者用来判断一个企业及其各部门成员的行为、态度和期望，并用此比较各企业间职工行为的异同，分析企业文化的特点。第二，研究企业不同时期的差异，即跟踪研究，例如，高层管理人员定期掌握组织内部职工和用户的态度、看法的动态，以正确制订组织发展策略，判断企业执行某项计划、措施以后发生的变化，例如资金、人力的投入是否带来相应的效益，也常用到跟踪研究。第三，评价性调查研究，包括对组织业绩、产品和某种方案（如组织结构形式、分配方案）的评价。

统计调查研究要收集样本或总体中所有成员规范化的定量信息，为了数据的可比性，应对所有被询问者提出同样的问题。下面分别讨论两种最常用的工具：问卷和量表。

1. 问卷 通过由一系列问题构成的调查表收集资料以测量人的行为和态度的心理学基本研究方法之一。"问卷"译自法文 questionnaire 一词，其原意是"一种为统计或调查用的问题单"。问卷是研究者按照一定目的编制的，对于被调查问题的回答，研究者可以不提供任何答案，也可以提供备选的答案，还可以对答案的选择规定某种要求。研究者根据被调查者对问题的回答进行统计分析，就可以得出某种心理学的结论。问卷法已广泛应用于各个领域。

2. 量表 量表就是评定量表，是用来量化观察中所得的印象的一种测量工具。在心理健康状态评估和诊断过程中，常需对个体或群体的心理和社会心理现象进行观察，并对观察结果用数量化方式进行评估和解释，这一过程称为评定，评定要按照标准化程序来进行，这样的程序便是量表测量法。

评定量表和心理测验之间并无绝对界限，主要区别是测验方法更接近实验的方法，是用标准的测验手段，在严格的控制条件上，从横断面对受试者行为取样；而评定方法则偏向于观察和会谈，对测试条件一般限制不太严格，是纵向取样。因此，我们可以把评定方法看作是观察法与测验法的一种结合运用。

（二）实验研究

实验研究是自然科学和工程技术上采用的主要观测方法，较适用于验证因果关系一类的假设，管理研究中应用相对少得多。然而，人们在管理行为中仍常采用实验研究来确认某种判断。

实验研究是一种受控的观测方法，通过一个或多个自变量的变化来评估它对一个或多个因变量产生的效应。实验研究按数据观测地点的差异可分为两种：一种称为实验室实验，在人为建造的特定环境下进行；另一种称为现场实验，在日常工作环境下进行。

所谓实验研究法，是针对某一问题，根据一定的理论或假设进行有计划的实践，从而得出一定的科学结论的方法。为了进一步阐明实验研究法，我们需要搞清假设、常量和变量的概念。

1. 假设 你研究的问题一旦明确被界定后，就应建立研究假设。所谓研究假设，就是根据一定的观察事实和科学知识，对研究的问题提出假定性的看法和说明。其实，研究假设也就是研究问题的暂时答案，因为你通过对周围事物的观察，会产生一些疑问，进而对这些疑问进行思考，你会根据自己的理解，或查阅有关资料，或请教有关人员，然后提出假设，对你的疑问作一种临时性的回答；假设与定理或结论本没有很大区别，只不过假设是有待证实的定理或结论，定理或结论是已经证实的假设，二者只有程度上的差异，没有性质上的区别。

2. 常量 在某一数学或自然科学问题讨论过程中（或在某些条件下）保持不变的量就是常量，例如，圆周率 3.14159，自然对数的底 (e) 2.718 28，它们都是常量。

在社会科学研究中，常量是指研究课题中所有个体都具有的特征和条件，如比较两种不同教学方法对二年级学生学习成绩效果的研究中，年级水平就是一个常量，因为二年级这一特征对每一个个体都是相同的，它是研究课题中不变的条件。

3. 变量 一般指研究者操纵、控制或观察的条件或特征，也称"变数"。在数学或自然科学问题的讨论中，可以取不同数值的量，如物体运动所经过的距离就是一个变量；在社会科学研究中，变量指不同的个体具有不同的价值或条件的特征。

变量的种类有很多，常见的有自变量和因变量。自变量和因变量这两个名词是从数学引用过来的，因变量是随着自变量的改变而改变的。在社会科学研究中，自变量常常是一个分类变量，例如，研究者要研究不同教学方法对学习成绩的影响，是必须先采用不同的教学方法进行教学，然后再测量比较学生的学习成绩的改变，在此例中，不同的教学法是自变量，而学生的学习成绩就是因变量。这里，自变量是居于因的地位，因变量是居于果的地位。

（三）实地研究

实地研究是对自然状态下的研究对象进行直接观察，收集一段时期内若干变量的数据。自然状态指所研究的变量未经研究者可控的环境或条件下发生变化，而是顺其自然，保留研究者未出现时的原来面貌。在实地研究中，研究者一般应采用中立立场。实地研究的主要方法有观察法、个案研究法和访问法等，其中以参与观察法运用最多。

实地研究的主要程序：

(1) 确定研究目的和研究对象；

(2) 取得进入现场的资格；

(3) 进入现场并建立友好关系；

(4) 搜集资料——常用的方法是观察法和访问法；

(5) 分析资料——常用的方法是分类方法；

(6) 撰写研究报告——内容包括研究场所的自然特征和社会特征；研究时间；研究所采用的具体方法；对研究对象的详细描述和分析；研究者的意见和见解。

(四) 文献研究

文献研究法主要指搜集、鉴别和整理文献，并通过对文献的研究，形成对事实的科学认识的方法；是根据一定的研究目的或课题，通过调查文献来获得资料，从而全面地、正确地了解、掌握所要研究问题的一种方法。

文献研究法被广泛用于药事管理学科研究中，其作用：

(1) 能了解有关问题的历史和现状，帮助确定研究课题；

(2) 能形成关于研究对象的一般印象，有助于观察和访问；

(3) 能得到现实资料的比较资料；

(4) 有助于了解事物的全貌。

文献研究的一般过程包括 5 个基本环节，分别是提出课题或假设、研究设计、搜集文献、整理文献和进行文献综述。

三、药事管理分析资料的主要方法

药事管理学科在很大程度上具有社会科学性质，其研究方法亦不同于药物化学、药剂学等学科，而采用定性分析法。由于其研究对象常涉及药品，故十分重视引入自然科学研究方法中的"量化"方法。定性分析与定量分析应该是统一的，相互补充的；定性分析是定量分析的基本前提，没有定性的定量是一种盲目的、毫无价值的定量；定量分析使定性更加科学、准确，它可以促使定性分析得出广泛而深入的结论。

(一) 定量分析法

在药事管理研究中，通过定量分析法可以使人们对研究对象的认识进一步精确化，以便更加科学地揭示规律，把握本质，理清关系，预测事物的发展趋势。

定量分析的基本方法主要有以下 5 种：

(1) 比率分析法：它是定量分析的主要方法；

(2) 趋势分析法：以时间为径，对某个或某几个相同的指标，进行连续的观测，并对数据作纵向对比，观察其成长性，了解其发展变化趋势；

(3) 结构分析法：它通过对各分项目在总体项目中的比重或组成的分析，考量各分项目在总体项目中的地位；

(4) 相互对比法：通过指标的相互比较来揭示指标之间的数量差异，既可以是本期同上期的纵向比较，也可以是同期的横向比较，还可以与指标标准值进行比较。通过比较找出差距，分析形成差距的原因；

（5）数学模型法：通常用来分析和预测决策可能产生的结果。

以上 5 种定量分析方法，比率分析法是基础，趋势分析、结构分析和对比分析等方法是延伸，数学模型法代表了定量分析的发展方向。

（二）定性分析法

定性分析法就是对研究对象进行"质"的方面的分析，具体地说是运用归纳和演绎、分析与综合以及抽象与概括等方法，对获得的各种材料进行思维加工，从而认识事物本质，揭示内在规律。

定性分析法是主要依靠预测人员的丰富实践经验以及主观的判断和分析能力，推断出事物的性质和发展趋势的分析方法，属于预测分析的一种基本方法。这类方法主要适用于一些没有或不具备完整的历史资料和数据的事项，常用的定性分析方法有管理人员的判断、专家的意见、销售人员的估计、顾客调查和市场测试、小组讨论、集合意见法和德尔菲法。

第 4 节　我国的药事组织形式

药事组织通常根据药学的社会任务进行分类，主要有药品监督管理组织、药品行业管理组织、药品生产经营使用组织、药学教育科研及药学社团组织。

一、我国的药事组织概况

1. 我国古代的药事组织　据《周礼》记载，我国周朝就设立了专掌药物事宜的"府"。春秋战国至秦汉王朝设太医令和太医丞掌握医药之政令。此外还有本草待诏、医待诏、典领方药、中宫药长和尝药太官等医药职官。南北朝至隋唐时期，在太医署下设立专门的药藏局，出现了专门的负责药物收发、存储管理的人员。宋代改进太医局管理体制，设立翰林医官院，专管医之政令和医疗事务，并有专管药政的机构"御药院"、"尚药局"。御药院保管国内外进献的珍贵药物，专为皇室贵族服务。尚药局为最高的药政机构。北宋设立了"官药局"，后改为"太平惠民局"，这是我国历史上最早的国家药局。元朝廷除设有御药院、典药局管理机构，为皇室贵族修制御用药物及和剂，还设置有面向民间的药政机构，如广惠司、广济提举司、大都惠民局和回回药物院等。明初置医学提举司，洪武三年（1370 年）在太医院设惠民药局、生药库，有大使一人，副使一人。清朝设太医院，"置院使、左右院判各一员，御医十员，吏目二十员，俱属礼部职，专诊视疾病，修合药饵之事"、"凡药材出入隶礼部"。太医院内设专司药品加工的"切割医生"，使医药分工日趋完善。

2. 我国近代的药事组织　辛亥革命后，孙中山领导的南京临时政府废止旧制，采用新制，在内务部下设卫生司，主管医药行政，由第四科主办药政管理。1927 年国民党中央政府成立后，照搬美国管理模式，药政管理由卫生署内设医政科办理。1932 年在全国经济委员会设中央卫生设施处，1933 年改称卫生实验处，负责卫生实验及药品检验工作。1937 年抗日战争爆发后，药品需求急剧增加，国民党政府曾公布救护药品进口免税办法，鼓励输入，并设立"战时医药药品经理委员会"向国内外采购。1947 年恢复建立卫生部后曾公布建立药政司，并成立药品食品检验局。

3. 新中国成立后的药事组织　我国的药事管理工作从新中国成立就受到重视，管理体制和法制建设逐步得到完善。1949 年 10 月中央人民政府就建立了卫生部，1950 年卫生部医政局设置药政处；1953 年改为药政司，各省级卫生行政部门设药政处，负责国家各级药政管理工作。1950 年卫生部接管原设置在上海的药品、食品检验局，组建卫生部药品检验所，并设立生物制品检定所。1954年全国各省级卫生行政部门均组建省级药检所。至1956年，部分地、县设立药检所，全国药品检验机构系统逐步形成。1952年9月政务院财经委员会批准轻工部设立医药工业处，管理医药生产。1952年11月经政务院批准轻工部医药工业处改为医药工业管理局。1956年医药工业管理局划归化工部；1958年改为医药司。1954年4月，政务院财经委员会批准组成国家医药工作委员会、中药管理委员会。1966—1976年受文化大革命十年动乱的影响，药事组织出现混乱，药品质量下降，严重影响人民用药安全。十年动乱结束后，在全国范围内普遍开展了整顿药厂、整顿药品品种和整顿医院制剂室的工作。1984年9月20日第六届全国人民代表大会常务委员会第七次会议审议通过了《中华人民共和国药品管理法》，自1985年7月1日起施行。这是我国通过现代立法程序颁布施行的第一部药品管理的法律，标志着药事管理进入法制化管理的新阶段。1996年12月，在北京召开了新中国成立以来首次由中共中央、国务院主持召开的"全国卫生工作会议"，对医药卫生工作进行总结、部署。1997年1月15日，中共中央、国务院发布了《关于卫生改革与发展的决定》，决定中提出了"积极探索药品管理体制改革，逐步形成统一、权威、高效的管理体制"的改革思路。党的十五届二中全会和1998年3月召开的第九届全国人民代表大会第一次会议通过了新的一届国务院机构改革方案，决定在政府机构改革中成立国家药品监督管理局作为国务院直属机构。逐步建立适应社会主义市场经济体制的具有中国特色的"依法监督、科学公正、廉洁高效、行为规范"的药品监督管理体制。2000年6月7日，国务院批转了国家药品监督管理局《药品监督管理体制改革方案》，对省级以下药品监督管理机构实行垂直管理。为保障人民群众身体健康，加强对食品安全的监管，2003年3月，在国家药品监督管理局的基础上组建国家食品药品监督管理局，仍作为国务院直属机构。2008年3月15日，第十一届全国人民代表大会第一次会议批准国务院机构改革方案，国家食品药品监督管理局改由卫生部管理。这是党中央、国务院为理顺食品药品监管体制做出的重要决策，目的就是进一步理顺监管体制，强化对食品药品安全的监管，提高食品药品监管效率，确保公众的饮食用药安全。此时的国家食品药品监督管理局下设13个司室，有17个直属事业单位，另外在各省、自治区、直辖市设立31个省级食品药品监督管理局。随后，各省食品药品监督管理局由省政府直属机构调整为由省卫生厅管理，不再实行省以下垂直管理体制。将省食品药品监督管理局承担的食品安全综合协调、组织查处食品安全重大事故的职责划入省卫生厅。将省卫生厅承担的食品卫生许可，监管餐饮业、食堂等消费环节食品安全职责划入省食品药品监督管理局。2013年3月14日，第十二届全国人民代表大会第一次会议表决通过了《关于国务院机构改革和职能转变方案的决定》，决定组建国家食品药品监督管理总局。为加强食品药品监督管理，提高食品药品安全质量水平，将国务院食品安全委员会办公室的职责、国家食品药品监督管理局的职责、国家质量监督检验检疫总局的生产环节食品安全监督管理职责、国家工商行政管理总局的流通环节食品安全监督管理职责整合，组建国家食品药品监督管理总局。主要职责是，对生产、流通、消费环节的食品安全和药品的安全性、有效性实施统一监督管理等。2013年4月10日国务院印发《关于地方改革完善食品药品监督管理体制的指导意见》，为确保食品药品监管工作上下联动、协同推进，平稳运行、整体提升。地方食品药品监管体制改革，要全面贯彻党的"十八大"和"十八届二中全会"精神，以邓小平理论、"三个代表"重要思想、科学发展观为指导，以保障人民群众食品药品安全为目标，以转变政府职能为核心，以整合监管职能和机构为重点，按照精简、统一、效能原则，减少监管环节、明确部门责任、优化资源配置，对生产、流通、消费环节的食品安全和药品的安全性、有效性实施统一监督管理，充实加强基层监管力量，进一步提高食品药品监督管理水平。

二、我国现行的药品监督管理组织

(一) 国家食品药品监督管理总局 (China Food and Drug Administration, CFDA)

根据第十二届全国人民代表大会第一次会议批准的《国务院机构改革和职能转变方案》和《国务院关于机构设置的通知》(国发〔2013〕14 号),设立国家食品药品监督管理总局(正部级),为国务院直属机构。

国家食品药品监督管理总局的主要职责:

(1) 负责起草食品(含食品添加剂、保健食品,下同)安全、药品(含中药、民族药,下同)、医疗器械、化妆品监督管理的法律法规草案,拟订政策规划,制定部门规章,推动建立落实食品安全企业主体责任、地方人民政府负总责的机制,建立食品药品重大信息直报制度,并组织实施和监督检查,着力防范区域性、系统性食品药品安全风险。

(2) 负责制定食品行政许可的实施办法并监督实施。建立食品安全隐患排查治理机制,制定全国食品安全检查年度计划、重大整顿治理方案并组织落实。负责建立食品安全信息统一公布制度,公布重大食品安全信息。参与制定食品安全风险监测计划、食品安全标准,根据食品安全风险监测计划开展食品安全风险监测工作。

(3) 负责组织制定、公布国家药典等药品和医疗器械标准、分类管理制度并监督实施。负责制定药品和医疗器械研制、生产、经营、使用质量管理规范并监督实施。负责药品、医疗器械注册并监督检查。建立药品不良反应、医疗器械不良事件监测体系,并开展监测和处置工作。拟订并完善执业药师资格准入制度,指导监督执业药师注册工作。参与制定国家基本药物目录,配合实施国家基本药物制度。制定化妆品监督管理办法并监督实施。

(4) 负责制定食品、药品、医疗器械、化妆品监督管理的稽查制度并组织实施,组织查处重大违法行为。建立问题产品召回和处置制度并监督实施。

(5) 负责食品药品安全事故应急体系建设,组织和指导食品药品安全事故应急处置和调查处理工作,监督事故查处落实情况。

(6) 负责制定食品药品安全科技发展规划并组织实施,推动食品药品检验检测体系、电子监管追溯体系和信息化建设。

(7) 负责开展食品药品安全宣传、教育培训、国际交流与合作。推进诚信体系建设。

(8) 指导地方食品药品监督管理工作,规范行政执法行为,完善行政执法与刑事司法衔接机制。

(9) 承担国务院食品安全委员会日常工作。负责食品安全监督管理综合协调,推动健全协调联动机制。督促检查省级人民政府履行食品安全监督管理职责并负责考核评价。

(10) 承办国务院以及国务院食品安全委员会交办的其他事项。

国家食品药品监督管理总局内设 17 个司室,17 个直属单位,见图 2-1、图 2-2。

(二) 省级以下药品监督管理机构

省、市、县级政府原则上参照国务院整合食品药品监督管理职能和机构的模式,结合本地实际,将原食品安全办、原食品药品监管部门、工商行政管理部门、质量技术监督部门的食品安全监管和药品管理职能进行整合,组建食品药品监督管理机构,对食品药品实行集中统一监管,同时承担本级政府食品安全委员会的具体工作。地方各级食品药品监督管理机构领导班子由同级地方党委管理,主要负责人的任免须事先征求上级业务主管部门的意见,业务上接受上级主管部门的指导。县级食品药品监督管理机构可在乡镇或区域设立食品药品监管派出机构。要充实基层监

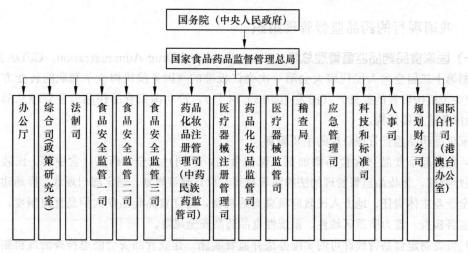

图 2-1　国家食品药品监督管理总局内设司室

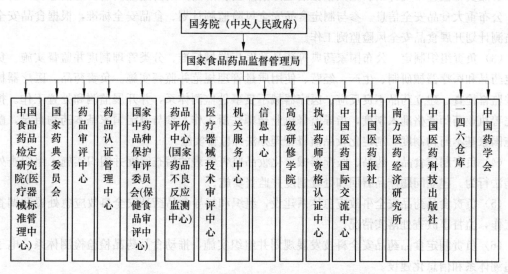

图 2-2　国家食品药品监督管理局直属事业单位

管力量，配备必要的技术装备，填补基层监管执法空白，确保食品和药品监管能力在监管资源整合中得到加强。在农村行政村和城镇社区要设立食品药品监管协管员，承担协助执法、隐患排查、信息报告、宣传引导等职责。要进一步加强基层农产品质量安全监管机构和队伍建设。推进食品药品监管工作关口前移、重心下移，加快形成食品药品监管横向到边、纵向到底的工作体系。

（三）药品监督管理技术机构

药品技术监督机构是国家药品监督保证体系的重要组成部分；是国家对药品质量实施技术监督检验的法定机构；是在药品监督管理部门领导下，执行国家对药品质量监督、检验的法定性专业技术机构。

我国的药品检验机构分为四级：中国食品药品检定研究院，省、自治区、直辖市食品药品检验所，地（市）、自治州、盟药品检验所和县级药品检验所。

1. 中国食品药品检定研究院（原中国药品生物制品检定所）　中国食品药品检定研究院是由原中央人民政府卫生部药物食品检验所和生物制品检定所于 1961 年合并成立的卫生部药品生物制品检定所，于 1986 年更名为中国药品生物制品检定所，2008 年更名为中国食品药品检定研究院，对外使用"中国药品检验总所"的名称。该所是国家食品药品监督管理局的直属事业单位，是国家检验药品生物制品质量的法定机构和最高技术仲裁机构，也是全国药品检验业务的指导中心。

2. 省、自治区、直辖市食品药品检验机构 省级药品监督管理局设置药品检验机构，省会城市不重复设置；药品检验机构为同级药品监督管理机构的直属事业单位。根据工作需要，可授权部分药品检验机构行使进口药品检验职能，加挂口岸药品检验机构牌子。

3. 省级以下药品检验机构 市级药品检验机构根据工作需要设置，县级药品检验机构不单独设置，与同级药品监督管理机构合并，但需加挂药品检验机构牌子。

(四) 有关的药品行政管理组织机构

1. 国家卫生和计划生育委员会医政司、药物政策与基本药物制度司 指导医院药事管理等有关工作；参与药品、医疗器械临床试验管理。承担建立国家基本药物制度并组织实施的工作，组织拟订药品法典和国家基本药物目录；组织拟订国家药物政策；拟订国家基本药物的采购、配送、使用的政策措施，会同有关方面提出国家基本药物目录内药品生产的鼓励扶持政策，提出国家基本药物价格政策的建议。会同国家食品药品监督管理总局组织国家药典委员会，制定国家药典；建立重大药品不良反应事件相互通报机制和联合处置机制。

2. 国家发展和改革委员会（国务院经济综合主管部门） 负责产业政策与规划、药品价格宏观管理。

3. 人力资源和社会保障部门 负责药学专业技术人员（执业药师）、医疗保险药品、定点药店管理。

4. 商务部门 负责拟订药品流通发展规划和政策。

5. 工业与信息化产业部门 负责医药产业发展规划。

6. 国防科技工业部门和环境保护部门 参与放射性药品管理。

7. 公安部门 参与特殊管理药品管理，负责组织指导食品药品犯罪案件侦查工作。

8. 工商行政管理部门 负责药品、医疗器械、保健食品广告活动的监督检查和违法药品广告依法作出处理。

三、我国的药品行业管理组织

新中国成立至1978年，我国的药品行业管理职能主要由中国医药公司及中国药材公司行使。1978年，国务院在总结我国医药管理经验教训的基础上，批转了卫生部《关于建议成立国家医药管理总局的报告》，正式成立了国家医药管理总局，由卫生部代管。将原分属于化工、商业、卫生三个部门有关中、西药品，医疗器械的生产、供应等的管理职能及机构人员划归了国家医药管理总局。国家医药管理总局是全国医药行业的主管部门，负责中、西药品的生产经营管理。1982年，国家医药管理总局改名为国家医药管理局，由卫生部代管改为国家经委领导。1988年，国家医药管理局改为国务院直属局；1994年，又改为国家经贸委管理的国家医药管理局。自国家医药管理总局成立后，各省、自治区、直辖市也相应地组建了省级医药管理局，负责辖区内的医药行业管理工作。1998年国家医药管理局被撤销，根据国务院机构调整的部署，国家对药品行业管理的职能进行了调整，在国家经济贸易委员会下设医药司，履行政府对医药行业管理的职能。将原国家医药管理局、国家中医药管理局、国内贸易部药品生产经营行业管理的职能移交给国家经贸委医药司。2000年，国家经济贸易委员会的医药管理司撤销，其职能并入经济运行局。2003年，国务院再次进行机构调整与改革，撤销国家经济贸易委员会，药品生产经营行业管理职能归入国家发展和改革委员会的经济运行局医药处，原经贸委医药司成为发改委价格司中的医药价格处。

根据第十一届全国人民代表大会第一次会议批准的国务院机构改革方案和《国务院关于机构设置的通知》（国发［2008］11号），根据职责，国家发展和改革委员会内设28个职能机构，其中的发展规划司、经济运行调节局、产业协调司、高技术产业司、价格司、价格监督检查司等与药品行业管理密切有关。此外，国家商务部主管药品流通行业；国家工业和信息化部主管药品工业行业和信息化发展。

四、我国的药品生产经营使用组织

1. 药品生产企业 按《药品管理法》规定，药品生产企业是指生产药品的专营企业或者兼营企业。药品生产企业是自主经营，自负盈亏，依法独立享有民事权利，并承担民事责任的从事经营活动的法人组织。药品生产企业具有一般生产企业的基本性质，如经济性、营利性、独立性和开放性等。药品生产企业可按不同分类标准进行分类，如按生产资料所有制形式可分为全民所有制企业即国有企业、集体所有制企业、私营企业、合营企业和三资企业，按生产规模可分为大型企业、中型企业和小型企业，按承担经济责任的不同又可分为有限责任公司和股份有限公司。药品生产企业国内习惯称为药厂，欧美习惯称为制药公司，日本称为制药株式会社。

2. 药品经营企业 按《药品管理法》规定，药品经营企业是指经营药品的专营企业或者兼营企业。药品经营企业是自主经营、自负盈亏，依法独立享有民事权利，并承担民事责任的从事经营活动的法人组织。药品经营企业具有经营企业的基本性质，如经济性、营利性、独立性、开放性等。药品经营企业通常的分类标准有，按生产资料所有制形式可分为全民所有制企业即国有企业、集体所有制企业、私营企业、合营企业和三资企业，按企业经营规模可分为大型企业、中型企业和小型企业，按承担经济责任的不同又可分为有限责任公司和股份有限公司，按经营方式分为批发、零售、零售连锁或综合性经营企业。药品批发企业国内习惯称为医药公司或中药材公司，药品零售企业习惯称为零售药房（药店）或社会药房。欧美称为社会药房，在日本称为经营株式会社和社会药局。

（三）医疗机构药事组织

解放前我国东北地区一般称为"药局"，而华东地区则多称为"药房"，与受日本和欧美文化影响有关。解放初，除多数仍称为药局、药房外，有的医院，特别是部队医院则称为"药材科"，也有的称为"药械科"。这与抗日战争和解放战争特点有关，解放前由于国民党政府的破坏和某些帝国主义国家的封锁，药品和医疗器械严重短缺，是稀缺的贵重物资，这些物资一般统称为药材，统一由药学人员负责供应管理，故称药材科或药械科。到20世纪70年代前后，"医院药剂"的概念得以明确，其范畴包含了药品供应、药品调剂和药物制剂，"药剂科"的名称得以形成。近年来，国内外医院药学学科有了突飞猛进的发展，尤其在西方国家全面完整地阐明并树立了整体的医院药学概念与地位后，医院药学逐步从多年来单一供应服务型模式中挣脱出来，逐渐向药学技术服务型模式扩展，向以患者为中心的临床延伸。其工作性质、职责范围已超出了原"药剂"词义的范围，其原体制已不利于医院药学的发展。三级医院的医院药学行政机构名称由过去的药剂科逐渐发展成为由若干二级专业学科室组成的"药学部"所代替，使之适应当今医院药学科学的发展和满足现代医院高质量药物治疗的需要。2011年1月30日卫生部、国家中医药管理局和总后勤部卫生部联合印发《医疗机构药事管理规定》（卫医政发［2011］11号）结合当前国家药物政策以及医疗机构药事管理工作的新形势和新任务对医疗机构内药事组织机构作了更明确的要求：二级以上医院应当设立药事管理与药物治疗学委员会；其他医疗机构应当成立药事管理与药物治疗学组。药事管理与药物治疗学委员会（组）应当建立、健全相应工作制度，日常工作由药学部门负责。医疗机构应当根据本机构功能、任务和规模设置相应的药学部门，配备和提供与药学部门工作任务相适应的专业技术人员、设备和设施。三级医院设置药学部，并可根据实际情况设置二级科室；二级医院设置药剂科；其他医疗机构设置药房。

医疗机构药事组织的基本特征是直接给患者供应药品和提供药学服务，重点是用药的质量及合理性而不是为营利进行自主经营。它是医疗机构不可分割的组成部分，是事业性组织。国外社会学家认为医院属于整合组织，是在社会的层次上提供效能而不是产生效能的组织。但医院药房和内科、外科等医疗科室不完全相同，药品这一特殊商品是它提供服务中的重要组成部分，包含着一定程度的生产、经营。医疗机构药事组织在我国的药事组织中占有重要地位和比重，在我国是药师人数最多的组织，是和医疗系统直接交叉的组织。事业性的医疗机构药事组织一般按医疗组织的分类来分类。

五、我国的药学教育、科研组织及药学社会团体

（一）药学教育组织

新中国成立以来，我国药学教育得到了飞速发展，经过不断改革、调整与提高，已形成由高等药学教育、中等药学教育、药学继续教育构成的多层次、多类型和多种办学形式的现代药学教育体系。

截至 2008 年，我国设置药学、中药学、药物制剂和制药工程等药科类专业的普通高等院校达543 所，其中，本科院校 317 所，仅有独立药科大学 2 所，独立药学院 1 所，医科大学及医学院49 所，中医药大学及中医学院 23 所，综合性院校 98 所；医学高等专科学校 40 所；独立设置的高等（含高专）职业技术学院 186 所。还有成人教育独立设置的高等医药院校 13 所，有 323 所中等专业学校设置有药剂士和中药士专业。有 40 多所高校和药物科研所招收药学类各专业研究生。药学继续教育主要由设有药学类专业的高校、中等学校和药学会承担。

根据教育部 2012 年 9 月公布的《普通高等学校本科专业目录（2012 年）》，我国药学与中药学类的专业设置的情况：药学类专业包括药学、药物制剂、临床药学、药事管理、药物分析、药物化学及海洋药学等专业；中药学类专业包括中药学、中药资源与开发、藏药学、蒙药学、中药制药及中草药栽培与鉴定等专业。

（二）药学科研组织

我国的药学科研组织有独立的药物研究院所以及附设在高等药学院校、大型制药企业、大型医院中的药物研究所、室两种类型。全国有独立的药物研究院所共 130 个，其行政管理隶属关系为中国科学院、中国医学科学院、中医研究院、军事医学科学院等国家和地方科学院系统以及中央和地方政府卫生行政主管部门、医药生产经营主管部门。

除大型制药企业设立的药物科研机构外，其他均为国家投资兴办的事业单位。著名的药物研究单位有中国科学院上海药物研究所、中国医学科学院药物研究所、中国中医研究院中药研究所、军事医学科学院药物毒理研究所、上海医药工业研究院、天津药物研究院等。为适应医药事业发展的需要，药物科研机构正在进行从事业单位转化为企业的改革。

（三）主要药学社会团体

1. 中国药学会（Chinese Pharmaceutical Association，CPA）　中国药学会成立于 1907 年，是中国最早成立的学术团体之一，是由全国药学科学技术工作者自愿组成依法登记成立的学术性、公益性、非营利性的法人社会团体，是党和政府联系我国药学科学技术工作者的桥梁和纽带，是国家推动药学科学技术和民族医药事业健康发展，为公共健康服务的重要力量。中国药学会是国

际药学联合会和亚洲药物化学联合会成员。截止到 2010 年，中国药学会有注册会员 8 万多人，高级会员 3000 余人，团体会员 53 个。学会下设 7 个工作委员会，19 个专业委员会，主办 20 种学术期刊。

2. 中国医药企业管理协会（Chinese Pharmaceutical Enterprises Association，CPEA） 中国医药企业管理协会于 1985 年 7 月成立，是全国性的、非营利性的社会团体法人组织。其业务指导部门为国务院国有资产监督管理委员会。协会的宗旨和工作总目标：宣传贯彻党的各项方针政策，面向医药企业、为医药企业和医药企业家（经营管理者）服务。推动企业管理现代化和生产技术现代化。为探索和建立现代企业制度及符合社会主义市场经济规律的中国医药企业管理体系，为不断提高医药企业、医药企业家（经营管理者）素质开展各项工作，在政府和企业之间发挥桥梁和纽带作用。

3. 中国非处方药物协会（China Nonprescription Medicines Association，CNMA） 中国非处方药物协会旧称为中国大众药物协会，成立于 1988 年 5 月。由医药及保健品相关领域的生产、分销企业，研究、教育、咨询机构，媒体、广告等单位组成，现有团体会员 300 多个。宗旨是面向医药行业，为会员服务，努力促进和提高我国非处方药物生产、经营管理水平，倡导负责任的自我药疗。

4. 中国化学制药工业协会（China Pharmaceutical Industry Association，CPIA） 中国化学制药工业协会成立于 1988 年 9 月，主要由从事（化学）药品生产的多种经济类型的骨干企业（集团）、地区性医药行业协会、医药研究及设计单位和大中专院校等组成。是民政部核准登记的全国性社会团体法人，其业务主管单位是国务院国有资产监督管理委员会。该协会是中国工业经济联合会会员和常务理事单位，是民政部社团研究会会员，亦是亚洲药物化学联合会会员和该组织主要发起团体之一。协会现有会员单位 378 家，会员单位工业总产值接近化学制药全行业的 80%。协会下设 16 个专业工作机构：2 个分会、14 个工作（协作）委员会和交流组。

5. 中国医药商业协会（China Association of Pharmaceutical Commerce，CAPC） 中国医药商业协会是 1989 年经民政部批准成立的全国性社会经济团体，是社会团体法人组织。中国医药商业协会按照建立社会主义市场经济体制的要求，按市场化原则规范和发展。通过协助政府实施行业管理，维护会员单位的合法权益，维护公平竞争与市场秩序，推动医药流通体制改革，推动医药行业健康发展。协会宗旨是：为政府、行业和企业服务，促进医药经济健康、稳定和可持续发展。

6. 中国医药教育协会（China Medicines Education Association，CMEA） 中国医药教育协会是经民政部批准的国家一级协会，成立于 1992 年 7 月 3 日。是全国唯一的一个医药教育学术性社团组织。其宗旨：全面贯彻国家医药教育、药品监管、医药卫生工作方针和政策、法规，坚持以人为本的科学发展观，组织会员单位不断创新，共同发展医药教育事业，提高医药从业人员的素质，为实现医药现代化服务。

7. 中国执业药师协会（China Licensed Pharmacist Association，CLPA） 中国执业药师协会经民政部批准，于 2003 年 2 月 22 日正式成立。中国执业药师协会接受国家药品监督管理部门的业务指导和国务院民政部门的监督管理。中国执业药师协会是由与执业药师相关的个人及从事药品生产、经营、使用、教育、科研的企事业单位及相关团体自愿结成的专业性的全国性的非营利性的社会组织。

8. 中国医院协会药事管理委员会（Pharmacy Administration Commission of Chinese Hospital Association） 中国医院协会药事管理委员会是中国医院协会（Chinese Hospital Association，CHA）所属的二级学会，是在中国医院协会总会领导下的全国性医院药学部门及其药师和医疗机构药事管理工作者的非营利性、群众性行业组织，是国家卫生行政部门联系医疗机构药学部门及其药师和医院药事管理工作者的纽带，是其加强医院药事管理工作的助手。医疗机构药师、药事管理以及其他与本专业委员会有关的药学工作者都是本专业委员会的基本服务对象，全国各级各类医疗机构药学部门是本专业委员的基层活动单位。

9. 中华医学会临床药学分会（Clinical Pharmacy Commission of Chinese Medical Association）中华医学会临床药学分会是中华医学会（Chinese Medical Association，CMA）所属的二级学会。中华医学会是中国医学科学技术工作者自愿组成并依法登记成立的学术性、公益性、非营利性法人社团，是党和国家联系医学科技工作者的桥梁和纽带，是发展中国医学科学技术事业的重要社会力量。中华医学会临床药学分会于 2011 年 6 月 9 日正式获批成立，将在促进我国临床药学专业的学术交流、人才培养、规范合理用药和保障医疗安全等方面发挥积极的推动作用。

第 5 节　药学专业学生在药事管理学相关领域的职业发展

一、药学专业学生在药事管理学相关领域的社会需求情况

药事管理相关领域需要掌握药学基础理论、基本知识和基本操作技能，同时熟悉经济学、管理学和药事管理与卫生行政管理的基础理论、基本知识和分析方法的专门人才。

随着科技的发展和生活水平的提高，人们越来越注重生命的质量。社会不仅需要直接从事药学研究、药品生产、药品流通和药品检验的药学人才，也需要从事药学服务、临床药学服务和药品管理的人才。社会对药学专业学生在药事管理领域的需求一般包括药品监督管理、卫生行政管理、药品价格管理、医疗保险、医药卫生监察及医药经济调控等部门和药品生产经营企业、医药科研院所和医疗卫生机构等单位，具体的工作包括卫生和药政活动的监督管理、医药资源调查研究和医药市场行为和特征分析、策划及经营等高级药事管理方面的工作。

二、药事管理学相关领域所需人才的知识结构特点

药事管理是药学与相关社会学科的交叉学科领域，药事管理学相关领域需要的人才除了要掌握药学基础理论知识外，还要掌握经济学、管理学等相关社会学科的知识。

我国设有药事管理相关专业的高等院校，有代表性的药事管理专业培养目标和课程设置情况如下。

中国药科大学药事管理专业培养目标：培养适应现代医药卫生事业发展需要，掌握法学、行政学和管理学等社会科学的基本理论和基本知识，精通药学专门知识，具有对医药社会问题进行分析、评估、研究和解决基本能力的高级复合型人才。毕业后能在各级社会保障部门、药品监督管理部门、卫生行政管理部门、药品价格管理部门、监察部门、工商行政部门、医药经济调控部门、药品生产和经营企业、科研院所、医疗卫生机构以及各类社会中介机构从事药事管理工作。主要课程：有机化学、分析化学、药物化学、药剂学、生化药物、生物学、生理药理、中医药学基础、现代医学、国内外药事法规、药品质量监督管理、药物经济学、统计学、运筹学、经济法、管理学原理、组织行为学、卫生事业管理、西方经济学、人力资源管理、国际贸易、市场营销学、卫生经济学、社会保障学和现代社会调查方法等。

沈阳药科大学药事管理专业培养目标：培养掌握经济学、管理学和药事管理与卫生行政管理的

基本理论、基本知识和分析方法，熟悉药学基础理论、基本知识和基本操作技能，能够在药品监督管理、卫生行政管理、药品价格管理、医疗保险、医药卫生监察和医药经济调控等部门以及药品生产经营企业、医药科研院所和医疗卫生机构等单位从事卫生和药政活动的监督管理，医药资源调查研究，医药市场行为和特征分析、策划及经营等工作的高级药事管理专门人才。主要课程：经济学、卫生经济学、管理学、卫生事业管理、会计学、经济法、药事管理学、药事法学、国际药事法规、医疗机构药事管理、药品质量监督管理、药物经济学、药剂学、药理学和药物化学。

从目前中国设有药事管理相关专业的高等院校的课程设置中可以看出，药事管理领域需要的学生的知识结构有以下特点：

1. 以药学为基础 药事管理领域职业的一个特点就是需要以药学为基础，如药物化学、药剂学、药物分析和药理学等以及相关知识。因为学生毕业后有许多是没有多少机会再系统学这些理论、实验课的，而且有一些学生毕业后可能从事药学的基础性的工作，所以这些药学理论课程是必需的也是很重要的。

2. 以法学为指导 我国已逐步进入法制社会，国家食品药品监督管理机关在执法过程中，必须以法律的授权、按法定的程序执行相关的监管活动；而作为行政相对人的研究、生产、销售和使用的机构及人员也必须遵守国家的法律、法规，只有这样自己的权益才能受到切实的保障。因此，药事管理领域职业的第二个特点就是以法律知识为基础。无论在药事管理领域的什么岗位工作，都必须很好地掌握与"药事"相应的法律、法规，以指导工作、保障自己的权益，比如学习卫生事业管理、经济法、药事管理学、药事法学、国际药事法规、医疗机构药事管理和药品质量监督管理等相关课程。

3. 以管理学、经济学为手段 药事管理领域职业的另一个特点就是必须借鉴经济学、管理学的分析方法，即药事管理领域谋职的人才要把传统的药学理论课和普通的经济学、管理学等有机地结合，对药学领域中的一些问题运用管理学、经济学的手段来分析、解决。据此，在药事管理领域的人才还要学习宏观经济学理论、微观经济学理论、管理学、战略管理学、金融学、会计学、统计学、人力资源管理和市场营销等相关课程。

从以上分析可以看出，药学专业的学生要在药事管理领域谋得职业发展，知识结构需要调整，除了学好药学相关基础理论知识外，还要学习法学、经济学和管理学等相关课程。在知识结构调整方面可以参考一般学校的药事管理专业的课程设置情况。

三、适合药学专业学生在药事管理学相关领域的职业发展分析

据安博集团关于专业景气指数调查的资料对药事管理领域的就业职位进行分析。

1. 最适合岗位 据安博集团的专业景气指数调查的资料表明，目前药学专业学生在药事管理领域最为适合的前5位岗位分别是"医疗"、"教育/培训"、"咨询/顾问"、"学术/科研"和"零售"。

2. 毕业生去向分布 去向分布最为集中的前5位分别是"个人企业"、"事业单位"、"民营大中型企业"、"国有小型企业"和"国有大中型企业"。

3. 职位级别 毕业生中，普通职员和中层管理者占据了91%的比例，5%的毕业生成为高层管理者和企业主。

四、药学专业学生在药事管理领域的职业发展规划

一般职业发展规划要从社会环境、行业环境和个人现状等几个方面进行分析，对职业目标进行分解与组合。下面对目前药学专业大学生毕业后在药事管理领域面临的环境和10年的职业规划

步骤进行概括。

(一) 一般社会环境分析

中国政治稳定，经济持续发展，在全球经济一体化环境中扮演着重要角色。经济发展有强劲的势头，加入 WTO 后，有大批的外国企业进入中国市场，中国的企业也将走出国门。

管理职业特殊社会环境：由于中国的管理科学发展较晚，管理知识大部分源于国外，中国的企业管理还有许多不完善的地方。中国急需管理人才，尤其是经过系统培训的高级管理人才，因此管理职业市场广阔。要在中国的药事管理领域谋得发展，必须要适合中国的国情，这就要求管理的科学性与艺术性和环境动态适应相结合。因此，受中国市场吸引进入的大批外资企业都面临着本土化改造的任务，这就为准备去外企做管理工作的人员提供了很多机会。

(二) 医药行业分析

医药行业涉及国民健康、社会稳定和经济发展，按照深化医药卫生体制改革的总体要求，我国医药行业将以结构调整为主线，加强自主创新，促进新品种、新技术研发，推动兼并重组，培育大企业集团，加快技术改造，增强企业素质和国际竞争力，通过 5 年的调整，使行业结构趋于合理，发展方式明显转变，综合实力显著提高，逐步实现医药行业由大到强的转变。

随着人口老龄化趋势的出现，慢性病的发病率提高，医药市场格局也将发生重大变化，心血管、肿瘤等慢性病药物将取代过去 10 年的抗生素，成为医药企业未来最大的利润增长点。从行业未来发展趋势来看，中国医药行业将迎来黄金 10 年。2010 年以来我国医药工业稳步增长，特别是国内对医药行业的利好政策频繁出台，为医药行业创造了有力的外部条件。另一方面，随着"新医改"的持续推进，国家 8500 亿"医改"投入的逐步到位，国内医药市场供求稳定，医药行业购销稳步增长，医药产业集中度逐渐提高，整个医药行业效益逐步提升。

(三) 个人情况分析和角色建议

对个人的情况客观分析，比如英语水平、沟通能力、表达能力和专业知识的掌握情况；在大学期间是否担任学生干部，组织协调能力；学习愿望和能力，个人性格偏好等。

角色建议是指征求家人、同学和朋友的建议，根据他们对你的了解来对你的角色进行定义，比如父亲认为"要不断学习，能力要强"，"工作要努力，有发展，要在大城市"；同学认为"有较强的工作能力"，"适合做白领"。

(四) 职业目标

要有短期、中期及长期（3 年、5 年和 10 年）的职业目标、成果目标、学历目标、职务目标、能力目标和经济目标等。

另外要有自己的成功标准，比如成功标准可以是个人事务、职业生涯和家庭生活的协调发展。只要自己尽心尽力，能力也得到了发挥，每个阶段都有了切实的自我提高，即使目标没有实现（特别是收入目标）也不要觉得失败。

在职业规划方案实施过程中寻找差距以及缩小差距的方法，不断地修改方案，取得进步。

(五) 职业生涯规划实施方案

在职业生涯规划实施过程中要找出规划实施的差距以及缩小差距的方法。

在职业规划实施过程中发现的差距可能是缺乏跨国医药企业先进的管理理念和丰富的管理经验；药学以及药事管理专业知识不能与时俱进；作为高级职业经理人所必备的技能、创新能力的欠缺；快速适应能力欠缺；身体适应能力有差距；社交圈太窄。

缩小差距的方法：

1. 教育培训　①充分利用硕士研究生毕业前在校学习的时间，为自己补充所需的知识和技能，包括参与社会团体活动，广泛阅读相关书籍，选修、旁听相关课程，报考技能资格证书等；②充分利用公司给员工提供的培训机会，并争取更多的培训机会；③攻读博士学位。

2. 讨论交流 ①在校期间多和老师、同学讨论、交流，毕业后选择和其中某些人经常进行交流；②在工作中积极与直接上司沟通，加深了解；利用校友众多的优势，参加校友联谊活动，经常和他们接触、交流。

短文阅读

As the subdiscipline of pharmacy，Pharmaceutical Administration acts as the important part of the pharmacy science and pharmacy practice. It contains multi-disciplines such as management，economics，law and ethics，social and behavior science and so on，which makes disciplines cross-penetration and have a strong applicability. The discipline of Pharmaceutical Administration aims to study the object behavior such as the pharmaceutical corporation、pharmacy、pharmaceutical affairs unit through the fundamental theory and method of management；to understand the macro and micro rule of pharmaceutical market and the related body of drug through economics；to comprehend the particular law rules in the pharmacy field through law and ethics rule；to find out the environment of pharmacy practice and the rationality of the treatment through social and behavior science.

Survey research，experimental study，field study，and literature are the commonly used research tools of Pharmaceutical Administration.

Survey research is based on the answer data of study sample（respondents）to discriminate the overall situation. Questionnaire and interview are two major collective methods applied in the attitude and view of related personnel、the study of companies' differences in follow-up study of the different periods，evaluation research of organizational performance and so on. Questionnaire is widely used as one of the major tools and another one is rating scale，a combination of observation and test.

Experimental study of Pharmaceutical Administration is different from the fundamental researches. It's a planned practice which following the rule or assume and thus the method which gives a scientific conclusion.

Field study is to collect number of variable data from a period of time by direct observation of object of study in the natural state. It should be noted that the researchers must be neutral. Observation，case study method，and access method are the main methods of field study.

Literature is to form a scientific understanding of the fact by the literature collected，distinguished and sorted out. It is widely used and contains five steps：raise issues or assumptions，research design，collect literature，organize the literature and literature review.

The main methods of analyzing material are quantitative analysis and qualitative analysis，which are complement and combined with each other. The basic methods of quantitative analysis include ratio analysis，trend analysis，structural analysis，mutual contrast，the mathematical model law. Qualitative analysis can be applied to issues which do not have complete or no historical material and data，and to infer the nature of things and trends relying on subjective judgement and analytical skills of experienced forecasters.

参 考 文 献

国家食品药品监督管理局执业药师资格认证中心组织编写. 2012. 国家执业药师资格考试应试指南药事管理与
　　法规［M］. 北京：中国医药科技出版社.
邵瑞琪. 2007. 药事管理学［M］. 北京：人民卫生出版社.
杨世民. 2011. 药事管理学［M］. 5 版. 北京：中国医药科技出版社.
杨悦. 2009. 药事管理与法规［M］. 沈阳：沈阳药科大学出版社.

第3章

药物的发现

学习要求

1. 掌握药物发现的途径和方法以及药品研究、开发中药物化学学科的研究内容；
2. 熟悉药物化学在药学学科与药学职业中的重要作用；
3. 了解药物发现的历史、趋势和与药物发现相关的职业发展。

根据药物研究中采用的方法和技术特点，可将药物研究的过程按顺序分为 3 个主要阶段：药物发现；药物的临床前研究；药物的临床研究。半个世纪之前，由于人类对在细胞水平和分子水平上的生命现象知之甚少，使药物的发现局限于经验与运气，主要是通过对天然产物的提取物或大量合成化合物的筛选与偶然发现，主要是由药物化学这个学科完成。它的不可预见性和盲目性，使新药的研究开发是一项耗资大、周期长且风险高的事业。然而进入 21 世纪以来，随着生命科学相关学科的迅速发展，现代生物技术、基因工程技术和中药现代化技术等的运用已为新药的发现打开一片新天地，同时使新药研发成为一种多学科的联合作战。大批优良新药不断问世，既为人类健康和生命安全带来了福音，又为世界制药工业发展带来了勃勃生机，同时对我国新药研发人才的培养和制药工业提出了严峻的挑战，也带来了新的机遇。

第1节 药物发现概述

至少在疾病的药物治疗学研究体系形成和发展的几千年前，人类就开始使用药物。人们品尝存在于生活环境中的植物，例如中国古代的神农尝百草，其中产生令人有舒适感的植物或者有明确治疗效果的植物，就被作为药物使用，开始了药物发现、发展的历史，丰富了人类的文化。

一、药物发现的历史

药物发现的历史是一部科学进步史和人类文明发展史。药物的发现主要源于药物化学学科的发现、发展，同其他科学的发现、发展一样，有着强烈的继承性与自身的规律性。几千年来，人类在同疾病的斗争中，经历了从盲目到自觉、从偶然到必然以及从原始发现到科学设计的一个漫长的发展历程，积累了极其丰富的药物研究的经验，主要的 4 个阶段即古代的药物发现、近代第1阶段、近代第 2 阶段和近代第 3 阶段（药物设计阶段）。古代的药物发现就是最早的药物研究，是以天然药物的发现为主，最原始的药物发现手段是"人尝"，"神农尝百草，一日七十毒"就反映了史前药物发现的现状，但当时对究竟是什么物质起作用却全然不知。真正科学地认识药物是从19世纪开始，就是近代的第1阶段，其初期的药物发现手段主要是应用化学方法提取植物药中的有效成分，例如，从阿片中提取镇痛药吗啡（morphine），从颠茄中提取解痉药阿托品（atropine），从金鸡纳树皮中提取抗疟药奎宁（quinine），从古柯树叶中提取麻醉药古柯碱可卡因（cocaine），从茶叶中提取中枢兴奋药咖啡因（caffeine）等，上述工作主要由药物化学学科完成。19世纪末随着煤焦油、染料等有机化学工业的蓬勃兴起，有机化学合成技术日渐成熟，杂环化学及杂环合成成为现实，人类已能够很容易地成功合成及制备出具有各种母核类型的成千上万种化合物。加之实验药理学的崛起，可以用动物代替人来进行新药筛选及药效学试验，促使人们对许多合成的化学物质（新化合物）进行药理实验，发现某些合成的化合物具有治疗作用，被应用于临床，初步形成了药物的化学合成和工业生产，这一时期合成药物成为药物发现的主要方向。特别是积累中人们逐渐认识到化学结构与药理作用的关系，设想出药物的药理效力是由分子中几种特殊的基团所表现的。但后来又有人提出药物的"基本结构"的设想，认为化学药物中显示药理效力的不是某些功能基，而是某些特定的基本结构，如果这种特定结构发生改变则引起其药理效力的改变，形成药物化学学科研究药物化学结构与生物活性的关系，即构效关系（structure-activity relationships，SAR）。随着科学技术的发展，尤其是药动学、生物药剂学等学科的产生和发展，药物研究深入到体内，人们在研究构效关系的同时，开始关心药物效应的产生与药物体内过程的关系、药物分子的大小与空间结构对药物体内过程的影响等，有了药物构动关系（structure-pharmacokinetics relationship，SPR）的雏形。上述过程发生于19世纪后期至20世纪初，至此基本完成了药物发现的第1阶段。由于分离手段进一步完善、层析方法多样化以及光谱技术如红外线、磁共振和质谱等应用于药物的结构分析，更使药物发现如虎添翼地飞速发展，开始了药物发现的近代第2阶段。从这个阶段至今，药物化学学科牵头，药理学等多学科联合作战，形成药物发现的新纪元，从20世纪20～70年代，几乎开发出了目前在使用的全部最重要药物。经过60年以药物发现"经验摸索设计"为主的化学药物发现发展期，逐渐进入自20世纪60年代至今的药物发现"分子合理设计"时期，即药物发现的近代第3阶段——药物设计阶段。现在关于药物的构效关系、定量构效关系（quantitative structure-activity relationships，QSAR）以及构动关系、定量构动关系（quantitative structure-pharmacokinetics relationship，QSPR）的研究，受体学说及受体分离纯化技术的发展，量子化学、分子力学理论和方法的应用，已可以从分子、原子范围和电子水平上探索药物分子的活性部位和药效构象、药物分子与受体结合的模式和选择性以及药物-受体复合物的电子结构和立体化学特征等，为药物发现以及分子结构改造提供了科学理论基础。特别是20世纪90年代初发展的组合化学（combinatorial chemistry）技术，快速大量合成新化合物，并运用高通量和自动化筛选技术，大大加快了新药寻找发现过程。至此随着人类对疾病的发生、发展和药物作用分子机制的认识不断深入，药物发现研究逐步从迷茫达到科学、合理的药物分子设计的新阶段。

二、药物发现的现状与趋势

回顾药物的发现史会得到有益的启示，对于药物的进一步发展与创新十分重要，用今日的知识透视过去，纵览现阶段研究前沿，才能取得创造性较大的成果。自20世纪60年代开始，一方面由于一些疑难重症如恶性肿瘤、心脑血管疾病和免疫性疾病等的药物治疗水平相对较低，这类药物的研制难度较大，因而仍按以前的方法与途径研究开发，人力、物力不仅有巨大的耗费，且成效并不令人满意；另一方面，欧洲出现的"反应停"事件，使得各国卫生部门制定法规，规定对新药进行致畸（teratogenic）、致突变（mutagenic）和致癌性（carcinogenic）试验，从而增加了研制周期和经费，因此客观上需要改进研究方法，将药物的研究和开发过程建立在科学、合理的基础上。创新药物研究发现阶段的研究，包括阐明疾病防治的分子和细胞机制及药物作用的靶标，发展寻找新药的新理论、新方法和新技术，发现创新药物的先导化合物的分子结构并加以优化。这方面的研究进展和新发现，将开辟新的研究方向，并可能直接成为一系列创新药物发现的源泉和契机。20 世纪下半叶以来，生命科学和生物技术的研究成果成为最激动人心的科学成就。这些领域日新月异的发展，推动药物研究与医药产业进入了一个革命性变化的新时代，其发展与应用极大地拓展了人们对生命过程、疾病发生机制与防治途径的认识，特别是人类基因组计划的完成以及后续功能基因组、结构基因组和蛋白质组计划的实施，彻底改变了药物发现与开发的思路和策略，逐渐形成了一种崭新的药物研究模式，从基因到药物，即首先从分子和细胞水平阐明疾病发生、发展的机制，确证药物作用的靶标，然后有的放矢地寻找新药。此外 20 世纪八九十年代是新化合物发现活跃期，每年问世数百至近千个新化合物，平均花费 5～8 年时间和（5～10）亿美元得到一种新药。然而进入 21 世纪人类化合物大发现时代已经结束，运用药物发现的经典方法发现新化合物屡创历史新低，每年问世仅两位数，而且平均花费大大增加，为 10～15 年时间和（15～20）亿美元才有可能得到一种新药。国际上每年创制新药 60 种左右，而真正导向研究而获得全新结构的并不多，大部分均属于现有药物的结构改造。说明如果不引入新技术进行药物发现，会使新药研究与开发遇到瓶颈。因此近年国际上创新药物发现研究的发展状况和趋势逐渐呈现出两个显著的特点，一方面是生命科学前沿领域如基因组、生物芯片和转基因动物等，与药物研究紧密结合，发现和确证药物作用新靶点取得了蓬勃的发展；另一方面是一些新兴学科越来越多地渗入到新药的发现和前期研究中。学科的交叉、渗透与结合日益加强，使得新药发现的面貌发生了重大变化，出现了一些新的研究领域和具有重大潜力的新技术。这些研究的进展和综合集成，将对药物的发现与开发产生长远的、决定性的影响，给我们进行新药研发带来希望。

第 2 节　药物作用的理化基础

药物进入机体，同机体发生相互作用，这种相互作用一方面是药物对机体的作用和因之引起的效果，这种效果即包含我们用药目的之所在；另一方面是机体对药物的作用或处置，包括机体对药物的吸收、分布、代谢（生物转化）和排泄，属于药动学（pharmacokinetics，PK）研究的问题。寻找和发现药物，非常有必要了解药物与机体发生相互作用的基础，首先从物理和化学的观点，考察药物与机体的相互作用。

一、决定药物药效的主要因素

药物同机体的某些部位发生作用而产生生物活性，从根本上说这种作用可以认为是药物小分子同机体内生物大分子（受体）之间的相互作用而引发的。研究药物分子化学结构对生物活性的影响程度，或根据药物在分子水平上的作用方式，可将药物分为两大类：即结构非特异性药物（structurally nonspecific drug）和结构特异性药物（structurally specific drug）。前者产生某种药效与药物化学结构类型的关系较少，其作用强弱主要受药物脂水分配系数等理化性质的影响，如全身麻醉药，这类药物的化学结构可有很大差异，但某些理化性质相似。而后者的药效与结构中特定的结构片段密切相关联，并与体内特定受体结合产生作用，同时也受理化性质的影响，大多数药物属于后者。

药物从进入机体到产生作用，需经历吸收、分布、代谢（生物转化）、组织结合、在作用部位产生作用和排泄等一系列的过程，其间的每一个过程都将对药物的药效产生不同程度的影响，故决定药物药效的主要因素有二：第一，药物必须以一定的浓度到达作用部位才能产生应有的药效，这一因素与药物在体内的吸收、分布和排泄等多个过程相关。在生物药剂学和药动学中，我们把上述药物到达作用部位前所经历的位置变化过程统称为药物的转运，转运与代谢成为影响药物到达作用部位速度、量及维持时间的主要因素。药物无论经哪种给药方式，在达到体内作用部位前都要经过若干种"膜"，而且机体是非常复杂的"化学实体"，与药物分子的相互作用多种多样，既包括物理的反应，也有使药物分子发生化学变化的过程，因此药物的体内过程不仅仅是几个简单膜的透过也将影响药物在作用部位的浓度。药物体内过程的基础取决于药物的理化性质和化学结构，也是结构非特异性药物生物活性的决定因素和结构特异性药物的生物活性的主要影响因素。药物结构特征与药物体内过程关系被称为构动关系。第二，在作用部位，药物与体内特定受体相互作用，形成复合物，可以引发、改变或阻断一系列相互依赖的生理、生化过程，从而发挥治疗作用。这一因素主要依赖于药物特定的化学结构，以及它与受体的空间互补性和结合点的化学键合性，这两个因素都与药物的化学结构关系密切，也是结构特异性药物生物活性的主要决定因素，属于构效关系研究的重要内容。而且通过构效关系的研究，可以间接地解析和阐明受体的结构，也可以为阐明药物作用机制和作用方式提供重要的物理、化学和生物学的信息。SAR 与 SPR 的研究，是新药设计与先导化合物的结构修饰的重要基础。

二、药物理化性质对药效的影响

药物作用部位的浓度是决定药物活性的主要因素之一。理化性质对结构非特异性药物的活性影响起主导作用，对结构特异性药物也因影响其到达作用部位的能力而影响其活性。因为理化性质主要影响药物的转运和代谢。一般来说，影响药物活性的理化性质涉及有溶解度、脂水分配系数、解离度、分子极性、表面活性、化学反应活性和立体结构等，其中对药效影响较大的因素主要是溶解度、脂/水分配系数和解离度。

溶解度、脂/水分配系数对药物药效的影响主要是因为水是生物系统的基本溶剂，药物转运扩散至血液或其他体液中，需要有一定的水溶性（又称亲水性），而通过脂质生物膜转运的药物，则需要有一定的脂溶性（又称亲脂性），即脂/水分配系数应在一定的范围才能显示最好的药效。如常用的口服药物剂型，一般是先在胃肠介质水溶液内溶解，再在水和脂质间分配，吸收进入血液产生药效，因此，在水中或脂质中过大或过小的溶解度都不利于药物的吸收，会直接影响药物的药效。

药物的水溶性和脂溶性的相对大小，一般以脂水分配系数表示，脂/水分配系数 P 是指化合物在两相溶剂中分配达到平衡后，在非水相中的浓度 Co 和水相中的浓度 Cw 之比值，P 值可以表示化合物脂溶性的大小，P 值越大，脂溶性越高，常用 $\lg P$ 表示。化学结构的改变对药物脂/水分配系数影响显著，如要透过血脑屏障，作用于中枢神经系统的药物，需要较强的亲脂性，引入烷基、卤素、芳环、酯基和硝基等可以增加药物的脂溶性；药物分子中如引入亲水性的磺酸基、羧基、羟基、酰胺基和胺基等，一般导致水溶性增高。由此可见，根据药物临床作用的不同要求，通过改变药物分子的结构，将直接调节药物的脂/水分配系数，从而影响药物的生物活性。

解离度对药物药效会产生影响是因为多数有机药物为弱酸或弱碱，在体液中只能部分解离，致使药物在体液中同时存在着离子型和分子型，而药物通常是以分子型通过生物膜，在膜内的水介质中解离成离子型，再起作用。这是由于离子易与水发生水合作用，使水溶性增加、体积增大，使通过脂质细胞膜的难度增大，又因带正电荷的大分子层组成的细胞膜排斥或吸附离子的性能，将阻碍离子的运行，所以离子不易通过细胞膜，使药物在其解离度大的环境下很难跨膜吸收。随着现在有关受体学说的进一步完善，认为药物必须与受体结合方能发挥作用。大多数药物以离子形式起作用，是源于药物离受体尚有一定距离时，依靠电荷间的相互吸引而靠近，再经氢键、范德华力等相互结合，或直接利用所带电性与受体结合，因此，药物需要有适宜的解离度。通过改变药物的化学结构，有时会对弱酸或弱碱性药物的解离度产生较大影响，从而影响其药效。一方面可以利用药物的解离度决定其吸收和作用部位，另一方面可以利用药物的解离度降低药物的毒副作用。如胃肠道各部位的 pH 值不同，不同 pK_a 的药物在胃肠道各部分的吸收情况也有差异。再如在药物结构中引入季铵基团，增大解离度，使其难以通过血-脑屏障，可以达到降低药物对中枢神经系统副作用的目的。

三、药物的电子密度分布对药效的影响

药物的电子密度分布是影响药物与受体结合从而影响药效的又一重要因素。因为以蛋白质为主要组成的受体生物大分子是由多种氨基酸经肽键结合而成，从立体结构来看，其电子密度分布是不均匀的，有些区域密度较高带有负电荷或部分负电荷，有些区域则密度较低而常有正电荷或部分正电荷。当药物分子中的电子密度分布相反地适合其特定受体蛋白分子的电荷分布时，即药物的正负电荷正好和受体的负正电荷相适应，就会产生静电引力，利于相互作用而结合，形成复合物，产生药效。如机体蛋白质的等电点多在 7 以下，在生理 pH 值下多以负离子形式存在，而多数药物分子常带有吸电子基团，形成正电中心，可以和受体的负电区域形成复合物而产生药理效应。因此，可以通过对药物结构的修饰、多种极性官能团的引入等手段，改变药物的电子密度分布，从而提高或降低药物与特定受体的结合能力，以期获得理想的药物疗效。

四、药物与机体内源性物质的作用力对药效的影响

药物对机体的作用可以认为是药物和机体内源性物质即受体分子间的物理相互作用（缔合）和化学反应（成键）所引起的，可以认为药物与受体之间的作用力是生物效应的原动力，会直接影响药物与生物体分子的作用而影响疗效。药物与机体的作用一般要通过共价键、氢键、范德华力、疏水键、离子键、电荷转移复合物、金属螯合作用和偶极作用等形式相互结合。这种结合有可逆和不可逆两种，除了共价键是不可逆外，其他键合都是可逆的，且多种键合形式共存。

其中共价键键能最大，药物和受体以共价键结合时，除非被体内特异性地酶解可使共价键断裂外，很难恢复原形。因而这样的药物产生的作用比较强而持久，但如有毒性，也是不可逆的。如多数抗感染药物与微生物的酶以共价键结合，产生不可逆的抑制作用，从而发挥高效和持续的治疗作用。氢键是药物与受体最普遍的结合方式，药物分子中的 O、S、N 和 F 等原子中的孤对电子，可以和受体上与 N、O 和 F 共价结合的 H 形成氢键，键能约为共价键的 1/10，但对药物的活性产生的影响较大。在电子相对丰富与电子相对缺乏的分子间发生键合形成的化合物为电荷转移复合物，又称电荷迁移络合物，它的键能与氢键键能相似，复合物相对比较稳定，其形成可增加药物的稳定性及溶解度。金属螯合作用是指由两个或两个以上的配位体和一个金属离子通过离子键、共价或配位键等形成的环状结构化合物，一般五元环以上较稳定。金属螯合作用主要用于重金属中毒的解毒或形成杀菌剂，目前在抗肿瘤药物研究中也较为活跃，常见的为铂配合物。

第3节　药物的化学结构与药效关系

药物的化学结构类型不同为什么会产生不同的药理作用？为什么有的药物为同一化学结构类型，而仅仅因为结构上的微小差别，会导致其药效强弱甚至药理作用类型的迥然不同？而有的药物

化学结构存在较大差别，其药效强弱却又差异不明显等等，这些是在医疗实践中必然会提出来的重要问题。药物的化学结构与生物活性（包括药理与毒理作用）之间的关系，即构效关系（SAR）也是人们一直在探索的重要问题。随着分子生物学和量子有机化学等近代科学的发展，使得人们对机体的认识由宏观进入微观分子水平，促进了药物构效关系的研究，更加明确了药物的化学结构是决定药物疗效的基本要素，同时使药物在机体内的作用机制也得到比较深入地阐明。此外，研究药物构效关系有助于新药的发现，为合理和有效地研究与开发新药提供理论根据和实际指导。

一、药物的基本结构对药效的影响

在药物构效关系研究中，将具有相同药理作用药物的化学结构中相同或相似的部分，称为相应类型药物的基本结构，即药物药效结构（pharmacophore）。药物的基本结构决定结构特异性药物的生物活性，是结构特异性药物与受体相互作用，形成复合物而发生药效的必需结构部分。药物作用的特异性越强，基本结构越复杂。如巴比妥类镇静催眠药苯巴比妥（phenobarbital）、异戊巴比妥（amobarbital）的基本结构为取代巴比妥酸。

苯巴比妥　　　　　　　　　异戊巴比妥　　　　　　　　　取代巴比妥酸

磺胺类抗菌药物磺胺嘧啶（sulfadiazine）、磺胺甲基异噁唑（sulfamethoxazole）的基本结构为对氨基苯磺酰胺。

磺胺嘧啶　　　　　　　　磺胺甲基异噁唑　　　　　　　　对氨基苯磺酰胺

二氢吡啶类钙拮抗剂尼索地平（nisoldipine）、氨氯地平（amlodipine）的基本结构为苯基-1,4二氢吡啶。

尼索地平　　　　　　　　　氨氯地平　　　　　　　　苯基-1,4 二氢吡啶

不同种类药物基本结构的确定有助于其结构改造和新药设计，在原有药物基础上开发新药，原有药物的基本结构一般不能改变，只能在非基本结构部分加以变化，以保证该药物衍生物既保持原有药物的作用，又可成为具有各自特点的新药。

二、药物的官能团对药效的影响

前面我们已经从药物化学结构的整体性质来分析了化学结构对药效的影响，然而化学结构中

各个基团的改变既可以改变理化性质，影响药物体内的转运与代谢过程，又可以影响药物与机体内源性物质的结合作用，从而使药物生物活性有所改变。从官能团的角度来讨论其对药物结构、性质和活性的影响，有助于对其作用特性的认识，即分析特定基团的作用，将局部结构改变与整体理化性质、药物体内过程及生物活性相联系，就能对构效关系、构动关系有更全面的认识。药物结构中常见的官能团对药效的影响见表 3-1。

表 3-1 常见官能团对药效的影响

功 能 基	对药效的影响
烃基	增加疏水性，降低解离度，增加空间位阻，增加稳定性
卤素	强吸电子基，影响电荷分布，增加脂溶性，增加稳定性
羟基和巯基	增加水溶性，增加与受体结合力，改变化学反应活性
醚和硫醚	氧原子有亲水性，碳原子有亲脂性，有利于药物转运与定向分布
磺酸基、羧基	可成盐，增加水溶性，引入解离度小的羧基会导致生物活性增加
酰胺	易与生物高分子形成氢键，易与受体结合，参与机体或病原体的酰化反应
硝基	具有亲寄生生物的特性，水溶解度降低，脂溶性增加，pK_a 降低等

通过构效关系研究，对各种化学基团或原子以及结构体系产生的不同的生物效应加以总结，还可能将药物分子中决定药效的基团（即药效团）与产生毒性的基团加以区分，对指导药物设计（drug design），产生高效、低毒的新药提供重要的信息。目前发现药物的毒性基团一般具有亲电试剂（electrophiles）的性质，在生理条件下同体内核酸、蛋白质或其他重要成分中的亲核中心发生取代反应，使体内这些成分产生不可逆的损伤，表现为毒性、致突变性或致癌性作用。图 3-1 中列出了一些典型的毒性基团。

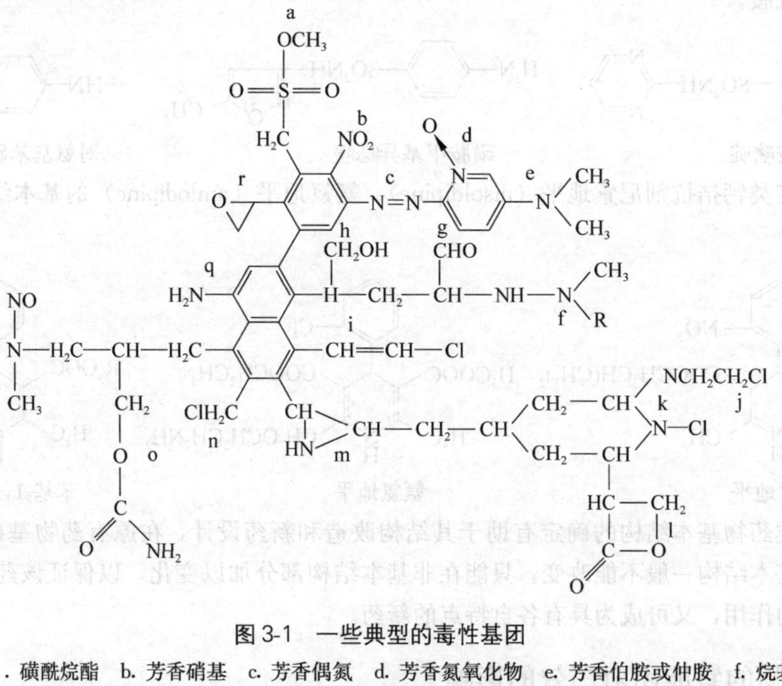

图 3-1 一些典型的毒性基团

. 磺酰烷酯 b. 芳香硝基 c. 芳香偶氮 d. 芳香氮氧化物 e. 芳香伯胺或仲胺 f. 烷基肼
g. 脂醛基 h. N-甲醇基 i. 卤代烯烃 j. 氮芥基 k. 氯胺 l. p-内酯 m. 乙烯亚胺
n. 卤代烷 o. 乌拉坦 p. N-亚硝基脂胺 q. 芳胺或酚 r. 环氧基

三、药物的立体结构对药效的影响

药物的立体结构，即药物分子的特定原子间的距离、手性中心以及取代基空间的排列，它的变化将直接影响药物与生物大分子间在结构上的互补性和复合物的形成，从而影响药物的疗效。因为生物活性物质对生物大分子的作用部位具有专一的亲和力，亲和力则来自药物本身的电性和立体结构与生物大分子相互作用的互补性。目前我们对受体结合部位的空间结构及功能基的配置认识得很不够，所以对受体本质的了解多是通过间接的方法获得的，了解药物分子中对于生物活性至关重要的结合部位，从而推断出与之互补的受体结合部位的功能基配置，由于药物的功能基配置和立体化学是清楚的，可由此勾画出受体结合的模式图。因此我们研究药物分子空间排列等立体因素，通过互补性研究与受体的结合，可以确定立体结构对药效的影响。这种影响既有药物分子的官能团间距离对药效的影响，也有因药物分子中原子或基团在空间的排列产生的立体异构，如几何异构、光学异构和构象异构对药效的影响。如几何异构是由于双键等刚性或半刚性结构的存在，导致分子内旋转受到限制而产生的，一般来说，几何异构体官能团间距离相差较大，引起理化性质，如 pK_a、溶解度和脂/水分配系数等都不同，使药物的吸收、分布和排泄速率不同，因而药物活性有很大差异。因此，可通过对药物立体结构的选择性修饰与改变，以增强药物与受体的亲和力和形成复合物的能力，提高药物的疗效。

四、药物的定量构效关系简介

采用数学模式来描述药物的生物活性与结构间的定量依赖关系即定量构效关系（QSAR）。药物定量构效关系的研究源于 1868 年，当时仅用简单的方程描述生物活性 Φ 与化学结构 c 之间的关系：$\Phi = f(c)$。直到 20 世纪 60 年代，药物化学家们提出了各种物理化学参数，并对其进行系统性的归纳与整理，特别是以 Hansch、Free-Wilson 为代表的研究方法的出现，才使定量构效关系研究作为一个研究领域发展起来。目前，定量构效关系研究在预测化合物的生物活性、结构与选择性作用、药动学、帮助了解药物的作用机制及推测受体图象等方面均取得一些成绩。它可预示新发现、新设计的化合物的生物活性，寻找同源物中最佳活性的化合物，并衍化出显效的新化学结构类型，推证药物与生物大分子的作用机制，力求使药物发现建立在比较合理的基础上，提高新药的命中率。目前研究定量构效关系最常用的是 Hansch 方法，其认为药物的生物活性可用其物化参数定量地表达。由于 Hansch 方法所使用的物化参数都具有重要、明确的物理意义，且绝大多数都具有加合性，因此，Hansch 方法所得到的定量构效关系式对于新药设计具有重要价值，在研究药物定量构效关系中应用的最多。研究定量构效关系的方法还有 Free-Wilson 模型，它也是一种数学模型。

第4节 药物的化学结构与药动学关系

药动学是研究体内药物和代谢物随时间变化规律的一门学科。药物发生药效除受以上讨论的药物分子结构因素，即药物的化学结构与由化学结构所决定的理化性质等影响外，药物体内过程也是影响药物药效的重要生物因素。根据统计学结果，在进行临床研究的有希望的活性化合物中，35%～40%的化合物因为不适宜的吸收、分布和代谢等药动学性质而被迫停止试验。可见，研究化学结构与药动学的关系，对药物的发现（设计）与开发有重要作用。

一、药物的化学结构与转运代谢

药物在体内一般经历吸收、分布、代谢和排泄（absorption、distribution、metabolism and excretion，ADME）等药动学过程，其中，吸收、分布和排泄统称为转运，而代谢使药物发生化学变化，在药物转运过程的每一个环节都可能发生。药物的转运代谢与药物的化学结构及其理化性质有着密切的关系。药物口服给药后，经胃肠道吸收进入血液；静脉给药可直接进入血液；其他非肠道给药，可经局部组织吸收进入血液。伴随着血液在体内的循环，可将药物输送到全身，通过血液向各组织间的扩散作用分布到各个组织部位。在这个过程中药物要穿过无数的生物膜，要受到不同化学环境和各种酶系统的降解和代谢，最终通过尿液和粪便排出体外。所以药物分子与细胞，细胞内、外体液，生物聚合物作用，药物在血液中血浆与细胞之间的分布，与血浆蛋白、组织蛋白和酶蛋白的结合等决定了药物的吸收、分布和消除特征，决定了药物的药效。其中药物的吸收、分布程度主要依赖于其溶解性和对生物膜的通透性以及药物与肠壁上转运体、消化道中代谢酶之间的相互作用，而药物对生物膜的通透性还取决于其分子的大小、形状、柔韧性、亲脂性以及氢键结合能力。通过对与药物体内吸收、分布性能相关的各种生物膜和屏障通透性的预测，改善药物的化学结构以达到优良的吸收、分布性能，也是新药设计与发现的一项重要内容。我们知道药物发生药效需要在作用部位有一定的药物浓度，这依赖于药物的吸收和分布，而药物的代谢和排泄，则关系到药物的作用过程和药效的持续时间。一定剂量的药物经吸收进入血液并在各个器官、体液中分布，代谢转化量和速率以及排泄的方式、途径和速率，又构成了机体在时空上对药物的作用和处置。药物代谢、排泄的本质是机体组织对外来化合物（药物）进行作用，去毒、去活化，并设法将其排出体外的自我保护反应。

二、药物的化学结构与代谢

药物代谢也就是药物的生物转化（biotransformation），即药物或其他外源性物质在体内发生的化学变化。除化学惰性的全身麻醉药和强离解性化合物不会在体内发生生物转化外，几乎所有药物都在体内代谢。

（一）代谢

药物在体内的代谢反应分为Ⅰ相代谢和Ⅱ相代谢。Ⅰ相代谢主要是通过氧化、还原和水解等反应，使药物化学结构发生改变，并在代谢物分子中引入或暴露出羟基、氨基、巯基和羧基等极性基团，从而增加水溶性，以利于排泄；Ⅱ相代谢主要是通过结合反应，使Ⅰ相代谢物与活化的内源性极性分子作用生成水溶性更大的结合物，易于排泄。但也有的药物不经Ⅱ相代谢，仅Ⅰ相代谢后即排出体外。由于酶的选择性差异，药物结构不同，代谢方式也不一样。以下主要按代谢反应类型进行讨论。

1. 氧化反应 氧化反应是药物在体内常见的代谢反应，主要在体内氧化酶系的催化下进行，常见的不同结构类型药物的氧化代谢反应见表 3-2。

2. 还原反应 还原反应是药物在体内又一重要的代谢反应，有时使药物转变为毒性较大的物质。常见的不同结构类型药物的还原代谢反应见表 3-3。

3. 水解反应 体内最常见的水解代谢反应是酯类和酰胺类的水解。羧酸酯、硝酸酯和磺酸酯等酯类药物主要被存在于血浆和肝中的酯酶水解为酸和羟基化合物；酰胺类药物则被酰胺酶水解为酸和胺。水解一般使有机药物分子破坏而失去活性，代谢物都有一定的水溶性，易于排泄。

表 3-2　常见不同结构类型药物的氧化代谢反应

类　　型	代谢特点	实　　例
芳烃的氧化	一般在苯环位阻较小的位置（常在对位或邻位）羟基化，有立体异构体的选择性；中间体环氧化物有致肝坏死毒性	可乐定
烯烃的氧化	主要氧化形成环氧化物	卡马西平
含氧药物的氧化	醚类主要发生 O-去烃基化，代谢与立体效应、电子效应和取代基有关	萘普生
	醇类药物氧化为醛、酮和酸；醛类氧化成酸	$CH_3CH_2OH \longrightarrow CH_3CHO \longrightarrow CH_3COOH$ $Cl_3CCH(OH)_2 \longrightarrow Cl_3CCOOH$ 水合氯醛
胺类药物的氧化	仲胺、叔胺发生 N-去烃基化，烃基越小，越易脱去	哌替啶
	伯胺、仲胺发生氧化脱氨反应	肾上腺素
	叔胺和含 N 芳杂环主要生成稳定的 N-氧化物	胍乙啶

表 3-3　常见不同结构类型药物的还原代谢反应

类　　型	代谢特点	实　　例
硝基的还原	芳香硝基主要被还原成芳香胺基的代谢物，中间体羟胺衍生物有致癌毒性	硝西泮
偶氮键的还原	偶氮键断裂生成两个含胺基（芳伯氨基）的代谢物	柳氮磺吡啶

续表

类　　型	代谢特点	实　　例
羰基的还原	含酮基药物还原为仲醇类代谢物，代谢有立体选择性	 萘丁美酮
卤代烃的还原	氯、溴和碘原子易还原脱去，而氟原子不易脱去（注：卤代烃也能脱卤素氧化得羰基化合物）	$CHCl_2CF_2{-}O{-}CH_3 \longrightarrow CH_3CF_2{-}O{-}CH_3$ 甲氧氟烷

4. 结合反应　结合反应又称轭合反应，指活化后的葡萄糖醛酸、硫酸、氨基酸和谷胱甘肽等内源性极性分子，在转移酶的催化下，与药物或Ⅰ相代谢物分子中的羟基、氨基、羧基或巯基等极性基团作用形成结合物。结合反应使药物或Ⅰ相代谢物在去活化、去毒的基础上，大多转化为极性更大的水溶性物质，从而更易于排泄。

总之，以上所介绍的药物代谢反应主要是常见的比较典型的代谢方式，所举实例也只能反映某个药物单一的代谢反应。实际上绝大多数药物的代谢都是比较复杂的，其引起药物的生物效应变化多样，综合有以下几种：①代谢灭活：将活性的药物代谢为无活性的物质；②代谢活化：将无活性药物代谢为有活性的物质；③活性不变：将活性药物代谢为仍有活性的物质；④毒性增加：将无毒或毒性小的药物代谢为毒性物质；⑤导致药理作用改变。

（二）药物代谢与药物发现

在阐明药物代谢的基础上进行合理的新药设计，是药物发现的重要研究领域。如由药物代谢研究发现的活性代谢物，从中发现新的模型化合物在此基础上可开发成药物。

1. 有些药物代谢生成产物的药效高于未代谢的药物　如细胞色素 P450 混合功能氧化酶系统是个强有力的环氧化催化酶，碳-碳双键可被环氧化。卡马西平（carbamazepine），代谢成 10,11-环氧化物，后者有强抗惊厥作用，已证明卡马西平的抗癫痫作用是在体内环氧化后致活的，在其基础上又设计合成了普罗替林（protriptyline）及环苯扎林（cyclobenzaprine）等。

卡马西平　　　　　　　　10,11-环氧化物　　　　　　　普罗替林　　　　　　　　环苯扎林

另如含有硫醚的化合物在体内代谢氧化成亚砜，往往会增强活性，抗精神病药硫利哒嗪（thioridazine）的 3-甲硫基被氧化成亚砜基，生成美索哒嗪（mesoridazine），后者的抗精神活性比硫利哒嗪高 1 倍，是代谢活化的一个实例。

硫利哒嗪　　　　　　　　　　　　　　　美索哒嗪

2. 有些药物代谢容易失活 药物分子结构中某些基团易受代谢影响而使分子失去活性，可将某些基团加以保护，所形成的化合物常能获得强效药物。如多种耐药菌所产生的酶能使卡那霉素失去活性，如卡那霉素磷酰转移酶使卡那霉素 C-3′ 的羟基磷酰化，若将此基团加以保护或改变，即得耐药性降低的药物，如 3′-去氧卡那霉素 A。

三、药物的定量构动关系简介

定量构动关系（quantitative structure-pharmacokinetic relationship，QSPR）是以分子描述符为基础，通过数学模式来探讨化合物的分子结构及性质与其在人体内的吸收、分布、代谢和排泄（ADME）等药动学参数之间的定量关系。其主要原理是利用化合物的理化性质和相关的体外实验数据，并根据人体生理学知识，结合数学模型模拟化合物在人体内的 ADME 过程。定量构效关系（QSAR）研究在预测化合物的生物活性、结构与选择性作用、药动学性质和帮助了解药物作用机制及推测受体图像等方面均起很大作用，而其延伸到药动学研究中便产生了 QSPR 研究，后者涉及以系统和器官组织模型预测药动学参数。QSPR 研究的主要步骤包括数据收集、分子结构输入、分子描述符的选择与计算以及模型的建立和验证。首先是将药物分子表达为若干个分子结构参数（分子结构描述符），然后建立此参数与药动学性质相关联的数学模型，为药物的药动学性质评价和预报提供简捷和有效的途径。评价和预报的精度取决于分子结构参数的选择，以及与两者相关联的数学模型的表达形式。QSPR 可以帮助药物学家了解哪些分子结构参数影响药动学性质，从而在新药研发中指导药物分子设计，且药物学家可以在不影响药效学参数的情况下改变影响药动学参数的分子结构，进一步改善药物的药动学性质，提高药物的有效性和安全性。自 20 世纪 90 年代以来，国内、外便开始进行药物分子结构与药动学参数的 QSPR 的研究，分别涉及药物生物利用度、药物血浆蛋白结合率、药物表观分布容积以及药物清除率和半衰期与药物分子结构的 QSPR 等。经过众多不同学科研究人员的共同努力，利用现代统计学理论、计算理论以及大量药物实际应用的数据积累，并经不断总结优化，构建了许多有价值的 QSPR 试验模型。这些模型在用于药物研发早期的 ADME 评价中，可以帮助药物学家更快速地筛选出最优候选化合物，特别是以计算机模拟为基础的 QSPR 研究更有助于对候选化合物进行高通量筛选和对临床试验的设计指导，加速药物研发进程，大大提高了药物研发效率和成功率，也为计算机辅助药物设计和新药开发提供了理论指导，成为今后药物发现、发展的又一趋势。

第5节 药物发现的途径和方法

新药的发现、创制是一个系统工程，包含药物分子的探索和发现、生物靶点的选择、动物非临床实验研究、临床治疗和效果验证、药用剂型的设计、药用剂量范围的确定、医药生产申请、副作用的调查和药物临床再评价等诸阶段。因为安全、有效和质量可控性是药物的基本属性，通常认为这些属性主要是由药物的化学结构所决定的，因此，构建药物分子的化学结构是发现新药的起点，是实现新药创制的首要过程；它是指通过科学的构思和理性决策，构建具有预期药理作用的新化学体（new chemical entities，NCE）或新化合物分子结构的操作，包括两个过程：先导化合物的产生和先导化合物的优化，上述过程包含了全新药物分子从头设计和现有药物分子的结构改造或修饰。

先导化合物（lead compound）又称原型物（prototype），是通过各种途径、方法或手段得到的具有某种生物活性的化学结构。先导化合物不一定是实用的优良药物，可能因药效不强、特异性不高或毒性较大而不能直接药用，需对其进行进一步的结构修饰和改造，使其成为实用的高效、低毒且质量可控的优良药物。这种对先导化合物进行结构修饰和改造的过程，称之为先导化合物的优化。传统的药物开发模式即所谓的大量合成、制备化合物，通过经典药理学方法随机筛选后确定先导化合物，再进一步改造结构，合成类似物，来优化药效学、药动学和毒理等药学性质，通过这种方式来筛选、发现新药，周期长、耗费巨大，有很大的随机性和盲目性，往往需花费数亿美金、十数年的时间，从上万个化合物中才能发掘出一个有应用价值的新药。目前上市的化学药物绝大部分都是通过这种开发模式产生的（图3-2）。

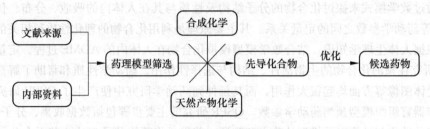

图3-2　传统的新药开发模式

一、先导化合物的发现

经过对近200年药物发现、发展过程的总结，先导化合物的发现有多种途径，如随机筛选、一药多筛以及偶然发现等，而近年来以天然产物生物活性物质的分离、组合化学方法、基于生物大分子设计、代谢过程、生命基础过程以及化合物活性的多样性研究最为瞩目。

（一）从天然活性物质中获得先导化合物

在药物发展的早期阶段，利用天然产物作为治疗手段几乎是药物发现的唯一途径。时至今日，从动植物和微生物体内分离、鉴定具有生物活性的物质，仍然是先导物甚至是药物的重要组成部分。因所获得天然活性物质的来源不同，又划分为3种途径：

1. 从陆地上动植物体内提取、分离天然活性物质获得先导化合物　我国有悠久的历史，中草药和丰富的医药遗产是发现先导物的宝库，民间治疗疾病的偏方、验方，也是由天然物质获取先导物的来源。利用这种途径发现的药物有许多，如青蒿素（artemisinine）是从黄花蒿植物（Artemisia annum）分离的含有过氧键的倍半萜内酯，对恶性疟原虫作用快，特别是对氯喹耐药株具有抑制作用，对人体毒性很低，因而成为新结构类型的抗疟先导化合物；再如作为新的抗癌药备受重视的紫杉醇（taxol），最早是从紫杉树的针状叶子里被提取出来的；还有吗啡、可卡因、阿托品、咖啡因和利舍平等。

2. 从海洋生物以及海洋微生物发现生物活性物质获得先导化合物　海洋矿物资源和生物资源都非常丰富，海洋生物中所含化学成分结构新颖、复杂，常具有较强的生物活性，这是取得天然活性物质的重要途径。例如从海洋中采集的海鞘类、贝类和海绵等的海洋无脊椎动物，以及硅藻、蓝藻和绿藻类的海洋浮游生物，生息在海洋里面的菌类等等都是科学家寻求生物活性物质的很好材料。从海洋生物中寻找先导化合物，再经分子改造发现新药，也是具有我国新药研究的特色、符合中国国情的来源。

3. 从微生物的代谢产物中发现生物活性物质获得先导化合物　这也是一条非常普遍和重要的发现先导化合物的途径。自1928年弗莱明发现青霉素（penicillin）以来，数以千计的微生物代谢产物被发现有生物活性，如洛伐他汀（lovastatin）是从土曲霉菌的发酵产物中分离出的一种胆固醇生物合成抑制剂。放线菌和细菌在代谢中可产生抑制其他微生物在其周边生长的物质,目前美国的科学家采用真菌发酵生产紫杉醇,已取得了较大的进展。尤其在当今的后基因组时代,科学家能够利用微生物的基因情报对微生物进行改良,从而能够控制微生物的发酵过程,最有效地产生出所需要种类的发酵产物。被动物用作自身保护或麻醉对手的一些动物毒素,其生理活性极高,这些毒素均可成为受体、离子通道和酶抑制剂研究的起始物,成为药物研究的重要先导化合物。

(二)随机与逐一筛选及意外发现获得先导化合物

随机与逐一筛选及意外发现获得先导化合物是获得先导化合物的最主要途径,而且至今仍为一个可靠的途径。其中包括对有机化工产品及其中间体进行普筛,虽然有相当大的盲目性,但却可以得到新结构类型或新作用特点的先导物。如第一个作为安定药的氯氮䓬(chlordiazepoxide)的发现纯属偶然,Sternbach 在从事新型安定药物研究中,原计划合成苯并庚氧二嗪但未得到目的物,竟意外地发现它有明显的安定作用,起初用于精神紧张、焦虑和失眠。研究发现其分子中的胼基及氮上的氧并非生理活性所必需,于是制得同型物地西泮,作用较氯氮䓬强,不仅能治疗神经官能症如紧张、焦虑和失眠,也是控制癫痫持续状态的较好药物,从而开发出了苯并二氮杂䓬类药物。

(三)生命基础过程研究中发现先导化合物

随着生物化学、内分泌学和分子生物学的发展,为系统地研究生命基础过程及寻找人体内生物活性物质开辟了广阔的领域,并为药物分子设计提供了新的靶点和先导化合物。现代生理学认为,人体被化学信使(生理介质或神经递质)所控制,例如激素、维生素和神经传导物质等,它们都有特殊的功能,特定的识别部位,一旦上述物质出现问题,人体便失去平衡而患病。因此机体内源性物质的功能、生物合成以及代谢中间体或产物,都可作为生物活性物质设计的出发点,对这些调节机体的活性物质的结构变换,或可影响原生理或生化过程,或阻断、拮抗原过程,对异常的机体功能起到调节或纠正作用。人类在人体炎症的重要介质 5-羟色胺的功能被揭示后,希望能以此作为出发点寻找治疗各种原因引起的炎症的药物,特别是发现风湿性关节炎患者的尿中,有大量的色氨酸的代谢产物,便合成了大量含吲哚环的化合物,从中筛选出吲哚美辛(indomethacin)作为解热镇痛和关节炎治疗药,继而开发了新的解热镇痛和关节炎治疗药物。

(四)由药物的临床副作用观察发掘先导化合物

先导化合物或药物常常具有多种生物活性,究竟何者是所希望的治疗作用,何者是不希望的副作用,有时是人为的选定。当然这些多样性作用不利于研制特异性药物,但通过对这些副作用的作用机制深入研究,可望以临床使用的药物作为发展另一类新药的先导物。如米诺地尔(minoxidil)可使外周动脉平滑肌舒张,临床用作降血压药;但米诺地尔同时还有刺激毛发生长作用,局部用药可治疗斑秃和男性脱发。显然,这两种作用可认为是互为副作用,日本大正制药公司推出的有名的生发新药 RiUp,就是从研究米诺地尔副作用而成功发现新的先导化合物并开发新药成功的例子。再如磺胺异丙噻二唑被专门用于治疗伤寒病,但却发现当使用大剂量时药物刺激胰腺释放胰岛素,导致急性和持久地血糖降低的副作用,开发了系列磺酰脲类治疗糖尿病的药物。

(五)研究药物的体内代谢过程发现先导化合物

1. 药物代谢活化 有些药物在体内代谢后,能转化为活性强的代谢物,其药效高于未代谢的母体药物。因此研究活性代谢物的结构是发现先导化合物的途径,甚至直接作为新药,已有不少成功的实例,如解热镇痛药非那西汀的代谢物对乙酰氨基酚。

2. 药物代谢失活 药物分子中某些基团易受代谢影响而使药物分子活性减弱或失去活性,甚至转化成有毒的代谢物。可以将原有药物作为先导化合物,根据药物原型和所形成的代谢物的结构，可将相应易代谢的化学活性基团加以保护，常能获得强效药物。该方法还可用于抗代谢物类药物的开发。卡那霉素是氨基糖苷类抗生素，稳定性较高，在体内很少代谢，大部分以原药排出体外，但铜绿假单胞菌等许多种细菌对其容易产生耐药性，导致该药被分解，生成的化合物都失去原有的抗菌活性。经过研究发现铜绿假单胞菌等许多种对卡那霉素容易产生耐药性的细菌，可以产生 3 种氨基糖苷转移酶：氨基糖苷磷酸转移酶、氨基糖腺核苷转移酶和氨基糖苷乙酰转移酶，分别在氨基糖分子中羟基和氨基上进行磷酰化，如卡那霉素磷酰转移酶使卡那霉素 C-3′ 的羟基磷酰化，失去活性，若将此基团加以保护或改变，即得耐药性降低的药物，但多种细菌对 3′-去氧卡那霉素 A 却不易产生耐药性。

（六）生物大分子结构或配体-生物大分子结合模式推测、发现先导化合物

近年来已分离出一些药物体内结合的生物大分子或靶点，确定生物大分子或靶点的结构，可通过研究药物与之相互作用的作用点及结合方式来推测药物的活性结构。此外还可利用现有药物推测生物大分子或靶点图像（因为生物大分子或靶点图像大多数尚未揭晓），通过 X 线单晶衍射、计算机图形学以及量子化学计算等，在确定药物的三维结构、手性排列、分子间及分子内的氢键以及优势构象等的基础上，通过测定药物与生物大分子或靶点的结合模式推测出生物大分子或靶点图像，作为推测新型先导化合物的化学结构的依据。如由引起艾滋病的人免疫缺陷病毒（HIV）作为治疗艾滋病药物的重要靶点，设计的 HIV 蛋白水解酶抑制剂。

（七）药物合成中间体作为先导化合物

由于药物合成的中间产物的化学结构与终产物有相关性或存在相同的基团或结构片段，因而生物活性可能有类似性，因此可以将药物合成中间体作为先导化合物进行开发。例如，合成抗菌药磺胺噻二唑（thiadiazole sulfonamide）的中间体缩氨硫脲被发现对结核杆菌有抑制活性，最终开发出了抗结核药阿密硫脲（amithiozone）。而在合成硫代缩氨脲的中间体中又发现了抗结核作用更强的异烟肼（isoniazid），在修饰异烟肼的结构以设计更强抗结核药时，发现异丙烟肼（iproniazid）对单胺氧化酶有抑制活性，继而发现了此类的抗抑郁药。

$$H_2N- \underset{\text{磺胺噻二唑}}{\underbrace{}} -SO_2NH- \underset{N-N}{\underbrace{}}_S \qquad CH_3CONH- \underset{\text{阿密硫脲}}{\underbrace{}} -\underset{H}{\overset{}{C}}=NNHHCNH_2 \underset{\|}{\underset{S}{}}$$

磺胺噻二唑   阿密硫脲

（八）其他发现先导化合物方法

如对现有药物的不同类型与药理作用进行总结研究，可以发现药理活性骨架和基因，从而发现先导化合物，再利用组合化学的方法产生先导化合物。合成药物的传统模式是一次合成并评价一个化合物，发现活性分子的概率与所筛选化合物的数目成正比，筛选的化合物数量越多，得到活性化合物的可能性越大。组合化学就是将一些基本的小分子，如氨基酸、单糖以及各种各样的化学小分子，通过化学的、生物的合成程序系统地装配成不同的组合，由此得到大量的分子，这些分子具有多样性特征，从而建立化合物库，应运而生了库筛选或群集筛选，大大加快发现、发掘先导化合物的速度。

二、先导化合物的优化

先导化合物的优化也是研究与开发新药的主要环节，当先导化合物的结构确定以后，由于先导化合物只提供一种具有特定药理作用的新结构类型，作为线索物质，往往由于在药效学、药动学方面的缺点或不足和不良作用的存在不能直接临床使用，需要对先导化合物进行必要的化学结

构改造或修饰，以优化出具有特异性的药效、合理的药动学特征以及最低的毒副作用的新药结构。迄今为止所用的先导化合物的优化方法大都是经验性的总结，是经过化学的方法，设计并合成先导化合物的结构类似物（analogs）、同源物（congeners）、同系物（homologs）或衍生物（derivatives）。

（一）先导化合物的一般优化方法

1. 剖裂与拼合 剖裂（dissection）是指将先导物剖析成两个或数个亚结构，通过合成和构效关系研究可以优选出简化的基本结构或药物，如用镇痛药吗啡分子剪切而得的哌替啶。拼合（association）与剖裂法相反，是合成出比先导物或药物结构更复杂的类似物，它仍然保留先导物部分或所有的结构特征。其基本原理是在先导化合物的分子结构中附加某种具有相同生物活性或者不同生物活性的部分构造，以达到设计对称或者非对称双效药的目的。设计孪药（twin drugs）优化即是其中的一种方法，孪药是两个相同的或不同的先导物或药物经共价键连接，缀合成的新的分子，希望其增强或产生新的药效；或者提高药物的选择性；或者降低药物的毒副反应。这一原理在抗肿瘤药，抗菌药和心血管系统药物研究中已得到广泛应用。两个不同的药物缀合成新化合物，可具有作用于两个不同靶点或同一靶点的两个不同位点的双重作用。其作用机制可以是在体内重新分裂成原来的两个药物，也可以是在体内不裂解。如利用拼合原理将阿司匹林（aspirin）的羧基和对乙酰氨基酚（paracetamol）的羟基酯化缩合而成的一个前体药物贝诺酯（benorilate），在体外无活性，在体内能分解成乙酰水杨酸和对乙酰氨基酚，发挥协同作用，因而解热镇痛作用增强，又具抗炎作用；由于分子中没有游离的羧基，对胃肠道的刺激性下降，副作用较小，适合老人和儿童用药。此外，还有具有不同生物活性的部分构造相拼合的方法，也叫做共生型设计手法。

阿司匹林　　　　　　　对乙酰氨基酚　　　　　　　贝诺酯

2. 对先导化合物结构作局部变换或修饰的类似物优化 对生物活性起决定作用的基团确定之后，最常用的方法就是变换取代基，如增加或减少基团等操作，在药物分子中引入体积较大的基团，阻碍与酶或受体相互作用；其他基团引入、去除或置换的优化。有时与靶点相互作用的取代基并不在最适位置，通过由基团的变换引起分子电荷分布改变、基团电性的优化等可有效地增加活性。

（二）先导化合物的特殊优化方法

1. 生物电子等排原理 生物电子等排体（bioisosterism）指具有相同或相似的外层电子总数的化合物分子、原子或基团，而且在分子、原子或基团的大小、形状、构象、电子云分布（包括诱导效应、共轭效应、极化度、电荷和偶极等）、脂/水分配系数、化学反应活性（包括代谢相似性）以及氢键形成能力等方面存在相似性，并与生物活性相关。也正是由于上述某些重要参数的相近和相同才导致了具有相近的生物活性，即其实质是指具有相似的化学和物理性质因而能够表现相近的生物活性的化合物。生物电子等排体在先导化合物优化过程中，特别是在设计和合成具有相似的生理活性衍生物时是非常有用的，例如巴比妥类药、抗代谢药、抗肿瘤药和抗精神病药中都有比较成功的例子。

2. 设计前药 前体药物简称前药（prodrug），其概念最早为药效的潜伏化，即有活性的药物经化学结构修饰后，转变为无活性的化合物，进入机体经过生物转化之后产生生物活性，发挥治疗作用，无活性的化合物称为有活性药物的前药。前药是生物可逆性（bioreversible）衍生物，其目的在于提高生物利用度，增加药物稳定性，减少毒副作用，或促进药物长效化，或掩蔽不适臭味，或改善先导化合物在动物实验以及人体临床试验阶段表现出来的各种不尽如人意的药动学特征等。如为改变药物的苦味和不良气味，消除不适宜制剂性质，将含羟基的氯霉素、红霉素经成酯修饰为氯霉素棕榈酸酯、红霉素丙酸酯后，其苦味消除；为延长雌激素在体内存留时间的酚羟基酯化；为增加水溶性的二氢青蒿素的酯化等。

3. 设计软药或硬药　软药（soft drug）指通过可预测、可控的代谢产生无毒或者无活性代谢物的药物。软药的设计原理与前药设计是完全相反的过程，它以药物代谢为基本出发点，是指一类本身有治疗作用或生物活性的化合物，其结构类似于已知的活性化合物或具有完全新颖的结构，但有特定的代谢敏感点；当在体内起作用后，经预料的和可控制的一步酶促反应，转变成无活性和无毒性的化合物。设计软药的目的是希望药物起效后缩短药物的体内过程，使活性与毒性得以分开，提高了治疗指数和安全性。这种新型的药物现已应用于抗微生物药物、抗胆碱能药物、甾体激素类药物及 β-受体阻断剂等药物设计中，并日益受到重视，如肾上腺皮质激素类药物丁基氟可丁（fluocortin-butyl）即为临床常用药品中属于软药类型的产品。与前药和软药不同，硬药（hard drugs）指不被代谢的药物，由于进入人体后不会产生有毒的活性代谢物，因此安全，加之药物消除主要通过被动的尿排泄和胆汁排泄，因此个体及种属差异均小，体内过程易于预测。

第6节　有机药物的化学结构修饰

有机药物的化学结构修饰是利用各种化学原理，在保护药物的基本结构的基础上，将药物的化学结构加以衍化或者进行显著改变，以获得新药的方法。与先导化合物优化的方法、对象有些不同，它的研究主要是面对现有药物。对现有药物进行结构改造和结构修饰是发现、获得新药的又一主要途径，这个途径的成功率较高。

一、有机药物化学结构修饰的目的

不少药物体外虽可能有较强的药效，但因存在诸如胃肠道吸收，组织、器官的特异性分布等转运与代谢的缺陷，限制了药效的发挥。为了提高药物的治疗效果，降低毒副作用，适应制剂要求，方便临床应用，可将药物化学结构进行修饰。

（一）使药物在特定部位发挥作用

药物进入机体后，除分布于靶组织外，亦可进入其他组织中，一般情况下，药物的作用强度与其血药浓度成正比例关系，为了提高药物的作用强度，必须提高其血药浓度，这样势必会使药物在其他组织中的浓度增加，副作用亦会增大。由于器官和物种不同，它们所含酶的类型和量也有所差异，因此代谢能力也就不同，这也就提供了可获得具有选择性作用药物的基础。

1. 改变药物的理化性质　将药物经过化学结构修饰，改变原药的理化性质，如溶解度、脂/水分配系数，从而改变原药的吸收和转运，使其主要分布于特定组织中。磺胺噻唑显酸碱两性，琥珀酸为二元羧酸，将磺胺噻唑与琥珀酸成单酰胺后，发展出琥珀磺胺噻唑仅显酸性，在肠道碱性中呈解离状态，增加了原药的极性，降低胃肠道中的吸收，而停留于肠道中，在肠道内被细菌的水解酶分解成磺胺噻唑起作用，减少了对全身的毒副作用。

$$HOOC(CH_2)_2CONH-\!\!\!\bigcirc\!\!\!-SO_2NH-\!\!\!\langle\!\!\!\rangle$$

琥珀磺胺噻唑

2. 基于靶组织和其他组织间的生化指标的差异设计前药 此种方法特别适用于提高抗癌药物的选择性，减少其对正常组织的毒性作用。如抗体对于相应的抗原有高度的识别能力和特异性结合，因而将抗体作为载体与药物相联结，应显示很强的靶位特异性和选择性，把药物传输到有表面抗原的细胞和组织处，从而减少药物向非靶位的分布和结合，降低药物的毒副作用。若同时将药物制备成前药，到达肿瘤抗原处再被酶分解释放药物，更加体现靶向性，达到药效提高、副作用减小的目的。靶向前体药物的设计与研究开发，已经成为靶向治疗和靶向药物研究的热点，已产生了抗体导向酶解前体药物（antibody directed enzyme prodrug therapy，ADEPT）治疗技术。肿瘤组织中尿嘧啶核苷磷酸酶有较高活性，将 5-氟尿嘧啶通过结构改造制成去氧氟尿苷，进入肿瘤组织后被尿嘧啶核苷磷酸酶水解，重新释放出 5-氟尿嘧啶，呈现抗癌活性，从而减少对人体正常细胞的毒害作用。

去氧氟尿苷　　　　　5-氟尿嘧啶

（二）改善药物的溶解性能

多数酸性或碱性有机药物在水中溶解度较低，溶解速度也较慢，将其制成适当的水溶性盐类，不仅使溶解度加大，溶解速度提高，有利于药物吸收，更能适应制剂要求，使药物能更快、更好地发挥其药效。苯妥英是一种弱酸性药物，治疗癫痫大发作，一般是口服给药，但发作时需注射给药（因为苯妥英水溶性低，口服吸收较慢）；其钠盐虽易溶于水，但因易水解析出苯妥英使溶液混浊，而不适于注射；可将其分子引入 N-磷酰氧甲基，做成磷酸 3-羟基甲苯妥英酯，其二钠盐的水溶性比苯妥英高 4500 倍，不仅大大改善了药物的实用性和生物利用度，还给制剂工艺带来了很大的方便，能满足注射要求。

（三）改善药物的吸收性

吸收好的药物，达到有效浓度快，显效迅速。药物的吸收性能与其脂/水分配系数有密切关系，一个吸收性能好的药物要有适当的脂溶性和水溶性，如果水溶性很大，脂溶性过小，就会影响吸收；但水溶性不能过小，否则药物难以在体液中转运。通过结构修饰调整药物的脂/水分配系数，使具有适宜的 lgP 值，则能增进吸收和分布。例如氨苄青霉素的亲脂性较差，口服用药只吸收 30%～40%，将极性基团羧基酯化，制成匹氨西林，口服吸收效果很好。

（四）提高药物的稳定性，延长药物作用时间

化学稳定性小的药物，如易水解、易氧化等，口服后易受胃酸、消化道中各种酶以及肠道内微生物的作用而被破坏失效，生物半衰期缩短；若将原有易变基团通过结构修饰予以保护或稳定化，即可增加药物的稳定性，延长药物的生物半衰期，又可增加药物的有效性。如维生素 C 具连二烯醇内酯结构，还原性强，在存放过程中极易受空气氧化失效，经修饰为苯甲酸维生素 C 酯，活性与维生素 C 相等，稳定性提高，其水溶液也相当稳定。某些药物可形成溶解度低的盐类，在体液中溶解速度减少，使原药释放速度减慢，亦可使药物长效化。

（五）消除药物的不良气味，降低药物的毒副作用

有的药物具有很强的苦味等不良臭味，且用制剂学的矫味方法很难奏效；有的药物具有一定的毒副作用等，这些均可通过药物的结构修饰进行改良。通过化学结构修饰，可以改善多羟基药物的苦味。如氯霉素，极苦，但其棕榈酸酯的水溶解度很低，无苦味，也没有抗菌活性，经肠黏膜及血中的酯酶水解，可生成活性的原药。再如苯海拉明作为抗组胺药，对中枢神经系统有抑制作用，服用后常使人感到困倦，将其与有兴奋作用的黄嘌呤类药物 8-氯代茶碱成盐，后者能兴奋中枢，故可消除苯海拉明对中枢神经系统抑制的副作用。

二、有机药物化学结构修饰的基本方法

对药物进行化学结构修饰应根据临床用药需要确定目的，依药物的化学结构选择途径与方法，但总的原则是保证和提高药物的生物有效性、不增大药物的毒副作用，同时兼顾原料来源、成本、剂型需要以及产业化程度等要求。常见的药物修饰途径依作用特点有前药、软药及孪药之分（在上节中已叙述），依化学方法有成盐修饰、成酯修饰、成酰胺修饰、氨甲化修饰、醚化修饰以及药物分子的开环和环化修饰等。

（一）药物的成盐修饰

具有酸、碱性的药物，常需做成适当的盐类使用。

1. 成盐试剂选择应遵循的原则　①生成的盐类修饰物应具有较好的药理作用，成盐试剂本身不干扰机体的正常代谢、生理过程或无毒性，盐的阴或阳离子为机体成分或经过代谢转化为机体成分；②生成的盐类药物应有适宜的 pH 值，尽可能与血液的 pH 值相当，为中性或接近中性，注射用药液 pH 值应尽可能为中性或近中性，口服液 pH 值范围可大些，且 pK_a 或 $pK_b > 10$ 的弱酸性或弱碱性药物不宜作为盐类供注射用；③生成的盐类应有良好、适宜的溶解度；④生成的盐类产物应具有较低的吸潮性和较高的稳定性；⑤选择的成盐试剂应易得，并使操作简单，且来源广泛，价格低廉，使盐类产品易纯化，收率应较高。

2. 应依据药物结构确定所需盐类药物的类型及成盐方法　①具羧基的药物酸性较强，常做成钾、钠或钙盐使用，也做成有机碱盐供临床，如枸橼酸、水杨酸和对氨基水杨酸成盐时，可使用碳酸钠或碳酸氢钠进行成盐反应；某些药物在碱性中不稳定，成盐时可采用有机酸钠盐或钾盐进行，此时有机酸的酸性应小于药物的酸性，置换反应才易进行，如制备青霉素 G 钾盐，可用青霉素 G 与醋酸甲醇溶液作用；泛酸为具羧基的维生素，常制成钙盐供用，泛酸本身也作为成盐试剂，所成盐类的毒副作用比碱性药物低，如与链霉素成盐，急性神经毒性降低。②酸性较羧基药物弱的具有酰亚胺基和酰脲基的药物，一般做成钠盐类。③酸性较羧基药物强的具有磺酸基、或较羧基药物弱的具有磺酰胺基或磺酰亚胺基的药物，通常做成碱金属盐类。④具酚羟基、烯醇的药物的酸性也较弱，其碱金属盐的碱性强；具连二烯醇的基团的药物酸性较强，可制成钠盐供用，如 Vc 与 $NaHCO_3$ 反应生成的 Vc 钠，Vc 与碱性药物生成盐类比碱性药物与其他酸性药物成的盐类的毒性低。⑤具有脂肪氨基、氮杂环、肼基或胍基的碱性药物，依来源与生理原因做成盐酸盐、氢卤酸盐、硫酸或磷酸盐以及有机酸盐类；具季铵碱基的药物碱性很强，稳定性差，也需作成盐类供用。

（二）药物的成酯修饰

为了提高某些药物的稳定性或降低副作用，可将分子结构中具羧基或羟基的药物成酯修饰，常见的羧基修饰有制成甲醇、乙醇酯或酚酯等，如甲基多巴乙酯，稳定性比母体药物高，吸收性还得到改善。氨苄青霉素有游离羧基，极性强，口服吸收率只有 30%～40%，若其采用乙酰氧甲酯，以增大脂溶性，口服吸收率达到 70%～80%，改善口服吸收。羟基修饰可制成磷酸、硫酸等无机酸酯，如睾丸素、氢化可的松和地塞米松的硫酸单酯，一是增加了稳定性，改善了口服吸收；二是可形成二元酸单酯的钠盐或磷酸单酯钠，增大了水溶性，后二者可制成水溶液应用。脂肪酸

酯，应用的脂肪酸的种类较多，从甲酸到十八碳酸等脂肪酸酯都有应用，以乙酸最为普通。除应用直链脂肪酸外，也有支链脂肪酸、取代脂肪酸。维生素 A 含有共轭多烯醇侧链，其稳定性不好，酯化成维生素 A 醋酸酯，稳定性大大提高。羟苄甲头孢的口服吸收不好，生物有效性差，将其羟基丁酯化，形成的丁酰氧苄甲头孢亲脂性改善，生物有效性提高。药物还可以与丁二酸、邻苯二甲酸等成二羧酸单酯，还可和苯甲酸、对乙酰氨基苯甲酸或磺酸苯甲酸酯等成芳酸酯。也可利用具羧基药物与具羟基药物相互作用成酯修饰形成前药，克服各自缺点改善吸收，在体内再分解为原来的两种母体药物，发挥各自的药理作用。贝诺酯为两种解热镇痛药乙酰水杨酸与对乙酰氨基酚所成的酯，p.p乙酰水杨酸酯化药物羟基形成的前药，毒副作用较两者低。

甲基多巴乙酯　　　　睾丸素　　　　氢化可的松

（致胃黏膜刺激出血等）

乙酰水杨酸　　　　对乙酰氨基酚（致大鼠肝细胞肿瘤）

成酯修饰的化学方法一般有羧酸法、酰氯法、酸酐法和酯交换法。

（三）药物的成酰胺修饰

将含有羧基或氨基的药物修饰成酰胺，有助于改善药物的溶解性能，降低药物刺激性等毒副作用，以适应制剂和临床用药的要求。对具羧基药物的成酰胺修饰应用不如成酯修饰广泛，常用的试剂有氨、二甲胺和苯胺等。丙戊酸钠为抗癫痫药，对胃肠道有刺激性，吸收快，但浓度波动大，将其羧基修饰为酰胺基，形成丙戊酰胺，成酰胺后溶解度小，毒性减小，吸收较慢，血浓度波动范围小。

丙戊酸钠　　　　丙戊酰胺

对含氨基药物修饰成为酰胺，最常用的酰化试剂为氨基酸，氨基酸本身为食物成分，无毒性，是理想的成酰胺试剂。低级脂肪酸，如甲酸、乙酸、丁二酸、苯甲酸和邻苯二甲酸等也是常用的酰胺化试剂。

成酰胺修饰的化学方法一般有羧酸法、酰氯法、酸酐法和羧酸酯法。

（四）药物的其他修饰

除上述常见的药物修饰外，根据药物的结构特点和实际需要，在某些情况下还可进行药物的其他特殊修饰，如利用 Mannich 反应将药物氨甲化，形成 Mannich 碱，改善药物理化性质的氨甲化修饰；将甾体抗炎药与葡萄糖做成葡萄糖苷，可定位作用于结肠等类似的醚化修饰；药物分子和糖类的挂接组合还被应用在由主动糖转运蛋白传送药物为目的的药物开发；将药物分子开环或环化，进入机体后再闭环或开环形成母体药物而发挥作用的药物分子的开环和环化修饰等。

第7节 药物发现相关的职业发展

药物发现相关的职业发展主要是指在新药研究开发体系中从事相应工作的药学专业技术人员，进行各类药物的发现、开发研究；培养药学研究人员是药学教育的关键目的之一。

一、药物发现相关的职业

中国的新药研发体系主要由4部分组成：科研院所、大专院校、医药技术开发公司和生产企业的研发部门。科研院所包括国立和地方性两级单位，比较著名的单位如中国科学院上海药物研究所、中国医学科学院药物研究所、军事医学科学院毒物药物研究所和上海医药工业研究院等。这些科研院所承担着国家各类科技攻关项目，发展方向和技术力量各有偏重，在药物发现的基础和应用研究领域发挥着主导作用。大专院校从事药物研究的单位为部分综合性大学和几乎所有医科院校，它们集中了我国药学高端人才，是药物研发人才的主要培养基地和创新药物研究体系的重要组成部分。这方面比较著名的院校包括中国药科大学、沈阳药科大学、北京大学医学部药学院、复旦大学药学院和四川大学华西药学院等。一些部属院校和部分综合性大学的重点实验室更是承担了许多药物研发国家级科研项目，研究内容各有特色。医药技术开发公司近十余年来成为新药创制的一股新生力量，特别是中小型医药技术开发公司发展迅速，全国范围数量已达千余家，其中民营单位超过30％，许多公司得到中央和地方各级政府设立的"科技型中小企业技术创新基金"的支持。据不完全统计，自1999年以来，在每年呈送国家管理机构审批的新药（含仿制药）申请中，70％以上来自于中小型民营单位。我国生产企业的药品研发部门主要集中在大型制药企业，该部分理应是我国创新药物研究的核心力量，但由于历史的原因，这一功能至今尚未得到实际体现。

从国外制药发达国家的情况来看，新药研发的主体是企业，大学、研究院所主要着重基础研究。而在我国，新药研发的主体目前还不是企业，而是国家。新药研究主要由专业院校和国家的研究院所来承担。国内新药的来源大致有3个途径，第一个是科研单位与制药企业合作，由制药企业出资，科研单位研究，共同报批新药，这种形式是比较常见的；第二个是科研单位设法完成新药研制，通过新药审评取得新药证书后，转让给制药企业，获得技术转让费后继续用于新的研究；第三个是科研单位除了完成新药研制报批工作，同时还办有制药厂，新产品投产后，其销售额一定比例返回科研单位，用于支持新的项目开发研究。以上3种新药来源途径可以看出，我国药品研发仍然是以政府直属的科研机构和高等院校为主体的传统模式，医药企业更多的时候只是出资方和参与者。随着我国加入WTO的深入和市场经济体系的逐步完善，传统药品研发模式的弊病也日趋明显。由于以政府直属的科研机构为研究主体，政府在对药品项目的支持上往往投向科研机构，对医药企业的支持显得非常少。而科研机构由于体制等原因，管理机制僵化、缺乏市场竞争意识，在新药的研发上效率低、研发资金利用率不高。科研机构还存在离消费市场较远的客观情况，这导致药品的研发难以把握市场方向，容易出现新药满足不了患者需求的问题。随着2004年底上海罗氏研发（中国）有限公司的成立和2007年罗氏药品开发中国中心的开幕，以罗氏公司为代表的国外大型制药企业纷纷在华建成了包含研究、开发、生产和营销等环节在内的完整的医药产业价值链。有的将新药研发业务外包到中国，推动了我国研发外包服务产业的发展。北京、上海等作为我国人才、技术的集中地，也成为国际制药企业转移研发业务的首选地之一。面对全球化的竞争，本身就没多少科研积累的国内医药企业，特别是部分大型制药企业，出于自身发展的需要，对科研和创新的需求更加迫切，多方面整合资源，迅速提升企业的科研实力，着手建立研发部门，主要聚焦于现有技术改造和仿制药品研究。但中国医药产业的龙头企业正在形成之中，其发展后劲不可忽视。目前制药企业用于化学合成新药、新型药物制剂或剂型以及疗效确切的中成药之研究开发的千万元以上的风险投资基金屡见不鲜，使国内大型制药企业研发的专利数量每年翻番增长。因此，传统的药品研发模式已经开始转型，正逐步建立起以医药企业为研发主体的新模式，从而迅速提升我国医药行业的整体竞争力。目前在建立新型的药品研发模式上，国内有的制药企业进行了有益的尝试，即与政府联合创立科研机构，并将科研机构设置到医药企业中去，从而实现科研与企业、与市场的紧密结合，同时还获得政府的支持。

药品研发模式的转型，使原创药物研究开发符合国际标准的社会对药学人才的需求正在增加，本专业的大学生就业率已高达95%。药学专业毕业生到制药厂和医药研究所从事各类药物开发、研究的人员逐年增加。还有一块就是生化药品，这是一个新兴也是尖端的行业，发展前景很好，对药学人才更是比较青睐。

二、从事药物发现工作的知识、能力与技术要求

我国要在药品的研发跻身于世界先进行列，首先要造就一批优秀的人才，其中包括优秀的技术人才和管理人才，人才是研发的基础和源动力。药物研发机构、制药企业既要有优秀的药学技术人才，同时为了创新药物的研发最终走向市场，还需要有高级市场分析人员、金融人员以及优秀的管理人才队伍。

从事药物发现的专业技术人员不仅要着眼于药学科学技术层面，也要关注临床疾病治疗的要求，并着眼于未来的市场前景，其知识、能力与技术要求应体现于3个方面。

1. 素质结构 应培养坚定的政治信念、高尚的政治品德和强烈的社会责任感，具有宽泛的文化素质和多样化的知识结构；具有兼顾适应性和专业性的专业理论知识、专业工作能力和实验技能；有个性、有创新能力；具有稳定的、能够应付复杂社会局面的品质。

2. 知识结构 其专业理论知识应以药学为主干，以化学、生物学和基础医学为基础，以外语、数理基础、信息科学和工程知识为支撑工具，辅之以多元化知识，突出重视提高自身生物学知识构成。主要包括化学基础课程，如无机化学、分析化学、有机化学和物理化学等；医学基础课程，如人体解剖学、生理学、医学伦理学、病理生理学和临床诊断学等；药学专业课程，如药理学、药物化学、药剂学、药用植物学、药物分析、生物药剂学、分子药理学、药动学、药事管理与法规、新药研究与开发和临床药物治疗学等；生物基础课程，如生物化学、微生物学、细胞生物学、分子生物学、免疫学和生物信息学等。

3. 能力结构 应具有专业知识和技能，又具有管理能力。其专业工作能力、管理能力应具体体现在：①具有良好的信息收集能力，组织收集行业研发信息，跟踪最新的研发发展态势；②具有较强研发能力，能独立完成药物发现的相关研究，动手能力强；③熟悉药品管理法规、药品注册法规等法规性文件，熟悉新药申报资料和技术指导原则等药品研究、申报相关要求；④能熟练掌握重要精密分析仪器（HPLC、GC）的使用和维护，监控新药开发过程的质量；⑤具有良好的团队合作精神，能吃苦耐劳，善于学习和总结。

综合以上所述，药物研发机构工作人员类型应有信息立项及调研人员、化学合成人员、药物分析人员、药物制剂人员、新药技术转让人员和科技项目申报管理人员等。

三、我国药物发现相关职业的主要工作内容与发展

药物发现相关职业的工作内容依据于药物发现的策略与方法。首先合成化合物及中药提取物

进行活性物质的筛选，仍是中国及多数国际制药企业药物研发的主要工作，然而从合成的有机化合物中筛选活性化合物已经变得越来越艰难，由于我国拥有丰富的中药、天然药物资源，加之中药有着几千年的研究经验与成果，这对世界的新药研发具有很好的指导意义。部分具有战略眼光的国外制药企业开始从中筛选活性物质，这也成为近年来一些国际制药企业在中国开展研发业务的新途径，有种说法就是"把东方的有效成分、化合物挖掘出来，供全世界的研发中心开发适合他们的药物"。其次开展高风险、高投入创新药物研发必须采用先进的技术手段，如发现药物关键技术之一是筛选技术，目前较为先进的药物筛选技术是高通量药物筛选，但其研究周期长、耗费大，因为我国的人力、原料等资源成本比西方国家廉价很多，为此将创新药物的前期筛选转移到中国，是近年来国际制药企业转移研发业务的重点，就此使我国新药的研发能力迅速发展起来。再有药物发现的基础性研究也占据重要工作位置，其中由于东、西方人种的差异，疾病相同但表现出来的症状有可能存在差异，这对我们开展药物发现基础性研究工作的所有机构，揭示东、西方人种的差异以及对于其开发新药或者药品进入东、西方市场提供了相应的科学依据。加之中国医药产业正在面临5个重大的战略性转变，即：技术进步方式从仿制向创新的战略转变；目标市场从单纯国内市场向国内、外并举的战略转变；工业结构从以原料药为主向原料药和制剂并举的战略转变；技术结构从单纯化学制药向生物制药和化学制药并举的战略转变；市场结构从低集中度向高集中度的战略转变，为了完成这些重大战略转变，医药产业面临着许多重大的发展战略和操作问题。医药产业的发展战略必须能够做到以较低的成本、较短的时间和充分发挥我们的优势实现重大战略转变。所有这一切均影响着药物发现相关职业的发展，也要求从事这一工作的药学专业人员为迎合药物发现的专业需求需要掌握综合性的专业知识与专业技能。

第8节 药物发现相关的主要学科

现代新药发现是一项由化学、生物学、基础与临床医学、信息管理甚至数学领域多种学科相互渗透、相互合作的复杂系统工程，它至少会涉及诸如有机化学、分析化学、分子生物学、分子药理学、分子毒理学、生物信息学、药物化学、药物分析、药理学、毒理学、药剂学、生物药剂学、药动学、制药工艺学、化学信息学、计算机科学、临床诊断学和临床治疗学等等学科。而且现在的药物发现是综合性的，而不是像以前那样一个一个地进行的。过去，化学家在药物发现中居主导地位，而今天在药物发现研究过程中，从事相应工作的实验室需要来自许多不同领域的信息、专长和技术。如以功能基因组学技术、蛋白质组学技术、转基因技术和基因敲除技术等，可描述出疾病治疗靶标蛋白质的细胞学定位、氨基酸序列、生物化学特性和生物功能活性等；再以组织化学、细胞学、细胞化学、免疫学、分子模型、细胞模型以及生物芯片等技术方法，进行靶标识别；通过药物化学技术、组合化学技术、化学与天然产物库技术和化学信息学技术等，可制备出化学先导物；通过生物化学技术、分子生物学技术、基因库技术、蛋白质库技术和生物信息学技术等，可制备出生物先导物；利用药物分析、药理学、毒理学、生物药剂学和药动学等知识与技能认识或揭示研究对象的质量特性、体内过程特性、药效学与毒理学特性等。

一、药物化学为药物发现提供最直接的知识与技能

药物化学（medicinal chemistry）是关于药物的发现、确证和发展的科学，并在分子水平上研究药物的作用方式，阐明药物的化学本质，是药学领域中重要的带头学科。

药物化学的研究范围是：

1. 如何有效利用现有化学药物，即普通药物化学（pharmaceutical chemistry） 它是关于已知药理作用并已在临床应用的药物的合成、提取分离、分析确证、理化性质、构效关系以及化学结构改造等的研究，具体地说：①研究现有药物的合成路线及工艺条件，提高合成设计水平，发展新原料、新试剂、新工艺、新技术和新方法，即为生产化学药物进一步提供经济、合理的方法和工艺，降低生产成本，获取最高经济效益；②研究现有药物的理化性质，探索其与临床用药的关系，建立临床用药的化学理论基础，指导临床用药，如解决药物的化学配伍禁忌问题，建立药物质控标准与方法等；③研究现有药物的构效关系，结合动物实验和药物的临床应用，观察药物的药效、副作用，确定药效团、毒性基团；对现有药物进行化学结构改造，进一步简化药物结构，增加疗效，降低毒副作用，发展新药；④研究现有药物在人体内的代谢过程、方式和产物，为新药开发提供理论基础。普通药物化学是我们学习的主要内容。

2. 如何进行药物设计、发展新药，即高等药物化学（medicinal chemistry） 它是关于怎样发现一个安全、有效的药物的研究过程，上述过程即是不断探索开发新药的途径和方法，是创制新药的过程。

综上所述，药物化学是建立在多种化学学科和生物学科基础之上的一门独立的、有特定研究范围的基础应用学科，涉及无机化学、有机化学、物理化学、生物化学、免疫学、分析化学、分子生物学、生理学、毒理学、量子化学、结晶学、光谱学和计算机图形学等多学科，并为药理学、药物分析学和药剂学等所有药学专业学科服务。目前药物化学学科发展已由定性转入定量，并有分为几门新学科的总趋势。其英文名称也随其研究内容的改变而变化，早期的药物化学主要建立在化学基础上，主要为临床用药提供化学理论基础，其英文名称为 pharmaceutical chemistry；现代药物化学主要建立在化学-生物学的基础上，探索、研究发现新的高效、低毒的药物是药物化学的主要内容，其英文名为 medicinal chemistry。

二、生命科学发展加速药物发现

21世纪是生命科学发展的重要时期，生命科学研究的一些技术成果给新药发现带来了莫大的希望，其在靶点识别与设计、药物分子设计与筛选等方面发挥了巨大的作用。

（一）靶点识别与设计

运用生命科学前沿技术如生物信息学、基因组、蛋白质组和分子生物学等与药物研究紧密结合，将从根本上改变药物发现和开发的模式。

1. 生物信息学、基因组学与靶点识别 生物信息学是综合运用数学、计算机与网络技术以及生物学等手段对各种生物信息进行收集、加工、储存、分析、整理和归纳，并对生物信息做出解析的学科。目前新的药物分子靶点的发现和确立已离不开生物信息学的工作。从某种意义上说，生物信息学在靶点确定中的应用已成为发现药物的新的模式，即"从基因功能到药物"。在对致病基因和基因功能的认识以后，可以有针对性设计开发能从根本上改变疾病过程的新药，人们在研究过程中通过寻找和发现与疾病有关基因或致病基因，进行克隆和表达，并在此基础上表达得到相关蛋白，获得新药作用的靶物质，对此靶物质进行三维结构研究，借助计算机技术和手段，参考其内源性配体或天然底物的化学结构特征来设计药物分子，以发现选择性地作用于靶点，具有活性强、选择性好且副作用小的新药。生物信息学与以往按部就班的实验室工作相比，它以数量和规模上的飞跃为主要特征。另一方面，基因组学也提供了数量十分巨大的大分子潜在靶点。因此，目前药物开发的关键是如何在大量的潜在靶点中筛选出最有可能获得成功并应用于临床的靶点，这使得生物信息学、基因组学研究的焦点从对靶点的推测转移到了对靶点的识别与确定上。通过上述学科工作，预计到 2020 年应用于药物筛选的靶标分子将从目前的近 500 种增加至 2000 种，其中包括大量新发现的 G 蛋白偶联受体。

2. 分子生物学、分子药理学与靶点设计　分子生物学、分子药理学这些新兴学科的出现，阐明了许多生物大分子在生命活动中起着十分重要的作用，如酶、受体等与疾病发生有着十分密切的关系，这些生物大分子往往就是药物作用的靶点。①以酶为设计靶点的治疗药物取得了可喜成就：酶是高度特异性的蛋白质，生命活动许多是由酶催化的生化反应，故具有重要的生理生化活性。随着对酶的三维结构、活性部位的深入研究，尤以酶为靶点进行的酶抑制剂研究，取得很大进展。例如通过干扰肾素-血管紧张素-醛固酮系统调节而达到降压效用的血管紧张素转化酶（ACE）抑制剂，是 20 世纪 70 年代中期发展起来的降压药，一系列的 ACE 抑制剂如卡托普利、依那普利和赖诺普利等已是治疗高血压、心力衰竭的重要药物。其他研究比较活跃的领域主要有：抗肿瘤药物中的芳构酶抑制剂，非甾体抗炎药物中的环氧化酶-2（COX-2）抑制剂，调节血脂药物 HMG-CoA 抑制剂等。其中，一氧化氮（NO）以及有关一氧化氮合酶（NOS）抑制剂的研究，已是近年来生物医学和药学研究的前沿之一。②以受体为设计靶点，导致了几百种具有高度的选择性和特异性的受体新药问世：如治疗高血压的血管紧张素 AT1 受体拮抗剂氯沙坦等，中枢镇痛的阿片 K 受体激动剂丁丙诺啡等，抗过敏性哮喘的白三烯 LT 受体拮抗剂普仑司特等，以及抗胃溃疡的组胺 H_2 受体拮抗剂西咪替丁等。除了少数受体的结构已经深入研究外，大多数受体的结构还不甚明了。随着受体的亚型和新受体不断被发现和克隆表达，它们的生化、生理和药理性质也相继被阐明，为新药的设计和研究提供了更准确的靶点和理论基础，以及更多有效的手段。③以离子通道为设计靶点：离子通道类似于活化酶，参与调节多种生理功能。根据病变的离子通道使离子流动异常，甚至导致细胞死亡，可以用药物进行调控的原理，以离子通道为新药设计靶点取得了显著进展，开发了 Na^+ 通道阻断剂类抗心律失常药物奎尼丁、利多卡因和美西律等。20 世纪 70 年代末发现的一系列钙拮抗剂是重要的心脑血管药，其中二氢吡啶类研究较为深入，品种也较多，各具药理特点。近年发现的钾通道调控剂为寻找抗高血压、抗心绞痛和 I 类抗心律失常药开辟了新的途径。④以核酸为靶点的新药研究也已取得了一定的进展：目前主要集中在以已知的抗肿瘤药物为先导，以 DNA 为靶点设计新的抗癌药物和寻找抗衡致病因子的新型抗真菌药物等。细胞癌变被认为是由于基因突变导致基因表达失调和细胞无限增殖所引起的，因此可将癌基因作为靶点，利用反义技术（antisense technology）抑制细胞增殖的方法，设计新型抗癌药。

（二）药物分子设计与筛选

同样运用生命科学前沿技术发现靶物质的结构要求，通过计算机图形学的研究，可直接设计新药分子，或用计算机对化合物库进行虚拟筛选，可以获得针对性强、选择性高的候选药物，于是涌现了许多瞩目的合理药物设计新方法、新途径。

1. 基因组学对药物分子设计与筛选的作用　在人体基因组约 3 万个蛋白质编码基因中，现有药物仅作用于其中约 500 个基因。功能性基因组学技术的发展，尤其是基因芯片的开发和应用，加速了与疾病有关基因或信号传递路径鉴定，为筛选药物作用靶基因奠定了基础，也为临床试验前化合物筛选、优化不同化学成分对靶细胞基因表达的影响等，提供了直接和有效的工具。人类 DNA 序列测定与基因多态性数据库的建立，为选择具有特定基因型人群进行临床试验，提高试验中药物治疗有效率和降低不良反应及减少试验人数奠定了基础。通过基因诊断、筛选后分层及选择个体进行药物临床试验，将直接提高制药企业新药临床试验效率，缩短试验周期。此外 20 世纪 70 年代开始异军突起的以基因工程、细胞工程、发酵工程和酶工程为主体的现代生物技术，开发了如基因重组医药产品人胰岛素等一批生物技术药物，以及由抗生素、氨基酸、化学合成药物的生物转化到单克隆抗体以及靶向制剂等，为大量新型药物的发掘开辟了一条新的重要途径。随着新基因治疗学时代的到来，基因治疗药物将占有重要的地位，具有十分诱人的前景。

2. 系统生物学促使高内涵筛选技术的创立 系统生物学为发现多基因和病毒感染等复杂疾病的治疗药物提供了新的思路和方向。近年来的研究表明，人体内存在着基因网络复杂的动态调控机制，针对单个分子靶点的新药研究思路和高通量筛选技术，难以全面、完整地反映化合物与疾病的相关性。目前，国际上的药物研发策略已经从针对单个基因转变为针对多个基因（或基因调控网络），深入研究基因（靶点）之间的作用与联系，更注意考虑信号传导通路和功能系统的调控。系统生物学使得人们关注在疾病相关基因调控通路和网络水平上研究药物的作用机制、代谢途径和潜在毒性等，也使在细胞水平全面评价活性化合物的成药性成为可能，于是产生了高内涵筛选技术。高内涵筛选是在保持细胞结构和功能完整性的前提下，尽可能地同时检测被筛样品对细胞生长、分化、迁移、凋亡、代谢途径及信号传导等多个环节的影响，从单一实验中获取多种相关信息，确定其生物活性和潜在毒性。从技术层面而言，高内涵筛选是应用具有高分辨率的荧光数码影像系统，在细胞水平上实现检测指标多元化和功能化的筛选技术。该技术使得研究人员在新药研究的早期阶段就有可能获得活性化合物对细胞的毒性、代谢调节和对相关靶点的非特异性作用等多重效应的数据，对于提高发现先导化合物的速率和药物后期开发的成功率具有重要意义。高内涵筛选技术将会成为药物与基因分类的新技术手段，是对药物研究具有直接意义的系统生物学的一个实体展现。

三、化学基因组学药物发现模式

所谓化学基因组学药物发现模式，就是首先通过功能基因组研究，从细胞和分子层次弄清疾病发生的机制与防治机制，发现并确证药物作用的靶标，然后有目的地寻找药物。化学基因组学药物发现模式的一般程序包括靶点发现、组合化学合成和高通量筛选等。

1. 化学基因组学与药物发现 化学基因组学是以小分子配基的合成为背景产生的。小分子配体由于分子体积小可以自由进入细胞内部，并与靶蛋白具有特异性的亲和作用，这些特点使得小分子配体广泛应用于与药物靶点相关的基因表达谱、蛋白质表达谱和基因相互作用的全功能分析等。新的合成化学（例如组合化学）、基于结构的化学配基设计以及小化合物和蛋白质显微阵列等一些新的方法和技术加速了许多化学配基的发现，并加强了医学、生物学的研究。于是化学基因组学结合了一些新的科学技术如组合化学、生物学、基因组学、生物信息、蛋白质组学以及化学信息学技术，改进了针对单一受体的药物设计，其不仅作为后基因组学时代的新技术，为基因组学、蛋白质全功能分析提供一种新的技术支持，有助于完成人类基因组学的功能图谱，还作为一种新的药物研发模式，在小分子药物研究中有独特的优势，促进了小分子药物的开发进程，为药物的设计和开发提供新的机遇。

2. 应用组合化学获得更多新药候选分子 组合化学技术是将一些基本的小分子（称为构造砖块，如氨基酸、核苷酸、单糖以及各种各样的化学小分子），通过化学或生物合成的程序系统地装配成不同的组合，建立化学分子库。这是 20 世纪后期来源于仿生学获取新化合物分子、发现新药的一条新途径。运用组合化学技术，能在较短时间内合成数量众多的结构相关的化合物，建立有序变化的多样性化合物分子库。尤其在小分子方面，通过组合化学已经使可利用的备选物质的多样性大大地增加了，而同时实验室的自动化使得相伴产生的高通量筛选能以前所未有的速度进行活性物质寻找。目前由组合化学技术获得化合物寻找具有生物活性的先导化合物，展示了迅猛发展势头，取得了令人瞩目的成绩。如 20 世纪 90 年代后用组合化学技术获得的各类化合物总和，就已超过人类有史以来所发现全部化合物的总和。这种快速获取生物多样性分子，通过大范围规模筛选，获得有价值的化合物和结构与活性信息的途径，大大提高了新药研究与开发的效率和水平。

四、计算机技术与药物发现

计算机和信息科学等与药物研究的交叉、渗透与融合日益加强，出现了一些新的研究领域和具有良好应用价值的新技术。例如，以现代计算机科学和结构生物学为基础而发展起来的虚拟筛选和分子设计技术使新药研究的方向更为明确，途径更为合理；结合常规的生物活性检测方法，这一技术将大大提高新药发现速度。

1. 计算机辅助药物分子设计 计算机辅助药物分子设计是利用计算机对信息的存储和处理能力，分析并获得药物的生物活性与其化学结构（二维、三维）之间的相互关系的规律，预测设计的新化合物的生物活性，合理地指导新药的设计与合成，推论药物作用机制，从而达到缩短新药开发周期，提高新药开发成功率的目的。实际上就是 QSPR、QSAR 与计算机图形学结合进行药物的构效关系研究，其基本程序包括建立活性位点模型和配体分子设计。方法是在已知的活性化合物或已知的有效药物化学结构基础上，参考药物作用靶点的结构特点，建立立体的活性位点结构，然后根据活性位点的结构特点，在已经建立的虚拟计算机样品库中寻找、设计可以与活性位点相结合的化合物分子结构，再采用合成的方法获得化合物，进行活性筛选。随着新世纪生命科学、计算机科学的发展，这种考虑药物作用的不同机制和全部过程的药物设计方法，将会更加完善，在新药的发现中发挥更大的作用。

2. 计算机辅助活性物质筛选 在高通量药物筛选中，几乎全部过程都与计算机技术密切相关，如样品的管理、操作过程的控制以及筛选结果的分析和处理等等，计算机技术促进了高通量药物筛选的实现。计算机辅助筛选的基本方法是根据药物作用靶点与药物小分子结合的原理，通过结构模拟、立体结构对接、分子间能量计算以及分子相互作用力的预测等手段，寻找能够与特定药物作用靶点相互作用的小分子结构，作为药物研究的对象。这种方法虽然目前仍在探索阶段，但是由于该项技术具有工作成本低、需要工作人员少和自动化程度高等特点，受到研究人员的重视。特别是通过该项技术的应用，已成功开发出具有治疗作用的药物，如治疗流行性感冒的药物流感病毒神经氨酸酶抑制剂扎那米韦，更激发了广大研究人员的热情，使该项技术成为药物研究领域中的热点之一。

五、其他学科与药物发现

一些新兴学科越来越多地参与到新药发现和前期研究之中，如分子力学和量子化学与药学科学的渗透以及 X 衍射、生物磁共振、数据库和分子图形学的应用，为研究药物与生物大分子三维结构、药效构象以及二者作用模式和探索构效关系提供了理论依据和先进手段，将使药物设计更趋于合理化。

总之药物发现不仅是创新药物研究的关键步骤之一，也是创新药物研究过程中的"瓶颈"；药物发现更是药学学科的重要责任，是药学科学技术人员施展才华的最主要领域。现代科学的发展为药物发现提供了强大的理论和技术支持，使药物发现获得新的发展机遇。随着我国加入 WTO 和药品专利法的实施以及国际医药市场竞争的日趋激烈化，加强我国药物发现的发展，推进药物研究的源头创新已迫在眉睫。作为药学工作者必须关注药物发现相关学科发展，掌握药物发现的前沿理论和各种先进技术，结合国际药物发现的研究进展和我国的实际国情，及时调整药物发现的思维方式和研究策略，才能提高我国药物发现的能力，研制出更多拥有自主知识产权的创新药物。

本 章 小 结

药物发现的历史是一部科学进步史和人类文明发展史。本章在简述药物发现的历史、现状，展望发展趋势的基础上，通过对药物作用的理化基础、构效关系、构动关系以及有机药物的化学结构修饰等与药物发现密切相关知识的介绍，引出从盲目到自觉、从偶然到必然、从原始发现到科学设计的药物发现的途径和方法，同时介绍了与药物发现相关的职业工作内容、职业发展及对相关知识与技能的要求，也展现了药物发现相关的学科发展。

短文阅读

The history of drug discovery is precisely a history of scientific progress and human civilization development. This chapter sketch the past, present and future of drug discovery. Through introducing the knowledge which closely related with drug discovery, such as physicochemical basis of drug action, structure-activity relationships, structure-pharmacokinetic relationship and chemical structure modification of organic drug and so on, the ways and methods of drug discovery, which is evolved from blindness to consciousness, from fortuity to inevitability, and from primeval discovery to rational design, are lead out. The professional job content and career development related with drug discovering, and the demand of the relevant knowledge and skills are introduced. And subject development about drug discovery is exhibited as well.

参 考 文 献

张彦文. 2006. 药物化学 [M]. 北京：高等教育出版社.
张万年. 2006. 现代药物设计学 [M]. 北京：中国医药科技出版社.
郑虎. 2008. 药物化学 [M]. 6版. 北京：人民卫生出版社.

第4章

中药与天然药物

学习要求

1. 掌握中药与天然药物的概念与特点；
2. 掌握中药与天然药物在药学学科中的作用；
3. 熟悉现代生活中中药和天然药物的作用；
4. 了解中医理论的基本特点。

第1节 中医药概要

中医药是具有中国传统文化特色的医学体系，博大精深、源远流长，是中华儿女数千年来在生产、生活和医疗实践中积淀而成的智慧结晶。中医药为中华民族的繁衍生息和祖国的繁荣昌盛都做出了不可替代的巨大贡献。

现代人们的生活追求回归自然，应用传统医药防治疾病也深入人心，为传统医药，特别是中医药的发展带来了广阔前景。近年来，中医药在治疗肿瘤、艾滋病（acquired immune deficiency syndrome，AIDS）、严重急性呼吸综合征（severe acute respiratory syndromes，SARS，又称传染性非典型肺炎）和"甲型 H1N1"流感 [具有"血球凝集素（hemagglutinin）第 1 型、神经氨酸酶（neuraminidase）第 1 型"的甲型流感病毒] 等疾病中所表现出来的明显优势，使其越来越受到世人的瞩目、青睐和信任。

一、中医药起源

从原始社会时期开始，我们的祖先通过采食植物、狩猎、采矿和冶炼，逐渐积累了辨别某些植物、动物和矿物的药效和毒性的经验。原始人群在"饥不择食"的过程中，不可避免地会误食一些有毒或剧毒之物，发生呕吐、腹泻或昏迷等中毒现象，甚至引起死亡。同时，也可能因偶然吃了某些"食物"而使原有的病痛得以减轻或消除。在处理外伤时，可能就地偶然地取材，如草茎、树皮或泥土等涂敷伤口，发现了适合的外用药物。经过世世代代与疾病做斗争和无数次地反复试验，逐渐积累了辨别食物与药物的经验，并有意识地加以利用，中医药开始萌芽。《淮南子·修务训》载，神农为了使众百姓生病时能找到对证的药物，"尝百草之滋味，水泉之甘苦，令民知所避就，当此之时，一日而遇七十毒"。这个流传已久的传说，生动地概括了从发现中药到经验积累的艰苦实践过程，祖先们也为此付出过巨大的代价。

随着时代的不断发展，医药知识的不断丰富，文化科学的不断进步，中医药知识逐渐从实践经验上升到理性认识，从而产生了中医药的理论体系。

（一）西周至秦汉时期

随着社会生产力的发展，文化和医学的演进，中医药知识的传授，逐渐由"师承口授"、"口耳相传"发展到文字记载。从西周开始，对中医药始有文字记载，周代的《诗经》一书涉及植物药 50 多种，如芍药、枸杞等，并对某些动植物的采集、性状和产地做了说明，如"七月蟋蟀"、"八月断壶"指明了采集或生长季节；《山海经》中收录植物、动物和矿物药 127 种，更加具体介绍了所言各物产地，及若干品种的药用知识，书中有关补药和预防的记载，反映了当时我国预防医学思想萌芽，可见当时药物知识已相当丰富。

在"诸子蜂起，百家争鸣"的春秋战国时期，我国医学宝库中现存最早的医学典籍——《黄帝内经》（简称《内经》）应运而生，标志着中医理论体系的基本形成。该书汲取了秦汉以前的医学、哲学、天文和地理等多学科的重要成果，总结了春秋战国以前的医疗成就和治疗经验。《内经》千百年来指导着中医的临床实践，历代著名医家和医学流派在理论和实践方面的创新和建树，都与其密不可分，故《内经》被称为中医药学之祖。战国时期秦越人所著的《难经》，对《内经》中的生理、病理、诊断和治疗等方面的一些疑难问题进行了阐释，并补充其不足，使中医理论有了新的发展，为后世医家所推崇。

秦汉以来，内外交通日渐发达，东南亚等地及少数民族地区的药材也不断进入中国，丰富了人们的药材知识。《神农本草经》就是当时流传下来的中国现存最早的药物学专著，是秦汉时期众多医家对我国早期临床用药经验的第一次系统总结，对中药学及相关学科发展有着深远的影响，被誉为中药学经典著作。

东汉末年，著名医学家张机（字仲景）总结前人的临床医学成就和自身的实践经验，著成了《伤寒杂病论》，该书确立了辨证施治及理、法、方、药的理论体系，是中医学论述辨证施治的第一部专著，其所载方剂及理论，被尊为众方之祖。

（二）三国两晋南北朝时期

三国时期，名医华佗已开始使用全身麻醉剂"麻沸散"进行各种外科手术。

晋代，名医王叔和著成我国现存最早的脉学专著《脉经》一书，此举对脉学的形成和发展起到极其重要的推动作用。同一时期，名医皇甫谧和葛洪分别在针灸和方剂领域有很高的建树，分别著有《针灸甲乙经》和《肘后备急方》。

南北朝刘宋时期，雷敩总结前人的炮制技术和经验，编成我国第一部炮制专著《雷公炮炙论》。梁代，陶弘景参考大量的医方、图集和标本，对《神农本草经》做了整理和研究，著成了《本草经集注》，为中国药学史上第二次总结。

（三）隋唐时期

隋唐时期，我国南北统一，中外交通发达，民族文化融合，社会经济、文化、艺术和科学技术都得到了发展。中外医学交流也有发展，如在唐代医学著作中明显有印度医学的影响，而日、朝的汉方医学的形成和发展均与中医药学有着千丝万缕的渊源关系。

由政府主持编写的《新修本草》（又称《唐本草》），是目前世界上现存公开颁布最早的药典，也是我国第一部药典。该书全面总结了唐代以前的药学成就，并流传于海外。

唐代，孙思邈著有《备急千金要方》和《千金翼方》，王焘著《外台秘要》等，论述了大量的中医学内容，汇集了历代名方和从海外传进来的方剂，将汉至唐代时期的诸多名家方剂发扬光大。陈藏器在《新修本草》基础上，深入实际，撰成《本草拾遗》，该书对《唐本草》进行了增补和辨误，搜集了其所遗漏的许多民间药物。

(四) 宋金元时期

宋金元时期，生产力发展迅速，经济繁荣，为中医药的进一步发展提供了条件。另外，"不为良相，当为良医"的思想盛行，使得有较高文化素养的文人志士加入到了中医药的队伍中来，众多学派涌现，使中医药理论有所突破，临床医学和药学都得到了长足的进步。

太平惠民合剂局编写的《太平惠民和剂局方》（简称《和剂局方》），是我国第一部由政府颁发的制剂规范，也是目前世界上最早的具有药典性质的成药药典，书中许多方剂至今仍广泛用于临床。唐慎微医术高明，治学广泛，著成《证类本草》，至今仍是研究中药必备的重要参考书目之一。

金元时期涌现了各具特色的学术流派，其中以刘完素、张从正、李东垣和朱丹溪为代表形成了四大医学流派，被尊为"金元四大家"。此四大医家，从不同的角度丰富了中医药理论，开拓了中医学发展的新局面。

(五) 明清时期

明清时期，中国封建经济高度发展，资本主义开始萌芽并缓慢成长。明代的中医药学在中国史上占有重要篇章，许多医家总结前人医药学成就并结合个人临床经验，编撰了大量的医药学典籍，清代时期，中医药学在明代取得很大成就的基础上，又有了一定的发展。

明代伟大的医药学家李时珍，通过参考文献、采访调查、搜集标本和临床实践等亲身经历，写成 200 多万字的中医药科学巨著《本草纲目》。该书不仅对药物记载详尽，对人体的生理、病理、疾病症状和预防等也作了叙述，而且还综合了植物学、动物学、矿物学、物理学、化学、农学、天文学和气象学等多学科知识，丰富了世界科学的宝库。

清代中医药学家赵学敏对《本草纲目》中的错误之处进行勘误，且对其略而不详之处予以补充，创造性地发展了中医药学，并著有《本草纲目拾遗》。清朝吴其浚著《植物名实图考》，是一部药用植物志，其所记载的植物，在种类和地理分布上，都远远超过历代诸家本草，对植物分类学和中药学的发展都有很大影响。

(六) 近现代时期

近现代时期，特别是新中国成立后，党和政府高度重视中医药事业的传承和发展，制定了一系列的政策和措施，随着现代自然科学技术和国民经济的快速发展，中医药进入了最佳的发展时期，同时也取得了前所未有的成绩。

建国以来，政府有关部门组织各方面人员对中药资源进行多次大规模调查，据第三次全国中药普查统计，中药总数达 12 807 种，第四次全国中药普查工作已于 2011 年开始，计划在 2015 年进行总结、验收。

近现代时期，各地出版社根据卫生部的安排与建议，积极将古中医药文献进行整理刊行，为中医药的进一步发掘利用及古文献研究提供了重要保障。此间也涌现了大量的中医药新著，数量空前。《中华人民共和国药典》（简称《中国药典》）自 1953 年出版第一版以来，至今已共出版颁发了 9 版，从最初收载中药 65 种，至 2010 年版共收载中药 2165 种；分析鉴别方法不断更新，如《中国药典》2010 年版（一部）中药材和饮片的鉴别、检查和含量测定等项所用方法，除采用前版的化学鉴别、显微鉴别、薄层扫描、高效液相色谱法和原子吸收光谱法等外，还采用了 DNA 分子鉴别技术以提高专属性和有效性。

现代中医药教育事业的发展，为中医药事业的振兴与繁荣，培养了大批高素质的专业人才。1956 年北京、上海、成都和广州 4 所中医药院校的建立，标志着传统的中医药教育步入了现代化正规的高等教育行列。

随着医药学和现代自然科学的迅速发展及中医药事业自身发展的需要，中医药的现代研究在深度和广度上都取得了令人瞩目的成就，中医中药的各分支学科与交叉学科都取得了很大发展。中医理论研究不断完善，从不同角度探索疾病变化规律；中药物质基础研究不断深入，并取得一定成果；中药新制剂逐步实现剂型现代化、质量控制标准化和生产技术工程产业化；随着对从中药种植栽培、研发、生产、经营和使用等各个环节的一系列规范的建立与实施，使得中药及其产品的规范化管理不断完善。随着现代人类疾病谱的变化，临床医疗由单纯的疾病治疗模式转变为预防、保健、治疗及康复相结合的模式，中医药正逐步为世界所认可，国际市场也不断扩大，中医药事业正面临良好的历史机遇。

中医药源远流长，内容博大精深。随着研究工作的不断深化，各学科间相互渗透，越来越多优秀的中医药工作者不断地从浩如烟海的中医药文献中汲取养分，从现代先进的科学技术中探索蹊径，中医药的发展必将取得更丰硕的成果，更好地为人类的医疗保健事业服务。

二、中医理论的基本特点

在古代唯物论和辩证法思想的指导下，中医药学历经几千年的实践和发展，在人体的生理、病理及疾病的诊断、治疗和保健预防等方面形成了独具特色的认识，逐渐形成了以整体观和辨证论治为最基本、最重要的理论体系。

(一) 整体观念

整体观念，即在观察分析和研究处理问题时，强调必须注重事物本身的统一性、完整性和联系性。中医学十分重视人体本身的统一性、完整性及其与自然界的相互关系，认为人体是一个有机的整体，人体与自然界也密不可分。整体观念是中国古代唯物论和辩证思想在中医学中的体现；这一观念贯穿于中医对人体的生理、病理、诊断、治疗、预防和保健等方面的认识。

1. 人体是一个有机的整体 人体由脏腑、组织和器官所组成，各组成部分相互联系，在结构上不可分割，在生理上相互协调，在病理上相互影响、相互联系，共同构成一个有机整体。中医学认为，人体在组织结构上，以五脏为中心，通过经络系统，将六腑、形体组织和五官九窍等全身组织器官联系成有机的整体，并通过精、气、血和津液的作用，完成机体统一的功能活动。

中医在认识和分析疾病的病理状况时，首先从整体出发，将重点放在局部病变引起的整体病理变化上，并将二者的变化反应统一起来。由于脏腑、组织和器官之间在生理、病理上的相互联系和影响，决定了在诊治疾病时，可以通过面色、形体、舌象和脉象等外在的变化，来推测其内在的病变，以作出正确的诊断和治疗。如心开窍于舌，心与小肠相表里，故临床上可用清心热泻小肠火的方法治疗口舌糜烂。

2. 人与自然界的统一性 人类生活在自然界中，自然界的变化，如昼夜晨昏、季节气候和地域的变化，均可直接或间接地影响人体，机体随之相应地产生反应，属于生理范围内的，即是生理的适应性；若超越了这个范围，即是病理性反应，即《内经》中所云："人与天地相应"。

昼夜晨昏变化对人体的影响，早晨人体阳气初生，运行于外；至中午阳气最盛，推动着人体的各种功能活动；渐入夜晚则阳气内敛，运行于内，便于人体休息。人体的脉搏、体温、耗氧量、CO_2的释放量及激素的分泌等，均具有24小时的节律性变化。季节气候对人体的影响，春夏温热，阳气升发，气血易趋于体表，表现为皮肤松弛、腠理开、汗多，脉多浮大；秋冬季阳气收藏，气血易趋于里，表现为皮肤致密、少汗多尿的变化，脉多沉小。人体许多疾病与季节和环境影响密切相关，如春季多见温病，夏季多见痢疾、中暑，秋季多见燥症，冬季多见伤寒。人们的身体状况多因地域不同而存差异，如我国江南偏于湿热，人体腠理多疏松，多患湿热；北方偏于燥寒，人体腠理多致密，易受风寒。

人体对自然变化的适应能力虽有限，但仍是主动、积极的，古医家提出"动作以避寒，阴居以避暑"，"夏则虚敞，冬则温密"，均体现了人类改造和适应自然环境的简单而有效的预防保健方法，有利于提高健康水平，减少疾病的发生。

中医理论认为，因人体本身的统一性及人与自然界间的统一关系，故在对患者进行诊断和决定治疗方案时，必须注意分析、综合考虑人体局部病变与全身情况的相互联系，以及外在环境与人体情况的有机联系，也是中医学整体观念的体现。

（二）辨证论治

辨证论治是中医认识疾病和治疗疾病的基本思路和原则，也是中医药理论体系的基本特点之一。辨证的任务是分析疾病，中医在中医理论指导下，通过四诊（望、闻、问、切）收集症状、体征等各种病情资料，进行分析、综合，辨清疾病的病因、性质、部位以及邪正之间的关系，概括、判断中医临床的"证"。论治的任务是采取相应的措施，根据辨证的结果，确定相应的治疗原则和治疗方法。辨证是确定治疗方法的前提和依据，论治是治疗疾病的具体手段和方法，是辨证的目的，而治疗效果又是对辨证是否正确的检验。辨证和论治是中医诊断疾病过程中相互关联、密不可分的两个环节，是中医理、法、方、药在临床上的具体体现。如治疗感冒，根据中医药理论，必须先辨清其属于风寒还是风热，才能确定是采取辛温解表还是辛凉解表之法，对证遣方用药。

根据辨证论治的原则，要求中医在临床确定治疗方案时需要辩证地看待病与证的关系，故临床实践中常有"同病异治"、"异病同治"的方法。"同病异治"是指同一种疾病在疾病的发展过程中表现出不同的"证"，因而采用不同的治法。例如麻疹的治疗，初起时疹发不透，需发表透疹；中期时肺热明显，常需清肺泄热；后期多余热未尽，肺胃阴伤，常养阴清热。"异病同治"是指不同类型的疾病，在其发展过程中出现了同一性质的"证"，可采取相同的治疗方法。例如久病腹泻与哮喘等不同的病，在发展过程中都会出现肾阳不足的病理本质阶段，故都可采用温补肾阳的方法治疗。

可见，中医治疗疾病不是针对"病"的差别，不同于不分主次、阶段而一方一药对一病的辨病疗法，而是关注"证"的异同，以"对证下药"。这种针对疾病发展变化过程中不同质的矛盾用不同的方法进行解决的原则，正是辨证论治的精神实质。

三、阴阳五行

阴阳学说和五行学说是含有深刻的唯物论内容和辩证法思想的中国古代哲学理论，是古代用以认识和解释自然的宇宙观和方法论。阴阳五行学说是中医药重要而独特的思维方法，是中药理论体系的重要组成部分，阴阳五行学说贯穿于中医理论体系的各个层面，借以说明人类生命的起源，人体的生理功能和病理变化，阐明、归纳疾病的本质和类型，以作为指导疾病预防、诊断和治疗的方法论。

（一）阴阳学说

阴阳学说源于我国古代人们在生产生活过程中对宇宙万物的长期观察，是研究自然界事物的运动规律，并用以解释宇宙万物的发生、发展和变化规律的古代哲学理论。阴阳学说渗透到医学领域，并与医学内容融为一体，借阴阳的运动规律解释人体的生命活动，指导临床实践。

1. 阴阳的基本含义　在万事万物中，太阳影响着人类的生产生活，人类与太阳的关系也因此最为密切。古人以观察太阳活动为背景逐渐形成了阴阳学说，阴阳的最初含义是非常朴素的，即日光的向背，人们将日出后的白昼称为阳，将日落后的黑夜称为阴。经过古代人民的广泛联系，在春秋战国时期逐渐抽象出阴阳的哲学意义，阴阳是对自然界相互关联的某些事物或现象对立双方的属性概括，体现了事物的对立统一法则。

一般来说，凡是剧烈运动着的、上升的、温热的或明亮的都属于阳，而相对静止的、下降的、寒冷的或晦暗的皆属于阴，如天地、日月、男女、刚柔、生死、长消、正邪、益损和增减。中医药学的阴阳，是常识概念、哲学概念和医学概念的综合，如患者表现为亢奋、躁动和功能亢进等，为阳证；而表现为抑郁、静而不烦和功能衰退等，为阴证。

2. 阴阳学说的基本内容　阴阳学说的基本内容包括阴阳对立、阴阳互根、阴阳消长和阴阳转化，这 4 个方面构成了阴阳学说的基本内容。阴阳学说作为中医药的指导思想，渗透于中医理论体系的各个层面，并指导中医临床诊疗。中医临床通过"望、闻、问、切"辨患者为阳证还是阴证，合理遣方用药进行"施治"，在治疗的整个过程中关注阴阳此消彼长的相互制约、变化发展过程，以求达到调控阴阳转化之目的，最终使人体恢复阴阳平衡的和谐状态。《素问·生气通天论》曰："阴平阳秘，精神乃治"。

（二）五行学说

五行学说是中国古代朴素的唯物主义哲学思想，该学说认为，宇宙间的一切事物皆由木、火、土、金、水 5 种物质所组成，自然界事物和现象的发展变化，都是这 5 种物质不断运动和相互作用的结果。五行学说应用于中医学领域，主要用以阐述人体五脏互藏规律，揭示机体内部与外在环境的相互关系，加强了中医学整体观念的论证，从而指导临床诊断和治疗。

1. 五行的基本含义　五行的哲学含义，是指木、火、土、金、水及其所构成五大行类事物之间的相互联系与运动变化。中医学理论对五行概念赋予了阴阳的含义，认为木、火、土、金、水及自然界的事物皆是阴阳的矛盾运动所产生。中医学的五行不仅是指五类事物及其属性，还包含了 5 类事物内部的阴阳矛盾运动。五行的运动受阴阳的制约，阴变阳合而生五行。五行中木、火属阳，金、水、土属阴，且五行中每一行各具阴阳。中医学的五行概念与纯粹哲学概念不同，属医学科学中的哲学概念。

2. 五行学说的基本内容

（1）五行的特性：是古人在长期的生活及生产实践中，对木、火、土、金、水五种物质的朴素认识基础上，对其特性进行抽象而逐渐形成的理论。具体归纳如下：

1）木的特性：以树干向上曲直地生长、向外伸展的生发姿态为特性，代表具有生长、升发、条达和舒畅等作用或性质的事物及现象。凡具有该类特性的事物和现象，皆归属于"木"。

2）火的特性：火具有温热、向上和升腾的特性。凡具有温热、茂盛和升腾性能的事物和现象，皆归属于"火"。

3）土的特性：土具有播种和收获农作物的作用，乃孕育、长养及承载万物的基础。古人以土为贵，凡具有生化、承载及受纳作用或特性的事物和现象，皆归属于"土"。

4）金的特性：金具有坚韧、清肃及收杀的特性。凡具有肃杀、清洁和收敛性能的事物和现象，皆归属于"金"。

5）水的特性：水具有滋润、寒凉、向下及闭藏的特性。凡具有该类特性的事物和现象，皆归属于"水"。

在中医理论中，五行的特性，不仅来源于对木、火、土、金、水五者特性的直接观察，还来源于对事物间联系的间接推衍，具有更为广泛和抽象的含义。依据五行的特性，中医理论将自然界的各种事物和现象（如人体、脏腑和情志等）归为五大行类，将自然界及人体许多复杂的事物和现象有机联系在一起，形成了木、火、土、金、水五大系统，详见表 4-1。如五脏配五行，脾具有运化水谷，输送精微，营养全身的功能，类于土之化物，故脾归属于土；又如已知肝具有疏泄、条达和主升发之特性，归属于木；与肝相表里的胆，具有贮藏和排泄胆汁的功能，尚有舒畅条达的特性，故其属性亦为木。

表 4-1　五行属性系统表

自然界							五行	人体						
五音	五味	五色	五化	五气	五季	五方		五脏	六腑	五官	五体	五液	情志	五声
角	酸	青	生	风	春	东	木	肝	胆	目	筋	泪	怒	呼
徵	苦	赤	长	暑	夏	南	火	心	小肠	舌	脉	汗	喜	笑
宫	甘	黄	化	湿	长夏	中	土	脾	胃	口	肉	涎	思	歌
商	辛	白	收	燥	秋	西	金	肺	大肠	鼻	皮毛	涕	悲	哭
羽	咸	黑	藏	寒	冬	北	水	肾	膀胱	耳	骨	唾	恐	呻

（2）五行的调节机制

1）五行的正常调节机制：五行生克制化规律是五行结构系统在正常情况下的自动调节机制，包括相生、相克与制化。

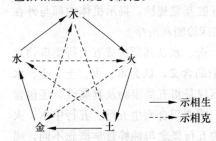

　　　　→ 示相生
　　　　--→ 示相克

图 4-1　五行相生相克示意图

中医理论运用五行生克制化，阐明五脏之间的生理、病理关系（图 4-1）。五脏之间的生克制化，说明每一脏在功能上有他脏之协助，不至于虚损，又能克制他脏，使其不至于过亢。本脏之气太盛，则有他脏之气制约；本脏之气虚损，则又可由他脏之气补之。如脾（土）之气，其虚，则有心（火）生之；其亢，则有肝（木）克之；肺（金）气不足，脾（土）可生之；肾（水）气过亢，脾（土）可克之。这种生克关系把五脏紧紧联系成一个整体，从而保证了人体内环境的对立统一。

2）五行的异常调节机制：五行的异常调节机制包括相乘与相侮。"相生相克"和"相乘相侮"有本质区别，前者是正常情况下的制约关系，后者是正常制约关系遭到破坏的异常现象。中医理论认为，在人体，前者为生理现象，而后者为病理表现。相乘相侮是由于一行太强或太弱，或二者并存所致，故应根据相乘相侮的原因，确立"抑强"、"扶弱"的治疗原则。

五行学说在中医学领域中的应用，加强了中医学关于人体以及人与外界环境是一个统一整体的论证，使中医学所采用的整体方法更进一步系统化。

四、中药性效

中医药理论认为，任何疾病的发生皆是阴阳失衡的结果。中药之所以能够祛除病邪，消除病痛，恢复阴阳平衡，是与中药特有的性质和作用密切相关的。中医就是利用中药自身所具有与治疗有关的性效来治疗疾病，使机体最大程度地恢复阴阳平衡的正常状态，达到治愈疾病、恢复健康的目的。

中药性效包括中药性能和中药功效两部分。

（一）中药性能

中药性能是用中医理论对中药作用（主要是功效）特点的高度概括，是在中医药理论指导下认识和使用中药的重要依据，是中药基本理论的核心部分。

中药性能是古代医药学者在长期医疗实践过程中，不断总结、充实和发展而逐步形成的一套体现中医药特色的理论体系。中药性能的主要内容有四性、五味、归经、升降浮沉和毒性。

1. 四性　四性（four properties）指中药的寒、热、温、凉四种药性，又称"四气"，为药性理论的重要组成部分，是说明药物作用的主要理论依据之一。

生活中，在寒冷的冬季，人们常喜欢喝羊肉汤；在酷热的夏季，人们常喜欢喝绿豆汤。其实这里就隐含着食物的"寒、热、温、凉"的"四性"：羊肉性温，适合在寒冷的冬季食用，能够驱散寒气；绿豆（药食同源食物）性凉，在炎热的夏季食用，能够清热解毒，降温消暑。

中药之寒热温凉四性，是从药物作用于机体所发生的反应概括得来的，是与所治疾病的寒热性质相对而言的。也就是说，能治疗寒证的药物，其药性多具有热性或温性，如麻黄能治疗恶寒、发热、无汗和头身痛等风寒表证，故麻黄的药性为温；能治疗热性病证的药物，其药性多具有寒性或凉性，例如石膏能治疗高热、汗出和口渴等热证，故石膏药性为寒。

在阴阳属性中，寒凉属阴，温热属阳。寒与凉没有本质区别，只有程度的不同，温与热也一样。中药的药性按热的程度从大到小的顺序为：热、温、凉、寒。前人为了进一步区分药物的寒热程度，又使用了大热、大温、微温、大寒及微寒等概念，以示更细微的差异。

辨清疾病的寒热证性，是中医临床辨证论治的一大纲领；"寒者热之，热者寒之"（《素问·至真要大论》）是中医临床辨证论治的基本原则，例如治疗风热感冒、咽喉肿痛等热证，就可用以寒性的薄荷，以奏疏散风热，清利头目之功效。所以，只有掌握了药性的寒热温凉，才能使理、法、方、药密切结合，从而指导临床辨证论治、合理用药，达到最佳的疗效。

 知识链接

四性是中药的首要药性，也是中医赖以遣方用药的主要依据。对于中药四性研究历来为医家所关注，一直是中医药基础研究的难点和热点。近年来，在国家科技部"973"计划中医专项支持下，吸引了全国各地的中医药及相关专业的科技工作者对以中药的寒热药性为代表的中药药性理论进行研究。

研究表明，大多数寒性或凉性中药具有退热、抗菌和中枢抑制作用，而大多数热性或温性中药具有中枢兴奋作用。有学者对中药四性进一步的研究表明，寒热药性不同的中药通过对自主神经功能及内分泌的调整，可纠正机体寒热不平衡状况，并可影响中枢神经递质的含量，其基本规律是寒凉药可抑制交感神经递质的合成和释放，而温热药则可直接刺激有关神经或组织中肾上腺素能递质的合成。还有研究表明，温热药对机体功能的病理性衰退具有兴奋作用，而寒凉药对机体功能的病理性亢进有抑制作用。

随着新的学科和技术的不断发展，使中药四性的研究深度和广度均有较大提高。如有学者通过对虚寒证的疾病用温热药治疗后的基因芯片分析发现，温热药可影响代谢基因表达，其治疗作用可能与调节基因有关，使四性研究深入到基因水平。有学者从动物的生理、生化和免疫等多角度进行寒热性中药的作用本质研究。根据红外成像技术，学者选择热性药物干姜和寒性药物黄芩为代表，观察人体服药后的红外成像，对比解释中药对机体的热变化，从而推断药物的寒热属性。有学者从药物的能量和电子得失角度与中药四性的关系来研究中药四性的物质基础，结论为：给出电子的化学元素为寒性物质，得到电子的化学元素为热性物质，中药的化学成分是中药四性的物质基础。有学者研究发现，基于寒热对照抗原斑点免疫印迹法是中药寒热药性物质基础研究的一种新方法。另外，基于一药多性、基源性状、数学量化界定、生物学、药性-药效-物质关系、证候-药效-药性关系和药物药理-药效-药性关系系统等方面对中药药性的研究也颇多。

主要参考文献：

陈素红，吕圭源. "性、味结合归经"层面研究中药药性［J］. 中药药理与临床，2008，24（4）：58-62.

代春美，肖小河，彭成，等. 中药四性研究概述［J］. 中成药，2010，32（3）：480-481.

左文，陆兔林，毛春芹. 中药的四气五味［J］. 中国药房，2010，21（7）：653-655.

2. 五味 五味（five flavours）指中药的辛、甘、苦、酸、咸五种不同味道，此外，一些药物还具有淡味或涩味。中药性能的五味，不仅指直接感知的真实滋味或气味，更主要的是对药物功效的高度概括。中医把五味的作用准确地概括为："辛散、甘缓、酸收、苦泄、咸软"，性能中的五味又称为药味。五味的作用特点见表 4-2。

表 4-2　五味的作用特点及用药实例

五　味	作用特点	适用范围	用药实例
辛	"能散、能行"发散解表、行气活血和温肾壮阳等	最适合治疗风寒表证、感冒发热和头痛身重	紫苏发散解表，用于外感表证；川芎能活气行血，用于血瘀气滞证；淫羊藿能补肾壮阳
甘	"能补、能和、能缓"补虚、和中、缓和药性或调和药味等	治疗正气虚弱、多种身体疼痛	人参大补元气；麦冬养阴润肺；熟地滋补精血；饴糖缓急止痛；甘草调和药性并可解药食中毒等
苦	"能泄、能燥、能坚"泻火、通便、燥湿和坚阴等	滋养补虚，调和药性及止痛治疗热证、湿证	大黄能泄下通便；黄连、黄芩能清热泻火燥湿；苍术能燥湿运脾；知母、黄柏具有泻火存阴（坚阴）的作用
酸与涩	"能收、能涩"收敛、固涩和敛阴生津等	治疗自汗、盗汗、久泻脱肛和尿频失禁等	五味子味酸，生津止咳，收敛止汗；乌梅味酸，敛肺止咳；石榴皮味涩，能涩肠止泻
咸	"能下、能软"软坚散结、泻下通便等	治疗大便秘结、痰核和肝阳头痛眩晕等症	海藻、昆布能软坚散结；芒硝能软坚润燥通便

除以上五味之外，还有淡，"能渗、能利"，具有渗湿、利尿的作用，多用于治疗水肿、小便不利等病症。如薏苡仁，味淡，具有良好的渗湿利水的作用，用来治疗水肿胀满、脚气浮肿；猪苓、茯苓，味淡，都有利水渗湿的作用。

3. 归经 归经（channel tropism）是指药物作用的趋向定位概念，即药物对机体的选择性作用，可简单地理解为归属于哪条经络或脏腑。所谓某药归某经或某几经，是指该药物主要对某一经或某几经作用明显，而对其他经则作用较小或没有作用。

归经是阐明药物作用机制，指导临床用药的药性理论基本内容之一。中药按功效可分为 20 多类，对于某一大类中药，其归经有规律可循。例如泻下药，该类药均具有泻下通便作用，能引起腹泻或促进排便之功效。中医理论认为，排泄大便，其功在大肠，故泻下药主归大肠经。

4. 升降浮沉 升降浮沉（action of ascending、lowering、floating and sinking）指药物对人体作用有不同的趋向性。升即上升、升提；降即下降、降逆；浮即发散、轻浮；沉即"入"，闭藏之意。升降浮沉是与疾病所表现的趋向相对而言的，包含了药物作用定向的概念，也是说明药物作用的理论基础之一。实际应用中，升与浮，沉与降，常相提并论。

人体正常的功能活动依赖于气机升降有常，出入有序，保持健康状态；反之，一旦气机升降、出入发生故障，就会打破健康状态而产生疾病，出现不同的病势趋向。疾病在病势上常表现出向上（如呕吐、咳喘等）、向下（如泻痢、内脏下垂等）、向外（如盗汗、发烧等）和向内（如表邪内传、疹毒内攻等）几种不同趋向。根据中医药理论，针对以上不同趋向的疾病，需要选择与病势相反的具有升降浮沉作用的药物来进行治疗，调节紊乱的气机与脏腑功能，使之恢复健康状态，或因势利导，有助于祛邪外出。

中国古代众医家多重视人体脏腑气机的升降出入与自然界四时的寒热变化、阴阳相长的规律性变化，总结出具有春升、夏浮、秋收和冬藏的特点。故用药防病治病、保健养生时，必须顺应脏腑的生理特点，顺应气机生长收藏的节律变化，反之则危害极大。

5. 毒性 毒性（drug processing）是指药物对机体所产生的严重不良影响及损害性，是用以反映药物安全性的一种性能。此为狭义上的毒性，即药物对人体的伤害性。有毒中药大多具有峻猛毒烈之性，效强功捷，临床如运用得当，可立竿见影；而用之失当，则可能出现严重或不可逆转的毒性反应。故了解和掌握有毒中药的品种及中毒原因、途径、表现、救治和预防等内容，是保证临床安全合理用药的关键所在。

广义上的毒性是指药物的偏性，有中医名家认为凡药均具有某种偏性，中药因这种偏性而能祛邪治病。毒性作为中药的一种性能，与其他性能一样具有普遍性，绝对无毒的药物是不存在的。树立这种观点，对于纠正"中药无毒"的用药误区非常必要。如补益类中药的选用，应根据人的体质、年龄、性别以及四时节气来选择，以免使得体内寒热有所偏盛而失衡。例如，人参性温，可大补元气，如气虚体弱的老人，在冬季服用适量，可以达到补气调理的功效；而若是健康的青年男性，体质偏阳，在炎热的夏季服用后，轻则失眠、口干舌燥，重则流鼻血甚至危及生命。

一味中药使用后，是否表现出毒性以及毒性的大小，除与药物本身的毒性、剂量大小、是否对证、配伍是否合理以及药物的品种、质量和炮制方法等有关外，药品在生产、运输、储存、销售和使用等过程的多种因素也可影响其毒性。

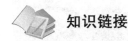 **知识链接**

附 子

附子是毛茛科植物乌头 *Aconitum carmichaeli* Debx. 的子根的加工品（图4-2）。

【**主要性能**】 辛、甘，大热，有毒。归心、肾、脾经。

【**功效**】 回阳救逆，补火助阳，散寒止痛。

【**应用举例**】 因附子辛甘大热，秉性纯阳，为中医临床"回阳救逆第1品药"，即抗休克，现代药理学研究结果表明具有明显的强心作用。

【**用法用量**】 煎服，3～15g。本品有毒，内服须炮制。

【**使用注意**】 本品辛热燥烈，热证、阴虚阳亢及孕妇忌用。内服过量或炮制、煎煮方法不当，可引起中毒。

【**配伍应用**】 中医临床常采用配伍的方法以增效减毒，常用配伍方法如下：

1. 配伍干姜 回阳救逆之功，"附子无干姜不热"，如：四逆汤；

2. 配伍肉桂 温补肾阳，共奏"益火之源，以消阴翳"之功，如：肾气丸；

3. 配伍桂枝 温经通阳，祛风除湿，如：桂枝芍药知母汤；

4. 配伍白术 温阳除湿，以治痹痛，如：白术附子汤；

5. 配薏苡仁 以行温里散寒，除湿宣痹之效，如：薏苡仁附子散；

6. 配半夏 共奏温中止痛，散寒降逆之功，如：附子粳米汤；

7. 配大黄 寒温并用，寒性受制而走泄之性存，故可温下寒结，如：大黄附子汤；

8. 配麻黄 温经发汗，如：麻黄附子汤。

9. 配甘草、人参和生姜 配伍减毒，杀其毒性，《本草经集注》云"俗方每用附子，须甘草、人参、生姜相配者，正制其毒故也"。

【现代研究】 现代药理研究表明，附子具有强心、抗心律失常和抗炎镇痛等药效作用，但同时也可能造成心律失常毒性反应。附子块根中主含生物碱，如乌头碱、次乌头碱和新乌头碱等成分。从所含生物碱分类来看，主要有双酯类生物碱、单酯类生物碱和胺基醇类生物碱。其中双酯类生物碱毒性最大，属于难溶于水的脂溶性成分；单酯类生物碱属亲水性成分，毒性小，仅为双酯类生物碱的1/200；胺基醇类生物碱属强亲水性成分，毒性甚微，仅是双酯类生物碱的1/2000。在炮制和煎煮过程中，双酯型生物碱可转化成其他两种类型生物碱，从而起到"毒减效不减"的作用。

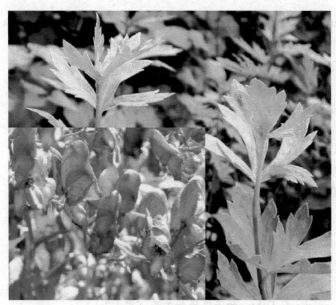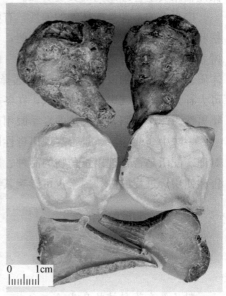

图 4-2　附子原植物图（左）和附子饮片图（右）

主要参考文献：

匡海学. 2003. 中药化学［M］. 北京：中国中医药出版社，361.

雷载权. 2006. 中药学［M］. 6 版. 上海：上海科学技术出版社.

张廷模. 2003. 临床中药学［M］. 北京：中国中医药出版社.

　　中药的性能与其功效紧密相连，中医临床遣方用药时，将中药各性能综合考虑，可增强用药的准确性，从而提高药物的疗效。例如止咳平喘药的运用，中医理论认为，肺主声音，开窍于鼻，以喉为门户，从脏腑辨证而言，咳喘病均为肺病，故该类药物主归肺经。咳喘有寒有热，故该类药物有性温热者，擅长治疗肺寒咳喘者，有性寒凉者，擅长治疗肺热咳喘者。止咳平喘药大都具有沉降的性能，能降泄肺气，一些药物还能清泻肺热，具有清泄之特性，因此，药味以苦为主。止咳平喘类药中，杏仁、白果和洋金花有毒。

（二）中药的功效

　　中药的功效是在中医药理论指导下对药物治疗和保健作用的高度概括，是药物对人体的治疗作用在中医学范畴内的特殊表述形式。与现代药理作用不同，中药的功效在理论、内容和形式上都有别于其他医学体系对药物作用的认识与表述，具有明显的自身特色。

　　中药的功效是认识和使用中药的核心，是古文献研究、临床应用和现代中药实验研究的出发点，也是分类研究后，综合提高的落脚点。中药的功效是单味药的作用，是药物针对病因、病机或病症的直接作用，而非间接效果。一味中药的功效有很多，并处于动态的发展变化之中。

中药的功效可分为两大类，治疗功效和保健功效。

1. 中药的治疗功效　中药的治疗功效在整个中药功效的应用中占有绝大部分，诸多不同类别、不同层次的功效形成网络，构成较为完善的中药功效体系，体现了中药学在理论思维和体系结构上的精确性和严密性。

（1）对因治疗功效：对因治疗功效即是祛邪、扶正，调理脏腑功能，以纠正人体阴阳偏盛偏衰的病理现象，使之最大程度地回复正常状态。

1）对证功效：针对中医所特有的"证"发挥治疗作用的功效，例如清热燥湿，主要针对"湿热证"发挥治疗作用；活血化瘀，是主要针对"瘀血证"发挥治疗作用。因对证功效与证的紧密相联，中医辨证施治才使理法方药形成一个有机的整体。

2）对病功效：针对中医的"病"发挥治疗作用的功效，例如截疟和驱蛔，分别针对疟疾和蛔虫病发挥治疗作用。

（2）对症治疗功效：中医的临床证候，由若干症状和体征构成，某证候常有一种突出的主症，需要首先予以处理。由于药物作用的多样性，中药治疗功效中还存在能消除或缓解患者某一自觉痛苦或临床体征的特殊效用，即对症治疗功效。例如麻黄之平喘，三七之止血，生姜之止呕，延胡索之止痛等，都属于"对症"之功效。

2. 中药的保健功效　中药的保健功效是在中医药理论的指导下，将中药对人体预防或养生、康复等作用进行概括和总结而形成的，也是中药的一大特色和优势。

（1）中药的预防功效：药物用于防止或减轻某些特定疾病，尤其是传染病发生的作用，即预防功效。古人很早就发现，通过一些中药的烟熏、洗浴、佩戴或内服，对某些疫病具有预防作用，从而总结出了中药的预防功效。

药物的治疗作用是针对疾病，而预防功效则是应用于在未感受到病邪之时，使"未病机体"保持健康，在疫病流行时可减少或减轻发病。

 知识链接

中医"治未病"的发展前景

中医历来重视疾病的预防，"治未病"始载于《黄帝内经》："是故圣人不治已病治未病，不治已乱治未乱，此之谓也。"中医"治未病"思想包含4个层面：未病先防，即没有疾病时要预防疾病的发生；已病早治，即已经发病要及时治疗；既病防变，即已经发病要防止疾病进一步发展及恶化；瘥（chài）后防复，即疾病痊愈后防止复发。以实现"夫病已成而后药之，乱已成而后治之，譬（pì）犹渴而穿井，斗而铸锥，不亦晚乎"的重要意义。

世界卫生组织已明确提出，21世纪的现代医学，正从"疾病医学"向"健康医学"发展，具体体现在几个方面：①从重治疗向重预防发展；②从针对病源的对抗治疗向整体治疗发展；③从重视对病灶的改善向重视人体生态环境的改善发展；④从群体治疗向个体治疗发展；⑤从生物治疗向心身综合治疗发展；⑥从强调医师作用向重视患者的自我保健作用发展；⑦医疗服务方面，从以疾病为中心向以患者为中心发展。

由此可见，21世纪医学"维护健康"的目的与中医"治未病"理念一致；把影响人体健康的诸要素均纳入其研究范畴的 21 世纪新医学模式与中医重视整体、强调"治未病"的医疗模式互补相成，这势必为"治未病"在世界范围内的继承、推广与发展带来新的机遇和挑战。"治未病"将促进新医学模式下的全方位、多视角和立体化研究生命及疾病的全过程；促进医学"维护健康"根本目的的实现；促进"医疗与卫生服务公平"问题的解决。

主要参考文献：

刘德培．"治未病"与 21 世纪医学的发展：［EB/OL］. http：//www. gov. cn/wszb/zhibo201/content＿869419. htm.

刘立莉．2009.《黄帝内经》治未病探讨［J］. 现代中西医结合杂志, 18（30）：3732.

(2) 中药的养生功效：药物用于调养身心，起到保健延年的作用，属于养生功效。中药养生作用客观存在，不仅为古代医药学家所认识，也为现代药理实验所证明。例如《神农本草经》载："赤芝……久食，轻身不老，延年"，现代研究结果表明，灵芝可明显延长家蚕的生命时限，且可明显延长果蝇的平均寿命。用致死量的^{60}Co 照射小鼠，照射前给予灵芝制剂的小鼠病死率明显低于模型组。

中药性能与中药功效是正确认识和应用中药的两个重要内容，二者虽有联系，但也有区别。中药性能是功效的高度概括，中药的功效是药物防治疾病的基本作用，是总结性能的基础，二者是不同层次的内容，不能离开了功效而空谈性能，更不能只讲功效而不通性能。主治与应用是与功效相应的适应病证及常见配伍使用的实例。

 知识链接

1. 甘草 (图 4-3)

【主要性能】 甘，微寒。归心、肺、脾、胃经。

【功效】 补心气，益脾气，祛痰，止咳平喘，缓急止痛，清热解毒，调和药性。

【应用举例】 如归心经，中医临床用于补益心气，现代药理学研究表明具有抗心律失常之功效。

【用法用量】 煎服，3～10g。生用性微寒，可清热解毒；蜜炙药性转微温，具增强补益心脾之气和止咳作用。

【使用注意】 湿盛胀满、水肿者不宜用。

2. 斑蝥 (图 4-4)

【主要性能】 辛，温，有大毒。归肝、胃、肾经。

【功效】 破血消癥（wēi），攻毒蚀疮，引赤发泡。

【应用举例】 因其有大毒，有攻毒蚀疮之功效，中医临床以毒攻毒，用来治疗恶疮等。临床运用中，斑蝥的主要活性成分——斑蝥素及其衍生物对肝癌确有较好疗效。据统计：以斑蝥素制剂为主治疗原发性肝癌中，有效率 60％左右，可改善肝癌患者的临床症状，延长生存期，治疗后 1 年生存率为 12.7％。本品有大毒，故内服慎用，孕妇忌用。

【用法用量】 多入丸散，0.03～0.06g；外用适量。

【使用注意】 内服慎用，孕妇忌用。

3. 朱砂 (图 4-5)

【主要性能】 甘，寒，有毒。归心经。

【功效】 镇心安神，清热解毒。

【应用举例】 中医认为朱砂专入心经，故临床用于治疗心神不宁、失眠和心悸等。现代药理学研究表明，本品能降低大脑中枢神经的兴奋性，有一定的镇静、催眠和抗惊厥作用，并能抗心律失常。

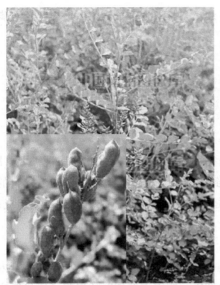
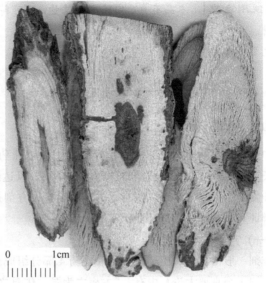

图 4-3　甘草原植物图（左）和甘草饮片图（右）

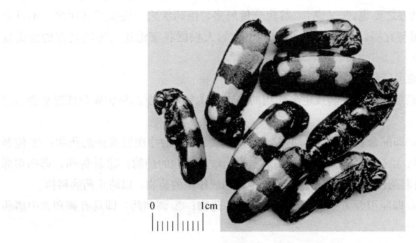

图 4-4　斑蝥药材图

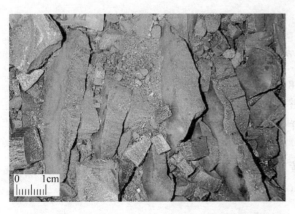
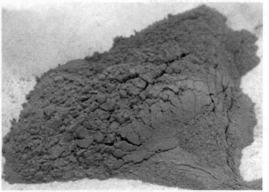

图 4-5　朱砂矿石图（左）和朱砂图（右）

【用法用量】　内服，只宜入丸散或研末冲服，每次 0.1～0.5g。

【使用注意】 本品有毒，内服不可过量，不可持续服用，以防汞中毒，孕妇及肝肾功能异常者慎用。

主要参考文献：

雷载权. 2006. 中药学［M］. 6 版. 上海：上海科学技术出版社.

张廷模. 2003. 临床中药学［M］. 北京：中国中医药出版社.

五、方剂

中国古代早期使用单味药物治疗疾病，而单味药往往不能适应复杂多变的病证需要，因此，经过长期的医疗实践，将药物与药物组合应用，以达到增效减毒、适应病情需要的治疗目的，进而逐步发展为用复方治病，便有了方剂的诞生。方剂是中医药学理、法、方、药的重要组成部分，是在辨证立法基础之上选药配伍组成的。

（一）方剂的组成

方剂一般由君药、臣药、佐药和使药 4 部分组成。"君臣佐使"的提法最早见于《黄帝内经》，在《素问·至真要大论》中有："主病之为君，佐君之谓臣，应臣之谓使"的记载。历代医家对其含义各有解释，如金人张元素有"力大者为君"之说，元代李东垣说："主病之为君，兼见何病，则以佐使药分治之，此制方之要也。"又说："君药分量最多，臣药次之，佐使药又次之，不可令臣过于君。君臣有序，相与宜摄，则可以御邪除病矣。"后人根据各家论述及历代名方的组成规律，进一步分析归纳如下：

1. 君药 针对主病或主证起主要治疗作用的药物。

2. 臣药 ①辅助君药加强治疗主病或主证作用的药物；②针对重要的兼病或兼证起主要治疗作用的药物。

3. 佐药 ①佐助药，即配合君、臣药以加强治疗作用，或直接治疗次要兼证的药物；②佐制药，即用以消除或减弱君、臣药的毒性，或能制约君、臣药峻烈之性的药物；③反佐药，即病重邪甚，可能拒药时，配用与君药性味相反而又能在治疗中起相成作用的药物，以防止药病格拒。

4. 使药 ①引经药，即能引领方中诸药至特定病所的药物；②调和药，即具有调和方中诸药作用的药物。

 知识链接

麻 黄 汤

麻黄汤出自《伤寒论》，由麻黄 9g，桂枝 6g，杏仁 12g，炙甘草 3g 组成。主治外感风寒表实证，症见恶寒发热、头痛身疼、无汗而喘、舌苔薄白、脉象浮紧等症状。其病机为外感风寒，卫阳被遏，营阴郁滞，肺气不宣。治法为辛温发汗，宣肺平喘。其方义分析如下：

君药——麻黄：辛温，发汗解表以散风寒；宣发肺气以平喘逆。

臣药——桂枝：辛甘温，解肌发表，助麻黄发汗散寒；温通经脉，解头身之疼痛。

佐药——杏仁：苦平，降肺气助麻黄平喘（佐助药）。

使药——炙甘草：甘温，调和诸药。

主要参考文献：

谢鸣. 2004. 方剂学［M］. 北京：人民卫生出版社.

（二）方剂的配伍目的

运用配伍方法遣药组方，达到增效、减毒的目的。一般而言，药物通过配伍，可以起到5个方面的作用。

1. 增强药效 功用相近的药物配伍，能增强治疗作用。如荆芥、防风同用以疏风解表，党参、黄芪同用以健脾益气等。

2. 产生协同作用 药物之间在某些方面具有一定的协同作用，常相互需求而增强某种疗效。如附子和干姜相配，俗称"附子无姜不热"，体现了先后天之脾肾阳气同温，"走而不守"和"守而不走"协同，大大提高温阳祛寒作用。

3. 控制多功用单味中药的发挥方向 这是在方剂配伍中十分重要的一个方面。如桂枝具有解表散寒、调和营卫和温经止痛等多种功用，但其具体的功用发挥方向往往受复方中包括配伍环境在内的诸多因素所控制，在发汗解表方面，多和麻黄相配；温经止痛方面，往往和细辛相配；调和营卫、阴阳方面，又须与芍药相配。由此可见，通过配伍，可以控制药物功用的发挥方向，从而减少临床运用方药的随意性。

4. 扩大治疗范围，适应复杂病情 中医药学在长期的发展过程中，经历代医家反复实践总结，产生了不少针对根本病机的基础方剂，如四君子汤、四物汤、二陈汤、平胃散和四逆散等，在临床上通过随证配伍，可以使这些基础方剂不断扩大治疗范围。如四君子汤具有益气健脾的功用，是主治食少便溏、面色萎黄、声低息短、倦怠乏力和脉来虚软等脾胃气虚证的基础方，若由脾虚而生湿，阻滞气机，以致胸脘痞闷不舒，则可相应配伍陈皮，即异功散，功能益气健脾、行气化滞；若脾虚痰湿停滞，出现恶心呕吐、胸脘痞闷和咳嗽痰多稀白，则再配半夏入方，即六君子汤，功能重在健脾气、化痰湿。

5. 控制药物的毒副作用 从古代将中药统称为"毒药"，以及"神农尝百草，一日而遇七十毒"的传说，到"服药不瞑眩，则厥疾不瘳"的认识，以及臣子为国君试药、儿子为父亲试药的记载，反映了当时运用药物能产生毒副作用的普遍性。但随着中医学的发展和药物运用经验的积累，尤其是方剂学的发展，探索和掌握了控制毒副作用的方法，为后世方药的广泛运用和疗效的提高创造了条件。至西汉后期时，对中药的称谓，"毒药"改称为"本草"，这本身就是中医药学划时代进步的标志，这与方剂学中运用配伍方法的成果是分不开的。

通过配伍控制毒副作用，主要反映在两个方面。①"七情"中"相杀"和"相畏"关系的运用，即一种药物能减轻另一种药物的毒副作用，如生姜能减轻和消除半夏的毒性，砂仁能减轻熟地滋腻碍脾的副作用等；②多味功用相近药物同时配伍的运用，这种方式既可利用相近功用药物的协同作用，又能有效减轻毒副作用的发生。除了上述两个方面控制毒副作用外，中医药学中还包含着丰富的方法和内容，如因时、因地和因人制宜，恰如其分的用量控制，特定的炮制方法，道地药材的选择，具体的煎药、服药方法以及恰当的剂型要求等。

 知识链接

中药七情配伍

《神农本草经·序录》始将二药配伍关系总结为单行、相须、相使、相恶、相畏、相杀和相反七种情形，称为"七情"。七情高度地概括了中药临床应用的七种基本规律，是中医遣方用药的基础。其内容如下：

1. 单行 指各味药单独取效，互不影响临床效应的两味药物的配伍情形。例如枳实导滞丸中的泽泻与神曲，神曲不能增强或削弱泽泻的利水渗湿和泄热效应；泽泻也不能增强或削弱神曲的消食效应。彼此间亦不会增强或削弱对方的毒副效应或产生新的治疗效应或毒副效应。泽泻与神曲配伍的情形即属于单行。

2. 相须 指在性能功效的某方面具有特殊协同作用，可以增强原有疗效或产生某种新的疗效的配伍情形。如大黄与芒硝配伍，能明显增强泻下通便的治疗效应。

3. 相使 指以一药为主，另一药为辅，辅药能增进主药某方面的疗效，但二者并不具有特殊的协同作用的配伍情形。如补气利水的黄芪与利水健脾的茯苓配伍，茯苓能增强黄芪补气利水的治疗效果，即黄芪使茯苓。

4. 相恶 指两药合用后，一种药物或两种药物的某方面或某几方面治疗效应削弱（抑或丧失）的配伍情形。如莱菔子能削弱人参的补气作用，故人参恶莱菔子。

5. 相畏 指一种药物的毒害效应，被另一种药物减轻或消除的配伍情形。如生半夏，戟人咽喉的毒害效应可被白矾削弱或消除，即生半夏畏白矾。

6. 相杀 指二药合用，一种药物能削弱或消除另一种药物的毒害效应。如生姜能降低生半夏和生天南星的毒副作用，故生姜杀生半夏和生天南星。

7. 相反 即两药合用后，使原有的毒害效应增强，或能产生新的毒害效应。如有毒的乌头，与有毒的半夏配伍，则可增强毒害效应。

七情中，相须、相使表示增效，可提高临床疗效；相畏、相杀表示减毒，可使毒害效应降低或消除，是临床用药时应充分利用的配伍关系；相恶表示减效，相反表示增毒，影响临床用药安全，故相恶和相反原则上是临床用药应避免或禁忌的配伍关系。

主要参考文献：

张廷模. 2003. 临床中药学［M］. 北京：中国中医药出版社.

（三）治法

治法和方剂，都是中医学理、法、方、药体系的重要组成部分。临床辨证论治是一个由分析问题到解决问题的连续过程，只有辨证正确，才能针对性地确定精准的治法，继而根据治法和中药性能来遣药组方，最终获得预期的疗效。因此，治法是联系辨证理论和遣药组方的纽带，也是学习和运用中药方剂不可缺少的理论基础。

治法是在辨清证候，审明病因、病机之后，有针对性地采取的治疗法则。早在《黄帝内经》中已有丰富的治法理论记载，如《素问·阴阳应象大论》云："形不足者，温之以气；精不足者，补之以味。其高者，因而越之；其下者，引而竭之；中满者，泻之于内。其有邪者，渍形以为汗；其在皮者，汗而发之。"中医学的治法内容分为两个层次，首先，具有一定概括性的、针对某一类病机共性所确立的治法，即治疗大法，如表证用汗法、寒证用温法、热证用清法、虚证用补法和实证用泻法等；其次是针对具体证候所确定的治疗方法，即具体治法。治法不但具有多层次的特点，而且还具有多体系的特点。

现今常引用的"八法"，即汗法、吐法、下法、和法、温法、清法、消法和补法，是清代医家程钟龄从高层次治疗大法的角度，根据历代医家对治法的归类总结而来的。

当然，我们学习的方剂都是历代医家留下的古方、验方，但不是一成不变的，而应该针对每一位患者的某一特定证候或疾病某一发展阶段而加减制订。由于患者的体质、性别、年龄和饮食生活情况不同，所处生活环境、季节的差异，使得临床所见证候千差万别，所以，中医临床用药时针对具体病情，在组方原则的指导下，对选择方剂进行必要的变化和调整，如药味及药量的加减（即

"随证加减")和药物的替代变化等，灵活变通。正如当代著名中医学家岳美中所说："用药如用兵，治理如打仗，必须掌握药物特性，了解药与药配伍，胸有成竹，才能所向披靡，无往不胜"。

历代医家创制了大量的成方，不完全统计，截至清朝末年，有方剂名称的中医古方达十万余首。中医方剂经长期大量的临床实践，其安全性和有效性已被证实，是现代研制中药新药的直接而重要的资源。结合多学科研究方法，应用现代科学技术，对古方剂进行开发研制新药，对加快中医药现代化进程具有重要意义。

 知识链接

藿香正气系列制剂研究与开发

藿香正气系列制剂源自方剂藿香正气散（出自宋代《太平惠民和剂局方》），以藿香、紫苏、大腹皮、白芷、茯苓、半夏曲、白术、陈皮、厚朴（姜制）、桔梗和炙甘草为基本组成，与大枣、生姜合煎至七分后服用，具有解表和中、理气化湿之功。全方以"藿香之芬，以开胃，名曰正气，谓正不正之气"，用于胃肠道感冒、湿阻中焦等病证，效果显著，但传统汤剂、散剂为粗制剂，服用剂量大，贮存携带均不便，已不能适应患者高效、速效的用药需求。随着剂型多样化的需要和现代制剂技术的发展，在传统藿香正气散的处方和用法基础上发展而得一系列藿香正气制剂，目前较为常用的 9 种藿香正气制剂：藿香正气口服液（合剂）、藿香正气水、藿香正气（软）胶囊、藿香正气（滴）丸、藿香正气颗粒和藿香正气片剂，满足了不同的患者需求。

但在剂型改革和发展中，同样也存在些许问题值得研究。如藿香正气方中以半夏燥湿治里，但生半夏毒性较大，传统藿香正气散中采用半夏曲入药。目前常用 9 种藿香正气系列制剂中，半夏生品和炮制品的使用较混乱，不同制剂中半夏提取工艺参数也不尽相同（表 4-3），这都可能造成藿香正气制剂的安全性和质量稳定性问题。

表 4-3　半夏在藿香正气系列制剂中的提取工艺比较

制剂名称	制备方法	提取溶媒	提取时间	提取次数
藿香正气口服液	透心半夏加干姜合煎	水	未注明	2 次
藿香正气水	透心半夏加干姜合煎	水	第一次 3 小时，第二次 2 小时	2 次
藿香正气胶囊	法半夏打细粉入药			
藿香正气软胶囊	透心半夏加干姜合煎	水	未注明	2 次
藿香正气丸	乙醇渗漉生半夏	45%乙醇	浸渍 24 小时后渗漉	—
藿香正气滴丸	透心半夏加干姜合煎	水	第一次 3 小时，第二次 2 小时	2 次
藿香正气片	生半夏加水煎煮	水	未注明	2 次
藿香正气颗粒剂	乙醇渗漉姜半夏	70%乙醇	浸渍 24 小时后渗漉	—
藿香正气合剂	乙醇渗漉生半夏	70%乙醇	未注明	—

主要参考文献：

章津铭，傅超美，游宇，等. 2011. 藿香正气系列制剂研究与开发思考 [J]. 中药与临床，2（1）：24-27.

第 2 节　现代生活与中药和天然药物

自 20 世纪以来，一方面由于现代经济和社会的发展、科学技术的进步和生活水平的提高，人口对粮食、能源和医药卫生等的需求不断增长；另一方面随着人类社会的发展、人类对自然世界的改造，导致环境污染、生态恶化和气候变化，这些致使现代人类的生存环境、工作和生活方式正在发生着改变，从而产生了人与自然和谐发展的强烈愿望和思潮，推崇着"回归自然"、"追求绿色"观念。

同时随着人类疾病谱的改变，以及人类不断进入老龄化社会，现有的疾病防治模式和手段已不能适应日益增长的社会需求。东西方医学优势互补、相互融合的趋势逐渐上升，现代国内、外的医疗保健均由单纯疾病治疗向预防、保健、治疗和康复相结合的模式转变。近年来，"返璞归真，回归自然"的观念正为人们所喜爱和倡导，应用传统医药防治疾病的医疗模式以及天然食品和植物药受到世界各国人民的青睐，中医药逾万种宝贵而丰富的中药资源和以天人合一为核心的中医药理论，已吸引了全世界越来越多的目光。

一、中药与天然药物简介

1. 天然药物简介　天然药物（natural medicine），系指在现代医药理论指导下使用的天然药用物质及其制剂。天然药物的来源，主要是自然界存在的植物、动物、矿物、微生物及海洋生物等，包括直接供药用的天然物质，如植物药西洋参、贯叶连翘和北美金缕梅，动物药珍珠，矿物药石膏等；天然物质的简单加工品，如大蒜提取物；从天然物质中提取出的化学成分，如从植物贯叶连翘中提取的金丝桃素。

2. 中药简介　中药（Chinese medicine），系指在中医药理论指导下，依据中医用药法度，用于防病治病的药物。中药的来源，主要是天然的植物、动物和矿物，其形式涵盖净药材、饮片和成方制剂等，如植物药人参和大黄，动物药鹿茸、牛黄，矿物药磁石等。

3. 中药与天然药物的联系与区别　天然药物与绝大多数中药均源于大自然，有着"药物"的属性，用于预防、治疗和诊断疾病，因而有较多的药物品种既作为中药使用，又作为天然药物应用。目前，有部分中药的研究、开发和应用，忽视中药各成分间的层次性与整体性，偏离了传统中医药理论，导致有观点甚至认为中药就是天然药物，二者在研究理论、方法和应用等方面的区别见表4-4。

表4-4　中药与天然药物的区别

名　　称	理论体系	治病原理	临床运用	研究方法及模式
天然药物	现代医药理论	应用有效成分对致病因素进行对抗治疗，作用靶点相对集中，具有微观优势	以单体或成分群制成制剂，用于现代医学临床"病"的治疗	探明天然药物化学成分、药效作用机制，质量控制与评价体系较严格
中药	中医药理论	遵循中医药的传统理论，根据患者的个体状况灵活遣方用药，具有宏观优势	多复方配伍入药，用于中医临床"证"的治疗	整体与微观相结合，对中药进行化学、药理学和质量评价等研究

二、现代生活与中药和天然药物

（一）国内、外中药与天然药物开发及应用现状

目前，现代中药和天然药物的研制开发主要是围绕临床用药需求，如全世界严重危害人类健康的主要 10 类（种）重大疾病：恶性肿瘤、心脑血管疾病、神经退行性疾病、糖尿病、精神性疾病、自身免疫性疾病、耐药性病原菌感染、肺结核和病毒感染性疾病，以及其他严重危害人类健

康的多发病和常见病等，以上述重大疾病为主进行新药研究与开发。

从中国特有植物喜树中分离出抗癌活性成分喜树碱，经结构修饰后诞生了抗癌药物；从夹竹桃科植物长春花中发现的抗癌药物长春碱和长春新碱及美国批准上市的长春碱衍生物；被认为是一种"认知活跃剂"的银杏叶提取物对中枢神经系统具有多种药理作用，是心脑血管疾病的有效药物；从红豆杉中发现的抗癌药物紫杉醇及其衍生物多烯紫杉醇等，这些都是中药和天然药物研究开发的成功例证。

1. 中药和天然药物在国内的发展概况简介　我国是横跨热带、温带和寒带的大国，幅员辽阔，地形多变，气候条件复杂，因此孕育和生长了种类繁多而珍贵的生物资源，已证实的仅药用植物有112 万余种之多，为发现研制新药提供了极其有利的自然资源条件。特别是中医药在我国有几千年的悠久历史，经过历代的临床实践应用和总结归纳，基本明确了部分植物、动物、矿物、微生物以及海洋生物等的药理效应和毒性反应，为生物活性成分、筛选先导化合物提供了宝贵的信息和基础；同时，疗效确切的中药复方的"二次开发"为中药现代化及新药研发开辟了一条新的捷径。

中国加入 WTO 后，制药行业逐渐由"仿制"走向"创制"，大大加速了具有自主知识产权新药的研制。就我国生物资源多样性和特殊性的优势和特色而言，中药和天然药物的研究与开发是我国创新药物的突破口与重要源泉。我国学者通过不懈的努力与钻研，使得中药和天然药物在国内的发展取得了长足的进步。例如提取单体有效成分，有青蒿素、丹参素、川芎嗪和葛根素等较为成功的例子，均以其确切而高效低毒的生物活性吸引着世界的目光。

中药产业作为国家高新技术行业，自 20 世纪末已初具规模，并迅速发展成为国家国民经济的支柱产业。国家提倡和鼓励"产-学-研"一体化研究，将生产与科研紧密地联系在一起，产业、学校和科研机构发挥各自优势，同时体现科学、经济和社会价值，形成强大的研究、开发和生产一体化的先进模式，并在运行过程中体现出综合优势。

中药现代化在国家相关政策指导与支持下，取得了一定的成果。在中药物质基础和作用机制研究方面，通过将理、法、方、证、药统一结合，系统的研究、设计和分析中药及其复方配伍的科学内涵。例如"复方丹参方药效物质及作用机理研究"，明确了其药效物质基础是水溶性的丹酚酸类、脂溶性的丹参酮类和三七皂苷类。其中，丹参的水溶性成分吸收入血快，扩冠效应强，是速效的物质基础；丹参的脂溶性成分与三七皂苷类成分吸收较慢，是滞后效应的物质基础。丹参的作用靶点侧重于血管，通过扩张冠状动脉，增加冠脉血液量而对抗缺血；三七的作用靶点侧重于心肌，激活内源保护物质，提高心肌耐缺氧能力，改善心脏功能。同时还有对该方配伍的增强钾通道基因表达等分子机制，共同发挥心脏保护作用。中药新制剂方面，对中成药传统剂型及其产品的科学化、精准化和新型化等方面都进行了许多有益的探索，并取得了一定的成绩。如中药软胶囊品种：藿香正气软胶囊、月见草油软胶囊和复方丹参软胶囊等；中药滴丸品种：芸香油滴丸、复方麝香草脑滴丸和复方丹参滴丸等；还有缓控释剂、涂膜剂、凝胶膏剂和气雾剂等多种新剂型，都成为中药研发的重点。随着中药提取物产业的迅速发展，中药（包括天然药物）的提取物出口是我国仅次于中药材的第二大类中药出口产品，仅 2007 年出口额已达 4.8 亿美元。2009 年世界中医药学会联合会中医药标准化建设委员会的成立，进一步推动了中药提取物标准化工作，中药（天然药物）提取物正逐渐被更多的发达国家所认可，未来国际市场需求量逐渐增大。中药管理方面，依据《中华人民共和国药品管理法》（2001 年修订）制定管理规范，对中药的相关各行业进行相关资格认证和生产、经营和使用许可，从中药的种植、采收加工、成药生产、药品经营和使用等各个环节进行了现代化管理，为用药安全提供保障，促进中药事业的健康发展。

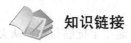 知识链接

黄花蒿与青蒿素

青蒿为菊科植物黄花蒿 *Artemisia annua* L. 的干燥地上部分（图4-6），含有青蒿素、青蒿酸与青蒿醇等成分，具有截疟、抗菌、解热和镇痛等功效。青蒿所含化学成分中，青蒿素是抗疟疾的主要有效成分。

在20世纪70年代初，我国学者首次从青蒿中分离得到青蒿素，临床研究表明，青蒿素对间日疟或恶性疟均疗效显著，且副作用小，被WHO誉为"世界上目前唯一有效地疟疾治疗药物"，为截疟药物发展做出了突出的贡献。现代研究表明，青蒿还具有抗肿瘤、免疫调节等多种重要药理作用和潜在应用价值，其中抗肿瘤作用及抗免疫排斥作用备受国内、外学者关注。

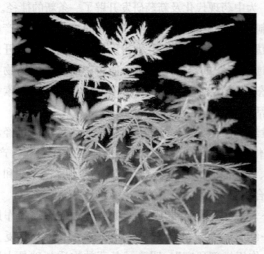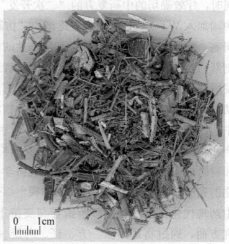

图4-6 青蒿原植物（左）和青蒿饮片（右）

青蒿素主要是从黄花蒿中直接提取得到；或提取黄花蒿中含量较高的青蒿酸，然后半合成得到。目前，除黄花蒿外，尚未发现含有青蒿素的其他天然植物。黄花蒿虽然系世界广布品种，但青蒿素含量随产地不同差异极大。据迄今的研究结果，除我国重庆东部、福建、广西和海南部分地区外，世界绝大多数地区生产的黄花蒿中青蒿素含量都很低，无利用价值。

1. 提取工艺 从青蒿中提取青蒿素的方法是以萃取原理为基础，主要有乙醚浸提法和溶剂汽油浸提法。挥发油主要采用水蒸气蒸馏提取、减压蒸馏分离，其基本工艺：投料-加水-蒸馏-冷却-油水分离-精油；非挥发性成分主要采用有机溶剂提取、柱层析及重结晶分离，其基本工艺：干燥-破碎-浸泡、萃取（反复进行）-浓缩提取液-粗品-精制。

2. 青蒿素半合成路线 从青蒿酸为原料出发，经过5步反应得到青蒿素，总得率为35％～50％。

第一步：青蒿酸在重氮甲烷/碘甲烷/酸催化下与甲醇反应，再在氯化镍存在的条件下，被硼氢化钠选择性还原得到二氢氰化酸甲酯；

第二步：二氢氰化酸甲酯在四氢呋喃或乙醚溶液中用氢化铝锂还原成青蒿醇；

第三步：青蒿醇在甲醇/二氯甲烷/三氯甲烷/四氯化碳溶液中被臭氧氧化后得到过氧化物，抽干后再在二甲苯中用甲苯硫酸处理得到环状烯醚；

第四步：环状烯醚溶解于溶剂中，在光敏剂玫瑰红/亚甲基蓝/竹红菌素等存在下进行光氧化

合生成二氧四环中间体，再用酸处理得到脱羧青蒿素；

第五步：脱羧青蒿素在四氧化钌氧化体系的作用下氧化得到青蒿素。

主要参考文献：

丁焕新，李镜锋，陈旭明，等. 2010. 天然药物青蒿素及其衍生物的作用机理研究进展 [J]. 中国普外基础与临床杂志，17 (5)：519-521.

匡海学. 2003. 中药化学 [M]. 北京：中国中医药出版社，209-211.

2. 中药和天然药物在国外的发展概况简介 目前，现代疾病对人类的威胁使人们对自身身心健康的要求越来越高，医疗保健的需求推动着中药和天然药物的市场发展。从全球药品市场发展趋势看，中药和天然药物（主要是植物药）市场的增长速度明显高于世界药品市场的增长速度。自1987年以来，英国植物药的购买力上升70%，法国上升50%。在许多国家，中药和天然药物受到普遍关注，一些发达国家从战略的角度出发，已逐步开始将天然药物和中药作为产业发展的重点。

印度与中国一样，都是传统医药大国，具有应用天然药物的悠久历史。目前，印度市场的药用化妆品、营养化妆品、生物药品、草药和皮肤用药等，都与天然植物药物密切相关。在人们的日常生活中，天然药物成为不可缺少的一部分。印度向很多国家出口了大量的天然药物，提取物如萝芙木中的利舍平和四氢蛇根碱、红豆杉中的紫杉醇及番泻叶中的番泻苷等。印度向美国、德国、法国、瑞士、英国和日本出口生药，主要品种有萝芙木、乌头、芦荟、金鸡纳、麻黄和番泻叶等。

日本是汉方制剂的主要生产国，全国有多家研究机构。日本厚生省批准生产的汉方药均为张仲景的处方，有210种，其中147种可在医院中使用。亚洲其他国家如朝鲜、韩国、泰国、越南、菲律宾、新加坡和印度尼西亚等也生产或销售使用中药成方制剂。

欧洲植物药市场是世界最大的天然植物药市场之一，而德国是使用天然植物药最多的欧共体国家，是使用天然植物药国家的典型代表，占领了欧洲草药市场的70%。在德国，植物疗法是与草药（天然植物药）关系密切的特殊医疗系统的一部分。植物疗法系指以草药为治疗手段的治疗方法，所选用的草药原料绝大多数为欧洲或德国本土植物。草药在德国任何药店都有出售。德国开发天然植物药最成功的是银杏制剂，另外还有山楂叶、水飞蓟和贯叶连翘等。据调查，58%的德国人使用天然药物，85%的德国人认为天然药物有效，毒性低，故天然药物在德国民众的日常生活中扮演着重要角色。

另外，英国、美国、俄罗斯、加拿大和澳大利亚等国的医药学界也逐渐开始重视中药和天然药物，并进行了多方面研究，取得了很多成果。

3. 中药和天然药物发展中尚存在的问题 天然药物发展中尚存在的问题主要有两点，一是新药的研究周期较长、工作效率低且劳动强度较大，这是因为天然药物需要通过现代天然药物化学的研究方法从天然物质中获得各种类型的化合物，进行结构鉴定和分析，并以此作为物质基础，根据文献资料提供的信息等定向研究其生物活性，使得发现活性物质较为困难；二是获得活性理想的化学成分的结果不理想，这是由于活性评价与化学活性成分的分离相结合的方法，需通过生物活性的指标跟踪化学成分分离纯化的整个过程，确定并分离具有活性的部位或组分，直至获得活性理想的化学成分，所以不能保证所筛选出的化合物可直接作为新药或先导化合物。故天然药物的发掘途径有待于继续开拓完善。

中药在现代化的进程中亟须解决的问题主要有两个方面。第一，药效物质基础研究尚未得以突破。一味中药即是有多类化学成分组成的复方，例如人参，经过学者一百多年的努力已经得到百种以上的化合物。其药理研究文章已达到数千篇，且现在仍在不断更新，但至今仍不能阐述清楚人参的药效物质基础。中医临床多运用中药复方，以适合复杂病症的需要，如对麻黄汤（组方：麻黄、桂枝、杏仁和炙甘草）的研究发现，苦杏仁苷水解产生的苯甲醛与麻黄碱生成了新化合物，桂枝中的桂皮酸也发生了类似的反应而产生新成分。中药复方在用药过程中产生多个复杂的化学反应，这都为中药药效的物质基础研究带来了困难。药效物质基础不明确，直接导致了中药现代剂型研制困难、中药质量控制环节薄弱等问题，进而影响了中药在医药市场的竞争力，故在中医药理论指导下，结合中药化学、中药药理学等知识，运用现代分析技术与方法，多层次、多角度深入研究中药药效物质基础，是当前中药现代化的关键问题之一。第二，中药的作用机制研究有待于进一步探索。中医对药物药效作用的描述多从"证"的角度，而目前关于中医"证"的本质认识不甚清楚、动物模型不够科学全面。故证候模型动物如何体现中医药理论的指导及证候标准，成为建立中医证候动物模型的最大问题。中医的施治是通过调节全身各部分功能使人体最大限度地恢复到平衡状态的过程，所以药效评价指标科学化、客观化和标准化还需要深入研究。

（二）备受关注的中药与天然药物品种

1. 人参　人参（图4-7），为五加科多年生草本植物人参 *Panax ginseng* C. A. Mey. 的根，自古以来有"百草之王"的美誉，其炮制品有生晒参和红参等，是中国最著名的传统中药之一，也是国内、外常用的天然植物药之一。人参含有人参皂苷、多糖等成分，具有大补元气、生津、安神和益智等功效，临床用于神经衰弱、休克、冠心病、贫血、高血脂、糖尿病和作为强壮剂使用。随着现代科学技术的发展以及为了适应快速的生活节奏，人参不仅有传统的汤剂、酒剂等传统剂型，还有胶囊、注射液等剂型。人参已列入澳大利亚、法国、日本、俄罗斯和瑞典等国家药典，德国列入非处方药，瑞士列入天然产品，美国作为饮食补充剂应用。在国外，人参也是最流行的植物滋补剂之一，如德国的 Sanoreform poehlmann 公司生产的以人参为原料的老添力片（Geririt），用于增强人的体力和抗衰老。人参提取物也制成了各种不同规格的浸膏剂、胶囊剂和软胶囊剂；也有将人参提取物用于饮料中，以补充体能。目前，由于对野生人参（即"野山参"）的过度采挖，现已很少见到野山参，多为人工栽培参称为"园参"。

西洋参（图4-7），为五加科植物西洋参 *Panax quinquefolium* L. 的根，主产于美国、加拿大，我国亦有栽培。目前，部分人认为西洋参比人参好，其实是一种误解。二者在药性方面存在寒温之别，虽然均有补气作用，但西洋参的药力不及人参，如低血压或休克的患者，仍以人参为佳；而高血压、眩晕或咽痛口干者，则用西洋参为宜。故用于治疗或进补时，应针对病情辨证施治，不可滥用。

高丽参（图4-7），别名朝鲜参、别直参，系五加科植物人参 *Panax ginseng* C. A. Mey. 带根茎的根，经加工蒸制而成。依形色又可分为水参、白参及红参，有大补元气、生津安神等作用。现代医学研究表明，高丽参在预防糖尿病、动脉硬化和高血压等方面有明显效果。

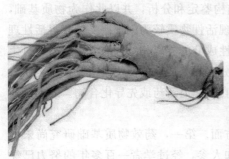 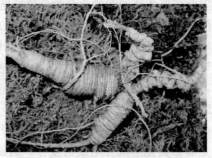 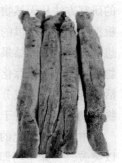

图4-7　人参（左）、西洋参（中）和高丽参（右）

2. 三七　三七（图4-8），又名田七，为五加科植物三七 *Panax notoginseng*（Burk.）F. H. Chen

的干燥根。清朝药学著作《本草纲目拾遗》中记载："人参补气第一，三七补血第一，味同而功异等，故称人参三七，为中药中之最珍贵者"。三七也是我国最早的药食同源植物之一，具有活血化瘀、消肿止痛的显著功效。扬名中外的中成药"云南白药"和"片仔癀"，均以三七为主要原料制成。

　皂苷为三七的主要活性成分，包括三七皂苷 R1 以及人参皂苷 Rb1、Rg1 和 Re 等。现代科学研究揭示，三七还具有抗肿瘤、延缓衰老、保护肝脏、抗炎、双向调节血糖、扩张血管、降低血压、改善血液循环、增加血流量以及预防和治疗心脑组织缺血的作用，并能促进蛋白质、核糖核酸和脱氧核糖核酸的合成，素有"金不换"、"南国神草"之美誉。

　三七的地道产区为云南文山。在文山、马关和砚山等地，以云南省文山州三七研究所为科技依托，云南特安呐三七产业股份有限公司为支撑企业，都建立了三七 GAP 药材基地，是第一批通过国家药监局认证的 GAP 基地之一。昆明植物所与云南白药集团中药材优质种源繁育有限责任公司合作，在文山又建立了三七 GAP 基地。

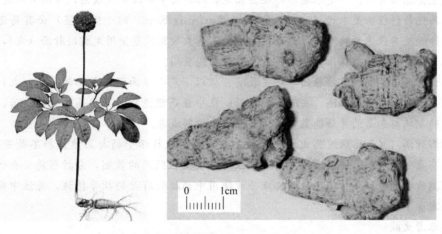

图 4-8　三七原植物（左）和三七饮片（右）

3. 木通　木通（图 4-9），为木通科植物木通 *Akebia quinata*（Thunb.）Decne.、白木通 *Akebia trifoliata*（Thunb.）Koidz. var. Australis（Diels）Rehd. 或三叶木通 *Akebia trifoliata*（Thunb.）Koidz. 的干燥藤茎。木通因其利尿等功效而被广泛应用，以前临床常见的木通类药材有木通、川木通、关木通和淮通。近年，常有长期或大剂量服用龙胆泻肝汤（丸）的患者引起肾毒性的临床报道，是因其原料中的关木通含有的马兜铃酸对肾脏有毒性，因而国家已取消了关木通的相关药用标

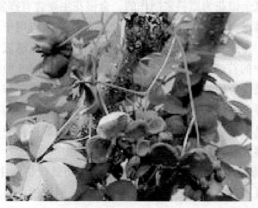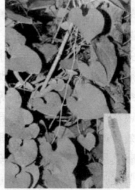

图 4-9　木通原植物（左）和关木通原植物（右）

准，现禁止中医临床使用关木通。淮通属于地方习用品，同样因含有马兜铃酸，临床也应慎用或禁用。《中国药典》2005年版开始已不再收录关木通，仅对木通和川木通进行收载和论述。

 **知识链接**

龙胆泻肝汤与用药安全

龙胆泻肝汤由龙胆草、黄芩、栀子、泽泻、木通、车前子、生地、当归、柴胡和甘草等10味药组成，其汤剂和丸剂被广泛用于临床。其治疗肝胆湿热型的急性黄疸性肝炎、急性胆囊炎等有确切疗效，而国内出现多例因服用龙胆泻肝汤（丸）后导致慢性肾衰竭，甚至尿毒症的临床报道，在医务界乃至全社会引起极大反响。2003年4月1日，国家食品药品监督管理局（SFDA）下达"关于取消关木通（马兜铃科）的药用标准"的通知。龙胆泻肝汤（丸）临床用药出现肾毒性不良反应的最主要原因有二：一是木通品种及其在龙胆泻肝汤中的混用或误用，即用关木通替代木通。关木通（马兜铃科植物关木通 *Aristolochia manshuriensis* Kom. 的干燥藤茎）含有马兜铃酸等成分，马兜铃酸及其代谢产物均可导致毒性反应。二是长期及过量使用龙胆泻肝汤（丸），引起急性肾脏功能衰竭或毒性物质在体内积蓄所致慢性肾功能衰竭。

对已证实的造成肾损害的原因，研究表明可从以下几个方面提高龙胆泻肝汤（丸）的安全性和有效性：用木通代替关木通，去除毒性根源；在中医药理论指导下用药，辨证施治、重视服用禁忌和服药期间对患者的肾功能监测；通过配伍和炮制减毒。

龙胆泻肝汤（丸）临床用药出现肾毒性不良反应再次提示中药与天然药物不是安全无毒的，对于一些有毒性的中药，使用过程中需要加强对其安全性问题的监测，分析用药安全性信号，建立具有预测价值的风险评估模型，为临床合理使用中药提供有效的指导措施，关注中药安全性问题，从而减少不良反应的发生。

主要参考文献：

齐德英，金颖慧，旺建伟，等. 2012. 木通在中药复方中的混用误用及考证辨析 [J]. 中医药学报，40（6）：6-7.

夏爱军，2008. 梁园. 含马兜铃酸中药引起的肾脏损害及其防治 [J]. 解放军药学学报，24（3）：282.

张娜，谢鸣. 2006. 龙胆泻肝汤对大鼠肾毒性的观察 [J]. 中国中药杂志，31（10）：836-839.

诸国本. 2003. 正确对待龙胆泻肝丸 [J]. 家庭中医药，6：74-76.

4. 金银花 金银花（图4-10），为忍冬科植物忍冬 *Lonicera japonica* Thunb. 的花蕾或带初开的花，是享誉医界的保健名花，有"药铺小神仙"之美誉，中国卫生部公布的药食两用品。始创于清朝道光年间的王老吉凉茶，就是以金银花为原料来制作的。金银花主要含有挥发油、绿原酸、木犀草素和黄酮类等成分，具有清热解毒、疏散风热之功效。金银花在临床应用于抗菌消炎、抗病毒等，疗效甚佳，在2003年"非典"时期成为首选药；在"甲型H1N1"流感流传之际，金银花仍是我国有关部门预防H1N1方案中的首选中药之一，在防治H1N1常用的6种中药成方制剂中，有5种制剂处方中含有金银花。现代药理学研究表明，金银花具有广谱抗菌作用，故临床上应用包括：治疗肝癌、白血病和肺癌等多种癌症；治疗消化性溃疡；防治牙周炎和荨麻疹等。生活中，可将金银花当作夏季茶饮用，具有解暑、解渴、促进人体新陈代谢、提高免疫力、降脂和预防衰老等功效，现已将其开发成保健饮料，如金银花露。

金银花的藤茎是忍冬藤，也可入药，具有清热疏风、通络止痛之功效，临床主治温病发热、风湿所致的关节红肿等。在生活中，可用忍冬藤与金银花一起泡酒，长期饮用，对关节疾病具有良好的预防效果，还可用于治疗一些疮痈之症。

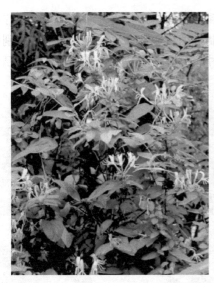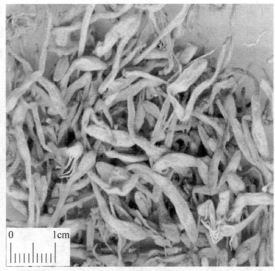

图 4-10 金银花原植物图（左）和金银花药材（右）

5. 冬虫夏草 冬虫夏草（图 4-11），为麦角菌科真菌冬虫夏草 *Cordyceps sinensis*（Berk.）Sacc. 寄生在蝙蝠科昆虫幼虫上的子座及幼虫尸体的复合体，含有虫草酸、虫草素和氨基酸等有效成分，具有中枢镇静、抗衰老、增强免疫力、抗心肌缺血及心律失常、抗肿瘤和抗炎等作用。

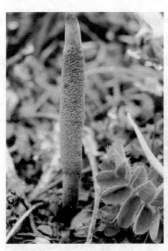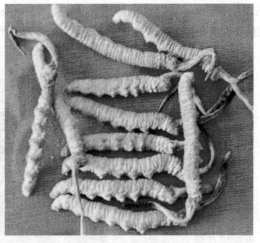

图 4-11 野生冬虫夏草（左）和冬虫夏草药材（右）

现代生活中，冬虫夏草的药膳更为广大民众所欢迎，如收载于《本草纲目拾遗》的冬虫夏草鸭，可以补虚助阳，适用于久病体虚、贫血、肢冷自汗、盗汗和阳痿遗精等症；女性滋补养颜食谱：虫草花炖乳鸽；妇幼保健药膳：虫草鹌鹑；防癌食疗：虫草木耳炖乌龟等。

6. 葛根 葛根（图 4-12），为豆科植物野葛 *Pueraria lobata*（Willd.）Ohwi 或甘葛藤 *P. Thomsonii* Benth. 的根，是中国卫生部公布的药食两用品，又是世界医学界公认无副作用的含丰富天然雌性激素的佳品。葛根含有葛根素、总黄酮等有效成分，具有扩张冠状血管和脑血管、抗心律失常、开胃下食和降血糖等功效，可用于治疗冠心病、心绞痛和糖尿病等。值得一提的是，葛根富含高活性的植物化合物异黄酮（植物雌激素）、大豆苷元和葛根素等物质，具有雌性激素样作用，可延缓女性衰老，堪称女性保护神，因此葛根成为现代都市女性喜爱的药食同源植物之一，可调节内分泌、平衡雌激素，达到补钙、调经和养颜之功效，改善面部色斑，治疗痛经和月经不调等疾病。葛粉美食在国外也很流行，葛粉制成的口服液、葛根混合精等，特别受妇女、儿童和老人欢迎；葛根食品对妇女产后带来的多种疾病有抑制功能，因此葛根食品已成为日本产妇必备的食品。

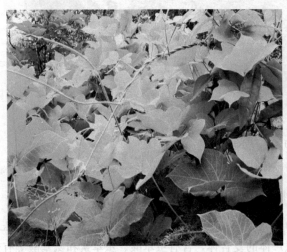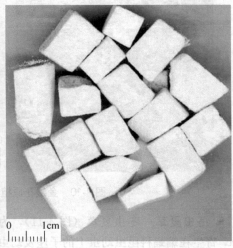

图 4-12　葛根原植物图（左）和葛根饮片（右）

7. 银杏叶　银杏叶（图 4-13），为银杏科植物银杏 *Ginkgo biloba* L. 的干燥叶，是一种具有很高药用价值的植物。银杏树是我国古老的树种，它是神奇的医疗之树，在生物演化学史上被称为"活化石"，其叶、果实和种子均有较高的药用价值，其药理作用不断被认识，临床应用范围逐步扩大。

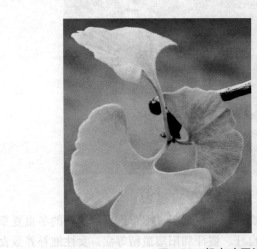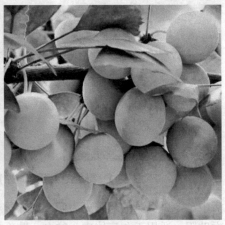

图 4-13　银杏叶原植物图（左）和白果（右）

银杏叶中含有黄酮类、萜类、酚类、生物碱、多种氨基酸和微量元素等有效成分，银杏叶提取物临床上具有降血脂、抗动脉硬化的作用，可用以防治高血压和小动脉硬化，减少脑卒中的发生；还具有抗脑缺血、抗脑缺氧和抗脑水肿的作用；长期使用对脑功能不全的患者具有明显疗效；对轻至中度的原发性痴呆亦有较好的作用。

银杏的成熟种子——白果也具有很高的药用价值，具有祛痰、止咳的作用，能抑制结核杆菌的生长，在体外对多种细菌及皮肤真菌都具有不同程度的抑制作用。

8. 麝香 麝香（图 4-14），为动物林麝 *Moschus berezovkii Flrov*、马麝 *M. sifanicus Przewalski* 或原麝 *M. moschiferus Linnaeus* 成熟雄体香囊中的干燥分泌物，其用途十分广泛。《神农本草经》上载麝香"味辛温，主辟恶气"，为"诸香之冠"。现代研究表明，麝香具有开窍醒神、活血通经、消肿止痛和解毒等功效，临床主要用于热病神昏、中风痰厥和昏迷等。近年来，由于野麝资源受到严重破坏，国家将麝列为二级保护动物，已逐步使用人工麝香来代替天然麝香。

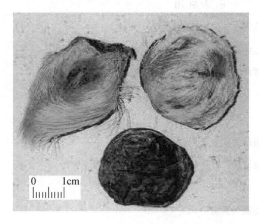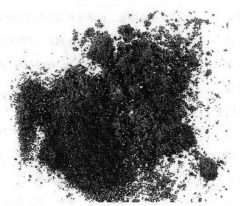

图 4-14 麝香（左）和人工麝香（右）

9. 贯叶连翘 贯叶连翘（图 4-15），为藤黄科植物贯叶连翘 *Hypericum perforatum L.* 的地上部分，是欧洲治疗神经系统疾病最有效的药物之一，被《欧洲药典》、《英国药典》、《中国药典》和《美国药典》所收载。草药师将其作为调补剂，长期使用可治疗紧张、忧虑和失眠等；另外，应用贯叶连翘的浸膏除用于抑郁症外，还可治疗小儿尿床与噩梦，其油剂可辅助治疗胃炎、胃溃疡等，外敷治疗烧伤和创伤。在我国的贵州、四川和陕西等省的药厂，从贯叶连翘的带花地上部分提取其中的药效成分金丝桃素，用来治疗艾滋病。

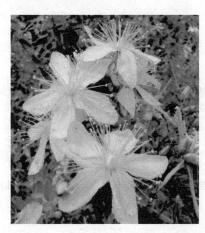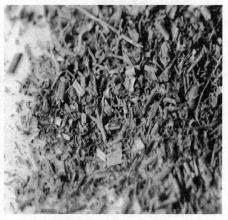

图 4-15 贯叶连翘原植物图（左）和贯叶连翘饮片（右）

随着现代都市生活节奏的加快，精神压力随之增加，抑郁、失眠等精神疾病困扰着人们的生活。而贯叶连翘对于抑郁、睡眠障碍及其引起的倦怠、疲倦和乏力等疗效显著，且几乎没有副作用，比化学药物更安全有效，所以越来越为人们所喜爱，尤其在欧美等发达国家，有超过两千万的人使用贯叶连翘。

世界卫生组织（World Health Organization，WHO）精选的部分药用植物名称及其临床应用见表 4-5。

表 4-5 WHO 精选药用植物名称及临床应用列表（部分）*

名　称	临 床 应 用
洋葱	高血脂症、糖尿病和过敏性皮肤疾病等
大蒜	胀气、高血压、高血脂症、动脉硬化症和糖尿病等
芦荟	叶液汁干燥物：作为一种缓泻药；鲜叶液汁（芦荟胶）：治疗烧伤
黄芪	普通感冒、病毒感染
鸦胆子	阿米巴痢疾
柴胡	由普通感冒、流感、疟疾和肺炎等引起的发热
积雪草	愈合伤口、慢性感染性皮肤溃疡、麻风病、胃及十二指肠溃疡及各种静脉疾病
桂皮	细菌和真菌感染、胃肠胀气
黄连	病原微生物感染、痢疾、糖尿病和皮肤黑热病
姜黄	各种原因引起的消化不良和消化性溃疡、风湿性关节炎及手术后的炎症
紫锥菊	地上部分：作为免疫调节剂、炎性皮肤疾病、伤口、湿疹和烧伤等 根：上呼吸道感染（细菌和病毒性感染）
麻黄	作为心血管激动剂、哮喘、鼻塞、痛经和减肥等
银杏	大脑功能不全（如痴呆）、外周静脉闭塞、眩晕和耳鸣
人参	抗疲劳、提高精神性运动和抗糖尿病等
甘草	消化性溃疡、阿狄森病
白芍	胃肠、子宫等痉挛性疼痛，急性肝损伤，认知障碍等
车前子	便秘、痢疾和腹泻
蛇根木	高血压
大黄	便秘
番泻叶（实）	肠易激综合征等引起的严重便秘
姜	恶心、呕吐，用于风湿病、肌肉与骨骼的疾病，解除疼痛和肿胀
穿心莲	普通感冒、尿路感染、痢疾、腹泻和传染性肝炎
当归	月经疾病、收缩平滑肌
金盏菊	加快伤口愈合、减轻炎症和脓肿
山楂	心肌功能不全、运动耐受等
刺五加	提高体力和精神活动，治疗动脉硬化、糖尿病、高血压、低血压、慢性支气管炎和风湿性心脏病等
桉叶油	减轻鼻充血作用、止痛
北美金缕梅	厌食症、抗炎、血管收缩、湿疹、止痛和抗病毒
贯叶连翘	抑郁症、光动效应（如用于普通性湿疹）
茶树	阴道炎、子宫颈炎、膀胱炎、痤疮和脚部疾病等
月见草	遗传性或过敏性湿疹、风湿性关节炎、经前期综合征和乳腺痛等
接骨木	促进发汗作用

续表

名　　称	临床应用
远志	化痰作用
水飞蓟	酒精性肝炎，急、慢性病毒性肝炎，有机化合物、毒素导致的肝炎，药物性肝炎
小白菊	偏头痛、风湿性关节炎
大荨麻	良性前列腺增生

*注：本表所列植物均选自《WHO monographs on selected medicinal plants》1999 年和 2002 年版

第 3 节　中药与天然药物相关的职业发展

迄今为止，近三分之一的人类疾病尚未找到非常理想的治疗药物，新的疾病不断出现，肿瘤、老年病、免疫性疾病和代谢性疾病等发病率不断增加，尤其人类对现有药物的耐药性不断加重，这使新药研发成为人类社会发展过程中长期而艰巨的任务。目前合成药物因周期长、成功率低和环境污染严重等问题开发难度越来越大，加之天然抗癌药物紫杉醇的发现，使得科学家又重新将新药开发的目光投注到中药和天然药物上来。在许多国家，中药和天然药物受到普遍关注，从战略角度出发，中药和天然药物成为国家产业发展的重点，中药和天然药物相关的职业发展前景一片光明。

制药产业是国际公认的国际化朝阳产业，药品是国际贸易的重要商品，所以国、内外对中药与天然药物等药学类相关专业毕业生的需求较大。与中药和天然药物相关的职业涉及药品的研发、生产、经营、使用、检验、管理和教育等各个方面，都需要大批人才为人类社会提供合格的药品和药学服务。学生毕业后主要是流向各类制药企业、医药公司、各级综合性医院、药品研究机构、药品检验机构、药品监督管理机构和医药院校等单位部门。与中药和天然药物相关的药学专业就业岗位见表 4-6。

表 4-6　中药和天然药物相关的药学专业就业岗位

就 业 单 位	岗 位 需 求
药用植物种植与栽培企业	产地生态环境质量考察与评价，种子和种苗的培育、栽培与饲养管理，采收与初加工，包装、运输与贮藏，药材质量检测与管理，建立生产和质量管理的文档等
药学科研机构	情报与资料、中药与天然药物的新药工艺与剂型研究、质量标准研究、天然药物结构修饰、药理毒理研究、临床试验方案设计、申办与监视以及资料和档案管理等
制药企业	中药及天然药物提取物的提取与分离、药厂的总体设计、新技术的应用、新设备的采购与应用、相关管理制度和标准的建立、中药饮片生产和制剂生产等
药品经营企业	药品批发、药品零售、用药咨询服务和药库管理
医院药剂科	调剂、制剂、质量检验、药品使用管理与医院药学服务等
药品检验所	化学检验、生物检验、中药检验、药理研究以及药品标准研究与标准制定等
药品管理部门	药品注册、安全监管和市场监督等
医药院校	理论及实验教学、科研等

下面简单介绍与中药和天然药物相关专业技术人员的职责：

1. 中药与天然药物种植或养殖技术人员的职责

(1) 中药与天然药物品种保护，尤其是国家野生药材资源的保护；

(2) 中药与天然药物品种的鉴定；

（3）产地生态环境质量现状评价与动态变化考察；

（4）种子和种苗的培育及田间栽培与饲养管理；

（5）药材采收与初加工；

（6）药材包装、运输与贮藏；

（7）药材质量检测与管理；

（8）人员培训及文件和档案管理；

（9）专利和国外引种药材的申报工作；

（10）中药材 GAP 基地的建设及申报工作。

2. 中药饮片研究与生产专业技术人员的职责

（1）按各级药品标准炮制规范炮制中药饮片，对于国家药品标准未规定的品种进行炮制工艺的研究；

（2）生产中药饮片，确定包装材料和容器；

（3）承担申请中药饮片的生产批准文号工作。

3. 中药与天然药物研究与开发机构专业技术人员的职责

（1）市场调研，分析预测新药品开发方向及前景；

（2）设计、筛选处方和制备工艺；

（3）试制药品，确定包装材料；

（4）供试品的保管、动物饲养与管理；环境条件的检测与保持、微生物监测，功能实验室、化学和生物污染特殊区域的环境管理；药物非临床研究质量管理规范（GLP）认证的申报工作；

（5）设计并撰写临床试验方案；向伦理委员会申请临床试验方案的批文；向受试者说明有关临床试验的详细情况；组织实施临床试验的访视及收集病例报告表；记录、分析总结和报告等；药物临床研究质量管理规范（GCP）认证的申报工作；

（6）药品的质量指标、检验方法的研究，确定新药质量标准，确保可控性；

（7）药品稳定性研究，确定药品的储藏条件和有效期，确定药品的稳定性；

（8）承担药品注册申报工作。

4. 中药与天然药物药品生产企业专业技术人员的职责

（1）生产管理工作、从事药品生产操作及质量检验工作；

（2）按照药品管理的法律和法规，制定药品生产操作规程及其他质量制度文件，并严格实施；

（3）依据药品标准，对生产中所用的天然药物或中药饮片、辅料、半成品和成品进行质量检验，杜绝不合格品进入下一道工序，杜绝不合格产品出厂；

（4）了解药品市场，正确介绍药品，依法销售药品；药品退货和收回的相关程序工作与销毁；

（5）依据市场需求，制定研制计划并实施，申报注册药品；

（6）对从事药品生产的各级人员应按本规范要求进行培训和考核；厂房与设施、设备的购入、维护与管理；物料的购入与管理；卫生的保持与管理；从事有关生产、质量管理工作，如 GMP 认证、药品再注册和上市后药品的使用信息、药品不良反应的检测报告等工作。

中药开发系列见图 4-17 所示。

5. 中药与天然药物药品经营企业专业技术人员的职责

（1）中药与天然药物药品批发企业

1）构建药品流通渠道，沟通药品供应环节，与医疗机构和药品零售企业的专业人员及时交流沟通，传递药品信息；

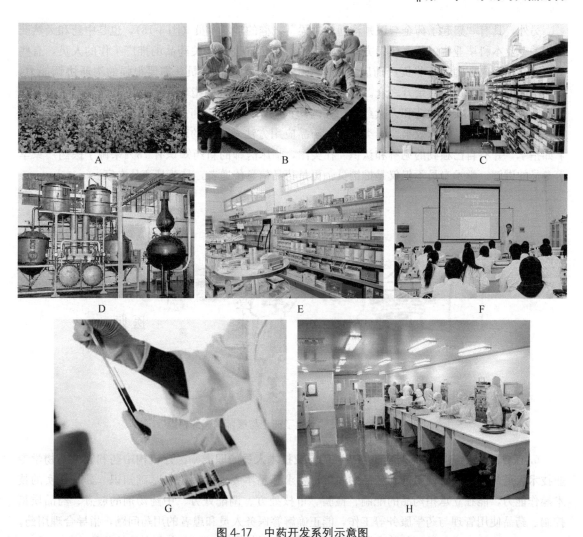

图 4-17　中药开发系列示意图

A：药材的 GAP 种植；B：饮片的炮制加工；C：医院门诊中药房；

D：中药制剂的生产车间；E：中药成方制剂药店；F：中药专业教学；

G：中药相关科学研究；H：中药制剂的质量控制

2）依据市场需求，合理储运药品，保证药品流通环节的质量；

3）承担药品的质量检验工作，依法检验药品，杜绝假、劣药品和不合格药品的购入及销售；

4）从事验收、养护、计量和保管工作；

5）从事药品质量管理工作，如 GSP 认证以及认证后药品质量的跟踪。

（2）中药与天然药物药品零售企业

1）从事质量管理、检验、验收、保管、养护和销售药品等工作；

2）依法购进药品并进行验收；处方药必须凭处方才能销售，认真审核处方，无配伍禁忌和超剂量的处方才能调配；

3）销售药品时，要向消费者提供用药的信息和指导，耐心地解答疑问，保证药品的合理使用；

4）按照国家药品管理的法规，对销售的药品实施分类管理，即处方药与非处方药分区、分类摆放和分类销售。负责 GSP 认证及药品质量检验工作。

另外，具有"架起了药企与医师沟通的桥梁"之称的学术专员（图4-18），也是中药和天然药物相关专业本科毕业生的就业热门方向。学术专员是负责公司相关药品的推广工作的人员，有些负责医院，面向医师，有些负责药店，面向经销商。作为学术专员，需要很强的沟通协调能力，目前全国有学术专员200余万之众。因为药品是特殊的商品，是指导性商品，要求学术专员具有医药专业背景和扎实的中药和天然药物相关的知识基础，能对该药品的历史背景、研发来源、市场发展、药理作用、临床效果、同类比较、药品应用方法及相关的政策、法规、方针和管理等等了如指掌，并有自己独到的见解和认识。在美国，临床医师的新药知识有73%来源于医药厂家学术专员的讲解。学术专员不仅仅是推销员，更是药品信息传递者，是药品商品专家。

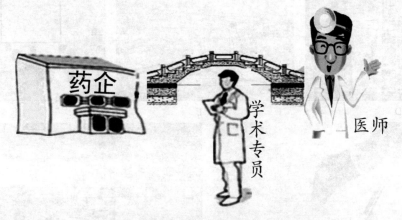

图4-18 学术专员"架起了药企与医师沟通的桥梁"

6. 医疗机构中与中药和天然药物有关的专业技术人员的职责 医疗机构中药和天然药物学专业技术人员是连接患者、医师和药品的纽带，要求熟悉本专业的理论和基础知识，具有扎实的技术操作能力，能独立承担药品的配制、检验、审核处方、调配处方、中药汤剂的煎煮、药品质量控制、药品使用管理与药学服务等工作，能正确解答医务人员和患者的用药问题，指导合理用药。

（1）调配处方：根据医师处方调配药品，保证患者使用合理、安全和有效的药品。

（2）配制制剂：根据本单位的临床需要，依据药品管理法规，配制临床制剂，加工炮制、煎煮中药饮片。

（3）检验药品：建立健全的药品质量监督和检验制度，负责药品质量的检验。

（4）提供药品信息：向医务人员提供有关药学知识和信息，向患者提供药物使用咨询和指导。

（5）开展临床中药和天然药物相关的药学工作：①收集中药和天然药物信息资料，提供咨询服务；②实施治疗药物监测及参与个体给药方案的制订；③深入临床实践，参与中药和天然药物药物治疗；④参与中药和天然药物药物不良反应的监测和管理工作；⑤进行中药和天然药物药物利用与评价的研究；⑥建立患者的药历，进行处方、药历分析。

（6）药品管理：根据本单位的医疗和科研需要，从事药品的采购、储存、供应、使用和经济管理等工作，特别是麻醉药品、精神药品和医疗用毒性药品的管理工作。

另外，兽药相关行业及一些新兴的中药产业，仍需要大量的中药与天然药物相关专业的毕业生。如国家各级畜牧局的分析工作岗位，兽药药厂的研发、生产和销售等岗位以及中药保健品的研发、生产和销售等岗位，药膳行业的中药采购、中药炮制等岗位，芳香治疗医院或诊所的中药采购、浸制工艺的研究等岗位都需要大批与中药和天然药物相关专业毕业生。

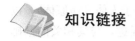

知识链接

药品管理法规

第一部《中华人民共和国药品管理法规》（简称《药品管理法规》）于 1985 年 7 月 1 日起施行，2001 年修订。该法在加强药品的评审与质量检验、药品生产经营与使用的安全监督管理、药品稽查管理、医院药学标准化管理和药品集中招投标采购管理等，打击制售假劣药品行为，保证用药安全、有效和可控方面发挥着十分重要的作用。依据《药品管理法规》制定管理规范，进行相关资格认证、生产、经营和使用许可，从各个环节对中药等药品进行管理，相关管理规范如下：

1.《中药材生产质量管理规范》（Good Agriculture Practice for Chinese Crude Drugs，GAP）对中药材生产进行严格管理，从源头上保证中药材质量；

2.《药品非临床研究质量管理规范》（Good Laboratory Practice for non-clinical laboratory studies，GLP）对中药临床前安全性评价的实验研究各个环节进行严格管理，以保证评价中药的安全性；

3.《药品临床试验质量管理规范》（Good Clinical Practice，GCP）对中药临床试验的各个方面进行严格管理，以保证中药新药研发的有序进行；

4.《药品生产质量管理规范》（Good Manufacturing Practice of Drugs，GMP）对中药的生产中的各个环节进行严格管理，以保证产品的质量合格；

5.《药品经营质量管理规范》（Good Supplying Practice，GSP）对中药材、中药饮片和中成药批发与零售环节进行严格管理，以保障运输、贮藏和销售各环节中药品的产品质量。

主要参考文献：

吴蓬，杨世民. 2007. 药事管理学［M］. 4 版. 北京：人民卫生出版社.

第 4 节 **中药与天然药物相关的主要学科**

随着科学技术的迅速发展，新理论、新技术和新方法不断产生。人类社会已步入 21 世纪，以生命科学、生物技术、信息科学、电子科学、材料科学、复杂科学和系统科学为前沿的世界科学技术迅猛发展，自然科学与人文科学间相互交叉、渗透和融合，新兴学科不断产生，为中药与天然药物的发展提供了新的方法和可能，因此，药学学生要学好与中药和天然药物相关的学科，为以后从事相关工作打下坚实的知识基础。

一、中药与天然药物相关的基础学科

天然药物相关的工作，主要是指在现代医药理论指导下研究、开发并使用天然药用物质及其制剂的工作，主要任务包括挖掘药用成分、研究新药及其制剂、阐明药物作用机制、制定药品的质量标准、规范药品管理以及促进、评估和保证药物治疗的质量等。

与中药相关的工作系指在中医药理论指导下，采用现代科学技术，研究中药基本理论、中药饮片和中药成方制剂的药材来源、产地、栽培、采收、炮制加工、鉴定、性能、物质基础、功效和临床应用等知识，其主要任务除传统的中医药理论研究以外，还包括药效物质基础的研究、药用新资源的开发、中药材规范化种植、中药材鉴定新技术、中药材种质评价和现代中药制剂技术的研究等。

中药和天然药物均属于特殊的化学物质，均具有"药"的特性，其作用于人体（病原体），以达到预防、治疗疾病的目的，故两者的研究方法相互渗透，研究手段相互促进，与其相关的基础学科可分为 3 类：①化学相关学科；②药理学相关学科；③应用相关学科。

（一）中药与天然药物相关的主要化学学科

化学是中药和天然药物研究相关工作的基础学科，在两者的相关工作中起着至关重要的作用。

1. 无机化学（inorganic chemistry） 是研究元素、单质和无机化合物的来源、结构、性质、变化、制备和应用的一门化学分支学科，也是药学教育中化学课程群中的第一门基础化学。其与天然药物、中药的联系主要体现在以下几个方面：①有许多中药和天然药物是无机物，如矿物类药物；②无机化学中学习到的一些基本理论会直接应用到有机化学和分析化学中，如分析化学中关于无机药物、含金属药物的分析等。

2. 有机化学（organic chemistry） 是中药和天然药物的重要化学基础，通过有机化学的基本操作技能，提取、分离、修饰或合成中药和天然药物中的主要活性单体，再通过红外光谱、紫外光谱、质谱、磁共振和 X 衍射等先进的科学分析手段确定所需测定化合物的化学结构，它更直接地为学好天然药物化学和中药化学奠定基础。

3. 分析化学（analytical chemistry） 以无机化学、有机化学和物理学为基础，是药物分析、中药鉴定学、中药化学和中药制剂分析等科目的基础，通过化学反应产物的颜色、性质等理化特性等来定性或定量地分析中药和天然药物所含有的复杂化合物类别，为进一步研究提供基础。

4. 物理化学（physical chemistry） 是在物理和化学两大学科基础上发展起来的，是研究中药和天然药物活性成分的某些参数的重要手段。

5. 药物化学（medicinal chemistry） 是发现与发明新药、合成化学药物、阐明药物化学性质和研究药物分子与生物大分子之间相互作用规律的一门综合性学科。药物化学是研究从天然药物或中药中找到的活性单体，再对其进行结构修饰或合成该化合物等工作的重要基础学科。

（二）中药与天然药物相关的主要药理学学科

中药与天然药物的药理研究是其开发新资源和新品种的重要手段和评价内容。

1. 药理学（pharmacology） 是一门研究药物与机体（包括病原体）之间相互作用的规律和原理的学科。药理学主要研究两方面的内容，一是研究在药物影响下机体发生的变化及机制；二是机体如何对药物进行处置，特别是研究血药浓度随时间而变化的规律。药理学是开发研制新药时必不可少的研究内容。

2. 药动学（pharmacokinetics） 是应用动力学原理与数学模式，定量地描述与概括药物通过各种途径（如静脉注射、静脉滴注和口服给药等）进入体内的吸收、分布、代谢和消除，即吸收、分布、代谢和排泄（ADME）过程的"量-时"变化或"血药浓度-时"变化的动态规律的一门科学。药动学是开发天然药物适宜剂型和制定临床给药方案的重要手段之一，也是近年来中药研究与应用的重要内容。中药药动学研究已经成为药学工作者关注的热点之一。

3. 毒理学（toxicology） 是一门研究外源因素（化学、物理和生物因素）对生物系统的有害作用的应用学科，是一门研究化学物质对生物体的毒性反应、严重程度、发生频率和毒性作用机制的科学，也是对毒性作用进行定性和定量评价的科学，是预测其对人体和生态环境的危害，为确定安全限值和采取防治措施提供科学依据的一门学科。

4. 临床药学（clinical pharmacy） 是以提高临床用药质量为目的，以药物、疾病和人体相互关系为核心，研究和实践药物临床合理应用方法的综合性应用技术学科，其核心是合理用药。是一门以患者为对象，研究安全、有效和合理使用药品，提高药物治疗效果、促进患者健康的学科。

它侧重于药物、疾病和人的关系，直接涉及药物本身、用药对象和给药方式，因此也直接涉及医疗质量。

（三）中药与天然药物相关的主要应用学科

1. 生药学（pharmacognosy）　是一门以生药为主要研究对象，运用植物学、动物学、分析化学、生物化学、药理学和分子生物学等现代科学知识和技术，研究生药的来源、鉴定、品质评价、化学成分、医疗用途、规范化种植、资源保护与利用以及细胞组织培养等的科学。

2. 药剂学（pharmaceutics）　是研究药物制剂的基本理论、处方设计、制备工艺、质量控制和合理使用等内容的一门综合性应用技术学科。药剂学的基本任务是研究将药物制成适宜的剂型，保证药物以安全、有效、稳定和可控的制剂满足医疗卫生工作的需要。

3. 药物分析学（pharmaceutical analysis）　是运用物理学、化学、物理化学和生物化学的方法和技术，研究化学结构已经明确的药物及其制剂的定性和定量分析，也是研究药物的质量控制和新药开发研究的一门科学。药物分析学是研究中药和天然药物的基础学科。

4. 药事管理学（the discipline of pharmacy administration）　是药学的一个分支学科，它的研究和教育集中于应用社会、行为、管理和法律科学，去研究药学专业实践、服务环境的性质与影响。缺乏药事管理的约束，药学活动就不能有秩序、有规律和公平合法地进行。因此，任何从事中药与天然药物相关的工作者都离不开这门学科的指导。

5. 微生物学（microbiology）　是在分子、细胞或群体水平上研究各类微小生物（包括细菌、放线菌、真菌、病毒、支原体、衣原体及单细胞藻类等）的形态结构、生长繁殖、生理代谢、遗传变异、生态分布和分类进化等生命活动的基本规律，并将其应用于医学卫生、工业发酵和生物工程等领域的科学。利用多种微生物具有的特异反应等功能，结合药理筛选手段，可在具有明确生物活性的天然药物的基础上，寻找新的高活性或低毒性的天然活性成分。在中药制剂的前处理研究中，利用微生物或酶进行大分子杂质（如多糖）除杂，有较好的特异性。

6. 数理统计学（mathematical statistics）　研究有效地运用数据收集与数据处理、多种模型与技术分析以及社会调查与统计分析等，对科技前沿与国民经济重大问题和复杂问题等数据进行推理，从而为决策和行动提供依据和建议的应用广泛的基础性学科。在天然药物的研究过程中，广泛地应用数理统计学原理与方法进行设计、搜集、整理和分析数据资料，推断事物内在联系和规律，对分析的结果进行合理解释，做出科学的专业结论等。

二、与中药相关具有中医药特色的学科

1. 中医基础理论　中医基础理论（basic theory of traditional Chinese medicine）是研究和阐明中医学的基本概念、基本理论、基本规律和基本原则的学科。中医学理论体系是经过长期医学实践（主要是临床实践），在古代哲学思想指导下，融合自然科学知识而逐步形成的。千百年来，一直在指导临床实践，并在实践中不断丰富和发展，是经过实践反复检验而形成的独特理论体系，具有两个基本特点：一是整体观念；二是辨证论治。

2. 方剂学　方剂学（science of Chinese medical prescription）是研究治法与方剂配伍规律及其临床运用的学科，是中医药学各类专业必修的基础课程。方剂学研究是以中医学术思想为基础，以科学方法论为指导，以方剂为主要研究对象，在传统中医临床观察和思辨方法的基础上，引入和吸取现代科学方法发展起来的，体现了中医学整体、系统和辨证的基础思想与现代自然科学方法的结合，旨在揭示方剂学科规律。

方剂学是在辨证审因、确定治法的基础上，按照组方原则，选择适当的药物合理配伍，酌定

合适的剂量、剂型和用法，具有基础和临床的双重属性，联系中医基础和临床，沟通中医和中药，衔接传统中医和现代生命科学的科学学科。

3. 临床中药学 临床中药学（science of clinical Chinese materia medica）是一门全面系统总结中药应用的理论和经验，为中药的现代化研究提供依据，并以药效为核心将分析研究的成果综合提高的学科，是中药学各二级学科的龙头学科。临床中药学与方剂学相结合，使中医学的理、法、方、药形成一个有机整体，该学科重点研究中药的性能、功效、配伍以及临床安全有效应用，并为临床中医师提供中药来源、采制等方面的知识。

临床中药学核心是中药治疗的安全性、有效性，因而对提高中医药临床疗效、减少不良反应都具有十分重要的意义。临床中药学以确保临床用药安全、有效为前提，着眼于科学阐述中药药性理论，探讨中药临床有效与安全的应用原则，追踪中药疗效，评价中药多成分作用，为解决临床常见、多发和疑难病提供科学依据。

4. 中药资源学 中药资源学（science of Chinese medicine resources）是研究中药资源种类、地理分布、形成原因、蕴藏量、时空变化、品质、保护利用和科学管理的学科，其核心是保障中药资源的可持续利用。它对规划和发展中药产业及相关产业，保障临床用药，有效保护和利用资源，扩大和寻找中药新资源，开发中药新品种、新产品，更好的为人类医疗保健事业服务，具有十分重要的意义。该学科涉及的主要内容有：① 中药资源的分布与生态环境；② 中药资源的调查、监测与预警机制；③ 中药资源质量的评价；④ 地道药材的形成与中药资源区划；⑤ 中药材人工培育的理论与技术；⑥ 中药资源的保护与可持续发展；⑦ 中药资源的综合开发利用；⑧ 中药资源经济与分析；⑨ 中药资源管理与评价。

中药资源学是一门综合性的新兴学科，与其他学科相互联系、相互交叉，与其密切相关的学科主要有中药学、药用植物学、药用动物学、中药鉴定学、中药栽培学、药用动物饲养学和中药化学等。

5. 中药鉴定学 中药鉴定学（science of identification of Chinese material medica）是研究和鉴定中药的品种与质量，制定中药质量标准，寻找和扩大新药源的应用学科，通过运用现代自然科学的理论知识和技术方法，研究和探讨中药来源、性状、显微特征、理化鉴别、质量标准及寻找新药等的理论和实践问题。其研究方法和内容是：在继承中医药学遗产和传统鉴别经验的基础上，运用现代自然科学的理论、方法和技术，系统地整理和研究中药的历史、来源、品种形态、性状、显微特征、理化鉴别、检查和含量测定等，建立规范化的中药质量标准以及寻找和扩大新药源的理论和实践问题。

6. 中药炮制学 中药炮制学（science of processing Chinese material medica）是根据中医药理论，专门研究中药炮制理论、工艺、规格、质量标准、历史沿革及其发展方向的一门学科。其基本任务是遵循中医药理论体系，在继承中药传统炮制技术和理论的基础上，应用现代科学技术探讨炮制原理、改进炮制工艺和制定饮片质量标准，提高中药饮片质量，保证临床用药安全有效。

7. 中药药理学 中药药理学（pharmacology of Chinese medicine）是一门以中医药基本理论为指导，运用现代科学方法，研究中药与机体相互作用及其规律的学科。其研究内容主要是包括两部分：① 研究中药作用于机体，即中药药效学，采用现代科学的理论和方法，研究和揭示中药药理作用产生的机制和物质基础；② 研究机体对中药的处置及中药药动学，研究中药及其化学成分在体内的吸收、分布、代谢和排泄过程及其特点。

8. 中药药剂学 中药药剂学（pharmacy of Chinese medicine）是以中医药理论为指导，运用现代科学技术研究中药药剂的配制理论、生产技术、质量控制和合理应用的综合性应用技术科学。该学科主要任务包括：继承与整理中医药学中有关药剂学的理论、技术与经验，为发展中药药剂奠定基础；充分吸收与应用现代药剂学的理论研究成果，加速实现中药剂型现代化；加强中药药剂学基本理论研究，加快中药药剂学"从经验开发向现代化科学技术开发"的过渡；积极寻找药用新辅料。

9. 中药化学 中药化学（science of Chinese medicine chemistry）是结合中医药基本理论和临床用药经验，主要运用化学的理论和方法及其他现代科学理论和技术等研究中药化学成分的学科。其研究对象和内容是：在中医药理论指导下，研究中药中具有生物活性或能起防病治病作用的物质基础——有效成分，并研究有效成分的化学结构、理化性质、提取、分离、检识、结构鉴定、生物合成途径、必要的化学结构修饰或改造以及有效成分结构与中药药效之间的关系等等。

10. 中药制剂分析学 中药制剂分析学（analysis of Chinese medicine preparation）是以中医药理论为指导，应用现代分析理论和方法，研究中药制剂质量的一门应用学科，是中药科学领域中一个重要的组成部分。

中药制剂分析一般包括以下几方面内容：①中药制剂鉴别：就是利用处方中各药味的组织学特征，所含化学成分的理化特性、光谱特征或色谱特征对制剂的真伪进行的定性分析；②中药制剂检查：包括制剂通则检查和杂质检查；③中药制剂含量测定：指用适当的分析方法对制剂中某些有效成分、毒性成分或指标性成分进行定量分析，并以测定结果是否符合药品标准的规定来判断药品质量的优劣，是控制和评价药品质量的重要方法。

总之，天然药物研究与中药研究相互联系和渗透，存在联系也存在区别。在学习课程时，应将各学科间的知识相互联系，相互渗透，融会贯通，以加强自身知识结构的构建。

短文阅读

What Is Chinese Medicine?

Chinese Medicine is a system of diagnosis and health-care approaches that has evolved over the last 3,000 years. The Chinese approach to understanding the human body is unique. It is based on the holistic concept of the universe outlined in the spiritual insights of Daoism, and it has produced a highly sophisticated set of practices designed to cure illness and to maintain health and well-being.

These practices include acupuncture, herbal remedies, diet, meditation, and both static and moving exercises. Although they appear very different in approach, they all share the same underlying sets of assumption about the nature of the human body and its place in the universe.

The last twenty years or so have seen a dramatic increase in the popularity of a whole range of therapies that have their origins well outside the accepted boundaries of Western scientific thought. The derivatives of Chinese Medicine — particularly acupuncture, herbal remedies, and qigong exercises— have been among the most notable, and they now enjoy a growing respect, not only from patients who have experienced their benefits at first hand but also from the medical fraternity in the West, who were initially extremely skeptical.

Despite the therapeutic benefits, however, it is likely that patients will, at some point in the process, ask themselves the question "How does this work?"

It is only common sense to wonder why the insertion of fine needles into a variety of points in the body — often bearing no obvious relationship to the actual problem —can have such a dramatic effect. Any patient wrestling with the problem of trying to consume an herbal mixture must, at times, question what is going on.

Many hundreds of practitioners who experience for themselves the benefits of Chinese "soft exercises" —Taiji, qigong, and so on — find themselves wondering how these therapies differ from Western-oriented aerobic exercise. Yet, in all cases, the proof is there in terms of symptomatic relief and improved health and well-being. Often a more balanced view of life in general is a result of practicing these therapies.

To understand any system of healing, it is necessary to understand the cultural context within which it developed. Culture articulates the philosophy and the world-view that together define the way the system operates. The healer, the patient, and the techniques used in medicine are intimately tied up with the view that the culture takes of life. The Western scientific world-view is based on a reductionist ideology — that is, it seeks to understand a system by breaking it down into its constituent parts. This has meant that the science and practice of medicine is essentially reductionist too. Analytical specificity is emphasized, and holism — the view that approaches the person as a "whole" being, comprising body, mind and spirit — is underplayed. This analytical emphasis has brought many marvelous insights to the treatment of disease, but it still lacks the overview that ties all aspects of the human condition together. Chinese Medicine has the potential to help redress this balance. The world-view that underpins the principle and practices of Chinese Medicine is based on the Daoist understanding of a universe where everything is interdependent and mutually interactive. Nothing is excluded, nothing is analyzed or interpreted without reference to the whole. When it comes to medical theory and practice, this view requires a set of assumptions and parameters quite different from those operating in Western medicine. As human beings we exist as an integral part of an energetic — energy-filled — universe. Within this universe our mind, body, and spirit are merely different manifestations of the same life force and consequently cannot be considered separately.

Thus, practitioners of Chinese Medicine define their patients' difficulties in terms that naturally emerge from the Daoist philosophical traditions. The diagnosis will place the signs and symptoms into an interdependent tapestry where physical symptoms, emotional reactions, and spiritual beliefs are set alongside social and environmental factors in order to understand how the energy dynamics of the individual lead to health or disharmony.

The treatments used in Chinese Medicine are also energetic interventions that seek to reestablish harmony and equilibrium for each individual within his or her unique environment.

The principles of Chinese Medicine do not have to await the arrival of illness. Indeed, to understand these principles and to apply them in daily life is as much a part of the Chinese system of health as are the treatment specialism applied.

New Words and Expressions

reductionist	n. 还原论者
ideology	n. 思想（体系），思想意识
holism	n. 整体论
holistic	a. 整体的，全面的
diagnosis	v. 诊断
Daoism	n. 道教
well-being	n. 健康，幸福
remedy	n. 药物
meditation	n. 沉思，冥想
assumption	n. 假定，设想
derivative	n. 派生物
qigong	n. 气功
fraternity	n. 同行
skeptical	a. 怀疑的
wrestle（with）	v. 斗争，搏斗

参 考 文 献

常存库. 2003. 中国医学史［M］. 北京：中国中医药出版社.

高学敏. 2000. 中药学［M］. 北京：人民卫生出版社.

龚千峰. 2003. 中药炮制学［M］. 北京：中国中医药出版社.

贾敏如. 2008. 国际传统药和天然药物［M］. 北京：中国中医药出版社.

雷载权. 2006. 中药学［M］. 6 版. 上海：上海科学技术出版社.

王建，傅超美. 2011. 中医学专业知识［M］. 5 版. 北京：中国中医药出版社.

王建. 2007. 中医药学概论［M］. 6 版. 北京：人民卫生出版社.

谢鸣. 2004. 方剂学［M］. 北京：人民卫生出版社.

张登本. 2004. 中医学基础［M］. 北京：中国中医药出版社.

张廷模. 2003. 临床中药学［M］. 北京：中国中医药出版社.

第5章

药物研究与开发——临床前的药学研究

学习要求

1. 掌握临床前药学研究的内容及其在药物研发中的地位与作用；
2. 熟悉临床前药学研究相关的职业发展；
3. 了解药物化学、药剂学和药物分析等学科在临床前药学研究中的作用；
4. 了解临床前药学研究的基本要求。

药物研究与开发是一个复杂的系统工程，涵盖对药物基本组成、基本性质、药理作用、毒性和临床疗效的认识和探索等主要内容。其目的是在对药物基本性质、疗效和安全性进行全面认识和评价的基础上，将候选化合物或天然物质应用于疾病的预防或治疗。新药研究开发是药学学科的主要工作内容之一，在药物研究开发中对药物的认识、发现和探索的方法和手段等伴随药物的产生与发展全过程，也伴随相关学科的发展而发展。而对药物在研究及应用过程中的评价构成了药学学科的基本内涵。根据药物研究开发的进程，可以将药物研究与开发分为临床前研究和临床研究两个阶段。前者是指药物进入临床试验之前全部研究工作的总称，而后者是指药物在临床（人体）试验中完成的研究工作。

新药临床前研究主要包括药学研究、药理毒理研究、临床研究计划制订及对研究结果进行综合评价等内容。药学研究包括对原料药的合成路线及工艺的研究、基本理化性质的认识、剂型的选择及依据、制剂处方组成及工艺确定、原料药及制剂的质量要求及评价要点、药物的稳定性研究以及药物包装材料的选择及依据等。药理与毒理学研究则包括在动物或组织器官模型上对药物基本药理学性质、主要药效学及作用靶点研究，药物的毒性、毒理学，动物体内的吸收、分布、代谢及排泄规律以及药物的安全性评价等。临床研究计划主要包括药物在人体的耐受性、药动学、疗效评价与不良反应观察以及安全性评价等的研究计划，在临床研究计划中，对药物安全性及疗效的指标判定与试验设计是最重要的内容，是后期临床研究的主要参考依据。

新药的研究与开发各部分研究内容构成对药物认识与评价的有机体，各部分均具有不可或缺性，且又相辅相成，不能孤立进行。如药学研究中对药物基本性质包括脂溶性、脂/水分配系数和解离常数（pK_a）等结果可用于剂型选择、跨膜能力预测、药物体内分布预测及临床给药方案等参考，动物药动学规律的研究结果如药物绝对生物利用度（F）、半衰期（$t_{1/2}$）等可用于给药途径、剂型设计，也是临床药动学研究、临床给药方法设计的依据。

临床前药学研究是新药研发过程中重要的环节，对保证新药的安全性、有效性起着举足轻重的作用。药物合成、结构认识、基本理化性质、稳定性研究、药物剂型的处方组成、工艺探索及质量要求等组成药物研究开发的药学研究内容，是一个多学科高度协调、紧密配合的系统工作。随着人类健康事业的发展，保健要求不断提高，世界各国及各大型制药企业在新药研究的投入也在不断增加，构成了药物研究产业并有大量专业人员投身其中。

本章主要介绍原料药物的临床前药学研究、制剂的临床前药学研究和新药临床前药学研究相关的职业发展，并简单介绍新药临床前药学研究的相关学科。

第 1 节　原料药物的临床前药学研究

原料药即药品中发挥药理作用的活性成分，与辅料共同组成临床应用的药物制剂。尽管随着载药系统（drug delivery system）的提出，辅料对药物制剂的影响日益突出，但原料药作为活性成分，其对制剂的影响是始终不可忽略的。原料药是药物研发的起点，优质的原料药对于剂型筛选、制剂工艺和包装材料选择等起着关键性的作用。可以说没有安全、有效且工艺稳定的原料药，临床应用的药品只是无米之炊。因此，药物从实验室走向市场，从动物实验到临床应用，必须进行系统、完善的临床前研究，包括临床前药学研究、药效和毒理研究。其中，临床前药学研究是其他研究的基础，主要从化学方面对新药进行相关研究，包括化学结构、理化性质、纯度和稳定性等几个方面。按照我国《药品注册管理办法》的规定，新药分为化学药、中药与天然药物和生物制品 3 大类，由于中药和生物制品的特殊性，其药学研究在相关章节有详细介绍，在此不再赘述，本节主要介绍化学药物原料药的临床前药学研究。

化学原料药包括两种类型：新化学实体（new chemical entity，NCE）及仿制药（generic drug），前者指未在国、内外上市的新药，后者指已在国外上市但国内未上市的原料药，两种原料药在临床前药学研究中的要求有类似之处但不尽相同。NCE 为从未报道过的全新原料药，人们对它的理化性质、药理活性等了解甚少，因而需进行广泛且深入的研究。相比而言，仿制药的相关信息已有详尽的报道，国内研究人员只需参照相关文献予以证实，创新性较少。具体而言，原料药的临床前药学研究包括以下几个方面：合成精制工艺考察、结构确证、杂质检查及限定、含量测定、稳定性考察及包装材料选择。以上内容并不是完全独立的，如合成工艺很大程度上决定了后面各项的结果；反之，稳定性考察、杂质检查等都可对合成工艺进一步提出要求，因此这些内容是相辅相成的。同时，这些内容并不是严格地按照顺序执行的，如稳定性考察中的室温留样试验因耗时长需在合成工艺稳定后开始，否则会延迟申报。以下将会对各方面内容的目的、意义、相关原则及方法作简要论述，旨在使读者对原料药的临床前药学研究有一个总的概念及了解。

一、原料药的合成工艺研究

制备原料药是药物临床前研究的第一步，它为之后相关研究提供物质保证，一般过程分为 6 个阶段：

确定目标化合物——→设计合成路线——→制备目标化合物——→
结构确证——→中试和工业化生产——→工艺优化

但是这些步骤并不是按部就班、一贯而下的，往往需要多次反复和调整甚至推倒重来才能达到目的。如结构确证时若发现化合物结构不符，则必须重新考察合成路线并进行相关改进。

调研文献对设计药物的合成路线很重要，一方面可提供相应的合成思路，另一方面通过分析文献可以少走弯路。对于仿制药，国外已有大量文献详尽报道其合成路线，应做充分、详尽的调研，分析评价各路线的特点，最后选择合适的路线进行研究。而对于 NCE，虽没有文献对其详尽合成路线进行报道，但可以借鉴与其结构类似的化合物的合成工艺。因而 NCE 的合成并不是全新的合成路线或全新的合成方法，只是在已有科学研究水平上的延伸。合成路线的一般选择原则有以下几点：

（1）路线应尽可能短且简单，总收率高，因为长而复杂的路线往往给工艺控制带来麻烦且引入杂质的概率也相应增加；

（2）起始原料易得、价廉、质量可靠且有供应保障；

（3）应使用低毒性溶媒，溶媒残留往往影响原料药的安全性；

（4）为便于工艺放大，应尽量避免使用苛刻的反应条件及高难度操作；

（5）"三废"（废气、废水和废物）少，易回收或处理，对环境污染小。

初步得到合成路线后，需对其进行验证，考察该路线的可行性，即所谓的"打通线路"。若打不通需对合成路线进行改进，并尽可能深究原因。

原料药合成是一个复杂的过程，受起始原料、催化剂、溶剂、工艺条件和中间体质量等多种因素影响。其中，中间体是合成终产物（原料药）的关键物质，对于原料药的特性、结构确证及工艺可行性的判断具有重要作用。通常在"打通路线"后需对每个参数进行考察，优化各步反应条件。传统的方法是固定其他参数，然后考察某一个参数的影响（单因素考察），这往往忽略了各参数间的相互作用，因此目前常用正交设计等实验设计方法筛选"最佳"工艺。

二、原料药的结构确证研究

"结构决定性质"，对 NCE 进行结构确证是新药研究最关键和最基本的内容。没有确切的化学结构，鉴别、纯度、稳定性考察和药理、毒理等临床前研究便无从谈起，同时药物研发的其他程序也会因此受到严重阻碍。随着现代仪器检测、立体化学及分子药理学等相关学科的快速发展，结构确证已不仅仅是简单的化学平面结构的确定，即简单的元素组成及排列顺序，光学异构体、晶型因影响原料药的活性或性质，对其进行相关检测也成为一个很重要的部分。因此应采取多种途径和方法，获得充分的数据资料并进行综合分析，更加科学、准确地确证原料药的化学结构，如图 5-1 所示。

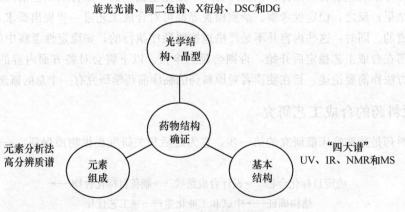

图 5-1　结构确证主要方法

1. 元素组成　药物分子通常含碳、氢、氧和氮等元素，除氧外均可采用元素分析法，获得组成药物的元素种类及含量。对于难进行元素分析的物质，在保证高纯度情况下可采用高分辨质谱更精确地获得元素组成信息。

2. 紫外可见吸收光谱　紫外吸收光谱和可见吸收光谱（ultraviolet and visible spectrum，UV-vis）都属于分子光谱，它们都是由于价电子的跃迁而产生的。利用物质的分子或离子对紫外和可见光的吸收所产生的紫外可见光谱及吸收程度可以对物质的组成、含量和结构进行分析、测定和推断。紫外-可见分光光度法（ultraviolet-visible spectrophotometry，UV-vis）是研究物质在紫外-可见光区（200～800nm）分子吸收光谱的分析方法。物质对紫外辐射的吸收是由于分子中原子的外层电子跃迁所致，因此，紫外吸收主要取决于分子的电子结构。UV 可根据物质在特定波长处的吸收及主要吸收带（R 带、K 带、B 带和 E 带）判断其含有何种共轭基团、助色团及初步判断其连接方式，如碳碳双键的最大吸收波长为 177nm。

紫外可见吸收光谱应用广泛，不仅可进行定量分析，还可利用吸收峰的特性进行定性分析和简单的结构分析，测定一些平衡常数、配合物配位比等；也可用于无机化合物和有机化合物的分析，对于常量、微量和多组分都可测定。物质的紫外吸收光谱基本上是其分子中生色团及助色团的特征，而不是整个分子的特征。如果物质组成的变化不影响生色团和助色团，就不会显著地影响其吸收光谱，如甲苯和乙苯具有相同的紫外吸收光谱。另外，外界因素如溶剂的改变也会影响吸收光谱，在极性溶剂中某些化合物吸收光谱的精细结构会消失，成为一个宽带。所以，只根据紫外光谱不能完全确定物质的分子结构，还必须与红外吸收光谱、磁共振波谱、质谱以及其他化学、物理方法共同配合才能得出可靠的结论。

3. 红外吸收光谱　红外线（或红外辐射）是波长长于可见光而短于微波的电磁波（0.76～1000μm），习惯上按红外线波长的不同，将红外线划分为 3 个区域，0.76～1000μm 称为近红外区，2.5～25μm 称为中红外区，25μm 以上称为远红外区。其中物质分子吸收中红外区的红外线得到的吸收光谱称为中红外吸收光谱（infrared spectrum，IR），简称红外吸收光谱或红外光谱。分子振动是产生红外吸收的主要原因，红外吸收光谱的吸收范围为 400～4000/cm，其专属性较紫外强。

红外光谱最突出的特点就是具有高度的特征性，就像人的指纹一样，每种化合物（除光学异构体和长链烃同系物外）都有代表自己独特物理性质的红外光谱。它可用于分子结构的基础研究（通过测定分子的键长、键角，推断出分子的立体结构；通过所得的力常数来推测化学键的强弱等）以及化学组成的分析（化合物的定性与定量分析），但应用最广泛的还是有机化合物的结构鉴定。红外光谱适用于研究所有的有机化合物及某些无机物，可以依据红外吸收光谱的峰位、峰强及峰形来判断化合物的类别，推测某种基团的存在，进而推断未知化合物的化学结构。因此，红外光谱在药物产品鉴定、监控纯度、确证化学结构，跟踪化学反应、同质异晶体研究及定量分析等方面有着广泛的应用。

4. 磁共振　磁共振（nuclear magnetic resonance，NMR）是在外磁场的作用下，具有磁矩的原子核存在着不同能级，当用一定频率的射频照射分子时，可引起原子核自旋能级的跃迁，即产生磁共振。以磁共振信号强度对照射频率（或磁场强度）作图，即为磁共振波谱（NMR spectrum）。磁共振波谱法（NMR spectroscopy）是利用磁共振波谱进行结构（包括构型和构象）测定、定性及定量分析的方法。原子核能级发生跃迁产生的吸收即为磁共振吸收。常用的为氢谱（^{1}HNMR），和碳-13 磁共振谱（^{13}CNMR），简称碳谱。氢谱主要提供质子类型及其化学环境、氢分布及核间关系，但不能给出不含氢基团的共振信号，难以鉴别化学环境相近似的烷烃，且经常出现谱线重叠。碳谱可给出丰富的碳骨架及有关结构和分子运动的信息，如分子中含有多少个碳原子，它们各属于哪些基团，可以区别伯、仲、叔和季碳原子等，因此氢谱与碳谱互为补充。

磁共振波谱法可根据谱中的吸收峰频率（化学位移）推测基团，根据峰的耦合裂分峰数（邻近基团上氢原子数）、耦合常数（常用来推测顺反构型）确定基团连接关系，根据峰积分高度推测各基团的质子比，还可以改变测定条件，对化合物做进一步解析，如去耦法，改变磁场强度、溶剂等。

5. 质谱法 质谱法（mass spectrometry, MS）是利用多种离子化技术，将物质分子转化为离子，按其质荷比（m/z）的差异分离测定，从而进行物质成分和结构分析的方法。质谱并不属于常规的吸收光谱，它是分子强烈电离后失去电子被"打碎"形成各种带正电粒子，根据质荷比进行分离的图谱。将各种碎片分子的质荷比与已制定的各质荷比粒子对应的分子式比较，推测可能的分子式。根据准分子离子峰或分子离子峰确定相对分子质量，根据其他碎片分子推断各基团的连接顺序，根据放射性核素峰（如 Cl、Br）推断原子数，因此质谱是唯一可给出相对分子质量及结构式的分析方法。

目前，质谱法广泛地用于药物分析，是除光度分析法外另一重要的药物分析测试手段。各种有效的分离手段与质谱仪联用，成为一类新的有效的分析方法，即所谓的联用技术。在药物分析中，最常见的是将液相色谱或气相色谱与质谱联用，从而分析一些较为复杂的样品，获得了满意的结果。质谱在临床前药学研究中的应用，主要集中在新药合成、化学结构确证、质量控制以及药物代谢物的鉴定等。基质辅助激光解吸电离/飞行时间质谱（matrix-assistant laser desorption ionization time-of-flight mass spectrometry，MALDI/ TOFMS）、电喷雾电离质谱（electrode spray ionization mass spectrometry，ESI-MS）等仪器及其联用技术在生物高分子药物研究，包括蛋白质组学、肽图谱、氨基酸序列及核苷酸分析等方面的进展，表明质谱在未来生命科学研究中具有广阔的应用前景。

6. 立体结构分析 随着药物-受体理论的发展，药物的药理活性不仅仅取决于简单的化学结构，越来越多的学者发现，即使分子式完全一致的药物，旋光性不同，它们的药理活性也可能有很大差别，甚至一种有效一种有毒；旋光性对药物在体内的 ADME（吸收、分布、代谢和排泄）也有重要的影响。如 S-普萘洛尔的活性为 R-普萘洛尔活性的 100 多倍；记忆犹新的"反应停"事件幕后是因为其活性成分沙利度胺两种不同手性异构体的镇痛作用相似，但 S (-) 对映体具很强的胚胎毒性及致畸作用。因而对具有光旋活性物质进行构象分析不可或缺，常用的分析方法有圆二色谱及旋光光谱。

7. 晶型及多晶态分析 固体物质有晶态与非晶态两种最基本的存在状态，组成物质的分子、原子和离子在三维空间有序、周期性排列（称晶态）或无序堆积（非晶态）。晶型（crystalline forms）是结晶物质晶格内分子的排列形式。药物的多晶型（polymorphism）指同一化学结构的药物，由于结晶条件（如溶剂、温度和冷却速度等）不同，形成结晶时分子排列与晶格结构不同，因而形成不同的晶型。一般有 3 种形式，按稳定性大小依次为 $\beta > \beta' > \alpha$，且可相互转换。晶型对药物理化性质（熔点、溶解速率和稳定性）及体内的溶出、吸收有很大的影响，甚至严重影响药效。无味氯霉素为最典型的例子之一，其存在几种晶型，只有 B 晶型易被酯酶水解而吸收，为有效晶型；驱虫药甲苯达唑有 A、B 和 C 三种晶型，其中 C 型的驱虫率约 90%，B 型为 60%，A 型小于 20%；降血脂药阿托伐他汀在研发阶段是以无定形盐存在，进入Ⅲ期临床后盐发生了析晶，性质、疗效发生了改变，由此可见药物晶型的鉴定具有举足轻重的意义。

对于 NCE 的晶型必须做全面的研究，即先改变结晶条件（溶剂、温度等）得到各种晶型，然后分别考察每个晶型，确定最优晶型；仿制药则需考察其晶型是否与被仿药一致。目前，晶型检查主要有熔点、IR、差示扫描量热法（differential scanning calorimetry，DSC）、粉末 X 射线衍射法、单晶 X 射线衍射法、偏振光显微镜和电镜等方法。但需说明的是，并不是每种方法都具专属性，有些不同晶型的药物在熔点或 IR 上无区别，如卡马西平的晶型 A 仅比晶型 B 低 0.5～0.7℃。

因而需根据药物本身的特点选择合适的方法。

8. 结晶水及结晶溶剂分析　药物分子通过氢键等和水、有机溶剂结合形成水合物和（或）溶剂化物，含有不同数量结晶水和（或）结晶溶剂的化合物可能具有不同的物理性质，且易产生多晶型，影响药物的生物利用度及稳定性。如在水中的溶解速率为水合物＜无水化合物＜有机溶剂化合物，因此对于原料药应明确其所含的结晶水和（或）溶剂的情况。通过元素分析、热分析结合干燥失重、水分检查或单晶 X-衍射等方法，基本上可以达到对药物中结晶水和（或）溶剂以及吸附水和（或）溶剂进行定性、定量的目的。

总之，原料药的结构确证既不是机械地实施以上所有检测，也不是简单对以上检测结果的累加，而应根据药物的具体特点采用不同的技术手段，多种信息相互补充、印证，科学、准确地推断药物结构。

三、原料药理化性质研究

药物的理化性质涉及范围较广，对于原料药的药学研究可主要从两方面考虑：一是属性部分，如性状特征及理化常数，与药物的鉴定及纯杂程度考察密切相关，而且可为制剂选择提供参考信息，如考虑到溶解及溶出为大部分 NCE 的制剂难点，相应地可将药物微粉化、制成纳米晶体或固体分散体等；二是生物学性质，也称为"类药性质"（drug-like），已有研究表明，药效与药物分子的结构有关，药效与药物分子结构的关系被称为构效关系（structure-activity relationship，SAR）。此外，药物的体内过程也与药物分子的结构有密切关系，药物的药动学特征与药物结构间的关系被称为构动关系（structure-pharmacokinetics relationship，SPR）。在新药研究中，SAR 与 SPR 已经成为药物设计、筛选和评价的重要内容，也是原料药理化研究关注的重点，如图 5-2 所示。

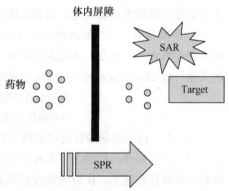

图 5-2　药物的 SAR 与 SPR 的关系

药物在体内的吸收、分布、代谢和排泄过程（ADME）与结构密切相关，可用一些经验规则预测药物生理活性。如用"五倍率法则"（the rule of five）初步推测药物的体内吸收情况，即 $\log P > 5$，相对分子质量＞500，氢键供体数＞5，氢键受体数＞10，只要有 1 个或 1 个以上符合，药物的吸收或透膜便受到影响。另外，现对于一些抗肿瘤药，多药耐药性已成为药学研究人员必须面对的一个重点及难点问题，这主要由细胞膜上存在一类特殊的蛋白-转运体（transporter）所致，如 P-gp。可初步通过"四倍率法则"（the rule of four）推测药物分子是否为 P-gp 的底物（表 5-1），为之后的剂型选择提供重要参考信息（如制成靶向纳米粒或胶束递药系统）；也可以直接测定脂/水分配系数及解离常数等相关参数反映药物生物学性质。因此，原料药理化性质的充分研究可为药物研发打下坚固的基础。

表 5-1　P-gp 底物"四规则"

是否为 P-gp 底物	结 构 特 征
是	氢键受体数≥8，相对分子质量＞400Da，$pK_a > 4$ 的酸
否	氢键受体数≤4，相对分子质量＜400Da，$pK_a < 8$ 的碱

1. 性状　药品性状是指药品的物理特征或形态，是原料药特性及质量的重要表征之一。药品

质量标准中所指的性状主要包括外观、色、嗅、味、颗粒大小、吸湿性、风化性和挥发性等。这些信息可为剂型选择、贮存方式等提供依据，可通过观察及相应方法测定。如通过选择合适的剂型（胶囊、包衣片）掩盖药物的不良气味，可提高患者的依从性。

2. 理化常数　理化常数是判断药物真伪、纯度及质量的重要依据之一，同样也可为制剂提供参考。固体药物一般包括熔点、溶解度和吸收系数等，液体药物一般包括密度、黏度、沸程和折射率等。NCE 的吸收系数一般需 5 台不同型号的仪器测定，并统计处理结果，仪器与药物浓度均事先校正。药物溶解性能可从亲水及疏水两方面反映，一般需测定其在不同极性的溶剂中的溶解性能，如水、乙醇、乙醚、氯仿、甘油、无机酸和碱等。溶解度可用具体数值表示，单位为 g/100ml 或 g/100g，也可用中国药典中的等级表示，如极易溶、易溶和难溶等。

3. 脂/水分配系数　脂/水分配系数 P 指药物在脂相及水相分配平衡时，两相中的浓度比，常用对数表示（$\log P$），通常采用摇瓶法测定。口服给药的 ADME 均与 $\log P$ 有关，药物需有一定的亲水性才能溶解，同时又要一定的亲脂性才能通过生物膜。经皮给药同样如此，一定的亲脂性有利于药物渗透皮肤的磷脂双分子层膜，但亲脂性太强反而不利于其透过膜的外层极性部分。由于正辛醇与膜的极性最接近，因而常用正辛醇/水体系来测定药物的 $\log P$。

4. 解离常数　95％的药物含有可离子化基团，因而体内胃、肠道环境的 pH 值不同会导致药物的存在形式发生改变，从而影响吸收。一般非解离形式易吸收，解离状态难吸收。pH 值与 pK_a 的关系可由 Handerson-Hasselbach 公式说明：

$$对弱酸性药物\ pH = pK_a + \log([A]/[HA])$$
$$对弱碱性药物\ pH = pK_a + \log([B]/[BOH])$$

pK_a 在 3 以上的弱酸性药物如阿司匹林在胃中大部分以分子形式存在，易被胃吸收；而 pK_a 在 5 以上的弱碱性药物如奎宁在胃中主要以离子形式存在，在肠中主要以分子形式存在，易被肠吸收。小肠存在绒毛，比胃的吸收面积大的多，因而是主要的吸收场所，弱酸弱碱均可吸收。由此可见，药物的 pK_a 会使其在体内吸收呈 pH 值依赖性，易受食物影响，造成血药浓度波动及个体差异大。获悉药物的 pK_a 后可进行剂型设计，消除或改善上述缺点。如对于 pK_a 在 3 以上的药物为增加其吸收，可考虑制成胃局部给药体系（胃漂浮片、胃黏附片）或者改变药物给药的微环境，即加入缓冲盐。

四、原料药纯度研究

纯度是药物的纯净程度，是反映药品质量的一项重要指标。原料药纯度是药物安全、有效的有力保证，是药品质量控制的源头，其主要包括两个方面：杂质及含量。杂质是药物中存在的无治疗作用或影响药物的稳定性和疗效，甚至对人体健康有害的物质；含量直接反映了原料药的优劣等级。例如，左氧氟沙星中的右旋体为无效体；青霉素生产中可能引入过敏性杂质，可能导致过敏性休克，甚至造成心力衰竭死亡；地高辛中的洋地黄毒苷毒性较地高辛大，且有蓄积作用；然而，原料药纯度标准是多方面的，外观性状、理化常数、含量以及杂质存在与否和限量等均可反映纯度，应把这些作为一个联系的整体来判定纯度。

"安全、有效和质量可控"是药品质量控制的金标准，其中安全性问题是重中之重。杂质的存在可能带来毒副作用、影响疗效或稳定性，带来严重的安全隐患。因此，由美国、日本和欧盟三方的政府药品注册部门和制药行业在 1990 年发起的人用药物注册技术要求国际协调会议（international conference on harmonization of technical requirements for registration of pharmaceuticals for human use, ICH）应运而生。《ICH 质量的技术要求》指出新药中杂质含量≥0.1％的，均须判明结构，在推荐贮存条件下的稳定性研究中的降解产物也须判明结构；若未能成功，申请者应提交有关说明；杂质量小于 0.1% 但具显著毒性或药理效应也应考虑判明其结构。

杂质来源有两方面，一是生产过程中引入，如所使用的起始原料、催化剂和反应容器等；二是贮存过程中引入的，如药物的降解产物。杂质可分为一般杂质及特殊杂质（有关物质），前者为一般生产贮存过程易引入的，如水分、氯化物、硫酸盐、重金属和砷盐等，对其含量药典均有明确规定，一般可按规定办法检查；后者为药物各品种因自身性质原因，在生产和贮存中引入的杂质，具有特异性，如起始原料、中间体、反应副产物、残留溶剂和降解产物等，为已知或未知的，其检测与含量必须经研究确定。按化学组成，杂质可分为有机杂质、无机杂质和残留溶剂。

杂质检查包括杂质鉴定及限定，常采用物理、化学手段进行杂质分离及含量测定。无机杂质可直接影响药品的稳定性，并可反映生产工艺本身的情况，因此了解药物中无机杂质的情况对评价工艺有重要的意义。各国药典均收载了经典、简便而又行之有效的检测方法，如常根据氯化物、硫酸化物与 Ag^+、Ba^{2+} 均可生成白色沉淀，再与规定限量范围的浊度比较；不挥发性的无机杂质采用灼烧残渣法进行检测，如重金属（常以铅为代表）的检查，先将药物灼烧破坏，再与硫代乙酰胺试液发生如下反应，生成白色的 PbS 沉淀，将样品溶液的浊度与一定浓度铅标准溶液制得的溶液浊度进行比较，控制药品中重金属的量。

$$CH_3CSNH_2 + H_2O \longrightarrow CH_3CONH_2 + H_2S$$
$$Pb^{2+} + H_2S \longrightarrow PbS\downarrow + 2H^+$$

对于某些特定的金属离子需采用专属性较强的原子吸收分光光度法（如《中国药典》收载的铜、锌的检查方法）。

残留溶剂即残留有机溶剂，按其对人体、环境可能造成的危害程度可分为 4 类，见表 5-2。其限度常用允许日接触量（permitted daily exposure，PDE），即某一有机溶剂被允许摄入而不产生毒性的日平均最大剂量来表示，单位 mg/d，各类溶剂的 PDE 值读者可参考相关指导原则。残留溶剂测定常用气相色谱法（GC）、毛细管色谱柱，如溶剂沸点低，则可采取顶空进样；若沸点高，则可采取溶液直接进样。因残留溶剂种类众多，通常根据制备工艺确定测定范围，包括一、二类溶剂及最后二、三步合成步骤中使用的 3 类溶剂，根据溶剂的极性选择不同极性的色谱柱进行定性、定量分析。3 类溶剂也可通过非专一的方法（如干燥失重法）来获取残留量。最后按照《ICH 质量的技术要求》来判定残留溶剂是否合格。

表 5-2　残留溶剂分类及规定

类别	性质	使用要求	举例
第一类	致癌或危害环境	避免使用	苯、四氯化碳
第二类	非遗传毒性致癌、不可逆毒性或严重毒性	限制使用	氯仿、乙腈、二氯甲烷、甲苯和甲醇
第三类	低毒性	限制使用	乙酸、乙醚和丙酮
第四类	尚无足够的毒性资料	合理使用	石油醚、三氯乙酸

对于有机杂质，常为与原料药本身有关的中间产物、降解物或副产物，可根据有关物质与主药结构性质上的差别，采用物理、化学或光谱分析进行定性、定量分析。如乙醇中杂醇油的鉴定，可先将其置于无嗅滤纸上，待乙醇挥干后，再由气味进行判断；若生成杂质后光学性质发生改变，则可进行光学纯度分析，鉴定杂质，如《中国药典》规定黄体酮在乙醇中的比旋度为 +186°~+198°，如供试品测定值不在此范围内，则表明纯度不符合要求；若杂质与主药结构很相似，难以用

其他物理化学方法分析，常采用色谱法进行检查，如薄层色谱法、高效液相色谱法。同时，也可以将多种方法联合，如高效液相色谱-质谱联用技术（high performance liquid chromatography - mass spectrometry，HPLC-MS）的使用既可利用色谱将杂质有效的分离及定量分析，又可利用质谱对其进行结构鉴定。

仿制药常以被仿药的杂质检查标准作参考，其杂质数目及限量均不得超过被仿药的标准，若其中任意一种不符，则需考虑是否有必要新增标准。需要注意的是，仿制药与被仿药的合成工艺及其条件不可能完全一致，其可能的有关物质也会有不同，需要经过研究，提出针对自身工艺的有关物质控制方法。对于没有现成的杂质限量标准且杂质常常未知的 NCE 来说，杂质检查往往比仿制药难度大得多。一般根据合成过程推断可能杂质或采取强制降解获得可能降解产物，再用光谱或色谱进行分离分析研究。

五、原料药含量控制研究

测定原料药中有效成分的含量是保证其质量的另一重要手段，也是纯度标志之一。一般在杂质检查合格后，进行药物含量测定。药物含量测定方法需专属性较强、灵敏及简便，原料药的纯度高，含量限度规定严格，应保证测定方法的准确性。化学药首选容量法，可能情况下尽量不用分光光度法，必须用时应采取对照品比较法。根据新药来源、性质、生产实际及所选含量测定方法的精密度等全面考虑，制定合理的含量限度，化学药品一般最低限度为 98.0%。

同时，为保证以上杂质及含量检查的准确性，还需对检测方法进行相关方法学考察，包括精密度、准确度、检测限、定量限、专属性、线性关系及定量范围等多项内容的考察，具体要求与方法见本书相关章节。

六、原料药稳定性研究

药物的稳定性是药品的重要属性，从工厂生产到使用，很可能因外界因素导致原料药变质、含量下降或产生毒性物质等现象，结果使安全性、有效性大打折扣。不论是新药还是仿制药，都必须先明确其在生产、贮运和使用过程中是否稳定及质量是否可控。稳定性包括：

（1）物理稳定性：发生物理变化所引起的稳定性改变，如潮解或风化；

（2）微生物稳定性：细菌、真菌等微生物使其变质而引起稳定性改变，如霉变；

（3）化学稳定性：受外界因素影响发生化学反应而引起稳定性改变，如氧化、水解、光解和异构化等。如四环素贮存不当降解生成多种有毒物质，有差向四环素、脱水四环素等；阿司匹林在贮存过程中遇湿气水解成刺激性的水杨酸。

其中，化学稳定性问题最为常见也最为重要，是稳定性研究的主要方面。

为确定药物在一定贮存条件下的稳定性，最可靠的方法是留样考察，但耗时长且不易即时发现、更正出现的问题，因此，在长期稳定性试验考察前需进行影响因素试验和加速试验。同时，药物发生变质不一定引起外观发生显著变化，因而需要一个评价稳定性的指标与尺度，该指标应在考察期间易于变化，并可能影响药物质量、安全性及有效性，常分为物理、化学和生物学几个方面，具体参照《中国药典》。分析主药含量变化可直接反映稳定性的好坏，但有时虽主药含量变化符合要求，但降解产物有严重的毒副作用，此时需将降解产物也列为考察指标。

（一）影响因素试验

影响因素试验是为了解药物的固有性质，即对光、热、湿度及空气的敏感特性。影响因素试验是在剧烈条件下进行的，目的是为了考察影响稳定性的因素及可能降解途径及降解产物，为制剂工艺筛选、包装材料选择和贮存条件的确定提供依据；同时为加速试验、长期试验应采用的温度等条件提供依据；还可了解药物可能的降解途径和降解产物，为分析方法选择提供依据。原料药自身稳定性特点在一定程度上决定了药物的剂型，同时也决定了制剂的处方组成和生产工艺条件。例如，对于易氧化的原料药，在进行制剂处方筛选时，通常需加入抗氧剂或需通氮气除氧；对酸碱敏感的原料药，则需在制剂处方筛选或工艺优化时确定稳定的 pH 值范围；对温度敏感的原料药，需选择合适的灭菌方法和灭菌条件，贮存时应避免高温。

影响因素试验是在剧烈条件下进行的，一般包括高温、高湿和光照试验。具体作法：将原料药置于适宜容器中（量瓶、培养皿），摊成≤5mm 厚的薄层，疏松原料摊成≤10mm 厚的薄层进行试验。此外，还可根据药物的性质增加其他因素的试验，如 pH 值影响试验、氧影响试验等。

（二）加速试验

加速试验是在超常条件下进行的，目的是加快市售包装中药物的化学或物理变化速度，考察其稳定性，对药物在运输或贮存中可能遇到短暂的超常条件进行模拟，并初步预测药物在规定贮存条件下的稳定性。

试验温度一般比长期试验放置温度至少高 15℃。一般可选（40±2）℃、RH（75±5）%条件下，进行 6 个月试验，在第 0、1、2、3、4、5 和 6 个月末取样检测。若不合格，则改为（30±2）℃、RH（65±5）%同法进行 6 个月试验。此外，某些温敏药物（需低温贮存）不可进行加速试验。

（三）长期试验

长期试验在上市药物规定的贮存条件下进行，旨在考察药物在运输、保存和使用过程中的稳定性，反映更直接，是确定有效期及贮存条件的最终依据。有效期指药物在一定贮存条件下能保持质量的期限，其计算是从出厂日期的下 1 个月的 1 日算起。

一般在（25±2）℃、RH（60±10）%条件下（需低温贮存的药物除外）进行试验，第一年每 3 个月末取样检测 1 次，第 2 年每 6 个月 1 次，以后每年 1 次。

总之，稳定性研究应采用一定生产规模的样品，以代表规模生产条件下的产品质量，如果样品批次不足或规模过小，则无法准确反映上市产品的稳定性。一般影响因素试验采用一批样品进行，加速试验和长期试验采用 3 批样品进行。稳定性研究开始之前的设计非常重要，样品是否符合要求，考察项目、考察时间点和放置条件的设置是否合理，分析方法是否进行了充分验证等均是需要关注的问题。在实际工作中，应根据药物本身的特点，设计合适的试验方法进行药物的稳定性研究，而不能机械地照搬指导原则。

七、包装材料选择研究

包装在药物的贮藏、运输、展示、销售和使用等方面发挥诸多功能，分为内包装和外包装。其中，内包装与药物直接接触，应严格考察包装材料对药物的影响；外包装一般具较好的机械性能，使药物在运输、贮存过程中能保持完好。

药物包装材料一般为高分子材料，主要有塑料、橡胶、玻璃和纤维等。根据药物相关理化性质及影响因素实验结果初步选择包装材料，必须考虑保证药物质量及药物与材料相容性外，还须遵循对等性、适应性、协调性、美学性及无污染的原则。如光敏性药物需选择加入二氧化钛等遮光剂的包装材料；易吸潮药物则对包装材料的密闭性有一定要求。

具体来说，考察包装材料是否符合要求需进行以下相关测试：力学性能、物理性能、化学稳定性、加工性能、生物安全性及无污染和易回收或分解利用。其中力学性能检测是为保证包装材料有合适的抗拉伸、抗冲击等机械强度，防止药物在运输、贮存中损坏；物理性能包括热性能、吸水和吸湿性能、透气或透水性能及光学性能，主要为验证不同外界环境下包装材料对药物的保护作用，特别是一些易受光、热和湿影响的药物；化学稳定性能主要考察材料对药物的吸附及材料中的成分污染药物；安全性和生物学试验包括毒性试验及体内、外的生物学反应试验，主要考察材料的生物相容性。

总之，药物的包装材料不仅需要为药物提供一个稳定的微环境，还需生物相容性好、对环境污染小，为药物能达到安全、有效使用的最终目标保驾护航。

第 2 节　制剂的临床前药学研究

药物必须制成适宜的剂型才能用于临床。剂型是指根据不同给药方式和不同给药部位等要求将药物制成的不同"形态"，即一类药物制剂的总称，如片剂、注射剂和溶液剂等。药物制剂是指药物的具体品种，如罗红霉素片、罗红霉素胶囊或罗红霉素颗粒等。制剂研发的目的就是要保证药物的安全、有效、稳定和使用方便。如果剂型选择不当，处方、工艺设计不合理，对产品质量会产生一定的影响，甚至影响到产品的药效及安全性。因此，制剂研究在药物研发中占有十分重要的地位。

药物剂型种类很多，制剂工艺也各有特点，研究中会面临许多具体情况和特殊问题。但制剂研究的总体目标是一致的，即通过一系列研究工作，保证剂型选择的依据充分，处方合理，工艺稳定，生产过程能得到有效控制，适合工业化生产。制剂研究的基本内容一般包括以下方面：处方前研究、处方研究、工艺研究、质量研究及稳定性研究等。

一、处方前研究

处方前研究就是通过对原料药理化性质及生物学性质的考察，根据临床治疗和应用的需要，初步选择适宜的剂型及提供制备某种剂型需要了解的原料药相关信息。

1. 原料药的理化性质　原料药的某些理化性质可能对制剂性能及制剂生产造成影响，包括原料药的色泽、嗅味、pH 值、pK_a、粒度、晶型、溶解度和脂/水分配系数等，以及原料药在固态和溶液状态下在光、热、湿和氧等条件下的稳定性情况。因此，在处方前研究中，应对原料药的理化性质进行了解，考察其对制剂的影响。例如一些稳定性差、宜在固态下贮藏的药物（如某些头孢类抗生素），在溶液状态下易降解或产生聚合物，临床使用会引发安全性方面的问题，不适宜开发注射液、输液等溶液剂型。又如，对光敏感的原料药，则提示在制剂处方筛选与工艺优化中，需要考虑如何避光或增加制剂对光的稳定性。

2. 原料药的生物学性质　原料药的生物学性质包括对生物膜的透过性，在生理环境下的稳定性，原料药的吸收、分布、代谢和排泄等药动学性质，药物的不良反应及治疗窗等，这些对制剂研究有重要指导作用。如对于在胃液中不稳定的药物，一般不宜开发为胃溶制剂。药动学研究结果提示药物口服生物利用度极差，或存在明显肝脏首过效应，则研发片剂、胶囊剂等剂型是不适宜的，可考虑制成非口服给药途径的制剂。而缓释、控释制剂对药物的半衰期、治疗指数和吸收部位等均有一定要求，研发中需要特别注意。

3. 临床治疗的需要及临床用药的依从性　在处方前研究中，还要根据临床治疗的需要及临床用药的依从性选择合适的剂型。例如用于出血、休克和中毒等急救治疗的药物，通常应选择注射剂型；心律失常抢救用药宜选择静脉推注的注射剂；控制哮喘急性发作，宜选择吸入剂。开发缓释、控释制剂可以减少给药次数，减小用药过程中血药浓度变化幅度，降低毒副作用，提高患者的依从性。对于老年、儿童及吞咽困难的患者，选择口服溶液、泡腾片及分散片等剂型有一定优势。

二、处方研究

处方研究是根据药物理化性质、稳定性试验结果和药物吸收等情况，结合所选剂型的特点，确定适当的指标，选择适宜的辅料，进行处方筛选和优化，初步确定处方，包括对处方组成（原料药、辅料）的考察、处方设计以及处方筛选和优化等工作。

（一）辅料的选择

辅料（excipients）是制剂中除主药外其他物料的总称，是药物制剂的重要组成部分。辅料可根据剂型的特点及药品给药途径的需要进行选择，所用辅料不应与主药发生不良相互作用，不影响制剂的含量测定及有关物质检查。生产药品所需的辅料必须符合药用要求。

1. 辅料与主药的相容性　药物与辅料相容性研究为处方中辅料的选择提供了有益的信息和参考。应通过前期调研，了解辅料与辅料间、辅料与药物间相互作用情况，以避免处方设计时选择不适宜的辅料。对于缺乏相关研究数据的，可考虑进行相容性研究。

2. 辅料的理化性质　辅料理化性质（包括相对分子质量及其分布、取代度、黏度、性状、粒度及其分布、流动性、水分和 pH 值等）的变化影响制剂的质量，例如，稀释剂的粒度、密度变化可能对固体制剂的含量均匀性产生影响。辅料理化性质的变化可能是辅料生产过程造成的，也可能与辅料供货来源改变有关。因此，需要根据制剂的特点及药品给药途径，分析处方中辅料可能影响制剂质量的理化性质，如果研究证实这些参数对保证制剂质量非常重要，为保证辅料质量的稳定，应制订或完善相应的质控指标，注意选择适宜的供货来源，明确辅料的规格、型号。

（二）处方设计

处方设计是在前期对药物和辅料有关研究的基础上，根据剂型的特点及临床应用的需要，制订几种基本合理的处方，以便开展筛选和优化。除各种剂型的基本处方组成外，有时还需要考虑药物、辅料的性质。如片剂处方组成通常为稀释剂、黏合剂、崩解剂和润滑剂等，对于难溶性药物，可考虑使用适量的改善药物溶出度的辅料；对于某些稳定性差的药物，处方中可考虑使用适量的抗氧剂、金属离子络合剂等。

制剂处方筛选和优化主要包括制剂基本性能评价、稳定性评价以及临床前和临床评价。处方筛选在进行预实验的基础上，可以采用比较法，也可用正交设计、均匀设计或其他适宜的方法。经制剂基本性能及稳定性评价初步确定的处方，为后续相关体内、外研究提供了基础。但是，制剂处方的合理性最终需要根据临床前和临床研究（生物等效性研究、药动学研究等）的结果进行判定。对研究过程中发现影响制剂质量、稳定性和药效的重要因素，如原料药或辅料的某些指标，应进行控制，以保证药品质量和药效。

（1）制剂基本性能评价：根据剂型的特点，选择影响制剂质量和稳定性的相关项目，进行制剂的基本性能考察。可采用经典的比较法，分别研究不同处方对制剂质量的影响。例如，对液体制剂的 pH 值考察，可以设计不同 pH 值的系列处方，考察一定条件下制剂质量的变化，以评价 pH 值对处方质量及稳定性的影响，初步确定处方的合理 pH 值范围。也可选用正交设计、均匀设计或其他科学的方法进行处方筛选和优化。上述研究应尽可能阐明对药品处方有显著性影响的因素，如原料药的粒度、晶型、辅料的流动性、相对分子质量和制剂的 pH 值等。

（2）稳定性评价：可考虑选择两个以上制剂基本项目考察合格的处方的样品进行影响因素考察。根据外观、pH 值、药物溶出或释放行为以及有关物质和含量等制剂关键项目考察结果，筛选出相对满意的处方。

对于某些制剂，还需根据具体情况进行相关研究。例如，制剂给药时拟使用专用溶剂的，或使用前需要用其他溶剂溶解、稀释的（如静脉注射用粉针和小针），还需要考虑对制剂与输液等稀释溶剂的配伍变化进行研究，主要考察制剂的物理及化学稳定性（如药物吸附、沉淀、变色、含量下降和杂质增加等）。又如，溶液剂药物浓度很高或接近饱和，在温度改变时药物可能析出结晶，需要进行低温或冻融实验。

（3）临床前及临床评价：药物研发最终需要根据临床前和临床研究结果，对处方做出最终评价，这也是制剂处方筛选和优化的重要环节。例如，对于难溶性药物口服固体制剂，药物粒度改变对生物利用度可能有较大影响，处方中药物粒度范围的最终确定主要依据有关临床前和临床研究的结果。而对于缓释、控释制剂，经皮给药制剂等，药动学研究结果是处方研究的重要依据。

三、工艺研究

制剂工艺研究是制剂研究的一项重要内容，对保证药品质量稳定有重要作用，是药品工业化生产的重要基础。即为根据剂型的特点，结合药物理化性质和稳定性等情况，考虑生产条件和设备，进行工艺研究，初步确定实验室样品的制备工艺，并建立相应的过程控制指标。工艺研究包括工艺设计、工艺研究和工艺放大 3 部分。

（一）工艺设计

可根据剂型的特点，结合已掌握的药物理化性质和生物学性质，设计几种基本合理的制剂工艺。如实验或文献资料明确显示药物存在多晶型现象，且晶型对其稳定性和（或）生物利用度有较大影响的，可通过 IR、粉末 X 射线衍射和 DSC 等方法研究粉碎、制粒等过程对药物晶型的影响，避免药物晶型在工艺过程中发生变化。例如对湿不稳定的原料药，在注意对生产环境湿度控制的同时，制备工艺宜尽量避免水分的影响，可采用干法制粒、粉末直接压片工艺等。工艺设计还需充分考虑与工业化生产的可衔接性，主要是工艺、操作和设备在工业化生产中的可行性，尽量选择与生产设备原理一致的实验设备，避免制剂研发与生产过程脱节。

（二）工艺研究

工艺研究的目的是保证生产过程中药品的质量及其重现性。制剂工艺通常由多个关键步骤组成，涉及多种生产设备，均可能对制剂生产造成影响。工艺研究的重点是确定影响制剂生产的关键环节和因素，并建立生产过程的控制指标和工艺参数。

1. 工艺研究和过程控制 首先考察工艺过程各主要环节对产品质量的影响，可根据剂型及药物特点选择有代表性的检查项目作为考察指标，根据工艺过程各环节的考察结果，分析工艺过程中影响制剂质量的关键环节。如对普通片剂，原料药和辅料粉碎、混合，湿颗粒的干燥以及压片过程均可能对片剂质量产生较大影响。对于采用新方法、新技术和新设备的制剂，应对其制剂工艺进行更详细的研究。

在初步研究的基础上，应通过研究建立关键工艺环节的控制指标。可根据剂型与制剂工艺的特点，选择有代表性的检查项目作为考察指标，研究工艺条件、操作参数和设备型号等变化对制剂质量的影响。根据研究结果，对工艺过程中关键环节建立控制指标，这是保证制剂生产和药品质量稳定的重要方法，也是工艺放大及向工业化生产过渡的重要参考。指标的制订宜根据剂型及工艺的特点进行，指标的允许波动范围应由研究结果确定，并随着对制备工艺研究的深入和完善不断修订，最终根据工艺放大和工业化生产有关数据确定合理范围。

2. 工艺重现性研究 工艺重现性研究的主要目的是保证制剂质量的一致性，一般至少需要对连续 3 批样品的制备过程进行考察，详细记录制备过程的工艺条件、操作参数和生产设备型号及各批样品的质量检验结果。

3. 研究数据的汇总和积累 制剂工艺研究过程提供了丰富的实验数据和信息，通过对这些数据的分析，对确定制剂工艺的关键环节，建立相应的控制指标，保证制剂生产和药品质量的重现性有重要意义。这些数据可为制剂工艺放大和工业化生产提供依据。

工艺研究数据主要包括以下方面：①使用的原料药及辅料情况（如货源、规格和质量标准等）；②工艺操作步骤及参数；③关键工艺环节的控制指标及范围；④设备的种类和型号；⑤制备规模；⑥样品检验报告。

（三）工艺放大

工艺放大是工艺研究的重要内容，是实验室制备技术向工业化生产转移的必要阶段，是药品工业化生产的重要基础，同时也是制剂工艺进一步完善和优化的过程。由于实验室制剂设备、操作条件等与工业化生产的差别，实验室建立的制剂工艺在工业化生产中常常会遇到问题。如胶囊剂工业化生产采用的高速填装设备与实验室设备不一致，实验室确定的处方颗粒的流动性可能并不完全适合生产的需要，可能导致重量差异变大；对于缓释、控释等新剂型，工艺放大研究更为重要。

研究重点主要有两方面，一是考察生产过程的主要环节，进一步优化工艺条件；二是确定适合工业化生产的设备和生产方法，保证工艺放大后产品的质量和重现性。研究中需要注意对数据的翔实记录和积累，发现前期研究建立的制备工艺与生产工艺之间的差别，包括生产设备方面（设计原理及操作原理）存在的差别。如这些差别可能影响制剂的性能，则需要考虑进行进一步研究或改进。

四、质量研究

制剂研发与质量研究密切相关，对不同制剂，应根据影响其质量的关键因素进行相应的质量研究。表5-3列出了各主要剂型质量研究的基本内容。

表5-3 主要剂型及其基本评价项目

剂型	制剂基本评价项目
片剂	性状、硬度、脆碎度、崩解时限、水分、溶出度或释放度、含量均匀度（小规格）、有关物质、含量
胶囊剂	性状、内容物的流动性和堆密度、水分、溶出度或释放度、含量均匀度（小规格）、有关物质、含量
颗粒剂	性状、粒度、流动性、溶出度或释放度、溶化性、干燥失重、有关物质、含量
注射剂	性状、溶液的颜色与澄清度、澄明度、pH值、不溶性微粒、渗透压、有关物质、含量、无菌、细菌内毒素或热原、刺激性等
滴眼剂	溶液型：性状、可见异物、pH值、渗透压、有关物质、含量 混悬型：性状、沉降体积比、粒度、渗透压、再分散性（多剂量产品）、pH值、有关物质、含量
软膏剂、乳膏剂、糊剂	性状、粒度（混悬型）、稠度或黏度、有关物质、含量
口服溶液剂、口服混悬剂、口服乳剂	溶液型：性状、溶液的颜色、澄清度、pH值、有关物质、含量 混悬型：性状、沉降体积比、粒度、pH值、再分散性、干燥失重（干混悬剂）、有关物质、含量 乳剂型：性状、物理稳定性、有关物质、含量
贴剂	性状、剥脱力、黏附强度、透皮速率、释放度、含量均匀性、有关物质、含量
凝胶剂	性状、pH值、粒度（混悬型）、黏度、有关物质、含量
栓剂	性状、融变时限、溶出度或释放度、有关物质、含量

（一）性状

制剂的性状项下，应依次描述样品的外形和颜色，如片剂是什么颜色的压制片或包衣片，除去包衣后，片芯的颜色也应描述。胶囊剂内容物的颜色、形状，是否有粘连等均应记述。注射液一般应为澄明液体，但也有混悬液或黏稠性溶液，都要特别描述清楚；对注射液的颜色应根据颜色色号相应描述，以黄色标准比色液为基础，浅于 1 号或稀释一倍的 1 号为"无色"，浅于 2 号的为"几乎无色"，浅于 4 号的为"微黄色"，浅于 6 号的为"淡黄色"，浅于 8 号的为"黄色"。贮藏过程中如有性状变化，应予以说明。

（二）鉴别

制剂的鉴别试验，其方法要求同原料药。由于制剂中主药与原料药存在环境与状态不一样，因此，制剂的鉴别还应注意：①由于多数制剂中均加有辅料，不宜用原料药性状项下的物理常数作为鉴别，也不宜直接用红外吸收光谱作为鉴别，必要时应增加能与同类药或化学结构近似药物相区别的鉴别试验；②有些制剂的主药含量甚微，必须采用灵敏度较高、专属性较强且操作较简便的方法，如薄层色谱法等；③由于制剂中辅料的干扰，应分离除去，常用的方法是用溶剂将主药提取出来后，除去溶剂，残留物照原料项下鉴别；④制剂的含量测定采用紫外分光光度法，可用含量测定的最大吸收波长或特定波长下的吸收度或吸收度比值作鉴别，采用气相色谱法或高效液相色谱法测定含量时，也可以其保留时间作为鉴别；⑤对异构体药物应有专属性强的鉴别试验，制剂的鉴别试验如采用原料药项下的鉴别时，应就根据不同剂型如何除去辅料进行描述。

（三）检查

各种制剂的检查项目，除应符合相应的制剂通则中的共性规定外，还应根据其特性、工艺及稳定性考察，制订其他项目，如口服固体制剂（以片剂、胶囊剂为主）应制订含量均匀度、溶出度、释放度及有关物质（或已知杂质）等检查；注射剂应制订 pH 值、颜色（或溶液的颜色）及有关物质（或已知杂质）等检查；注射用粉剂或冻干品的干燥失重或水分检查；大输液的重金属与不溶性微粒等检查。

1. 含量均匀度 含量均匀度（content uniformity）系指小剂量片剂、膜剂、胶囊剂或注射用无菌粉针等制剂中的每片（个）含量偏离标示量的程度。中国药典对含量均匀度应用的指导原则是：①主要适用于规格含量小于 10mg（含 10mg）的品种；②用于单个制剂（片、个或支）主药含量少，辅料较多且难混匀（主药含量在 5％以下）的品种；③用于急救、毒剧药品或安全范围小的品种；④主要适用于口服固体制剂的品种。

2. 溶出度 溶出度（dissolution rate）系指活性药物成分从片剂、胶囊剂或颗粒剂等制剂，在规定条件下溶出的速率和程度，它是评价药物口服固体制剂质量的一个内在指标，是一种模拟口服固体制剂在胃肠道中的崩解和溶出的体外试验法。中国药典对溶出度应用的指导原则是：①重点用于难溶性的药品品种，一般指在水中微溶或不溶的；②用于因制剂处方与生产工艺造成临床疗效不稳定的品种以及治疗量与中毒量相接近的口服固体制剂（包括易溶性药品），对后一种情况应控制两点溶出量（第一点不应溶出过多）；③检测方法的选择：转篮法，以 100r/min 为主；桨法，以 50r/min 为主。溶出量一般为 45 分钟达 70％，第三法用于规格小的品种；④溶出介质应为水、0.1mol/L 盐酸和缓冲液（pH 值 3～8 为主）；若介质中加适量有机溶剂如异丙醇、乙醇等或加分散助溶剂如十二烷基硫酸钠（0.5％以下），应有文献数据，并尽量选用低浓度，必要时应与生物利用度比对。

溶出度测定中首先应按规定对仪器进行校正，然后对研究的制剂溶出度测定进行方法学研究，如选择转速、介质、取样时间和取样点等。待以上条件确定后，还应对该测定条件下溶液稳定性浓度测定方法的线性范围等进行考察。如是胶囊剂，空心胶囊对溶出过程与测定方法的影响也应考察。在研究新药制剂时，不论主药是否易溶于水，或是分散片，在工艺研究中均应对溶出情况进行考察，以便改进工艺。主药易溶于水的品种，如制剂过程不改变溶解性能，溶出度项目不一定订入标准中。如是仿制药，应与被仿制的制剂进行溶出度比较。

除另有规定外，测定时取样数量和对测定结果的判断均按现行版中国药典附录的规定进行。对研究的新药制剂应将测定方法及每份测定结果列出。测定中除按规定条件外，应注意介质的脱氧、温度控制及取样位置等操作，在使用桨法时，因为样品的位置不如转篮法固定，使检查结果可能产生较大差异，必要时进行两种溶出度测定方法的比较。

3. 崩解时限　崩解（disintegration）系指固体制剂在检查时限内全部崩解溶散或成碎粒，除不溶性包衣材料或破碎的胶囊壳外，应通过筛网。崩解时限主要用于易溶性药物的压制片、薄膜衣片、胶囊或滴丸剂及肠溶衣制剂的品种。崩解时限检查中飘浮的制剂应尽量改用溶出度测定法测定。对糖衣片的崩解时限宜提高要求。新药研究开发中，崩解时限检查的记述应包括介质、是否加挡板以及具体崩解时间（不能笼统地描述为不超过规定时限）。

4. 释放度　释放度（drug release rate）系指口服药物从缓释制剂、控释制剂或肠溶制剂在规定溶液中释放的速度和程度。用于控释与缓释制剂，按中国药典附录释放度第 1 法检查；用于肠溶制剂，按中国药典附录释放度第二法检查。释放度检查所用介质，原则与溶出度相同，但控、缓释制剂至少应测定 3 个时间点的释放量，时间点的确定应以生物利用实验或有关文献资料为依据。除另有规定外，取样数量和对测定结果的判断均按现行版中国药典附录的规定。实验操作中注意事项与有关要求均同溶出度项下，研究新药的释放度应在实验条件下，有每片（粒）供试品在各个时间点的测定数值，作为缓释、控释口服固体制剂，释放度是必订的主要项目。

5. 有关物质　制剂在工艺过程与贮藏过程均应对有关物质进行考察。有关物质的含义与检测方法均与原料药项下相同，但应考察制剂过程有关物质的增加情况。在经过制剂加工工艺，如果有关物质增加或稳定性试验结果表明制剂比原料药有关物质增加，则应在制剂质量标准中收入本项目并作出具体规定。如果经过以上各项考察原料与制剂都比较稳定，则有关物质检查在原料药项下作控制，制剂不一定再订此项。但有的原料药本身不够稳定，制剂过程虽无明显增加有关物质，但放置过程如同原料一样会有变化，则在制剂中检查有关物质就非常必要，如盐酸雷尼替丁及其制剂中有关物质的检查。

制剂中有关物质检查方法基本同原料药，但要研究制剂辅料对有关物质检查的干扰，并应设法排除干扰。

6. pH 值　pH 值是注射剂必须控制的项目，有的品种产品质量受 pH 值影响较大的，其范围应从严控制。

7. 注射液中不溶性微粒检查　装量在 100ml 以上的供静脉滴注用注射液，在澄明度检查符合规定后，再检查不溶性微粒，方法与限度规定均按中国药典附录。

8. 注射剂的特殊检查　有的注射液必要时要检查异常毒性、致敏物质、降压物质、热原及细菌内毒素等项，方法均按中国药典附录；但热原检查剂量要经实验探索，或参考国内、外药典及有关文献。

9. 微生物限度检查　在研究新药时对口服固体制剂均应作此项检查，应符合中国药典规定。

10. 其他检查　制剂工艺用了有毒的有机溶剂，应检查有机溶剂残留量，方法研究同原料药项下。对于一类、二类供静脉注射的新药，"处方"中如加有抗氧剂、络合剂和防腐剂等均应做定量测定。

(四) 含量测定

药品制剂的含量测定，要求采用的方法具专属性与准确性，由于制剂的含量限度较宽，可选用的方法较多。

1. 同原料药测定方法　当原料药的含量测定方法不受制剂辅料干扰时，制剂亦可用此法。

2. 紫外分光光度法　此法操作简便、检测灵敏且适用性广，可用于各种制剂的含量测定，并同时可用于含量均匀度和溶出度的测定，测定中常用吸收系数计算，其值宜在 100 以上。但在应用双波长分光光度法等计算分光光度法时，宜用对照品，以校正测定波长和吸收度差值，以减少不同仪器间的误差。为提高检测结果准确度，应充分考虑辅料、共存物质和降解产物等对测定结果的干扰，可另选测定波长或增订有关物质检查。测定中应避免使用有毒、价贵的有机溶剂，宜用水、各种缓冲液、稀酸或稀碱溶液作溶剂。

3. 高效液相色谱法、气相色谱法　复方制剂或需经复杂分离除去有关物质与辅料干扰的品种，或在鉴别、检查项未能有专属控制质量的品种，可以采用高效液相色谱法或气相色谱法，方法选择和要求同原料药。

4. 比色法或荧光分光光度法　当制剂中主药含量很微或有关物质影响紫外分光光度法测定时，可考虑选择显色较灵敏、专属且稳定的比色法或荧分光光度法。

五、稳定性研究

药物稳定性（stability）是指保持已有质量特性的能力，药物制剂的稳定性包括化学稳定性、物理稳定性和微生物学稳定性。稳定性研究目的是考察药物制剂在温度、湿度和光线等条件的影响下随时间变化的规律，为药品的生产、包装、贮存、运输条件和有效期的确定提供科学依据，以保障临床用药安全、有效。

稳定性试验的基本要求是：①稳定性试验包括影响因素试验、加速试验与长期试验，影响因素试验用 1 批制剂进行，加速试验与长期试验要求用 3 批供试品进行。②药物制剂供试品应是放大试验的产品，其处方与工艺应与大生产一致。药物制剂如片剂、胶囊剂，每批放大试验的规模，片剂至少应为 10 000 片，胶囊剂至少应为 10 000 粒。大体积包装的制剂如静脉输液等，每批放大规模的数量至少应为各项试验所需总量的 10 倍。特殊品种、特殊剂型所需数量，根据情况另定。③供试品的质量标准应与临床前研究及临床试验和规模生产所使用的供试品质量标准一致。④加速试验与长期试验所用供试品的包装应与上市产品一致。⑤研究药物稳定性，要采用专属性强、准确、精密且灵敏的药物分析方法与有关物质（含降解产物及其他变化所生成的产物）的检查方法，并对方法进行验证，以保证药物稳定性试验结果的可靠性。在稳定性试验中，应重视降解产物的检查。⑥由于放大试验比规模生产的数量要小，故申报者应承诺在获得批准后，从放大试验转入规模生产时，对最初通过生产验证的 3 批规模生产的产品进行加速试验与长期稳定性试验。

药物制剂稳定性研究，首先应查阅原料药稳定性有关资料，特别了解温度、湿度和光线对原料药稳定性的影响，并在处方筛选与工艺设计过程中，根据主药与辅料性质，参考原料药的试验方法，进行影响因素试验、加速试验与长期试验。

1. 影响因素试验　药物制剂进行此项试验的目的是考察制剂处方的合理性与生产工艺及包装条件。供试品用 1 批进行，将供试品如片剂、胶囊剂和注射剂（注射用无菌粉末如为西林瓶装，不能打开瓶盖，以保持严封的完整性），除去外包装，置适宜的开口容器中，进行高温试验、高湿度试验与强光照射试验，试验条件、方法和取样时间与原料药相同，重点考察项目见表 5-4。

表 5-4　原料药及药物制剂稳定性考察项目参考表

剂型	稳定性重点考察项目	剂型	稳定性重点考察项目
原料药	性状、熔点、含量、有关物质、吸湿性以及根据品种性质选定的考察项目	口服乳剂	性状、含量、分层现象、有关物质
片剂	性状、含量、有关物质、崩解时限或溶出度或释放度	口服混悬剂	性状、含量、沉降体积比、有关物质、再分散性
		散剂	性状、含量、粒度、有关物质、外观均匀度
胶囊剂	性状、含量、有关物质、崩解时限或溶出度或释放度、水分，软胶囊要检查内容物有无沉淀	气雾剂	泄漏率、每瓶主药含量、有关物质、每瓶总批次、每揿主药含量、雾滴分布
注射剂	性状、含量、pH 值、可见异物、有关物质，应考察无菌		
栓剂	性状、含量、融变时限、有关物质	粉雾剂	排空率、每瓶总吸次、每吸主药含量、有关物质、雾粒分布
软膏剂	性状、均匀性、含量、粒度、有关物质		
乳膏剂	性状、均匀性、含量、粒度、有关物质、分层现象	喷雾剂	每瓶总吸次、每揿喷量、每吸主药含量、有关物质、雾滴分布
糊剂	性状、均匀性、含蟹、粒度、有关物质	颗粒剂	性状、含量、粒度、有关物质、溶化性或溶出度或释放度
凝胶剂	性状、均匀性、含量、有关物质、粒度、乳胶剂应检查分层现象	贴剂（透皮贴剂）	性状、含量、有关物质、释放度、黏附力
眼用制剂	如为溶液、应考察性状、可见异物、含量、pH 值、有关物质；如为混悬液，还应考察粒度、再分散性；洗眼剂还应考察无菌；眼丸剂应考察粒度与无菌	冲洗剂、洗剂、灌肠剂	性状、含量、有关物质、分层现象（乳状型）、分散性（混悬型），冲洗剂应考察无菌
丸剂	性状、含量、有关物质、溶散时限	搽剂、涂剂、涂膜剂	性状、含量、有关物质、分层现象（乳状型）、分散性（混悬型），涂膜剂还应考察成膜性
糖浆剂	性状、含量、澄清度、相对密度、有关物质、pH 值	耳用制剂	性状、含量、有关物质、耳用散剂、喷雾剂与半固体制剂分别按相关剂型要求检查
口服溶液剂	性状、含量、澄清度、有关物质	鼻用制剂	性状、pH 值、含量、有关物质、鼻用散剂、喷雾剂与半固体制剂分别按相关剂型要求检查

注：有关物质（含降解产物及其他变化所生成的产物）应说明其生成产物的数目及量的变化，如有可能应说明有关物质中何者为原料中的中间体，何者为降解产物，稳定性试验重点考察降解产物

2. 加速试验　此项试验是在加速条件下进行，其目的是通过加速药物制剂的化学或物理变化，探讨药物制剂的稳定性，为处方设计、工艺改进、质量研究、包装改进、运输和贮存提供必要的资料。供试品要求 3 批，按市售包装，在温度（40±2）℃、相对湿度（75±5）％的条件下放置 6 个月。所用设备应能控制温度±2℃、相对湿度±5％，并能对真实温度和湿度进行监测。在试验期间第 1 个月、2 个月、3 个月和 6 个月末分别取样 1 次，按稳定性重点考察项目检测。在上述条件下，如 6 个月内供试品经检测不符合制订的质量标准，则应在中间条件下即在温度（30±2）℃、相对湿度（65±5）％的情况下进行加速试验，时间仍为 6 个月。溶液剂、混悬剂、乳剂和注射液等含有水性介质的制剂可不要求相对湿度。试验所用设备与原料药相同。对温度特别敏感的药物制剂，预计只能在冰箱（4～8℃）内保存使用，此类药物制剂的加速试验，可在温度（25±2）℃、相对湿度（60±10）％的条件下进行，时间为 6 个月。乳剂、混悬剂、软膏剂、乳膏剂、糊剂、凝胶剂、眼膏剂、栓剂、气雾剂、泡腾片及泡腾颗粒宜直接采用温度（30±2）℃、相对湿度（65±5）％的条件进行试验，

其他要求与上述相同。

3. 长期试验 长期试验是在接近药品的实际贮存条件下进行的，其目的是为制订药品的有效期提供依据。供试品 3 批，市售包装，在温度（25±2）℃、相对湿度（60±10）％的条件下放置 12 个月，或在温度（30±2）℃、相对湿度（65±5）％的条件下放置 12 个月，这是从我国南方与北方气候的差异考虑的，至于上述两种条件选择哪一种由研究者确定。每 3 个月取样 1 次，分别于 0 个月、3 个月、6 个月、9 个月和 12 个月末取样，按稳定性重点考察项目进行检测。12 个月以后，仍需继续考察，分别于 18 个月、24 个月和 36 个月末取样进行检测。将结果与 0 个月比较以确定药品的有效期。由于实测数据的分散性，一般应按 95％可信限进行统计分析，算出合理的有效期。如 3 批统计分析结果差别较小，则取其平均值为有效期限；若差别较大，则取其最短的为有效期；数据表明很稳定的药品，不作统计分析。

对温度特别敏感的药品，长期试验可在温度（6±2）℃的条件下放置 12 个月，按上述时间要求进行检测，12 个月以后，仍需按规定继续考察，制订在低温贮存条件下的有效期。

对于包装在半透性容器中的药物制剂，则应在温度（25±2）℃、相对湿度（40±5）％，或（30±2）℃、相对湿度（35±5）％的条件进行试验，至于上述两种条件选择哪一种由研究者确定。

第 3 节　新药临床前药学研究相关的职业发展

新药的创新能力是衡量一个国家医药产业水平的重要标志，创新药物的数量和质量代表一个国家的创新能力，也是国家经济的增长点。目前，中国建立以大学院校和科研院所为支撑、大型医药企业集团为依托的新药研发公共平台，为新药研发提供新的手段，推动我国医药产业从仿制阶段向仿创结合、自主创新阶段过渡。国内企业对研发的重视与日俱增，外资药企也纷纷在国内设立了药物研发部门。新药研究开发是一庞大的系统工程，也是知识密集型、人才密集型的职业发展领域，其本身也是一种产业。其中，临床前药学研究对人力资源的巨大需求，为药学类专业的不同层次学生提供了广泛的就业空间，也成为药学类专业学生施展才华的重要舞台。

一、临床前药学研究

新药研发是一项多学科、多领域互相渗透、合作的系统性技术创新工程。新药研发的过程主要包括药物发现、临床前研究和临床研究等不同阶段。其中临床前药学研究包括对原料药的合成路线及工艺的研究、提取方法研究、基本理化性质及纯度研究、剂型选择及依据研究、制剂处方组成及工艺优化研究、原料药及制剂的质量研究、药物的稳定性评价研究以及药物包装材料的选择及依据研究。药学各学科，合成、植化、分析、药剂和中试生产，构成新药研究开发中临床前药学研究的基本工作内容，需要各环节高度协调、紧密配合。

二、临床前药学研究人员相关工作

新药临床前的药学研究工作包括信息收集、实验室研究（如合成工艺研究、制剂研究和质量研究）、对外委托的联系与协调、资料撰写和注册申报办理等工作内容，其中，涉及药物化学、药剂学、分析化学、药物分析、生物药剂学、药动学和药事管理学等领域，具体的工作岗位如项目主管、资料信息员、实验研究人员（如制剂研究员、化学研究员和药分研究员）及注册申请事务的办理人员。

1. 药物合成　药物化学，主要承担化学合成工艺或先导化合物结构修饰等工作，就是基于有机化学的原理，用小分子合成药物，或者提取到天然产物进行半合成改造或者修饰；天然药物化学主要是提取天然成分，进行分离、纯化等等。近些年来，药物化学很热门，就业形势比较好，主要从事临床前药学新药设计、先导化合物发现优化、化学合成和生产工艺研究。

2. 制剂研究　药物制剂专业最主要是研究药物的剂型，在药物制剂与制剂技术相关联的领域从事研究开发、工艺设计、生产技术改进和质量控制等方面工作。目前，我国每年生产至少 1400 种药物，这个数字处于世界领先水平，然而剂型的种类却比制剂水平高的国家少许多，"药物原料出口，药物制剂进口"是我国的现状，可以说，国家迫切需要药剂学方面的人才。除了药物制剂外，化妆品类也需要这样的人才。

3. 药物分析和质量研究　质量标准研究员，从事分析检测与质量研究的专业人员，在新药临床前药学研究中主要从事原料药、制剂质量标准研究。此外，具有分析检测能力的专业技术人员也可以在制药企业质量控制部门、食品药品检验所、日化产品检验部门及环境监测部门从事检验或质量控制岗位工作。

4. 药品注册申请和专利申报　药品注册（register the drugs）是指国家食品药品监督管理局根据药品注册申请人的申请，依照法定程序，对拟上市销售药品的安全性、有效性和质量可控性等进行审查，并决定是否同意其申请的审批过程。这是从源头上对药品安全性和有效性实施监管的重要手段，它通过科学评价，保证上市药品安全、有效，保障和促进公众健康。对于新药研究开发单位而言，是发起此项管理程序的注册申请人。而具体承办此项工作的专业人员称"办理药品注册申请事务的人员"，他们与新药研究各环节研究人员一道将各种研究资料汇总成新药注册要求的申报资料，并将资料提交管理部门，接受注册审批时审评专家的质疑，解答各种问题，并将审评的专业意见反馈给各研究人员。显然，这类专业技术人员不仅要有实验研究经验，还应当熟悉药品注册管理法律、法规和药品注册的技术要求，对综合能力和综合素质要求很高，还应该有良好的交流沟通能力与良好的文字功底。

专利管理员主要从事专利申请材料的撰写、审核、专利维护以及新药信息调研、分析和总结等工作。

三、临床前药学研究人员就业单位

我国的新药研发主要由国家的各级研究中心和科研院所、大学院校、大型制药企业的研发中心或研究院以及民营研发企业来开展，截至 2007 年，我国有研发机构近 4000 家。国立和部分地方性科研院所承担着国家各类科技攻关项目，其发展方向和技术力量各有偏重，在药物的基础和应用研究领域发挥着主导作用。部属院校和部分综合性大学的重点实验室也承担了许多国家级科研项目，研究内容各有特色，是我国药学高端人才的主要培养基地和创新药物研究体系的重要组成部分。

在医药领域这样一个应用性极强的行业，企业也是研发工作的主体。目前已有将近 120 家医药企业在上海、深圳证券交易所，深圳中小企业板以及海外上市。东部沿海地区的医药经济规模占全国的 65.8% 左右，其中，长江三角洲地区是我国医药产业最大的聚集区，江苏、浙江和上海三省市医药工业产值占全国的 27.3%，有 14 家企业进入全国医药企业销售收入前 50 强，全球销售收入前 20 强医药企业中已有 15 家在该地区投资建厂或设立中国总部。我国各地政府大都选择生物医药作为本地区支柱产业加以重视，为促进各地各具特色的新药研究开发与医药产业起到了推波助澜的作用，也为药学类各层次毕业学生提供了广阔的职业发展空间。

（一）国内医药企业

药学类专业的不同层次毕业生，毕业后到医药企业工作的比例居第一位。医药企业通过各种形式的联合重组、股份制改造等，加快了医药产业的组织结构调整，企业规模不断壮大，主要的国有医药企业有国药控股股份有限公司、上海医药集团股份有限公司、华润集团、广州白云山制药股份有限公司、哈药集团有限公司、石药集团有限公司和华北制药集团有限责任公司等。大型的国有医药企业，有庞大的新药临床前研究人员需求，也是药学类各层次毕业学生职业发展的重要场所。民营医药企业，也设置有庞大的新药研究开发机构，也是药学类各层次毕业学生职业发展的重要场所，例如深圳健康元医药集团（原太太药业）、深圳海王药业、信立泰、广东康美医药有限公司和复星医药等。

（二）跨国企业

由于发达国家环保费用高，传统的原料药已无生产优势，因此，跨国制药企业逐步退出一些成熟的原料药领域，转移到渴望招商引资、促进本地区经济发展的发展中国家。国内医药市场强劲的增长势头和巨大的发展潜力吸引了国外制药企业进驻本土市场，继以贸易、投资设厂等方式之后，国外企业已经开始瞄准研发领域。一批知名的大型跨国制药企业不仅先后在北京、上海和天津等地设立中国研发中心，而且还将中国市场作为新的业务增长点，与全球同步在中国申请新产品专利注册和上市注册。跨国制药企业的大量涌现，促进了我国医药产业的发展，推进了医药产业的竞争。通常的制药企业竞争，主要在产品与市场，不断研究开发临床需要的新药品种，成为各个制药企业应对竞争采用的主要策略，而跨国公司在新药研究开发中的技术优势明显，成为药学类各层次毕业学生的重要积聚地。

（三）研发外包

合同研究组织（contract research orgnization，CRO）于 20 世纪 80 年代起源于美国，它是通过合同形式为制药企业和研发机构在药物研发过程中提供专业化服务的一种学术性或商业性的科学机构。目前，全球将近 1/3 的新药研究开发工作已由 CRO 企业承担。几乎所有大型国际制药公司都大幅度提高外包服务比例，辉瑞公司计划将外包服务占 R&D 的比例从 15% 提高到 30%。经过多年发展，CRO 企业为制药企业所提供的服务现已贯穿于从早期研发到注册申报的整个新药开发周期，主要服务包括：化学结构分析、化合物活性筛选、药学、药理学、药动学（吸收、分布、代谢和排泄）、毒理学、药物配方、药物基因组学、药物安全性评价和 I～IV 期临床试验、试验设计、研究者和试验单位的选择、监察、稽查、数据管理与分析以及药品申报等。CRO 围绕药品研究开发的各环节开展研究工作，无疑是吸引众多药学类人才的好地方，尤其是临床前药学研究人员施展才华的绝佳舞台。

1. 国际合同研究组织　美国目前有 300 多家 CRO 服务供应商，是 CRO 产业的先驱，拥有最多的上市公司，销售额占全球市场的 60% 以上；欧洲约有 150 家 CRO 公司，是 CRO 服务的第二大来源地，市场规模全球第二，约占全球份额 30%；亚洲约占全球份额的 10%，其中以日本的产业最具规模，约有 60 家，著名的企业有 EPS 株式会社和 CMIC 株式会社。近几年亚太地区成为 CRO 发展的主要地之一，其中发展最快的包括印度、中国、新加坡和韩国等。国际合同研究组织在世界范围内全方位提供临床、商业、咨询及资本解决方案，以满足各国生物医药企业及跨国医药公司各国分公司在中国开展临床研究的需求，以及为新药注册研究制定个体化的解决方案。

昆泰（Quintiles Transnational）是公认的行业领导者，全球最大的 CRO，业务遍及 30 多个国家，可提供从临床前到临床后期的广泛服务。另外，还有其他一些知名 CRO 公司，如科文斯（Covance）、美国医药产品开发公司（Pharmaceutical Product Development Inc）、爱尔兰爱康临床研究公司（ICON PLC）、查尔斯河试验室国际公司（Charles River Laboratories Inc）和美迪生药业服务公司（MDS Pharma Services）。

2. 国内合同研究组织　1997年，国内首家合资CRO机构——北京凯维斯医药咨询有限公司建立，随后涌现出一大批国产或合资CRO公司。目前，中国大约有500多家CRO公司，国内CRO产业主要集中在北京、上海、南京以及天津，涵盖新药研究开发的所有工作环节：主要从事与新药研发有关的化学、临床前的药理学及毒理学实验等业务；临床试验研究；新药研发咨询、新药注册申报等业务。在CRO临床前研究中，化学研究服务占主要部分，国内几家大的CRO公司几乎都是以此业务为主，例如药明康德、保诺、开拓者化学、睿智化学和康龙化成等。

（四）其他单位

1. 高校及研究所　高校及药物研究所历史悠久，科研队伍齐整、仪器设备先进且学科设置齐全，是集科研、开发和教育为一体的综合性新药研究开发机构。目前，国内知名的药物研究所包括北京药物研究所、上海有机化学研究所、上海药物研究所和天津药物研究院。北京大学、复旦大学、四川大学、中国药科大学、沈阳药科大学、中南大学、首都医科大学和安徽医科大学等药学院校也为国内新药研究做出了巨大贡献。高校与药物研究所不仅是新药临床前药学研究人员培养的场所，同时也提供了与新药临床前药学研究相关的岗位，吸引了众多的临床前药学研究人员。

2. 医药卫生监督管理行业　食品药品监督管理局、食品药品检验所、药品审评认证中心、卫生厅（局）及卫生监督所等部门的专业监管人员，也都需要对新药临床前研究的知识与技能有足够的掌握，才能很好地开展监管工作。

四、国外临床前药学研究

发达国家是全球制药市场的主体。美国已形成了旧金山、波士顿、华盛顿、北卡和圣迭戈5大生物技术产业区。全球制药新闻机构《Scrip》公布了2011年全球100强制药企业排行榜，辉瑞位居榜首，赛诺菲排名第二。在前25名中，销售额超过50亿美元的企业，10家来自美国，9家来自欧洲，5家来自日本，1家来自以色列的梯瓦。

国外的新药研发主要由制药企业的研发中心、大学院校和科研院所、营利性合同研究组织（CRO）和新型生物公司开展，制药企业的研发机构是国外新药研发的主体，并且以开展应用性研究为主，而大学院校和科研院所则以基础性的开发研究为主。

美国的新药研发队伍在人员数量、创新能力和综合素质等方面均处于世界领先地位。美国始终把吸引世界各国优秀人才作为一项国家策略，采取各种手段网罗人才。例如，在别的国家设立研究中心，就地招聘所在国的优秀专业人员。据美国药品研究与制造商协会的资料统计，2006年，协会中的会员企业共有70 298名科研人员，占总从业人员的20.8%，其中专业技术人员57 488名，占总科研人员的82.8%。与美国一样，欧洲医药研究的主体也是企业，据统计，从业人数已超过50万。世界十大制药巨头之一的阿斯利康公司在7个国家设有11个研究与开发机构，共有2000名员工从事与新药研发相关的工作。下面列举了部分在新药研究开发影响巨大的全球知名药企。

Pfizer（辉瑞）是目前全球第一大医药企业，是一家拥有空前规模、广泛的产品治疗领域和产品系列的全球药业巨头，拥有150多年历史的以研发为基础的跨国制药公司；Johnson&Johnson（强生）被列入全世界阵容最为强大的药品制造商之一，在全球55个国家和地区设有170多家分公司和230个办事机构，在世界54个国家设有200家子公司；Sanofi-Aventis（赛诺菲-安万特）是世界第三大制药公司，在欧洲排名第一；Novartis（诺华）是全球制药保健行业跨国集团，总部设在瑞士巴塞尔，业务遍及全球 140 多个国家和地区；Roche（罗氏）是在国际健康事业领域居世界领先地位，以科研开发为基础的跨国公司；MSD（默沙东/默克）是世界著名的跨国制药企业，以科研为本，致力于医学研究、开发和销售人员及兽用医药产品，其行销网络遍及美国、欧洲、中南美洲以及亚太 18 个国家和地区，设有 31 家工厂；Astrazeneca（阿斯利康）凭借强大的研发后盾，致力于研制、开发、生产和营销优越的产品，总部位于英国伦敦，研发总部位于瑞典，在全球设有 11 个研发中心、31 个生产基地，产品销售覆盖 100 多个国家和地区；Wyeth（惠氏）是世界最大的以研究为基础的制药和健康护理产品公司之一，在处方药和非处方药的研究、开发、制造和经营方面占有举足轻重的地位；Lily（礼来）是一家全球性的以研究为基础的医药公司，员工中从事研发人员占总员工人数的 19%，在 9 个国家设有研发机构，从事临床研究试验的国家超过 30 个。另外，还有其他知名医药公司，如百时美-施贵宝公司（Bristol-Myers Squibb）、勃林格殷格翰公司（Boehringer Ingelheim）、诺和诺德公司（Novo Nordisk）、先灵葆雅公司（Schering Plough，后并入辉瑞公司）、日本武田药品株式会社（Takeda Pharmaceutical）、Abbott（雅培）和 Bayer（拜耳）等。

各大高校也吸引了众多新药研发人员，如旧金山大学（University of San Francisco）、得克萨斯大学奥斯汀分校（the University of Texas at Austin）、北卡罗来纳大学教堂山分校（University of North Carolina-Chapel Hill）、普渡大学西拉法叶校区（Purdue University-West Lafayette）、亚利桑那大学（Univresity of Arizona）、密歇根大学安娜堡分校（University of Michigan-Ann Arbor）、明尼苏达双城大学（University of Minnesota，Twin Cities）、伊利诺伊大学芝加哥校区（University of Illinois at Chicago）、美国马里兰州大学（University of Maryland，Baltimore County）、南加州大学（University of Southern California）、华盛顿大学（University of Washington）、匹兹堡大学（University of Pittsburgh）和密西西比大学医学中心（University of Mississippi Medical Center）等。

五、小结

医药行业是全球发展最迅速的行业之一，医药行业对于人才的需求也呈逐年递增态势。我国加入 WTO 后，有更多的跨国公司登陆内地，对药学人才的需求更加迫切。新药研发是一项多学科、多领域互相渗透、合作的系统性技术创新工程，其中临床前药学研究是新药研发过程中重要的环节，对保证新药的安全、有效及能否上市起着举足轻重的作用。当前企业研发的人才匮乏、创新能力较弱，一直是困扰医药产业深层次发展的关键问题。在海外，尤其是美国，科学家和新药研究人员在生物、医药领域发挥着重要作用。我国在药物创新、技术创新上比较落后，但是基础雄厚，发展空间大，且国内企业对研发的重视与日俱增，外资药企也纷纷在国内设立了 R&D 部门，因此，药学类相关专业毕业生的就业状况和前景看好。与此同时，政府应在宏观政策方面给予调控，创造合适的机会，吸引学子归国，并培养、锻炼国内研发队伍，通过合理配置高校资源，从源头上培养复合型人才。

第 4 节　新药临床前药学研究的相关学科

新药的临床前研究是保障药物安全、有效、可供和质量可控最重要的研究内容之一，需要对相关学科知识具有系统的认识和了解。临床前药学研究的相关学科涵盖药物研发、生产、使用、流通和药物监管的全过程，学习和掌握药学相关学科的基本理论、基本知识与基本技能，是从事药物发现、开发工作的基础，对从业人员具有重要意义。

一、药物化学

药物化学（medicinal chemistry）是一门发现和发明新药、合成化学药物、阐明化学药物性质以及探索药物小分子与机体细胞相互作用规律的综合性学科。其研究内容可概括为两大部分：一是对已知药理作用的并已在临床应用的药物的研究，主要包括药物的合成、提取分离、分析确证、质量控制及化学改造；另一个是研究化合物的化学结构和性质、同机体相互作用的关系，即构效关系，并通过构效关系的研究，从分子水平上解析药物的作用机制和作用方式。

新药临床前药学研究中涉及与药物化学相关的知识，如基本理论（受体学说、代谢拮抗原理、酶抑制剂、药效基团模型、构动关系和定量构效关系以及与 Me-too 药物相关的前体药物、手性药物和生物等排等）；药物的分类及结构类型；主要药物的结构及药理作用、制备路线、化学结构与理化性质的关系，构效关系，体内代谢与活性及毒副作用的关系；典型药物制备原理及杂质来源。这些知识为药学研究中质量控制、分析检验提供必要的理论基础，也为从事新药的设计与开发奠定基础。

二、药剂学

药剂学（pharmaceutics）是研究药物配制理论、生产技术以及质量控制等内容的综合性应用技术学科，其基本任务是研究将药物制成适宜的剂型，保证以质量优良的制剂满足医疗卫生工作的需要。

由于药物的性质不同，临床应用要求不同，只有制成适宜的剂型，才能起到应有的药效作用，如胰酶遇胃液易致失效，不宜直接口服而应制成肠溶胶囊或肠溶片服用，使之在肠内发挥药效。又如胰岛素、硝酸甘油口服能被胃、肠消化液破坏失效，因而前者往往制成注射剂，后者常制成舌下含片应用。在设计一种药物剂型时，除了要满足医疗、预防的需要外，同时须对药物的性质、制剂的稳定性、生物利用度、质量控制以及生产、贮存、运输和服用方法等多方面加以全面考虑，以达到安全、有效和稳定的目的。药剂学课程通过对各种剂型的组成原则、制备技术和质量控制要点的教学内容，让学生学习到制剂的处方筛选方法、工艺优化方法和质量控制方法，这些是成为新药临床前药学研究中制剂研究人员的主要技能。

药物传输系统（drug delivery system，DDS）是通过制剂技术影响药物体内过程，满足临床用药要求的给药形式。目前，影响药物吸收速度的缓释制剂已经应用于临床，通过减少给药次数提高了用药者的依从性，还通过用药期间血药浓度水平的控制，避免了因血药浓度波动导致的药物安全性与有效性问题。而靶向药物传输系统（targeting drug delivery system，TDDS）可以提高对局部病变或疾病产生和发展中特定部位的药物作用，降低药物因全身广泛分布导致的药物伤害。

三、药物分析

药物分析（pharmaceutical analysis）是利用分析测定手段，发展药物的分析方法，研究药物的质量规律，对药物进行全面检验与控制的科学。由于药品直接关系到人的健康，甚至生命安全，确保药品的质量尤为重要。为保证药品质量，需针对药品的安全性、有效性和质量可控性设置相适宜的各种检查项目和限度指标，并对检查和测定的方法等做出明确的规定，这些都需要药物分析工作的参与。药物分析是研究药物质量规律、发展药物质量控制的科学，所以，哪里有药物，哪里就有药物分析。

药物分析既是新药研发的重要组成，又是这一高技术综合系统中各单元相互衔接、关联和紧密合作的重要纽带。药物分析通过对活性药物单体、原料药和创新药物的结构分析鉴定，为新药的发现提供技术保障；对创新药物进行体内分析、有关物质研究和稳定性研究，确保开发的新药质量合理与可控；对创新药物进行体内样品分析研究与测定，揭示药物的吸收、分布、代谢和排泄特征和机制，保障药品使用的安全、有效和合理。所以，药物分析是创新药物临床前药学研究的不可或缺的工具。

药物分析课程是在化学、生物学和药学基础上开设的药学专业课程。学习药物分析使学生能够熟练掌握药物的结构、性质、质量特征与分析研究方法选择之间的关系，并具备依据不同的药物分析目的针对性地进行分析方法的优化设计与实施的能力，以满足药品质量全面控制对药物分析专业人才的需求。

四、生物药剂学

生物药剂学（biopharmaceutics）是研究药物及其剂型在体内的吸收、分布、代谢与排泄过程，阐明药物的剂型因素、机体的生物因素与药物效应三者之间相互关系的科学。它为正确评价药物制剂质量、设计合理的剂型和制备工艺以及指导临床合理用药提供科学依据，以确保用药的有效性和安全性。生物制剂学主要是研究药理上已证明有效的药物，当制成某种剂型，以某种途径给药后是否很好的吸收，从而及时分布到体内所需作用的组织及器官（或称靶器官，靶组织），在这个作用部位上只要有一定的浓度以及在一定时间内维持该浓度，就能有效地发挥药理作用。

药物必须到达生物相，穿过生物膜，才能产生体内反应。随着组合化学和高通量筛选的发展，出现了大量的化合物。为从数据库中筛选合适的先导物，许多大的制药公司采用了新的研究方法，这些方法都考虑了生物药剂学性质，如溶解性、通透性及其他理化参数。

五、药动学

药动学（pharmacokinetics）系应用动力学原理与数学模型，定量地描述与概括药物通过各种途径（如静脉注射、静脉滴注和口服给药等）进入体内的吸收、分布、代谢和排泄，即 ADME 过程的"量-时"变化或"血药浓度-时"变化的动态规律的一门科学。

进入临床试验后约有 40% 的候选化合物是由于药动学方面的原因而被淘汰的，这说明药动学在创新药开发研究中具有重要作用。一个候选化合物不仅要有较高的体外活性，还应具有理想的药动学性质，即较高的生物利用度和理想的半衰期。药动学的众多理论基础和方法是药物临床前药学研究与评价的重要手段。

短文阅读

Guidance for Industry Q1A（R2）Stability Testing of
New Drug Substances and Products（节选）

……
B. Drug Product（2.2）
9. Evaluation（2.2.9）
A systematic approach should be adopted in the presentation and evaluation of the stability information, which should include, as appropriate, results from the physical, chemical, biological, and microbiological tests, including particular attributes of the dosage form (e. g., dissolution

rate for solid oral dosage forms).

The purpose of the stability study is to establish, based on testing a minimum of three batches of the drug product, a shelf life and label storage instructions applicable to all future batches of the drug product manufactured and packaged under similar circumstances. The degree of variability of individual batches affects the confidence that a future production batch will remain within specification throughout its shelf life.

Where the data show so little degradation and so little variability that it is apparent from looking at the data that the requested shelf life will be granted, it is normally unnecessary to go through the formal statistical analysis; providing a justification for the omission should be sufficient.

An approach for analyzing data of a quantitative attribute that is expected to change with time is to determine the time at which the 95 percent one-sided confidence limit for the mean curve intersects the acceptance criterion. If analysis shows that the batch-to-batch variability is small, it is advantageous to combine the data into one overall estimate. This can be done by first applying appropriate statistical tests (e. g., p values for level of significance of rejection of more than 0. 25) to the slopes of the regression lines and zero time intercepts for the individual batches. If it is inappropriate to combine data from several batches, the overall shelf life should be based on the minimum time a batch can be expected to remain within acceptance criteria.

The nature of the degradation relationship will determine whether the data should be transformed for linear regression analysis. Usually the relationship can be represented by a linear, quadratic, or cubic function on an arithmetic or logarithmic scale. Statistical methods should be employed to test the goodness of fit on all batches and combined batches (where appropriate) to the assumed degradation line or curve.

Limited extrapolation of the real time data from the long -term storage condition beyond the observed range to extend the shelf life can be undertaken at approval time if justified. This justification should be based, for example, on what is known about the mechanisms of degradation, the results of testing under accelerated conditions, the goodness of fit of any mathematical model, batch size, and/or existence of supporting stability data. However, this extrapolation assumes that the same degradation relationship will continue to apply beyond the observed data.

Any evaluation should consider not only the assay but also the degradation products and other appropriate attributes. Where appropriate, attention should be paid to reviewing the adequacy of the mass balance and different stability and degradation performance.

参 考 文 献

陈玲，秦天雷，邹栩，等. 2010. 全球新药研发项目交易情况分析 [J]. 中国医药导报，7 (33)：6-8.

费嘉，茅宁莹. 2005. 国际新药研发的新动向及对我国医药产业的启示 [J]. 中国新药杂志，14 (9)：1093-1097.

刘玲玲. 2010. 全球药品研发进展 [J]. 中国医药工业杂志，41 (10)：797-800.

陆滨芊. 1994. 美国新药研究与开发管理 [J]. 中国新药杂志，3 (4)：8-9.

梅兴国. 2010. 把握创新制剂推动我国药业发展新机遇［J］. 国际药学研究杂志，37（2）：89-91.

戎文慧，刘爱国，王忠良，等. 2004. 华北制药集团新药研发信息利用情况调查［J］. 中国药事，18（12）：737-739.

上海医药工业研究院信息中心. 2010. 全球药研新动态［J］. 中国医药数字图书馆，10：1-15.

孙燕，孙利华. 2010. 中、美、日三国政府医药研发投入管理比较研究［J］. 中国医药工业杂志，41（6）：472-476.

夏瑜，何同胜，姜卫，等. 2005. 美国制药企业药物研发情况分析［J］. 医药导报，24（2）：168-170.

肖斌，张新兰. 2010. 从药品评价平台建设看我国科技评价的发展趋势［J］. 中国医药导报，7（5）：5-6.

杨波，黄泰康. 2010. 我国新药研发环境的 SWOT 分析［J］. 中国药业，19（20）：2-4.

张立国，李鹏燕，贾启燕，等. 2010. 国内外新药研发平台建设的初步比较［J］. 国际药学研究杂志，37（3）：170-173.

赵俊芳，谷里虹. 2010. 俄罗斯医药产业基本情况介绍［J］. 药品评价，7（10）：10-14.

郑亚兵，沈昌明. 2010. 我国医药产业发展存在的问题及对策研究［J］. 中医药管理杂志，18（2）：110-111.

朱皆笑，施海燕，孙国君，等. 2010. 国内外医药企业技术创新发展及研究方法综述［J］. 现代经济（现代物业中旬刊），9（8）：9-13.

化学药品补充申请研究技术指导原则（2007 年修订）（国家食品药品监督管理药品审评中心颁布）

化学药物一般药理学研究技术指导原则（2007 年修订）（国家食品药品监督管理药品审评中心颁布）

化学药物原料药制备和结构确证的指导原则（2007 年修订）（国家食品药品监督管理药品审评中心颁布）

化学药物制剂研究技术指导原则（2007 年修订）（国家食品药品监督管理药品审评中心颁布）

化学药物质量标准建立的规范化过程技术指导原则（2007 年修订）（国家食品药品监督管理药品审评中心颁布）

药品注册管理办法（2007 年修订）（国家食品药品监督管理局令第 28 号）

中华人民共和国药品管理法（2001 年修订）（主席令第 45 号）

第6章

药物研究与开发——
临床前的药理、毒理研究

学习要求

1. 掌握药品研究开发中药理、毒理研究内容；
2. 了解药理学在药学学科体系中的重要作用；
3. 了解药理学在药物研究开发中的重要作用；
4. 了解药理学在药学职业发展中的重要作用。

药物作为一把双刃剑，既能够治疗疾病又可能对机体产生一些不良影响，这就是药物最根本的两个问题：有效性和安全性。在新药研究与开发过程中，对安全性和有效性最终的评价是人体临床试验研究，但在不了解新药相关特性的情况下，盲目进行人体临床研究，有可能对受试者造成严重危害，甚至发生意外死亡。因此，我们必须要对新药的有效性和安全性进行一系列临床前的研究工作，充分认识药物对疾病模型动物的治疗效果以及可能带来的不良反应，才能为进一步的临床试验奠定基础和提供参考。尽管人与动物有种属差异，但大量研究工作表明，药物在人体和动物，尤其是哺乳动物上所表现出的作用和毒性在大多数情况下与临床研究结果是一致的；同时，动物实验也不能完全替代人体观察，临床疾病与动物模型的差异，以及社会因素和精神因素等都有可能对试验结果产生影响，因此，临床前的药理毒理研究既有其重要性，又有其局限性，是新药安全性和有效性评价不可或缺的组成部分。这部分工作包括药物的药效学评价、临床前安全性评价和药动学研究，主要涉及药理学（药效学和药动学）和毒理学等学科，应在GLP实验室由具有资质的专业技术人员完成。

第1节 药物的基本作用和作用机制

一种药物为什么对某种疾病具有治疗效果？回答这个问题需要对药物作用本身有一个认识，并掌握药物作用的主要靶点和基本原理。

一、药物的基本作用

（一）药物作用与药理效应

药物作用（drug action）是指药物与机体细胞间通过分子相互作用所引起的初始作用，是药理效应产生的动因，具有特异性（specificity）；药理效应（pharmacological effect）是药物作用引起机体生理生化的继发性改变，是机体对药物作用的反应，对不同脏器有其选择性（selectivity），如去甲肾上腺素与血管平滑肌细胞的 α 受体结合是药物作用，因受体激活引起的血管收缩、血压升高则为其药理效应。因此，药理效应实际上是机体器官原有功能水平的改变，功能的提高称为兴奋（excitation）、亢进（augmentation），功能的降低称为抑制（inhibition）、麻痹（paralysis），过度兴奋则会转入衰竭（failure），是另一种性质的抑制。药物作用的特异性与药理效应的选择性并不一定平行，例如阿托品特异性阻断 M 胆碱受体，但药理选择性并不高，其对心脏、血管、平滑肌、腺体及中枢神经功能都有影响，而且有的兴奋，如使心率加快；有的抑制，如抑制腺体分泌。作用特异性强和（或）效应选择性高的药物应用时针对性好；反之，效应广泛的药物副反应较多。一般情况下，临床用药应尽可能采用选择性高的药物，但效应广泛的药物在多种病因或诊断未明时也有其方便之处，例如广谱抗生素、广谱抗心率失常药等。近年来随着生命科学的迅速发展，能引起细胞形态与功能发生质变的药物受到广泛关注，例如某些物质可以引起细胞癌变，采用基因疗法能使机体引出原来没有的抗癌功能等。

（二）药物的治疗效果

药物可以改变机体的生理生化过程或病理过程，有利于疾病的治疗和预防，称为治疗效应，简称疗效（therapeutic effect）。药物作用所达到的治疗效果可根据治疗目的分为两种：

1. 对因治疗（etiological treatment） 用药目的在于消除原发致病因子，彻底治愈疾病称为对因治疗，例如应用抗生素杀灭体内病原微生物。

2. 对症治疗（symptomatic treatment） 用药目的在于改善疾病的症状称为对症治疗，如应用解热镇痛药降低高热患者的体温、抗高血压药控制患者的血压。

对症治疗不能根除病因，但对诊断未明或病因不清暂时无法根治的疾病却是必不可少的。对于某些危重急症如休克、惊厥、高热和剧痛等，对症治疗可能比对因治疗更为迫切。对因治疗可以根除病因，对症治疗可解除患者痛苦，维持生命指征，赢得对因治疗时间，两种治疗相得益彰，不可偏废。

除此之外，近年来出现了补充替代治疗。补充和替代治疗被称为"非常规医疗"或"非正统医疗"，是指尚未在通常的医学院校内讲授的医学知识或尚未在一般医院内普遍实践的医学或医疗方法。补充和替代医疗包括的内容范围极广，不仅包括了世界各地的传统医学、民间疗法，也包括不能适用医保的许多新疗法，比如中医（中药、针灸、指压和气功）、药效食品或健康食品（抗酸化食品群、免疫活性化食品及各种预防补助食品等）、芳香疗法、维生素疗法、精神—心理疗法、温泉疗法和氧气疗法等。的确，其中含有一些非科学的内容，对于西医来说，或许难以接受，但是我们不得不承认一个事实：最近这些疗法中其作用机制和有效性得到科学证明的正在急增。补充和替代医疗对于患者来说，提供了更多的有益的选择。

（三）药物的不良反应

药物也可以引起机体生理、生化过程紊乱，甚至器官、组织结构改变等危害机体的不良反应。按照 WHO 国际药物监测合作中心的规定，药物不良反应（adverse drug reactions，ADR）系指正常剂量的药物用于预防、诊断和治疗疾病或调节生理功能时出现的有害的和与用药目的无关的反应，该定义排除有意的或意外的过量用药及用药不当引起的反应。因此，药理效应与疗效并非同义词，例如具有扩张冠脉效应的药物不一定都是抗冠心病药，抗冠心病药也不一定都会取得缓解心绞痛的临床疗效。

凡不符合用药目并给患者带来不适或痛苦的反应统称为不良反应，多数不良反应是药物固有作用的延伸，在一般情况下是可以预知的，但不一定可以避免；少数严重的不良反应较难恢复，例如庆大霉素引起的神经性耳聋、肼屈嗪引起的红斑性狼疮等。药物的不良反应可分为：

1. 副作用（side effect）　是指药物在治疗剂量时，出现和治疗目的无关的不适反应。副作用是由于药物的药理效应选择性低、作用较广引起的，一般较轻微，且多数是可以恢复的功能变化，例如阿托品用于解除胃肠痉挛时，会引起口干、心悸和便秘等副作用。有时副作用和治疗效应之间是可以相互转变的，例如阿托品引起腺体分泌减少导致口干是其副作用，而当用于麻醉前给药时，其减少呼吸道分泌的作用则可以防止分泌物阻塞呼吸道及吸入性肺炎的发生，就成为治疗效应。药物的副作用是本身固有、在常用剂量下发生的，一般不太严重，可预知但难以避免。

2. 毒性反应（toxic effect）　是指在药物剂量过大或蓄积过多时发生的危害性反应，一般比较严重，是可以预知的，也是可以避免的不良反应。毒性反应可因剂量过大而立即发生，称为急性毒性（acute toxicity）；也可因长期蓄积后逐渐产生，称为慢性毒性（chronic toxicity）。急性毒性多损害循环、呼吸及神经系统功能；慢性毒性多损害肝、肾、骨髓和内分泌等功能；致癌（carcinogenesis）、致畸胎（teratogenesis）和致突变（mutagenesis）三致反应属于特殊毒性范畴。通过增加剂量或延长疗程以期达到治疗目的是有限度的，临床用药时应充分考虑到过量用药的危险性。

3. 后遗效应（residual effect）　是指停药后血药浓度已降至阈浓度以下时残存的药理效应。后遗效应可以是短暂的或是较持久的，前者如服用巴比妥类催眠药在次晨仍有乏力、困倦等"宿醉"现象；后者如长期应用肾上腺皮质激素，由于其对腺垂体的负反馈作用引起的肾上腺皮质萎缩，一旦停药后，肾上腺皮质功能低下，数月内难以恢复。

4. 停药反应（withdrawal reaction）　是指长期应用某些药物，突然停药后原有疾病的加剧，又称为反跳反应。例如长期应用β受体阻断药普萘洛尔治疗高血压、心绞痛等，可使β受体上调而对内源性递质的敏感性增强，如突然停药，则会出现血压升高或心绞痛发作，而产生危险。

5. 变态反应（allergic reaction）　是指机体对药物不正常的免疫反应，可引起生理功能障碍或组织损伤。药物（非肽类药物）多数为小分子化学物质，作为半抗原与机体蛋白质结合为完全抗原后，经过 10 天左右敏感化过程，再次接触从而引起免疫反应，也称为过敏反应（hypersensitive reaction），常见于过敏体质的患者。临床表现各药不同，也因人而异；反应性质与药物原有效应无关，用药理拮抗药解救无效；反应严重程度差异很大，也与剂量无关，从轻微的皮疹、发热至造血系统抑制，肝、肾功能损害，休克等；既可能只有一种症状，也可能多种症状同时出现；停药后反应逐渐消失，再用时可能再发。致敏物质可能是药物本身，也可能是其代谢物，还可能是药品中的杂质。临床用药前虽常做皮肤过敏试验，但仍有少数假阳性或假阴性反应，因此这是一类非常复杂的药物反应。

6. 特异质反应（idiosyncrasy reaction）　少数特异质患者对某些药物反应特别敏感，反应性质也可能与常人不同，但与药物固有药理作用基本一致，反应严重程度与剂量成正比例，药理拮抗药救治可能有效。这种反应不是免疫反应，而是一类先天遗传异常所致的反应，例如对骨骼肌松弛药氯琥珀胆碱的特异质反应是由于先天性血浆胆碱酯酶缺乏；伯氨喹引起的溶血反应是由于先天性葡萄糖-6-磷酸脱氢酶缺乏。

二、药物的作用机制

药物作用的机制就是药物如何与机体细胞结合而发挥作用的。药物效应多种多样，是不同药物分子和机体不同靶细胞间相互作用的结果。药物作用的性质首先取决于药物的化学结构，包括基本骨架、活性基团、侧链长短及立体构型等因素；其次，也与药物体内过程密切相关。构效关系是药物化学研究的主要问题，构动关系主要是药动学研究的问题，这些研究成果不仅对新药的研究开发有十分重要的作用，同时也有助于加强医师对药物作用的理解。药理效应是机体细胞原有功能水平的改变，从药理学的角度来说，药物作用机制要从细胞功能方面去探索。

1. 作用于受体 大多数药物通过作用于受体发挥作用，药物与受体的相互作用及作用后的信号转导过程是药物作用机制的中心内容，将在本节第 3 部分中详细阐述。

2. 对酶的影响 酶是细胞生命活动的重要物质，也是药物作用的主要靶标。酶的种类很多，在体内分布极广。不少药物能影响酶的活性，如新斯的明竞争性抑制胆碱酯酶，尿激酶激活血浆溶纤酶原，苯巴比妥诱导肝微粒体酶，碘解磷定能使遭受有机磷酸酯抑制的胆碱酯酶复活等。而有些药物本身就是酶，如胃蛋白酶。

3. 作用于细胞膜离子通道 细胞膜上无机离子通道控制 Na^+、Ca^{2+}、K^+ 和 Cl^- 等离子跨膜转运，药物可直接对其作用，而影响细胞功能，如局部麻醉药抑制 Na^+ 通道，阻断神经冲动的传导。

4. 改变细胞周围环境的理化性质 抗酸药中和胃酸以治疗溃疡病，静脉注射甘露醇在肾小管内提高渗透压而利尿等是分别通过简单的化学反应及物理作用而产生的药理效应。

5. 参与或干扰细胞代谢 有些药物是补充生命代谢物质，以治疗相应的缺乏症的，如铁盐补血、胰岛素治疗糖尿病等。有些药物化学结构与正常代谢物非常相似，参与代谢过程却往往不能引起正常代谢的生理效果，而是导致抑制或阻断代谢的后果，称为伪品掺入，也称抗代谢药，例如 5—氟尿嘧啶结构与尿嘧啶相似，掺入癌细胞 DNA 及 RNA 中干扰蛋白质合成而发挥抗癌作用。核酸（DNA 及 RNA）是控制蛋白质合成及细胞分裂的生命物质，许多抗癌药是通过干扰癌细胞 DNA 或 RNA 代谢过程而发挥作用的，许多抗生素（包括喹诺酮类）也是通过抑制细菌核酸代谢而发挥抑菌或杀菌效应的。

6. 影响生理物质转运 很多无机离子、代谢物、神经递质和激素在体内主动转运需载体参与，干扰这一环节可产生明显的药理效应，例如噻嗪类利尿药抑制肾小管 Na^+-Cl^- 运载体从而抑制 Na^+-K^+、Na^+-H^+ 交换，发挥排钠利尿作用。

7. 影响免疫机制 许多疾病涉及免疫功能，免疫增强药（如左旋咪唑）及免疫抑制药（如环孢素）通过影响免疫机制发挥疗效；某些免疫成分也可以直接入药。

8. 非特异性作用 一些药物并无特异性作用机制，其药物作用主要与其理化性质有关，如消毒防腐药对蛋白质的变性作用，因此只能用于体外杀菌或防腐，不能内用。一些麻醉、催眠药（包括乙醇）对各种细胞膜脂质均有作用，只是中枢神经系统较敏感罢了。

9. 其他 近年来出现的基因治疗（gene therapy）是指将外源正常基因导入靶细胞，纠正或补偿因基因缺陷和异常引起的疾病，以达到治疗目的，也就是将外源基因通过基因转移技术插入患者的适当的受体细胞中，使外源基因制造的产物能治疗某种疾病。从广义上说，基因治疗还可包括从 DNA 水平采取的治疗某些疾病的措施和新技术，比如在肿瘤治疗时，为提高机体耐受化疗药物的能力，把产生抗药物毒性的基因导入人体细胞，以使机体耐受更大剂量的化疗，如向骨髓干细胞导入多药抗性基因中的 MDR-1。

三、药物与受体

（一）受体的概念和特征

受体（receptor）是机体在进化过程中形成的，存在于细胞膜、胞质或胞核上的大分子蛋白质，能识别周围环境中某种微量化学物质，与之结合，并通过中介的信息转移与放大系统，触发随后的生理反应或药理反应，能与受体特异性结合的物质称为配体（ligand）；配体与受体的结合部位叫做结合位点或受点。受体具有下列主要特征：

1. 饱和性（saturality）　每一细胞或每一定量组织内受体数目是有限的，在放射配体受体结合测定的饱和实验中，当放射配体达到某一定浓度时，最大结合值不再随配体浓度的增加而加大。

2. 特异性（specificity）　一种特定受体只与其特定的配体结合，产生特定的生理效应，而不被其他生理信号干扰。

3. 可逆性（reversibility）　配体与受体结合是可逆的，从配体-受体结合物中解离出的配体仍为原来的形式，且配体与受体的结合可被其他特异性配体置换。

4. 高亲和力（high affinity）　受体对其配体的亲和力应该相当于内源性配体的生理浓度，用放射配体受体结合测定出的配体的表现解离常数 K_d 值一般在 nmol/L 水平。

5. 结构的专一性（structural specificity）　受体对其配体具有高度识别能力，只有结构与其适应的配体才能结合。

6. 立体选择性（stereoselectivity）　受体与特异性配体的结合，双方均有严格的构象要求，同一化合物的不同光学异构体与受体的亲和力相差很大。

7. 区域分布性（regional distribution）　不同组织或同一组织的不同区域，受体密度不同。

8. 内源性配体（endogenous ligand）　生物体内存在内源性配体，如激素、神经递质和生物活性物质等。

（二）受体类型

根据受体存在的部位，受体可分为3类：

1. 细胞膜受体　位于靶细胞膜上，如胆碱受体、肾上腺素受体、多巴胺受体和阿片受体等；

2. 胞质受体　位于靶细胞的胞质内，如肾上腺皮质激素受体、性激素受体；

3. 胞核受体　位于靶细胞的细胞核内，如甲状腺素受体。

另外，根据受体蛋白结构、信息转导过程、效应性质和受体位置等特点，受体大致可以分为下列4类：

1. 与鸟苷酸结合调节蛋白（G蛋白）相偶联的受体　这是一个庞大的受体家族，肾上腺素、多巴胺、5-羟色胺、M-胆碱等受体都属于这类受体。这类受体在结构上都有细胞外、跨膜和细胞内3个结构域（domain），且其跨膜结构域系由7个含20～30个疏水氨基酸残基的跨膜区段组成。受体的N端肽链在膜外侧，C端肽链在膜内侧（图6-1）。这类受体均需通过第二信使（second messenger）分子才能始动级联反应（cascade reaction），从而产生生物效应。这类受体最主要的特点是，在受体与激动剂结合后，只有经过G蛋白的转导，才能将信号传递至效应器。它们代表一大类很重要的细胞信息的跨膜转导机制。

2. 配体门控的离子通道受体　N-胆碱受体、兴奋性氨基酸（谷氨酸、甘氨酸）受体和 γ-氨基丁酸受体等属于这类受体。此类受体存在于快反应细胞膜上，均由数个亚基组成，每个亚基的一部分共同组成离子通道。当受体激活后，离子通道开放，促进细胞内、外离子跨膜流动，产生细胞膜去极化或超极化，引起兴奋或抑制效应（图6-2）。

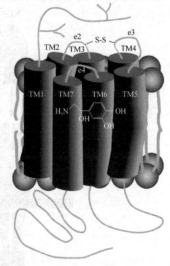

图6-1　G蛋白偶联受体

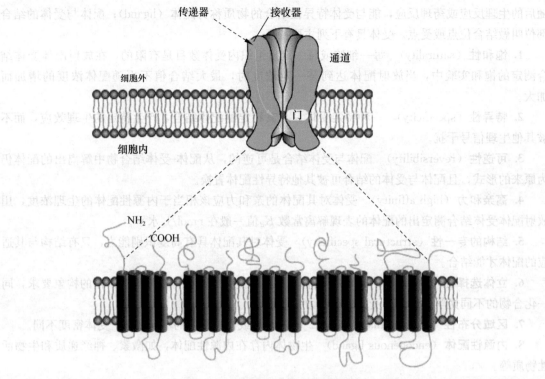

图 6-2　配体门控的离子通道受体

3. 具有酪氨酸激酶活性的受体　这类受体由 3 个结构域组成，细胞外有一段与配体结合的结构域，中段为穿透细胞膜的跨膜结构域，细胞内为胞内结构域。胞内结构域具有酪氨酸激酶活性，当其激动剂与细胞膜外的识别部位结合后，其细胞内的激酶被激活，首先在特定的部位发生自身磷酸化，然后再将磷酸根转移到其效应器上，使效应器蛋白的酪氨酸残基磷酸化，激活胞内蛋白激酶，引起一系列细胞内信息传递（图 6-3）。胰岛素、胰岛素样生长因子、表皮生长因子、成纤维生长因子、血小板源的生长因子及某些淋巴因子的受体属于此类。

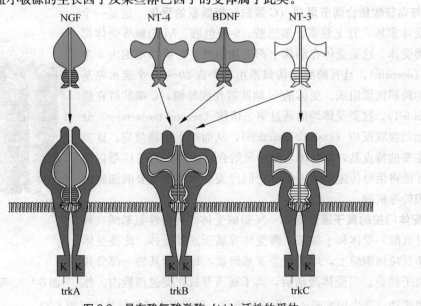

图 6-3　具有酪氨酸激酶（trk）活性的受体

4. 细胞内受体 甾体激素包括肾上腺皮质激素、雌激素和孕激素，乃至广义地包含甲状腺素在内，它们都是非极性分子，因此可以自由透过细胞膜的脂质双层，从而直接与细胞内的受体发生反应，传递信息。过去一直认为甾体激素受体存在于细胞质中，甾体激素与之结合后才进入细胞核调节基因表达，实际上大多数甾体激素受体结合之前即位于核内，并与一种相对分子质量为90000的热休克蛋白（heat-shock protein90，Hsp90）结合在一起。所有甾体激素受体都属于一个有共同结构和功能特点的大家族，它们都有一个大约由70个氨基酸残基（其中富含半胱氨酸和半胱氨酸-精氨酸）组成的DNA结合部位。Hsp90一方面有助于受体与激素结合，另一方面遮蔽受体的DNA结合部位，使受体与DNA只能疏松结合，所以当不存在激素时，受体很容易从核上解离；受体与激素结合后，即释放出Hsp90，显露出DNA结合部位，与DNA紧密结合并调节其表达。甾体激素受体触发的细胞效应很慢，需若干小时。

（三）药物与受体的相互作用

绝大多数配体（包括药物）和受体的相互作用是化学力的结合。

1. 共价键（covalent bonds） 由于共价键的键能较强（$50\sim150$ kcal/mol，$1\text{kcal}=4.184\text{J}$），药物与受体以共价键结合在生理温度下通常是不可逆的，例如烷化剂与癌细胞的相互作用、某些有机磷杀虫剂与胆碱酯酶的相互作用，然而，在药理学中以共价键与受体结合的药物是不多见的。

2. 离子键（ionic bonds） 许多药物在生理pH值下呈阴离子（弱酸性药物）或阳离子（弱碱性药物），这些离子可以同受体相反电荷基团发生离子-离子键合。受体蛋白中的精氨酸、赖氨酸和组氨酸残基可带正电荷，天冬氨酸和谷氨酸残基带负电荷，核酸中的磷酸基带负电荷也可与带正电荷的药物发生离子键合。

3. 氢键（hydrogen bonds） 受体蛋白中含有N-H和O-H基，与药物分子中负电性原子生成氢键缔合，受体大分子既可以作为氢给体也可作为氢接受体与药物作用。

4. 范德华引力（van der Waals force） 由于范德华力的作用范围小，只有在药物与受体在三维空间上特异地契合，才能在能量上达到最大作用力。在这种情况下，受体结合中心即使有微小的构象变化，也会对药物-受体相互作用产生强烈的影响。

5. 疏水作用（the hydrophobic effect） 非极性分子或基团如烷基在水中有结合在一起的倾向，以便减少与邻近水分子的接触。受体的疏水区域可由氨基酸残基的非极性侧链在三维空间中相互接近而构成，例如亮氨酸、异亮氨酸、缬氨酸和苯丙氨酸等。药物分子的疏水部分必须与受体的疏水腔大小相匹配，才能有较强的疏水作用。

（四）药物的效能与效价

无论药物与受体以哪种化学力的方式结合，药物与受体相互作用的前提是药物需要具有与受体结合的能力，即亲和力（affinity），亲和力越大，药物越容易与受体结合。但药物与受体结合后是否产生效应还依赖于药物的内在活性（intrinsic activity），后者指药物与受体结合后产生效应的能力，决定药物与受体结合后产生最大效应E_{max}的大小。E_{max}又称为效能（efficacy），是指随着药物剂量或浓度的增加，药物的效应也随之增加，当药物的效应增加到一定程度后，增加药物的剂量或浓度，药物的效应也不再增加，此时的药物效应称为药物的最大效应，在量反应中称为效能，其大小一般用α表示，$0\leqslant\alpha\leqslant100\%$。而效价强度是指能引起等效反应（一般采用50％效应量）的相对浓度或剂量，通常反映药物与受体的亲和力，其值越小则强度越大。Clark于1933年提出了"受体占领学说"（receptor occupation theory），认为药物必须占领受体才能发挥作用，药物效应和药物与受体结合的量成正比，1954年Ariëns修正了占领学说，认为药物与受体结合后还需要内在活性才能激动受体而产生效应。根据药物与受体结合后所产生效应的不同，习惯上将作用于受体的药物分为激动药（agonist）和拮抗药（antagonist）。

1. 激动药 既有亲和力又有内在活性的药物，它们能与受体结合并激动受体产生效应，依其内在活性大小又可分为完全激动药（full agonist）和部分激动药（partial agonist）。前者具有较强亲和力和较强内在活性（$\alpha=100\%$）；后者有较强亲和力，但内在活性不强（$\alpha<100\%$），与激动药合用还可拮抗激动药的部分效应，如吗啡为完全激动药，而喷他佐新为部分激动药。

2. 拮抗药 能与受体结合，具有较强亲和力而无内在活性的药物（$\alpha=0$）。它们本身不能引起效应，却占据一定量受体，拮抗激动药的作用，如纳洛酮和普萘洛尔均属于拮抗药。少数拮抗药以拮抗作用为主，同时尚有较弱的内在活性（$\alpha<100\%$），故有较弱的激动受体的作用，如 β 受体拮抗药吲哚洛尔。根据拮抗药与受体结合是否具有可逆性将其分为竞争性拮抗药（competitive antagonist）和非竞争性拮抗药（noncompetitive antagonist），竞争性拮抗药能与激动药竞争与受体结合，这种结合是可逆的，从而使激动药的量效曲线平行右移，但最大效应 E_{max} 不变（图 6-4）；非竞争性拮抗药与受体的结合非常牢固、

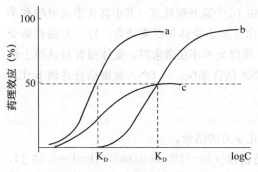

图 6-4　竞争性拮抗剂和非竞争性拮抗剂对激动药量效曲线的影响
a. 激动药；b. 激动药＋竞争性拮抗药；c. 激动药＋非竞争性拮抗药

分解很慢或是不可逆转，当其与激动药合用时，使激动药的量效曲线高度（E_{max}）下降（图 6-4）。

第 2 节　药效学评价

药物的有效性是治病救人的根本，否则就不能称其为药物。药物有效性评价主要包括临床前部分即主要药效学研究和临床部分即临床研究。新药药效学研究通常是指主要药效学研究，次要药效学研究一般只在广义的一般药理学研究中才考虑。主要药效学的研究目前仍以动物实验为主，在保证评价正确、准确的前提下，鼓励和提倡减少动物使用，甚至不用整体动物实验，采用体外研究。无论采取什么样的评价方法，主要药效学研究的试验设计都必须严格遵循"随机、对照、重复"的原则，合理选择实验动物，设立对照，确立科学的给药方案，认真做好实验记录，并采用统计学的方法分析结果。

一、药效学评价的方法

评价一个新药是否有效，一般是从它的主要药效作用入手，即从它预期用于临床预防、诊断和治疗目的的药理作用开始。化学药物物质基础明确，结构清楚，其药效学研究方法很多，传统的包括整体动物实验以及离体脏器、细胞和生化分析，近 10 年来先进的生物技术也大量得到应用，使药效学研究达到分子和基因水平。

（一）整体动物实验

只有整体动物才能够较好地反映出人类疾病和生理反应的复杂性，一般应用小鼠、大鼠、兔、猫、猴和狗等实验动物进行药效学评价，根据不同情况可选用正常动物、病理模型动物或麻醉动物。

观察药物对动物行为的影响，是研究中枢神经系统药物作用的基本方法之一，最常用正常动物，如将动物的行为分级、用转棒法观察动物的协调运动、观察药物对学习记忆力的影响以及测

定药物的依赖性实验等。

观测药物对疾病的疗效，则常用病理模型动物，如：① 研究抗精神病药：常用去水吗啡造成大鼠舔、嗅或咬等定向行为，从而考察新药的镇静作用；② 研究抗惊厥药物：常用电惊厥法和化学物质引起的惊厥法，如戊四氮、士的宁和印防己毒素等造成动物惊厥模型，从而观测药物的抗惊厥作用；③ 研究镇痛药物：可用各种刺激法，包括小鼠热板法、电刺激小鼠尾部法以及化学刺激法等，如用苯醌、醋酸腹腔注射造成扭体反应，从而考察镇痛药的作用；④ 研究抗炎药物：定量的致炎剂如角叉菜胶、鸡蛋清或右旋糖酐-70 等注入大鼠踝部皮下，造成关节肿胀，测定用药前后的肿胀程度，从而观测抗炎药物的作用；⑤ 研究抗高血压药物：用线结扎狗或家兔肾动脉，造成肾性高血压；或使大鼠长期处在噪声刺激中，以诱发神经源性高血压等，是观察抗高血压药物作用的最常用方法；⑥ 研究抗心律失常药物：用氯仿、肾上腺素或乌头碱等诱发小鼠或大鼠心律失常，或将电极直接连在心房或心室诱发心房纤颤或心室纤颤；⑦ 研究抗脑缺血药物：用蒙古沙土鼠颈动脉阻断或大、小鼠大脑中动脉阻断造成脑缺血，广泛评价化合物在脑缺血过程中的神经保护作用；⑧ 抗溃疡药物的研究和评价：常采用大鼠或豚鼠制备实验性溃疡模型，方法有应激性刺激法、组胺法和幽门结扎法等；⑨ 研究镇咳药：用柠檬酸诱发豚鼠咳嗽或给猫静脉注射致咳物二甲苯基哌嗪，引起咳嗽，发生咳嗽次数在一定范围内与致咳物剂量呈线性关系；⑩ 研究抗糖尿病药：给兔、大鼠、狗、猫、猴或羊静脉注射四氧嘧啶，选择性地损伤胰腺 β-细胞，引起实验动物糖尿病；⑪ 研究抗肿瘤药：动物移植肿瘤，用来评价研究抗肿瘤药；⑫ 研究抗微生物药：著名的小鼠股感染模型和其他部位的感染模型已在各类抗菌药物的开发中广泛应用，成为证明抗菌作用、确定给药剂量和给药频率、确立药敏转折点和评价耐药性临床意义的经典方法。

用整体动物实验时，常用麻醉动物，但应注意麻醉深度的控制和麻醉药物的选择。如在研究评价镇咳药物时，麻醉过深则明显抑制咳嗽反射，从而影响实验结果；在研究药物对子宫影响时，最好不用乙醚和氯仿，而选用戊巴比妥钠，因前者对子宫有明显抑制，而后者只要剂量适当，不影响子宫活动。

（二）离体器官实验

常用的离体器官有心脏、肾脏、肝脏、胰脏、血管、气管、肠段、子宫及神经肌肉标本，用离体标本可比较直观地观测药物的作用。不同的动物标本用于测定不同类的药物作用。

（三）细胞培养实验

细胞培养是在细胞水平研究药物作用并分析作用机制的实验方法。

（1）抗肿瘤药物的体外研究，就是利用细胞培养技术，根据不同原理测定药物抗肿瘤作用。在美蓝试管法中，就是根据癌细胞含有脱氢酶，该酶可使代谢底物脱氢使美蓝还原变为无色这一原理，将肿瘤细胞悬液与受试药物混合，加美蓝孵育，如美蓝不退色，即初步判定该药具有抗癌作用。

（2）免疫药理学研究方法也可以在细胞水平观察免疫功能改变，如小鼠腹腔巨噬细胞吞噬鸡红细胞实验及玫瑰花结试验，可用于初步评价免疫增强剂或免疫抑制剂。

（3）在抗生素作用机制研究中，利用透射电子显微镜对金黄葡萄球菌超薄片进行观察，可以看到青霉素类抗生素使其细胞形态改变，还可看到氨基糖苷类抗生素使肺炎杆菌核糖体数目减少，这些都是在亚细胞水平对药物作用机制的探索。

（四）生化实验方法

随着药理学科的不断发展，药理研究手段逐渐由生理转变为生化或酶学手段，许多人类治疗疾病的药物作用可以通过生物化学的方法得到解释。

（1）用离体脂肪组织研究作用于β-受体的药物（脂肪组织存在β-受体），通过测定游离脂肪酸含量，可评价作用于β-受体的药物。

（2）抗过敏药物研究，先腹腔注射抗原致敏，24小时后注射受试药物，再次注射抗原攻击，然后处死动物，收集腹腔液并离心，用荧光分光光度法测定组胺含量，从而评价受试药物抗变态反应的作用。

（3）利用蛋白激酶与一定量氚标记的cAMP结合，而内源性cAMP可竞争置换出氚标记的cAMP，再通过微孔滤膜把结合的和游离的氚标记的cAMP分开，再用液体闪烁计数器测定放射性，从而可换算成体内cAMP含量。

（4）将配基（如药物）用放射性核素标记，应用放射自显影技术，可研究受体的分布和数量。

（五）生物新技术的运用

1. 基因芯片（gene chip） 又称DNA芯片或微阵列（DNA-chip or DNA microarray），它是指通过微电子技术和微加工技术将大量特定序列的DNA探针（片断）按矩阵高密度固定在玻璃、硅片等支持物上，然后将待测样品标记制备成探针与芯片杂交，杂交信号用激光扫描仪检测，计算机分析结果。其原理就是碱基互补配对和分子杂交，通过检测杂交信号的有无及强弱，得出靶分子碱基构成和靶-探针匹配的量，从而可以判断样品中靶分子的种类，进而可以确定其含量。

基因芯片已广泛地用于抗肿瘤药物的药效评价。NCI（美国国立癌症研究所）在癌症治疗发展计划中观察了6.5万种以上化合物对9种肿瘤组织来源的60个肿瘤细胞系的作用效应，所得数据为癌症药物的开发和研究提供了很有价值的参考依据。在此基础上，肿瘤生物学家利用基因芯片评估药物对肿瘤治疗的可行性，用含10 000个基因的微阵列对60个肿瘤细胞系的基因表达谱进行分析，获得一系列标准曲线，发现大部分细胞系保留了其原代分离组织的特征基因表达；再进一步评价122种药物对这些细胞系基因表达的影响，从中筛选出抗肿瘤药物候选化合物，并对其作临床药效评价。又如对顺铂（cisplatin）的疗效观察，利用基因芯片技术快速检测肿瘤患者样品对顺铂作用后的反应，发现肿瘤细胞受到药物作用24小时后，mRNA的表达发生改变，推断出该药物的药理作用及对不同肿瘤细胞的杀伤效应。

基因芯片的应用还可降低目前新药研发日益高涨的费用，整合不同基因和药效差异的有关知识，如药物代谢酶受影响的情况及药物在分子层次的作用，以了解药物作用机制及毒性，可减少进行组织切片、电子显微镜检查等研究的费用。

2. 模式生物（model organism） 生物学家通过对选定的生物物种进行科学研究，揭示某种具有普遍规律的生命现象，这种被选定的生物物种就是模式生物。运用模式生物体进行医学研究有以下优势：首先，大多数重要的生物过程，在人类和简单的生物体内，本质上应保留着其原有生物特性或类似性；其次，这些生物学过程在模式生物体内比在人体内更易于进行研究。由于酵母、果蝇、线虫和斑马鱼等生长周期较短，突变株可被有效地产生，并被快速地识别出来，失活或过度表达的基因以及不同基因间的相互作用也可被快速地识别出来。

模式生物在药物研发中具有重要的作用。研究发现，免疫抑制剂西罗莫司（sirolimus or rapamycin）可用于治疗先天性变态结节硬化症，rapamycin对几种促进生长的活性信号分子激酶（TOR）有抑制作用。对果蝇的研究发现，结节硬化症相关基因TSC1和TSC2可抑制细胞生长，他们在细胞通路中已公认对TOR有激活作用，结节硬化症时在TSC1和TSC2上有突变，可导致TOR激酶过多。上述发现为探索使用rapamycin治疗严重结节硬化症疾病提供理论保证。传统的新药物筛查方法，带有一定的偶然性，通过模式生物体的性状对药物进行大范围筛查，例如通过果蝇复眼发育异常、线虫中异常细胞凋亡或斑马鱼的缺陷的研究等，将有助于通过对疾病治疗学的深入探讨而发现新药或新药的作用机制。

小鼠作为被研究的脊椎动物，尤其具备作为哺乳动物的模式生物的独特优势：首先小鼠具有较短世代周期，组织细胞的生理结构、功能特征和生化途径与人类相似，繁育能力强，易于在实验室条件下维持；其次，小鼠基因组规模（2.5×10^9 bp）与人类基因组近似，许多染色体区域中同样的基因以同样的次序排列，拥有众多近交系，可在相对均一的遗传背景下分析；最重要的是，转基因技术和基因打靶技术的发展已使得对小鼠遗传物质按预期方式进行活体修饰成为可能。

3. 基因打靶技术　基因打靶（gene targeting）技术是一项定向改变生物活体遗传信息的实验手段，通过对生物活体遗传信息的定向修饰（包括基因灭活、点突变引入、缺失突变、外源基因定位引入和染色体组大片段删除等），并使修饰后的遗传信息在生物活体内遗传，表达突变的性状，从而研究基因功能，提供相关疾病治疗、新药筛选评价模型。

在基因打靶技术 10 多年的发展和应用过程中，呈现出几个明显的发展趋势：一是通过条件基因剔除技术在时间和空间上对基因剔除进行调控；二是发展满足大规模基因功能研究需要的随机基因剔除技术；三是通过基因敲入技术在基因组上引入精细突变以研制精确模仿人类疾病的动物模型。第 1 代小鼠模型正在被基于条件基因剔除技术的第二代小鼠模型所替代，基于 Cre/LoxP 系统的第 2 代小鼠模型可以模拟与人类疾病相关的体细胞突变，并对突变进行时空上的调控，提供了空前的机会，研究已知或者未知基因在疾病的起始、发生和治疗过程中的作用及其机制。

基因打靶技术在一定程度上可以说使我们能够在小鼠基因组中引入任何突变（如无义突变、点突变或者大片段缺失等），使得研制小鼠模型的能力极大增强。一旦克隆了一种人类疾病相关基因，就可制备出相应的基因剔除小鼠，这种小鼠的表型往往与某种疾病患者的临床症状类似，且能在近交系中保持高度稳定。小鼠模型是药物筛选与评价的强有力的工具，剔除不同基因的新的人类疾病模型小鼠不断产生，将会带动药物新靶点的研究，成为药物研究的必要手段。

基因敲除（gene knockout）是基因打靶技术的一种，类似于基因的同源重组，指外源 DNA 与受体细胞基因组中序列相同或相近的基因发生同源重组，从而代替受体细胞基因组中的相同和（或）相似的基因序列，整合入受体细胞的基因组中。此法可产生精确的基因突变，也可正确纠正机体的基因突变。基因嵌入又称基因置换（gene substitution），它是利用内源基因序列两侧或外面的断裂点，用同源序列的目的基因整个置换内源基因。目前用于基因敲除和基因嵌入的技术有 Cre/Lox P 系统、FLPI 系统等。如选择对肿瘤血管生成有重要作用的 2 个基因——PIGF 和 PEDF，以 PIGF 和 PEDF 的 mRNA 二级结构为基础，合成出可以对其进行特异性切割的锤头状核酶，将核酶装入质粒载体，通过脂质体将其导入肺癌细胞和血管内皮细胞，生成敲除了 PIGF 和 PEDF 基因的肺癌细胞和血管内皮细胞。体外血管生成试验表明，PIGF 和 PEDF 基因在血管生成过程中具有协调控制的功能，通过体外血管生成试验的技术平台，可检测并筛选抗肿瘤血管生成的新药。

RNA 干扰（RNA interference，RNAi）是一种新的基因敲除技术，通过人为地引入与内源靶基因具有同源序列的双链 RNA，从而诱导内源靶基因的 mRNA 降解，达到阻止基因表达的目的。RNAi 并非真正意义上的"基因敲除"，而只是使基因沉默不表达。RNAi 技术操作相对简便，获得快速、有效。RNAi 可以作为寻找新的药物靶标的工具，可以高通量地发现药物靶基因，帮助新药物的研究和开发，了解药物作用的生化模式等。如利用 RNAi 技术减少了背侧丘脑下部一种豚鼠相关肽（agouti-related peptide，AGRP）50%的表达量，AGRP 使代谢率提高而不减少摄食量，从而减轻肥胖，为肥胖的治疗提供了一个靶点。美国 Genetica 公司已将 RNAi 技术作为高通量药物靶标识别和确认的工具。

体外实验简单，体内实验确实，在新药的研制过程中应充分借鉴当今生物医药学研究的最新成果，有效地利用各种技术、方法，根据不同药物的特性和特点，全面、合理、科学和规范地设计实验，并根据研究的阶段性成果予以调整和完善以寻找较好的药效评价方法。

二、药效学研究技术要点

新药主要药效学研究的技术要点包括试验设计、试验方法、动物模型、观测指标、实验动物、受试药物、对照试验、给药方案、实验记录和结果分析。其中药效学评价的试验方法已在本节第一部分详细介绍，这里不再赘述。

（一）试验设计

在进行药效学研究工作之前，首先应该在查阅和熟悉文献的基础上，依据国家食品药品监督管理局发布的各种新药研究技术法规、指导原则和指南等，结合新药的组方、剂型和给药途径，特别是功能主治、临床经验及有关科研文献资料，拟定开展药效学试验的范围、方法和观察指标，确定阳性对照药，选择动物模型，设立分组和剂量，确定给药途径，准备所需仪器设备及其他材料，安排试验进度，确定参加人员及分工等。科学周密的试验设计可以避免各种无关和干扰因素，有利于获得正确、可靠的结果，节省人力、物力和时间，少走弯路。总之，在新药药效学研究的试验设计中要严格遵循"随机、对照、重复"的原则。

（二）动物模型

动物模型是药效学研究中的核心和灵魂，往往成功的动物模型将极大促进相关新药的研究与开发。到目前已积累了大量动物疾病模型的研究内容和方法，也有许多专著和文献参考，如徐叔云等主编的《药理实验方法学》、陈奇主编的《中药药理研究方法学》等，为药物临床前的药效学评价提供了依据。理想的动物模型应与人类疾病的临床相似或相近，能够反映防治疾病对象的本质。只要能满足以上条件，模型的设计越简单越好。

（三）观测指标

药效观测指标的选定应符合以下原则：

1. 特异性（specificity） 指所选指标要针对性强、专属性好，能够反映某一特定的现象而不易与其他现象相混淆。例如，观察药物治疗高血压的作用，血压是特异性的关键指标；而评价药物对急性肾炎的疗效来说，尽管血压改变也是伴随现象，但并非特异性的关键指标，应该选择肾功能检查、尿液检查或肾脏形态学分析等作为关键指标。

2. 敏感性（sensibility） 指所选指标要能显示出微小的变化，准确地反映病情及药物的防治作用，由试验方法和仪器的灵敏度共同决定。敏感性差的指标会遗漏某些阳性变化，造成假阴性结果。

3. 重现性（reproducibility） 指所选指标要稳定，能在相同条件下的多次实验中得到可以重复的结果，保证结论的可靠性。如果发现结果的重现性差，应及时排除干扰因素，纠正对检测指标的影响，并重新进行试验。重现性差的结果不可信，不能作为新药疗效评价的依据。

4. 客观性（objectivity） 是针对主观检测而言，要求不受主观偏向的影响。例如肉眼观察药物对动物自发活动的影响可能带有很大的主观性，如果用仪器记录动物在一定时间内活动或行走的轨迹，并进行量化处理，就大大加强了指标的客观性。指标的量化主要是为了更好地判断和比较药物的作用，便于统计学分析。对于一些本身不是数量的检测指标，如死亡与不死亡、惊厥与不惊厥，可以通过现象出现频率的累计来达到数量化（如阳性反应百分率），或者采用记分法，把阳性反应的程度人为地划分为若干级。形态学指标也难以定量，常需通过定量组织学方法，如根据病变的范围和程度等进行人为的定量或半定量。

5. 准确性和精确性（accuracy and precision）　准确性是指观察值要与真实值尽量接近，主要受系统误差的影响。精确性是指在重复观察时，观察值要与其均数尽量接近，其差值属随机误差。有的指标由于弥散度大，标准差大，而导致实验结果无统计学差异。

（四）实验动物

应根据各种试验的具体要求，合理选择实验动物，包括动物种属、品系、性别、年龄、体重和健康状态等，动物来源和饲养条件必须合格，并对实验动物的信息进行详细记录。药理学研究一般选用成年、符合等级要求的动物，并附有供应单位的合格证。

在可能条件下，应尽量选用与人体的结构、功能、代谢和疾病特点相近或相似的实验动物。灵长类（猴、猩猩等）是最近似于人类的理想动物，但价格昂贵、不易获得，又需要特殊饲养条件；大、小鼠因其容易繁殖和饲养、价廉及消耗药量少等优点，为药理实验最常用；狗具有发达的血液循环系统和神经系统以及与人相似的消化过程，在毒理方面的反应与人比较接近，常用于药理和毒理学研究；猪在生理和解剖上与人相似，近年来选用猪做实验动物的逐渐增多，尤其是用小猪做烧伤实验研究比较理想；家兔对体温变化十分敏感，常用于观察药物解热作用及检查热原；豚鼠易于致敏，适用于过敏实验；猫、狗和大鼠血压稳定，适于观察药物对血压的影响。

通常选用2～3种不同种属的动物进行药效学试验，从而减少由于动物模型与临床的区别、人与动物的种属差异造成的误判。如果在不同种属动物身上均出现与临床疗效相似的结果，可信度就更大。

实验动物的数量对结果的可靠程度与统计分析密切相关，通常，每剂量组小动物不少于10只，犬与猴等大动物不少于6只。

（五）受试药物

受试药物是药效学研究的对象和物质基础，应采用制备工艺稳定、符合临床使用质量标准规定的中试样品，并注明名称、来源、批号、含量（和规格）、保存条件及配制方法等；所用辅料、溶媒等应注明批号、规格和生产厂家，并符合试验要求。

（六）对照试验

在主要药效学试验中，除受试药物组外，通常需设立下列对照组，以正确判断受试药物的药效。

1. 正常对照组　又称空白对照组，即用正常动物对照观察，目的是排除动物本身自然生长导致对实验结果的可能影响。通常药效学试验需在某种疾病模型上进行，一般可用假手术对照作为正常对照。如果受试物中含有特殊辅料或溶媒，尚需设立正常动物或假手术动物给予辅料或溶媒的对照组。

2. 阳性对照组　可选用药典收载的或正式批准生产的公认药物，如抗炎试验常选用糖皮质激素类制剂，镇痛则选用阿司匹林、吗啡等。每个实验可选用1～2个阳性对照药，每种阳性药可选用1～2个不同剂量。阳性对照组设立的目的：一是用于比较新药的作用特点、作用强度和起效快慢；二是验证所用方法和指标的可靠性、准确性，防止假阴性。为此，阳性药必须做出阳性结果，否则有理由怀疑所选方法和指标的可信度。

3. 模型对照组　为证实药物的作用常需建立动物疾病模型，在相应的疾病模型上观察到药物作用，才能真正反映临床疗效。为判断动物疾病模型的成功与否，必须设立模型对照，该对照组动物经手术造模，但不经药物处理。如果受试物中含有特殊辅料或溶媒，尚需设立模型动物的辅料或溶媒对照组。

(七) 给药方案

给药方案通常包括给药剂量、给药途径、给药方式和给药时间等，是药效研究中十分重要的环节，需仔细斟酌、考虑。

1. 给药剂量 根据要求，各类新药主要药效学试验至少应设 3 个剂量组。每组一般不得少于 10 只；犬与猴等大动物可设两个剂量组，每组不少于 6 只。如何选择合理的给药剂量是药效学试验设计的关键，在材料合理、模型和方法可靠的前提下，试验结果的好坏在很大程度上取决于剂量的设置。药效学试验常根据新药的临床拟用剂量进行折算，获得不同种类动物的等效剂量，以其为中剂量，再按照大、中和小剂量比为 2~3 的等比级数设立大、小剂量。也可根据急性毒性试验结果，用 LD50 的 1/20~1/10 作为有效剂量进行预试验，摸索 3 个剂量的具体设置。

2. 给药途径 为准确评价药物的有效性，药效学试验最好采用两种给药途径，其中一种与临床给药途径一致，如临床口服药物可采用灌胃、胃管和十二指肠等给药途径。有时动物试验采用临床相同的给药途径确有困难者，可根据具体情况采用其他给药途径，但应说明原因和选择其他给药途径的理由。

3. 给药方式 有预防性给药、治疗性给药和防治结合 3 种给药方式。预防性给药指先给药几日（次），使药物在体内达到有效浓度，再观察药物的保护作用；治疗性给药指先制备动物疾病模型，然后给药观察药物的治疗作用，后者符合临床实际，更为合理。药效试验应尽量采用治疗给药，特别是关键试验，部分试验可根据具体情况采用预防性给药。有些试验，如抗感染体内保护性试验，常采用预防与治疗相结合的给药方式，即先给药几日（次），接种感染原后，再给药几日（次）。

4. 给药时间 给药时间主要参考临床用药疗程和药效学评价的指标。某些急症用药，如镇痛药、退热药等，疗程短，一般不超过 3 天，或给药 1 次。某些慢性病用药，如补益药或治疗慢性肾病、肝病等的药物，一般给药时间不超过 2 个月。对于尚未用于临床的新药，给药时间的确定主要通过预试验观察，或在试验分组时每组多设动物数，在试验进程中进行抽查，以确定给药时间。此外，给药时间应与具体的给药次数和给药间隔相结合，利于充分显示药效，对药物的有效性作出科学评价。

(八) 实验记录

实验记录的内容应包括下列各项：

1. 实验名称 药效学评价中的每项实验都应在实验记录封面注明实验名称。

2. 实验方案 在进行正式实验前应根据自己实验室的条件选择合适的实验方案，并在实验记录中详细描述该方案，作为后续实验工作的指导。

3. 实验时间 一般情况，实验按时间顺序记录，注明日期和具体时间。对于同时开始的多项实验，可预留记录纸记录在同一记录本上，或者分不同的记录本进行记录。

4. 实验材料 受试样品、对照样品及其他实验材料的来源和批号；实验动物的属、数量、来源及合格证；菌种、瘤株和细胞株及其来源；实验仪器设备名称、型号；主要试剂的生产厂家、规格和批号；自制试剂的配制方法、时间和保存条件等。

5. 实验环境 根据实验的具体要求，记录实验当天的天气情况和实验环境的控制情况，如温度、湿度、光照及通风等。

6. 实验方法 常规实验方法应在首次实验记录时注明方法来源，并简述主要步骤；改进、创新的实验方法应详细记录实验步骤和操作细节。

7. 实验过程　详细记录操作过程、观察到的现象、异常现象的处理以及影响因素的分析等，尽可能在原始材料中保留一些能证明实验过程的资料，比如化验单、照片和病理切片等；尽可能采用客观性指标记录实验过程。

8. 实验人员　应在实验记录的每页记录所有参加实验研究的人员姓名。

9. 实验结果　描写实验结果时首先将模型组与正常组做比较，确定实验方法是否成立，如果模型组与正常组无显著性差异，可以认为造模不成功，实验结果也就不可靠；其次，将阳性组与模型组对比，如果两者之间无显著性差异，可认为实验方法或过程存在问题，实验结果也不可靠。所以只有当模型组与正常组、阳性组与模型组间均有显著性差异时，才能在此基础上将给药组与模型组对比，得出受试药物是否有效的结论；将给药组与阳性组对比，判断受试药物是否优于阳性药。

（九）结果分析

实验结束要认真整理实验结果，仔细核对实验数据，按新药申报要求总结资料。新药药效研究资料，无论定量或定性实验结果，均要求用统计所得实验数据列表说明，如认为列表不足以表达清楚，可以附图进一步说明。

1. 定量资料　又称量反应资料，这种反应可用数量差异表示，如血压、尿量、体温和血液生化测定值等。两组间比较多采用 t 检验，多组间比较则需进行方差分析。

2. 定性资料　又称质反应资料，机体对药物的反应只有"有"或"无"两种情况，实验结果常用百分率表示，统计分析可采用 χ^2 检验。

3. 分级资料　也称为有序的计量资料，例如药效的持续时间、病理程度按等级划分的资料等，这些资料不宜用上述方法进行统计分析，常采用秩和检验及 Ridit 法等非参数统计分析方法。

第3节　药物临床前安全性评价

药物作为特殊商品，由于健康所系，安全性已成为评判一个药物优劣的首要指标。随着毒理学的发展以及药物开发经验的积累，在目前的理论技术体系下对药物安全性的评价已经涵盖了从药物发现到上市后的全过程。本节简要介绍药物的临床前安全性评价。

为确保新药申报资料中有关安全性评价研究工作的质量，作为药品安全性评价的实验室，必须执行《药物非临床研究质量管理规范》，其对应的英文是"good laboratory practice for non-clinical laboratory studies"，简称 GLP，通过对研究机构和人员、设施和设备、供试品和对照品以及研究程序制定统一标准，进行合理控制，保证各项安全性评价试验的可靠性和准确性。国家食品药品监督管理局（SFDA）于 2003 年开始对药物非临床安全性评价研究机构进行 GLP 认证，目前已有部分机构通过该认证。为进一步推进药物非临床研究实施 GLP，从源头上提高药物研究水平，保证药物研究质量，SFDA 决定，自 2007 年 1 月 1 日起，未在国内上市销售的化学原料药及其制剂、生物制品，未在国内上市销售的从植物、动物和矿物等物质（包括中药）中提取的有效成分、有效部位及其制剂的非临床安全性评价研究必须在经过 GLP 认证、符合 GLP 要求的实验室进行，否则，其药品注册申请将不予受理。

新药研究的临床前安全性评价，包括一般药理学和毒理学评价两个方面，其中毒理学研究又具体包括全身用药的毒性研究、制剂的特殊安全性试验和特殊毒性试验等。

一、一般药理学试验

一般药理学（general pharmacology）是对主要药效学作用以外进行的广泛的药理学研究，内容包括次要药效学（secondary pharmacology）和安全药理学（safety pharmacology），通常所说的一般药理学指安全药理学。安全药理学研究新药对机体一些重要生命活动，如心血管系统、中枢神经系统、呼吸系统、消化系统、内分泌系统和外周神经系统等功能的影响，特别是在常规毒理研究中较少涉及的药物对高级神经活动的影响，以评价与发现药物和预期治疗作用无关的药理学效应，以及由此可能产生的危害。

中枢神经系统、心血管系统和呼吸系统是维持生命活动的重要系统，临床前一般药理学试验必须完成对这些系统的一般观察，即核心组合试验。中枢神经系统的观察指标包括动物行为、姿势、步态、流涎、肌颤、瞳孔大小以及动物的自发活动、机体协调能力等；心血管系统的观察指标包括血压（收缩压、舒张压和平均动脉压）、心电图（QT 间期、PR 间期、ST 段和 QRS 波等）和心率等；呼吸系统的观察指标包括呼吸频率、节律和呼吸深度等。

根据这些作用，有时需追加或补充安全药理学研究内容，以进一步阐明产生这些不良反应的可能原因。追加的安全药理学研究仍针对中枢神经系统、心血管系统和呼吸系统，补充的安全药理学研究则关注肾脏系统、自主神经系统和胃肠系统等。

二、全身用药的毒性研究

1. 急性毒性试验 急性毒性试验是临床前新药安全性评价的第一步，是评价单次或 24 小时内多次给药后动物所产生的毒性反应，包括定性（毒性反应的类型、出现和消失时间、可能的靶器官和死亡原因等）和定量（致死量、最大给药量和半数致死量等）两方面内容，从而获得药物急性毒性的定量估测值，确定急性中毒的靶器官和临床中毒表现，并为其他毒性试验的剂量设置提供依据。

最常使用的动物是小鼠和大鼠，一般采用雌雄各半的成年动物，给药前往往禁食过夜。给药后密切观察 4 小时内的动物反应，然后连续观察 7～14 天，记录动物死亡数目，将动物的死亡数目进行统计计算可获得半数致死剂量（LD_{50}）。除测定 LD_{50} 外，根据受试药物的特点，还可选择最大给药量法、近似致死剂量法和固定剂量法等国内、外公认的其他方法，以阐明药物的急性毒性特征。

LD_{50} 只能反映药物的绝对毒性，但对临床用药来讲，LD_{50}/ED_{50} 所反映的相对毒性意义更大。所以急性毒性研究一般与药效学评价同时进行，以便获得治疗指数或其他定量指标。TD_{50}/ED_{50} 的比值称为治疗指数（therapeutic index）（在动物实验中常用 LD_{50}/ED_{50} 作为治疗指数，性质相似），治疗指数大的药物相对治疗指数小的药物较安全。但对于量效曲线中段斜率较平坦的药物来说，尽管治疗指数较大，量效曲线与毒性剂量曲线的首尾仍可能重叠，即 ED_{95} 可能大于 TD_5，就是说在没能获得充分疗效的剂量时可能已有少数实验对象中毒，因此不能认为治疗指数大的药物就一定安全。如图 6-5 所示，A 药的治疗指数与 B 药相同，但 A 药的安全范围比 B 药大。还由于该指标的药物效应及毒性反应性质不明确，这一安全指标并不可靠。较好的药物安全性指标是 ED_{95}～TD_5 之间的距离，称为安全范围（safety range），其值越大越安全。药物的安全性与药物的剂量有关，因此如果将量效曲线与毒性剂量曲线同时画出并加以比较则比较具体。治疗指数可初步判断试验药物是否有继续研究的价值，为长期毒性及特殊毒性研究的剂量选择和指标设计提供参考，为临床试验中剂量设置和不良反应检测提供依据。

2. 长期毒性试验 长期毒性试验是指对动物反复多次连续用药（一般指连续用药 14 天以上）的毒性试验，以观察反复给药情况下实验动物出现的毒性反应、量效关系和主要靶器官损害程度及其可逆性等，并获得反复给药情况下实验动物能耐受的剂量范围及安全无毒性反应的安全剂量。长期毒性试验通常放在新药完成主要药效学和急性毒性试验，并认为有进一步研究的价值后进行，其意义就在于为判断受试药物是否能进行临床试验、预测人类临床用药的可能毒性和安全范围、制订

临床试验中的防治措施、确定应着重评价的生理
生化指标及选择I期临床初试剂量等提供重要
参考。

　　长期毒性试验要求使用至少两种动物，包括
啮齿类（主要用大鼠）和非啮齿类（主要用犬），
雌雄各半。给药途径一般与临床用药途径一致，
根据急性毒性试验和药效学试验结果设立大、中
和小3个剂量组，并设立相应的对照组。给药周
期因不同的临床用药周期而定，临床用药周期长
则长期毒性试验周期长，临床用药周期短则长期
毒性试验周期短，可从2周到9个月不等。试验
期间应对动物的外观体征、行为活动、摄食量、
体重和粪便等进行一般观察，并在试验结束时进
行血液学、血液生化学指标检测以及动物的系统
尸解和病理组织学检查。另外，长期毒性试验在
给药结束后每组尚需保留部分动物，停药，进行
2～4周的恢复期观察，以了解毒性反应的可逆程
度和可能出现的延迟性毒性反应。

　　长期毒性试验中的数据用"平均值±SD"表
示，并要求进行统计学分析。在分析长期毒性试
验结果时，应正确理解均值数据和单个数据的意

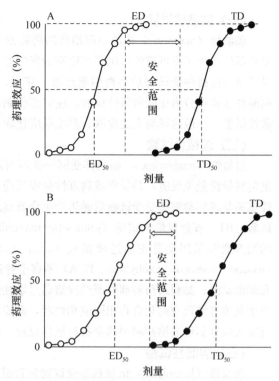

图6-5　药物的治疗指数和安全范围
注：上、下图分别为A、B两个
受试药物的剂量效应曲线

义。啮齿类动物长期毒性试验中组均值的意义大于单个动物数据的意义，历史数据和文献数据可
以为结果的分析提供参考。非啮齿类动物数量少、个体差异大，因此单个动物的试验数据往往具
有重要的毒理学意义。并且，非啮齿类动物试验结果必须与给药前数据、对照组数据和历史数据
进行多重比较，文献数据参考价值有限。

三、制剂的特殊安全性试验

　　制剂的特殊安全性试验，主要考察药物制剂经非口服途径给药后对给药局部、血液系统和免
疫系统等的毒性作用，包括血管刺激性试验、体外溶血试验和过敏性试验等。药物的活性成分及
其代谢物、辅料的有关理化性质（如pH值、渗透压等）均有可能引起用药局部的刺激性或过敏
性，称为局部毒性，以及全身的过敏反应或溶血反应，因此药物在临床应用前应研究其制剂的常
规安全性，保障临床用药的安全、有效。

　　根据非口服药物的不同剂型，特殊安全性评价一般有如下试验项目要求：

1. 静脉、肌内注射剂　应进行血管刺激性试验、肌肉刺激性试验、溶血性试验、主动全身过
敏性试验和被动皮肤过敏性试验。

2. 皮肤给药制剂　应进行皮肤刺激性试验，必要时进行眼刺激性试验、光毒性试验和主动皮
肤过敏性试验。

3. 其他外用　滴鼻剂应进行鼻黏膜刺激性试验；口腔用制剂应进行口腔黏膜或鼻黏膜刺激性
试验（如喷雾剂）；眼用制剂，应进行眼刺激性试验；直肠、阴道用制剂应进行相关腔道黏膜刺激
性试验。

（一）刺激性试验

刺激性（acrimony）指非口服给药的药物制剂给药后对给药部位产生的可逆性炎症反应，若给药部位产生了不可逆的组织损伤则称为腐蚀性。刺激性试验是考察动物的血管、肌肉、皮肤和黏膜等部位接触受试物后是否引起红肿、充血、渗出、变性或坏死等局部反应。根据给药途径，刺激性试验可分为皮肤刺激性试验、注射部位刺激性试验、眼刺激性试验及其他途径给药部位刺激性试验。一般选择与人类皮肤、黏膜反应比较相近的动物，如家兔、豚鼠和小型猪等。

（二）过敏性试验

过敏性（anaphylaxis）指机体受同一抗原再刺激后产生的一种表现为组织损伤或生理功能紊乱的特异性免疫反应，是异常或病理性免疫反应，是免疫毒性反应中免疫增强的一种类型。过敏性试验是观察动物接受受试物后是否产生全身或局部过敏反应。经皮给药的制剂通常采用 Buehler 试验（BT）或豚鼠最大试验（guinea-pig maximization test，GPMT）考察皮肤过敏性；注射给药的制剂通常采用全身主动过敏试验（active systemic anaphylaxis，ASA）和皮肤被动过敏试验（passive cutaneous anaphylaxis，PCA）考察全身过敏性反应；吸入途径药物应进行豚鼠吸入诱导和刺激试验；黏膜给药制剂参照经皮给药过敏性试验方法进行。若受试物的化学结构与文献报道产生其他过敏反应的化合物相同或相似者，尚应考虑采取适当的试验方法考察其是否能引起其他过敏反应（如经皮给药制剂的全身过敏性反应，注射剂的皮肤过敏性反应）。

（三）溶血性试验

溶血性（hemolysis）试验观察受试物是否引起溶血和红细胞凝聚等反应。凡是注射剂均应进行溶血性试验，其他可能引起免疫性溶血或非免疫性溶血反应的药物制剂也应进行溶血性试验。溶血反应发生机制复杂，目前尚无标准的临床前体内试验方法，许多年来一直采用常规的体外溶血试验，即试管观察法，通过肉眼来判断溶血情况，建议结合分光光度法、体外红细胞计数法和体内红细胞计数法等其他方法，以增强判断的准确性和精确性。

四、特殊毒性试验

特殊毒性试验包括遗传毒性、生殖毒性、致癌毒性和药物依赖性研究。其中遗传毒性研究即通常所说的致突变试验，生殖毒性研究即通常所说的致畸试验，因此，也把特殊毒性研究的主要内容称"三致"试验；即致畸、致癌和致突变试验，考察药物对生物体的遗传物质、肿瘤发生、生殖系统及胚胎发育所产生的毒性作用。而对于作用于中枢神经系统的药物，特别是麻醉药品和精神药品，还应进行连续用药后产生的身体依赖性（即成瘾性）和精神依赖性试验。这些毒性反应常常是在经过了较长的潜伏期以后或在特定的条件下才会暴露出来，其发生率较低，但造成的后果比较严重，因此是药物安全性评价中必不可少的重要内容。

1. 遗传毒性研究 遗传毒性研究（genotoxicity study）是药物临床前安全性评价的重要内容，它与致癌性研究、生殖毒性研究有着密切的联系，是药物进入临床试验及上市前的重要环节。遗传毒性试验习惯上称为致突变试验，指用于检测受试物通过不同机制直接或间接诱导遗传化学损伤的体内、外试验，这些试验能检出 DNA 损伤及损伤的固定。以基因突变、较大范围染色体损伤、重组和染色体数目改变形式出现的 DNA 损伤的固定，一般被认为是可遗传效应的基础，并且是恶性肿瘤发展过程中的环节之一。在此类检测试验中呈现阳性的受试物为潜在致癌剂或致突变剂，即可能诱导癌症或遗传性疾病。由于在人体中已建立了特殊化合物的暴露和致癌性之间的关系，而对于遗传性疾病尚难以证明有类似的关系，故遗传毒性试验主要用于致癌性预测。

目前，遗传毒性研究的试验方法较多，但没有任何单一试验方法能检测出所有的遗传毒性物质，因此，通常采用体外和体内遗传毒性试验组合的方法（标准组合试验），以减少遗传毒性化合物的假阴性结果。标准组合试验包括以下内容：① 细菌回复突变试验（bacterial reverse mutation test）：该试验已被证明能检出相关的遗传改变和大部分啮齿类动物遗传毒性致癌剂；② 体外哺乳动物细胞染色体畸变试验（in vitro mammalian chromosomal aberration test）或小鼠淋巴瘤细胞试验（mouse lymphoma assay）：现有研究表明，此两试验的结果高度一致；③ 哺乳动物体内微核试验（mammalian erythrocyte micronucleus test）：可检出某些遗传毒性化合物，提供一个包括影响化合物遗传毒性作用的其他相关因素的试验模型。

2. 生殖毒性研究　生殖毒性研究（reproductive toxicity study）目的是通过动物试验反映受试物对哺乳动物生殖功能和发育过程的影响，预测其可能产生的对生殖细胞、受孕、妊娠、分娩和哺乳等亲代生殖功能的不良影响，以及对子代胚胎发育、出生后发育的不良影响。

检测药物生殖毒性作用的方法很多，按生命周期的时间先后一般把药物生殖毒性评价的试验项目分为3个阶段：一般生殖毒性试验（Ⅰ段），雌雄动物由交配前到交配期直至胚胎着床给药，检测药物对生殖腺、性周期、交配能力、受孕率和胚胎早期发育阶段的影响；致畸敏感期毒性试验（Ⅱ段），在胚胎器官发生期给药，以确定药物是否具有胚胎毒性或致畸性；围生期毒性试验（Ⅲ段），在围生期及哺乳期给药，检测药物可能对胚胎发育后期、母体妊娠、分娩过程和哺乳以及幼仔在新生期间存活和生长发育的影响。

生殖毒性试验应选用性成熟的未交配过的健康动物进行，通常用小鼠和大鼠，必要时可用家兔。理论上设大、中和小3个剂量，采用临床给药途径连续给药。一般生殖毒性试验主要观察动物体重、进食量、饮水量和行为活动等一般指标，以及雌鼠受孕率，雄鼠生殖系统常规和组织病理检查，胎仔数量、体重和内脏异常等。致畸敏感期毒性试验的观察指标，母体一般包括黄体、活/死胎数和体重等，胎仔则进行外观检查、骨骼检查和内脏器官检查等。围生期毒性试验的观察指标包括母鼠一般状况、分娩时间、产仔数和受孕率等；仔鼠外观畸形、存活率、性别比、生长指数、内脏畸形以及生理发育、神经行为发育等。

3. 致癌毒性研究　致癌毒性研究（carcinogenicity study）的目的是通过动物体内、外试验方法，预测药物是否对人类具有致癌性。致癌试验基本方案应包括一项长期啮齿类动物致癌试验和一项短期其他类型的试验，如哺乳动物培养细胞恶性转化试验或小鼠肺肿瘤诱发试验，以补充并提供长期致癌试验不易得到的其他资料。

由于致癌性动物试验周期长、耗资大，而且其结果的解释也常常具有争议，为此，我国《药品注册管理办法》规定符合下列情况之一的新药需进行致癌性试验：① 临床预期连续用药6个月以上（含6个月）或治疗慢性复发性疾病而需要经常间歇使用的药物；② 新药或其代谢产物的结构与已知致癌物质结构相似的；③ 在长期毒性试验中发现有细胞毒性作用或者对某些脏器、组织细胞生长有异常促进作用的；④ 致突变试验结果为阳性的。

致癌试验动物的选择不仅要考虑动物寿命的长短，还应考虑动物对致癌源的敏感性、肿瘤自发率高低等，在缺乏特殊要求时，通常长期试验选用大鼠，短期试验选用小鼠。致癌试验要尽可能采用高的剂量以暴露药物的潜在致癌性，一般以最大耐受剂量作为高剂量。在试验中需注意观察和记录动物的一般情况，当肉眼观察到有肿瘤发生时，应取各器官、系统做病理组织学检查。

4. 药物依赖性研究　药物依赖性研究是评价药物依赖性潜力（dependence potential）的一系列试验，凡是作用于中枢神经系统的药物，如镇痛药、中枢抑制药、中枢兴奋药以及化学结构与人体具有依赖性倾向的化合物有关的新药都需进行药物依赖性试验。为了获得足够的药物依赖性信息，药物依赖性研究内容的选择需要参考药效学、一般药理学及其他毒理学试验结果，通常至少应进行一项身体依赖性试验和一项精神依赖性试验。有强烈精神活性并拟用于改变精神、神经活动的药物，应有灵长类动物试验数据。

身体依赖性试验的方法有 3 种：自然戒断试验（natural withdrawal test）、催促戒断试验（precipitation withdrawal test）和替代试验（substitution test）；精神依赖性试验的方法也有 3 种：自身给药试验（self-administration test）、药物辨别试验（drug discrimination test）和条件性位置偏爱试验（conditioned place preference test）。

第 4 节 临床前药动学研究

临床前药动学研究是通过动物体内、体外和人体外的研究方法，揭示药物在体内的动态变化规律，获得药物的基本药动学参数，阐明药物的吸收、分布、代谢和排泄的过程和特点。在新药研发过程中，药动学研究与药效学研究、毒理学研究处于同等重要的地位，并且通过药物在体内代谢产物和代谢机制的研究，还可以发现活性更高、更安全的新药。临床前药动学研究的重要性还在于它渗透于药物研发的各个环节：药物的体内过程取决于它的化学结构，通过对药物体内过程与化学结构的关系研究，建立药动学、药效学与药物化学结构的相关关系，有助于设计体内过程合适的、长疗效的新药；在药效学和毒理学评价中，药物或活性代谢物浓度数据及其相关药动学参数是产生、决定和阐明药效或毒性大小的基础，可提供药物靶器官（药效或毒性）的依据；在药物制剂学研究中，临床前药动学研究结果是评价药物制剂特性和质量的重要依据；在临床研究中，临床前药动学研究结果能为设计和优化临床研究给药方案提供有关参考信息。

临床前药动学的研究内容包括药时曲线、吸收、分布、排泄、血浆蛋白结合、代谢和对药物代谢酶活性的影响等。

一、血药浓度—时间曲线

对实验动物给药后，在不同时间点采集血样，经处理和分离测定，以时间为横坐标，药物浓度为纵坐标绘制曲线，可以获得药物的血药浓度—时间曲线（drug concentration-time curve），简称药时曲线。该曲线反映药物的吸收、分布、代谢及排泄全过程血中药物浓度的动态变化。

根据试验中测得的药物浓度—时间数据，可以求得受试药物的主要药动学参数。静脉注射给药，可提供 $t_{1/2}$（半衰期）、Vd（表观分布容积）、AUC（血药浓度—时间曲线下面积）和 CL（清除率）等参数值；血管外给药，除提供上述参数外，尚可提供 C_{max}（峰浓度）和 T_{max}（达峰时间）等，以反映药物吸收的规律。

二、吸收和分布

吸收（absorption）是指药物由给药部位进入血液循环的过程，除直接血管内给药或心内注射给药外，均需吸收过程才能进入血液循环。分布（distribution）是指药物吸收后随血液循环到达各组织、器官的过程。对于经口给药的新药，应进行整体动物试验，尽可能同时进行血管内给药的试验，提供绝对生物利用度；如有必要，可进行在体或离体肠道吸收试验以阐述药物吸收特性。对于其他血管外给药的药物及某些改变剂型的药物，应根据立题目的，尽可能提供绝对生物利用度。组织分布试验一般选择一个剂量（以有效剂量为宜），给药后至少测定药物在心、肝、脾、肺、肾、胃肠道、生殖腺、脑、体脂和骨骼肌等组织的浓度，以了解药物在体内的主要组织分布，对造血系统有影响的药物应考察其在骨髓的分布。

三、排泄

排泄（excretion）是指药物及其代谢物经机体的排泄或分泌器官排出机体的过程，它是大多数药物从机体消除的主要方式。药物的排泄途径主要有尿排泄、粪排泄和胆汁排泄。药物的尿、粪排泄可以在同一个试验中进行，将动物（一般采用小鼠或大鼠）放入代谢笼内，给药后按一定的时间间隔分段收集尿液或粪便，测定其中的药物浓度，直至收集到的样品测定不到受试药物为止。胆汁排泄一般用大鼠在乙醚麻醉下作胆管插管引流，待动物清醒后给药，并以合适的时间间隔分段收集胆汁，进行药物测定。

四、血浆蛋白的结合

药物进入血液后，通常与血浆中的蛋白质结合，只有游离的药物才能透过生物膜进入到相应的组织或靶器官，产生效应或进行代谢与排泄。因此，药物与蛋白质的结合会明显影响药物分布与消除的动力学过程，并降低药物在靶部位的作用强度。研究药物与血浆蛋白的结合可采用多种方法，如平衡透析法、超滤法、分配平衡法、凝胶过滤法和光谱法等。根据药物的理化性质及实验室条件，可选择使用一种方法进行至少3个浓度（包括有效浓度）的血浆蛋白结合试验。建议根据药理、毒理研究所采用的动物种属，进行动物与人血浆蛋白结合率比较试验，以预测和解释动物与人在药效和毒性作用方面的相关性。对于蛋白结合率在90％以上的药物，还建议开展体外药物竞争结合试验，即选择临床上有可能合并使用的高蛋白结合率药物，考察对受试药物蛋白结合率的影响。

五、代谢

代谢（metabolism）又称生物转化（biotransformation），指药物在体内酶系统、体液的 pH 值或肠道菌群的作用下，发生结构转变的过程。对于创新性的新药，需要了解在体内的代谢情况，包括转化类型、主要转化途径及其可能涉及的代谢酶。对于新的前体药物，除对其代谢途径和主要活性代谢物结构进行研究外，尚应对原形药和活性代谢物进行系统的药动学研究。对主要在体内以代谢消除为主的药物（原形药排泄＜50％），临床前可采用色谱法或放射性核素标记法分析和分离可能存在的代谢产物，并用色谱-质谱联用等方法初步推测其结构。当可能存在较强活性的代谢产物时，应尽早开展活性代谢产物的研究，以确定开展代谢产物动力学试验的必要性。

六、药物对药物代谢酶的影响

药物的生物转化依赖于酶的催化，参与体内药物代谢的酶可分为专一性酶（如单胺氧化酶）和非专一性酶（如细胞色素 P450 酶系）。对于创新性药物，应观察其对代谢酶，尤其是细胞色素 P450 酶系的诱导或抑制作用。在临床前阶段可以用底物法观察对动物和人 P450 酶的抑制作用，比较种属差异。药物对酶的诱导作用可在整体动物或体外肝细胞（最好是人肝细胞）上多次给药，然后测定 P450 酶活性的变化，以了解该药物是否存在潜在的代谢性相互作用。

第5节　主要相关学科与职业发展

一、相关学科

药物的药效学评价、临床前安全性评价和药动学研究主要涉及药理学和毒理学两门学科。

（一）药理学

药理学（pharmacology）是研究药物与机体（包括病原体）之间相互作用的规律和原理的一门学科。它是基础医学和临床医学、药学与医学之间的桥梁学科，它运用生理学、生物化学、微生物学和免疫学等医学基础理论，运用药剂学、药物分析学、药物化学和天然药物化学等药学基础理论，阐明药物对机体（包括病原体）的作用和作用机制，同时也阐述了临床上的主要适应证、不良反应与禁忌证、药物的体内过程及药物的用法等。

1. 药理学的任务　①阐明药物的作用及作用机制，为临床合理用药、发挥药物最佳疗效及防治不良反应提供理论依据；②研究开发新药，发现药物新用途；③为其他生命科学的研究、探索提供重要的科学依据和研究方法。

2. 药理学的研究内容　①药效学（pharmacodynamics，PD）：主要研究药物对机体的作用及作用机制，即在药物作用下机体发生的变化及机制；②药动学（pharmacokinetics，PK）：主要研究药物在机体的影响下所发生的变化及规律，包括吸收、分布、代谢及排泄等药物的体内过程，即机体如何对药物进行处置，特别是血药浓度随时间变化的规律。

3. 药理学的分支　药理学研究在深度和广度上的发展，以及该学科与其他生物医学学科相互渗透，形成了一些独立的药理学分支学科。按系统分类可将它们分为心血管药理学、免疫药理学、肿瘤药理学、精神神经药理学和生殖药理学等；按研究的手段分为基础药理学、分子药理学、临床药理学和时间药理学等。毒理学是研究药物对机体的毒性反应、中毒机制及防治方法的学科，也属于药理学的分支，现已成为一门独立的学科。药动学以研究机体对药物作用为主要内容，是药理学的重要组成部分，但随着研究内容和方法的不断发展，于1972年，在美国马里兰州波兹大国立卫生科学研究所（NIH）由国际卫生科学研究中心（International Center for Advanced Study in Health Sciences）召开的药理学与药动学国际会议上药动学被正式确认为一门独立学科。

4. 药理学在新药研发中的作用　一个新药从发现到临床应用，要经过药学研究、药理毒理研究和临床研究3个大的阶段，由于毒理学也属于药理学的一个分支，所以从广义上来讲，新药临床前的药效学评价、安全性评价和药动学研究都属于药理学的范畴。换句话说，药物的有效性通过药效学试验评价，药物的安全性通过毒理学试验评价，药物在体内的处置情况通过药动学试验确定。药物的临床研究中也包含药理学的内容，对新药的临床疗效、体内过程及安全性等作出评价，为制定给药方案，药物生产、管理以及指导临床合理用药提供科学依据，又成为临床药理学。值得注意的是临床有效的药物都具有相应的药理学效应，但具有肯定药理学效应的物质却不一定都是临床有效的药物。

5. 药理学课程的讲授内容　药理学课程通常把常用药物的药理学按系统分类讲授：①传出神经系统药物，包括拟胆碱药、抗胆碱药、拟肾上腺素药和抗肾上腺素药等；②中枢神经系统药物，包括全身麻醉药、镇静催眠药、抗癫痫药、抗惊厥药、抗精神失常药、抗帕金森病药和镇痛药等；③内脏系统药物，包括作用于心血管系统的药物（如抗心律失常药、抗充血性心力衰竭药、抗心绞痛药、抗高血压药、调节血脂药及抗动脉粥样硬化药等），作用于泌尿系统的药物（如利尿药等），作用于血液系统的药物（如抗凝血药、抗贫血药等），作用于呼吸系统的药物（如平喘药、镇咳药等），作用于消化系统的药物（如抗溃疡药、止吐药、止泻药等），作用于生殖系统的药物（如子宫平滑肌兴奋药与松弛药、避孕药等）；④激素类药物，包括肾上腺皮质激素、胰岛素和口服降糖药、甲状腺激素及抗甲状腺药等；⑤抗病原微生物药，包括抗生素（如β-内酰胺类、大环内酯类、氨基糖苷类、四环素类、喹诺酮类和磺胺类等），抗真菌药，抗病毒药、抗结核病药、抗疟药和抗阿米巴病药等；⑥抗肿瘤药。

（二）药物毒理学

毒理学（toxicology）是一门研究化学物质（包括药物、环境污染物和工业化学物质等）、物理因素和生物因素对生物体有害作用的应用学科。现代毒理学已与众多学科交叉，研究内容也随着学科本身的发展而不断充实，成为一门重要的生命科学学科，并形成若干分支。药物毒理学（drug toxicology）作为其中的一个分支，在人类健康科学中处于越来越重要的地位。药物与毒物无明显的界限，由于药物选择性较低的原因在用于防病治病过程中可导致产生不符合用药目的、对机体造成危害的反应，甚至由于大剂量或长时间应用而引起严重的损伤或致死等毒性作用，因此药物毒理学作为毒理学的一个相对年轻的分支，对指导临床合理、安全用药，新药临床前安全性评价和临床试验等具有重要的意义。

1. 药物毒理学的任务 认识并掌握某种药物的毒性作用，评价毒性出现的可能性，为临床安全用药提供科学依据，以便在用药过程中避免或减轻这些有毒作用的发生。

2. 药物毒理学的研究内容 主要研究人类在应用药物防病治病过程中，药物不可避免地导致机体全身或局部病理学改变，甚至引起不可逆损伤或致死作用；同时也研究药物对机体有害作用的发生、发展与转归，毒理机制及其危险因素（包括对新药上市前的安全性评价和危险性评估）。

3. 药物毒性作用分类 从药物临床应用角度来看，药物的毒性作用属于药物不良反应的范畴，但有时往往程度更严重，可出现难以恢复的药源性疾病（如庆大霉素引起的神经性耳聋，肼屈嗪引起的红斑狼疮等），甚至是死亡。药物不良反应的定义通常指符合适应证且在常用剂量下，出现不符合用药目的并为患者带来不适或痛苦的有害反应，包括副作用、毒性反应、后遗效应、停药反应、变态反应和特异质反应等。药物毒性作用除了上述特定用药情况下出现的不良反应外，还包括误用、滥用和不正当目的使用时出现的对机体的损伤作用。由于这些情况并非治疗目的用药，严格地讲不能称其为药物不良反应。从药物研制开发角度来看，药物的毒性作用可分为急性毒性作用、长期毒性作用、特殊毒性作用（遗传毒性、生殖毒性、致癌性和成瘾性）和对给药部位的局部反应（刺激性、溶血性和过敏性）等。在新药临床前研究时，对创新药物除了评价上述内容外，通常还要进行药物的一般药理学研究，观察在接近推荐临床应用剂量下出现的与治疗目的无关的其他药理作用。

4. 药物毒理学在新药研发中的应用 药物毒理学研究是新药研发中的重要内容，渗透于临床前安全性评价和临床试验中，为安全用药保驾护航。尤其是新药临床前安全性评价通过动物试验发现中毒剂量，发现毒性反应，确定安全范围，寻找毒性靶器官并判断毒性的可逆性，从而为新药临床用药安全性提供实验依据，为临床用药不良反应检测提供重要信息，为临床用药中的解毒或解救措施提供参考依据。新药在临床研究阶段仍然面临药物毒理学的重要任务：Ⅰ期临床研究就是探索安全的人用剂量；Ⅱ期临床研究除了关注药物的疗效外，还要评价药物对人体的不良反应，只有疗效好而不良反应少而且轻的药物才具有应用价值；Ⅲ期临床研究是大范围的社会考察，主要评价在很大的用药群体使用药物后，可能出现的在临床前动物毒性研究因种属差异没有发现的，或在Ⅰ期、Ⅱ期临床研究中因样本小没有体现的药物毒性作用。即使上市较久的药物仍然存在临床不良反应检测和合理用药问题，因此，药物毒理学既关注临床前新药安全性评价，考虑其是否可能成为有应用价值的药物，也关注临床合理用药，以尽可能地提高疗效，降低不良反应。

5. 药物毒理学课程的讲授内容 通常药物毒理学课程的讲授内容分为两大块，一是药物对不同组织系统的毒性作用，如药物对血液系统的毒性作用，药物对神经系统的毒性作用，药物对肝脏的毒性作用，药物对皮肤的毒性作用，药物的遗传毒性、生殖毒性和致癌性等等；二是药物临床前安全性评价，包括一般药理学试验、全身用药的毒性研究（急性毒性试验和长期毒性试验）、制剂的特殊安全性试验（刺激性试验、溶血性试验和过敏性试验）以及特殊毒性试验（遗传毒性试验、生殖毒性试验、致癌性试验和成瘾性试验）等。

二、职业发展

药理学是基础与临床的桥梁学科，涉及药理学的职业范围比较广，最直接的职业是在制药公司的新药研发部门从事药理、药效学评价的技术或管理工作。由于新药的临床研究的主要内容是临床药理学研究，所以经过药理学研究训练的人员比较适合在制药公司从事临床监察员的工作。此外，基础药理学研究或创新药物研究都需要有一定的药理学研究背景的人才。

毒理学是专业性很强的学科，新药的安全评价必须在 GLP 实验室进行，因此在 GLP 实验室工作是毒理学专业人员最合适的职业场所。当然，毒理学涉及的面也很广，除了新药的安全评价外，工业毒理、环境毒理研究也是密切相关的职业。

为了便于对职业、岗位有更深的理解，下面详细介绍几个职位：

1. 临床监察员　临床监察员主要负责组织相关项目的临床监察，并负责制订相关项目的临床监察实施计划；临床监察员一般要求具有临床医学、卫生统计学和药学等专业方面的知识，具有 GCP 证书，具有丰富的临床试验工作经验，具备较强的对外沟通协调能力和语言表达能力。

临床监察员的主要工作内容有：临床试验单位临床试验的监察；临床数据的整理与统计；政府相关部门的技术沟通与支持；与产品有关的技术资料的调研与撰写。

由于中国病例资源丰富，与欧美等西方发达国家相比人力成本低廉，许多跨国制药企业都将药品的研发和临床试验转移到中国来进行。为了临床试验的顺利进行，这些世界 500 强的药企急需大批有医药从业知识和从业背景的医务人员成为其临床监察员（CRA）来保证项目的顺利实施。因此，国内 CRA 人才市场面临相当严重的缺口。现在市场行情明显是求大于供，尤其是有经验、懂外语且非常敬业的 CRA 是稀缺的人力资源。做 CRA 最好有医学背景，有扎实的医学知识，能顺利跟临床医师交流，工作起来会比较容易。

2. 毒理学研究员　毒理学研究员一般要求要熟悉 CFDA 和 FDA 有关药物安全性评价的法规；有从事生物制品安全性评价的相关工作经验；有撰写毒理研究报告的相关经验；有一定的组织、协调能力；有较好的英语读、写、听、说能力。工作内容主要为：负责新药毒理试验方案的设计、实施以及实验过程的监察；负责汇编药理毒理研究新药注册申报资料。

短文阅读

Adverse drug reactions and drug toxicity

Adverse drug reactions (ADRs) are types of adverse drug events (ADEs). ADEs include ADRs, medication errors, and other drug-related problems. The World Health Organization's (WHO) definition of ADR is easy to understand. An ADR is any response to a drug that is noxious and unintended, and occurs at doses used for prophylaxis, diagnosis, or therapy, excluding failure to accomplish the intended purpose. The Food and Drug Administration (FDA) focuses on ADRs that have unexpected reactions and/or those of more significant morbidity. These ADRs would include those where the patient outcome is death, life-threatening, hospitalization, disability, congenital anomaly, or required intervention to prevent permanent impairment or damage.

Therapeutic effects of any drug, no matter how trivial, are likely to have harmful side. Adverse drug reactions are a cost of modern medical therapy. Although the task of the Food and Drug Administration is to ensure that drugs are safe and effective, both of these terms are relative. The anticipated benefit from any therapeutic decision must be balanced against the potential risks. Patients, to a greater degree than doctors, are unaware of the limitations of the pre-marketing phase of drug development in defining even more common risks of new drugs. Since only a few thousand patients involved in experimental drugs in more or less controlled and clearly defined circumstances in the drug development process, adverse drug effects that occur as frequently as 1 in 1000 patients may not be detected prier to marketing. Post-marketing surveillance of drug usage is thus necessary to detect rare but significant adverse effects.

By preclinical and clinical pharmacology studies, "mechanism-based" adverse drug reactions (extensions of the principal pharmacological action of the drug) are relatively easy to predict. For "idiosyncratic" adverse reactions, which lead to an interaction of the drug with unique host factors that are unrelated to the principal effect of the drug, current approaches to "safety evaluation," whether preclinical or clinical trials, are problematic. The rare severe idiosyncratic reactions (e. g. , severe dermatological, hematological, or hematological toxicities) render epidemiological ascertainment issues. In addition, it is clear that a population risk of 1 in 1000 is not distributed evenly across the population; some patients are at an extremely high risk due to unique genetic or environmental factor, while the remainder of the population may be at low or no risk. In contrast to the human heterogeneity underlying idiosyncratic risk, the standard drug development process —especially the preclinical safety assessment using inbred healthy animals maintained in a defined environment on a defined diet and manifesting predictable habits—limits the identification of risk for idiosyncratic adverse drug reactions in the human population. Understanding the genetic and environmental bases of idiosyncratic adverse events holds the promise of assessing individual rather than population risk, thereby improving the overall level of pharmacotherapy.

参 考 文 献

陈忠斌. 2005. 生物芯片技术 [M]. 北京：化学工业出版社.

丁虹. 2008. 实验药理学 [M]. 北京：科学出版社.

加德 SC. 2006. 药物安全性评价 [M]. 范玉明，李毅民，张舒，等，译. 北京：化学工业出版社.

蒋学华. 2008. 药物现代评价方法 [M]. 北京：人民卫生出版社.

楼宜嘉. 2007. 新药临床前评价教程（药理与毒理学评价部分）[M]. 杭州：浙江大学出版社.

楼宜嘉. 2011. 药物毒理学 [M]. 3 版. 北京：人民卫生出版社.

杨宝峰. 2008. 药理学 [M]. 7 版. 北京：人民卫生出版社.

杨晓. 2003. 基因打靶技术 [M]. 北京：科学出版社.

袁伯俊，王治乔. 1997. 新药临床前安全性评价与实践 [M]. 北京：军事医学出版社.

第7章

药品的质量研究与控制

> **学习要求**
>
> 1. 掌握药品质量与药品质量标准的概念;
> 2. 掌握药品质量研究与质量控制在药学学科与药学职业中的作用;
> 3. 熟悉药品质量研究与质量控制相关职业;
> 4. 了解药品质量研究与质量控制相关的学科。

药品作为特殊商品,与生命和健康密切相关,其质量控制是药学实践各环节关注的重点,越来越受到广大药学工作者的重视。为了全面保证药品质量,在临床前研究中需要执行《药品非临床研究质量管理规范》(Good Laboratory Practice for Non-clinical Laboratory Studies, GLP);在临床研究中需要执行《药品临床试验质量管理规范》(Good Clinical Practice, GCP);在生产过程中需要实施《中药材生产质量管理规范》(Good Agriculture Practice, GAP)和《药品生产质量管理规范》(Good Manufacturing Practice of Drugs, GMP);在药品流通中需要执行《药品经营质量管理规范》(Good Supplying Practice, GSP)等,这一系列的管理规范均是为了保障药品在研发、生产和流通等各个方面的质量合格,为了满足药品注册管理对药品安全性、有效性和质量可控性的基本要求。此外,对药品在批发与零售环节也应进行严格管理,以保障运输、贮藏和销售各环节中药品的质量。尽管如此,药品安全事件仍频频发生,例如:2008年10月5日,云南省红河州第四人民医院使用黑龙江省×××制药厂(黑龙江省×××药业股份有限公司,下称×××药业公司)刺五加注射液后发生严重不良事件,导致3例死亡。经查,这是一起由药品污染引起的严重不良事件。这一事件的发生,不得不给药学工作者敲响警钟。

因此,在药品的研制、生产、供应以及临床使用过程中,必须进行严格的质量监管,确保药品质量,使老百姓吃上放心药。本章就药品质量标准和控制的相关知识进行简要介绍。

第1节 药品质量与药品质量标准

一、药品质量

药品(drugs)是用于预防、治疗和诊断人的疾病,有目的地调节人的生理功能并规定有适应证或功能主治、用法和用量的特殊商品。药品的特殊性在于"治病救人,生命攸关",安全性与有效性是药品的基本属性,而药品质量(drugs quality)是药品具备基本属性的基础。

药品的质量涉及药物研制、贮存、供应、调配和应用等各个环节,必须进行全面的质量控制(total quality control, TQC)。全面质量控制是一项涉及多方面、多学科的综合性工作,分析检验和质量控制是其中的一个环节，通过应用分析方法和技术，逐步完成从药品质量的确定、形成，到药品质量的保持和实现过程。

二、药品质量标准

药品质量标准是对药品质量规格和检验方法所作的技术规定，是药品现代化生产和质量管理的重要组成部分，简称药品标准。它是药品的生产、供应、使用、检验和监督管理部门共同遵循的技术依据，也是药品生产和临床用药水平的重要标准。所以，药品质量标准是药学事业发展的重要技术支撑，对于促进药学学术发展，规范行业管理，推进依法行政，提高药品国际竞争力等具有十分重要的意义。

（一）中国药品标准发展简史

我国现代药品标准制度的形成、发展以及逐步完善与古代药品标准化活动密切相关，我国药品标准化活动的萌芽可以追溯到距今 2000 多年前的秦汉时期。

战国及秦汉药学家通过搜集整理的《神农本草经》是最具代表性的本草著作，成书于东汉以前（公元 25～220 年），该书包含朴素的标准化思想，按照"有毒"、"无毒"标准，将药物划分为上、中、下三品；论述了"君臣佐使"、"七情"、"四气"和"五味"等药物学基本理论。这是一部成熟的药物学专著，它奠定了我国药学发展的基石，其朴素的标准化思想为后世药品标准制度的建立奠定了坚实的基础。

公元 659 年，唐政府颁布《新修本草》（又称《唐本草》），这是世界上第一部官修药典，也是世界上最早的药典，比欧洲 1542 年出版的《纽伦堡药典》（欧洲最早药典）早八百八十多年。本书的完成标志着我国的药品标准化活动开始由无意识到有意识、由个人行为到政府行为以及由事实标准到法定标准的转变。公元 1117 年，宋政府颁布《太平惠民和剂局方》在全国推行，具有药典的性质，也是最早的中药制剂规范。公元 1578 年，李时珍撰成《本草纲目》，该书是我国古代本草学巨著，也是我国古代关于药物分类、药物特性、制备方法和方剂的标准化文本，其标准化思想表现在：提出了当时最先进的药物分类标准（从无机到有机、从低等到高等的基本符合进化论观点的分类法；物以类从、目随纲举的既便于药物归类，又便于查阅的分类法）；从校正、释名、集解、辨疑、气味、主治、发明、附录和附方等项目对药物进行记述，以期达到准确鉴别、认定和规范药物的目的。该书虽不是由政府组织编写和颁布，但被公认为鉴别中药材真伪优劣的重要事实标准，至今仍有实用价值。

1930 年 5 月，出版我国近代第一部药典《中华药典》。

新中国成立以来，国家高度重视药品标准制度的建设，制定了一系列的政策和有力措施。例如建立标准化组织，为药品标准化提供组织保障；颁布药品标准，为药品标准化活动提供了技术支撑；完善法律法规，为药品标准化提供制度保障。

经过 2000 多年的发展，我国的药品标准制度初步建立，但仍然存在标准体系尚不完善、标准人才匮乏和标准水平有待提高等诸多问题。

通过研究我国药品标准制度的历史沿革，可以从中汲取宝贵的经验，为现代药品标准制度的发展提供有益的借鉴与指导。同时，这段历史也是对现代药学工作者很好的教育材料，可以激发我们对伟大祖先所创造的宝贵医药文化遗产的热爱之情，明确自己肩负的历史使命，积极投身于现代药品标准制度的建设中去。

（二）我国药品质量标准体系

我国药品质量标准体系包括：法定标准和非法定标准、临时性标准和正式标准、内部标准和公开标准等。

1. 法定药品质量标准　我国法定的药品质量标准体系包括：《中华人民共和国药典》、国家食品药品监督管理局药品标准。2001 年修订的《中华人民共和国药品管理法》取消了地方药品标准，明确规定"药品必须符合国家药品标准"、"国务院药品监督管理部门颁布的《中华人民共和国药典》和药品标准为国家药品标准"，使我国药品标准工作进一步进入法制化、规范化和专业化轨道。

《中华人民共和国药典》，简称《中国药典》，由国家药典委员会主持编纂、国家食品药品监督管理局批准颁布实施。《中国药典》是我国记载药品标准的法典，是国家监督管理药品质量的技术标准。它和其他法令一样具有法律约束力，凡生产、销售和使用质量不符合药典标准规定的药品均为违法行为。

国家食品药品监督管理局标准（简称局颁标准），系由国家食品药品监督管理局批准颁布实施的药品标准。它也属于国家药品标准，目前主要收载新药标准（包括暂行、试行和正式标准）、新版药典未收载但是尚未淘汰的药品标准和原地方标准经规范整理后适用于全国范围的药品标准。

2. 临床研究用药品质量标准　根据我国药品管理法的规定，已在研制的新药，在进行临床试验或试用之前应先取得国家食品药品监督管理局的批准。为了保证临床试验用药的安全性和使临床试验结论的可靠，还需新药研制单位研究制订并由国家食品药品监督管理局批准一个临时性的质量标准，即所谓的临床研究用药品质量标准。该标准仅在临床试验期间有效，并且仅供研制单位与临床试验单位使用，属于非公开的药品标准。

3. 暂行或试行药品标准　我国化学药品的一类至三类新药经临床试验或试用之后报试生产时所制订的药品标准叫"暂行药品标准"。该标准执行两年后，如果药品质量稳定，该药转为正式生产，此时的药品标准叫"试行药品标准"。该标准执行两年后，如果药品质量仍然稳定，经国家食品药品监督管理局批准转为局颁标准，四类、五类新药经临床试用后没有"暂行药品标准"这一阶段，其他要求同一至三类新药。

4. 企业标准　由药品生产企业自行制订并用于控制其药品质量的标准，称为企业标准或企业内部标准。它是非公开标准，仅在本厂或在本系统的管理上有约束力，属于非法定标准。企业标准在企业创优、企业竞争，特别是对保护优质产品本身以及严防假冒等方面均起到了重要作用。

三、药品质量标准的制订及内容

药品质量的优劣直接影响到药品的安全性和有效性，关系到用药者的健康与生命安危。由于各药品生产企业的生产工艺、技术水平和设备条件等各不相同，都将影响到药品质量，为了加强对药品质量的控制及行政管理，必须有统一的药品质量标准。制订并贯彻统一的药品标准，将对我国的医药科学技术、生产管理、经济效益和社会效益产生良好的影响与促进作用。

（一）药品质量标准的制订原则

1. 安全性和有效性　药品质量的优劣，主要表现为安全、有效的不同程度。药品的安全性问题有可能是由药物本身或药物应用方式造成，也可能是由引入的杂质所造成，因此，对那些与药品安全问题密切相关的杂质应严格控制。

2. 先进性　在制订药品质量标准的过程中，在我国国情允许的情况下，应尽可能采用较先进的方法与技术。如果研制的新药国外已有标准，那么国内的标准应尽可能地达到或超过国外的标准。

3. 针对性与合理性　从生产工艺、流通和使用各个环节了解影响药品安全性、有效性的各种因素，有针对性地规定检测项目。要充分考虑使用的要求，针对不同剂型规定检测项目及确定合理的限度。一般情况下，对于注射用和麻醉药的质量要求最严，内服药质量要求较严，而外用药品要求可以稍宽。

4. 规范性　制订药品质量标准，尤其是新药的质量标准，要按照国家食品药品监督管理总局（CFDA）制定的基本原则、基本要求和一般的研究规则进行。

综上所述，在对药品质量标准的制订或修订时，必须坚持质量第一，充分体现"安全有效、技术先进、经济合理、不断完善"的原则，使标准能起到提高药品质量、保证择优发展和促进对外贸易的作用。

（二）制订药品质量标准的基础和长期性

根据药品管理法规定，未经国家食品药品监督管理局批准的新药不得投入生产，批准新药的同时即颁布其质量标准。通常，研究及制订新药质量标准的基础工作可以从以下几方面着手：一方面是查阅及整理文献，若研制的是结构全新的创新药物，没有可以直接查阅的文献，则可以查阅结构相似化合物的文献作为参考；若研制的是结构已知的新药，应系统地查阅有关文献，不仅可供制订质量标准，而且在把建立的新药质量标准（草案）上报国家食品药品监督管理局审批时也应该把有关文献资料一起上报，这是新药审批的要求。另一方面是了解研究资料，如化学结构、晶型、异构体、合成工艺、制剂辅料和添加剂等，这些资料将具有重要的参考价值及指导作用。药品标准制订的基础重在研究，通过研究充分了解影响药品安全性、有效性的各种因素，再针对各个影响因素选择适宜的指标进行研究，才能制订出满足药品临床应用要求、适应生产技术水平和检测技术水平的药品标准，文献资料的查找只能是参考。

（三）药品质量标准的主要内容

化学药品的质量标准的每一品种项下根据品种和剂型的不同，按顺序分别列有：

1. 名称　新药名称的制订，原则上应按世界卫生组织（WHO）编订的国际非专利药品名称（international non-proprietary names for pharmaceutical substance，INN）命名，命名确定后，再译成中文正式品名。外文名可以根据需要制订一个新的词干。新药名称的制订原则如下：

（1）药品名称应科学、明确和简短（一般以 2～4 字为宜）；同类药物应尽量采用已确定的词干命名。

（2）避免采用给患者以暗示的有关药理学、治疗学或病理学的药品名称。

（3）外文名（英文名或者拉丁名）应尽量采用 INN 名称，方便国际交流。

（4）中文名应按照国家药典委员会编纂的《中国药品通用名称》推荐的名称及其命名原则命名，并尽量与外文名相对应，一般以音对应为主。

（5）化学名应根据中国化学会编纂的《有机化学命名原则》命名，母体的选定应与美国《化学文摘》（Chemical Abstract）系统一致。

（6）天然药物提取物，其外文名根据其植物来源命名者，中文名可结合其植物属种名命名，如 artemisnin 青蒿素；外文名不结合植物来源命名者，中文名可采用音译，如 morphinum 吗啡。

2. 化学结构式的书写　化学结构式应按照世界卫生组织推荐的"药品化学结构式书写指南"书写。

3. 性状　药品性状是指药品的物理特征或形态。《中国药典》在性状项下记载药品的外观、嗅、味、溶解性和物理常数等。（具体内容在本章第 3 节中介绍）。

（1）外观性状：外观性状是对药品色泽和外表的感观规定，遇到对药品的晶型、细度或溶液的颜色需做严格控制时，应在检查项下另做具体规定。

（2）溶解性：是药物的重要物理性质，可以作为精制或制备溶液的参考。一般分为"极易溶解"、"易溶"、"溶解"、"略溶"、"微溶"和"极微溶解"等级别。

（3）物理常数：物理常数是化合物所固有的物理特性，包括馏程、熔点、相对密度、凝点、比旋度、黏度、吸收系数和碘值等。质量标准中规定的物理常数的范围，是以 3 批临床研究用药品的实测数据测定。

4. 鉴别 鉴别是依据药物的化学结构和理化性质进行某些化学反应，或测定某些理化常数或光谱特征，来判断药物及其制剂的真伪。药典收载的药物项下的鉴别试验方法，仅适用于贮藏在有标签容器的药物，用以证实是否为其所标示物，与分析化学中的定性鉴别有所区别。在新药质量标准研究及其制订方面，可供"鉴别"选用的方法及原则如下：

（1）常用方法：鉴别常用方法包括化学法、光谱法和色谱法等（具体内容将于本章第 3 节介绍）。

（2）鉴别方法选择原则：药品，尤其是在新药质量标准的制订中，选择鉴别试验方法可供参考的基本原则如下：方法要有一定的专属性、灵敏度，便于推广；化学法与仪器法相结合，每种药品一般选用 2～4 个方法进行鉴别，取长补短；尽可能采用药典中收载的方法。

5. 检查 一般包括有效性、均一性、纯度要求和安全性 4 个方面的内容：

（1）有效性：是指和疗效有关，但在鉴别、纯度检查和含量测定中不能有效控制的项目。

（2）均一性：主要是检查制剂的均匀程度，如片剂等固体制剂的"重量差异"检查、"含量均匀度"检查等。

（3）安全性：是指热原检查、毒性试验、刺激性试验、过敏试验以及升压或降压物质的检查等内容。

（4）纯度要求：是对药物中的杂质进行检查。杂质按来源可分为一般杂质和特殊杂质。一般杂质是指在自然界中分布广泛，在多种药物的生产中可能引入的杂质，如水分、氯化物、硫酸盐、铁盐、重金属和砷盐等，其检查方法收载在《中国药典》附录中。特殊杂质是指药物各品种因自身性质原因，在各自生产和贮存中引入的杂质，其检查方法收载在正文各品种的质量标准中。

6. 含量测定 含量测定通常指对药品中有效成分含量的检测和确定，是评价药品质量、保证药品疗效的重要手段。含量测定必须在鉴别无误、杂质检查合格的基础上进行，可用于药品含量测定的方法很多，对含量测定方法的选用、方法可靠性的评价以及对含量限度范围的确定等问题，分别讨论如下：

（1）含量测定常用方法：常用的含量测定方法包括化学分析法和仪器分析法。化学分析法包括容量分析法和重量分析法，仪器分析法包括光谱法和色谱法（具体内容将于本章第 3 节介绍）。

（2）选择含量测定法的基本原则：含量测定所采用的方法应根据测定对象的组成、含量等特点加以选择。

1）原料药（化学合成药）的含量测定：应首选容量分析法，如果无合适的容量分析法可选用时，可考虑采用重量法，若这两类方法均不合适时，可考虑用紫外分光光度法等其他方法。

2）药物制剂的含量测定：应首选色谱法，在色谱法中采用最多的是 HPLC，而 GC、薄层色谱法（thin layer chromatography, TLC）则应用较少；当辅料不干扰测定时，也可以采用 UV；复方制剂常采用 HPLC 或 GC。

3）中药制剂含量测定：中药制剂含有众多的化学成分，其药效是多种化学成分协调作用的结果，在新中药制剂的质量标准中一般要求建立有效成分或特征成分的含量测定项目。含量测定首选具有高灵敏度、高分离效能的高效液相色谱法，若测定成分具有特征的化学性质或光谱特性，也可采用化学法或光谱法。

4）对于创新药物的研制，其含量测定方法的研究应选用原理不同的两种方法进行对照性测定。然而，有些药品则没有合适的含量测定方法，如疫苗类、血液制品类等，对于这类药品，应参照《中国生物制品规程》的有关规定进行检定及试验。

（3）含量测定中的分析方法的验证：对于新药，含量测定法需要自行研究、建立并给予评价。有的新药虽有资料可查，但仍需要对分析方法进行评价。所以为了获得可靠的含量测定结果，进行分析方法验证是必要的，这也是新药申报的要求。分析方法的验证包括对实验室、仪器等内容有所要求和对分析方法效能指标的考察两大部分，现分别概述如下：

1）对实验室等内容的要求：从事质量标准研究用的实验室应符合 GLP 要求，所用的仪器均应按法定标准校对，所用试剂应符合有关规定，试验操作者应有良好的专业素质。如果选用色谱法，应进行"色谱适应性试验"。

2）分析方法的效能指标：对药品进行含量测定时，采用不同的分析方法及分析不同类别的样品，对分析方法效能指标的种类及标准要求也不同。常用的含量测定方法评价的性能指标有：准确度、精密度、专属性、检测限、定量限、线性、范围和耐用性。

（4）含量限度的确定：含量限度的制订一般可根据主药含量、测定方法、生产过程和贮存期间可能产生的偏差或变化而制订。

1）根据不同的剂型：含量限度的制订还应考虑给药途径，注射用药要求最高，其次是口服药，再次是外用药。

2）根据主药含量：含量限度的制订还应考虑制剂中主药含量。以片剂为例，主药含量高的片剂中所含辅料相对很少，主药分布均匀，并因每片平均片重较大，片重差异较小，故含量限度规定较严；对于主药含量较低的片剂，含量限度的规定应该较宽。

3）根据测定方法：含量限度的制订亦应考虑测定方法的自身误差，当采用容量分析时，方法本身误差小（RSD≤0.3%），则含量限度要求应严格，如不超过±1%；当采用仪器分析时，由于方法误差本身较大（RSD≤2%），所以含量限度要求应适当放宽，如不超过±2%或±3%。

4）根据生产的实际水平：由植物药中提取得到的原料药，因原料中含有多种成分，药品的纯度要由提取分离水平而定，故含量限度也应根据生产的实际水平而定。

总之，药品的含量限度应根据具体情况而定，标准太高，生产上难以达到；标准太低，药品质量无法保证，所以应该本着既能保证药品质量的前提下，又能实现大生产的原则而合理地确定。

7. 贮藏　药品的贮藏条件，是根据药物稳定性以及对药品包装和贮存的基本要求，以避免或减缓药品在正常贮藏期内的变质；药品在一定条件下贮藏多长时间仍有效，即有效期的确定，都是通过药品稳定性试验来确定的。

（1）药品稳定性试验的分类与目的：药品稳定性试验的目的是考察原料药或药物制剂在温度、湿度和光线的影响下，随时间变化的规律，为药品的生产、包装、贮存和运输条件提供科学依据，同时通过试验确定药品的有效期。

（2）药品稳定性试验的方法

1）影响因素试验：原料药应摊成≤5mm 厚的薄层，疏松状可摊成 10mm 厚的薄层，用高温试验、高湿度试验和强光照射试验 3 个试验方法考察药品对温度、湿度及光照的稳定性。

2）加速试验：在上市药品包装条件下，于温度为（40±2）℃、相对湿度（75±5）%的密闭容器中，放置 6 个月，分别于第 1、2、3 和 6 个月末测定 1 次；如果供试品在上述条件下不符合制订的质量标准，则应分别降低温度和相对湿度为（30±2）℃和（60±5）％继续试验，同时考虑改良包装方法改进药品稳定性。如需冷藏的药品则在规定的温度下考察。

3）长期试验：在上市药品包装条件下，于温度（25±2）℃、相对湿度（60±5）％的接近实际贮存条件放置，分别于第1、3、6、12、18和36个月末，按其考察项目进行检测。经过3年考察无明显变化的药品，考察3年后仍应继续考察，可一年测定一次，以提供稳定性的详细资料。

此外，有关贮藏条件的专用名词在《中国药典》凡例中规定，简单介绍如下：

避光：系指用不透光的容器包装，例如棕色容器或黑纸包裹的无色透明、半透明容器；

密闭：系指将容器密闭，以防止尘土及异物进入；

密封：系指将容器密封以防止风化、吸潮、挥发或异物进入；

熔封或严封：系指将容器熔封或用适宜的材料严封，以防止空气与水分的侵入并防止污染；

阴凉处：系指不超过20℃；

凉暗处：系指避光并不超过20℃；

冷处：系指2～10℃；

常温：系指10～30℃。

凡贮藏项下未规定贮存温度的系指常温。

 知识链接

阿司匹林片

Asipilin Pian

Aspirin Tablets

本品含阿司匹林（$C_8H_5O_4$）应为标示量的95.0％～105.0％。

【性状】 本品为白色片。

【鉴别】

1. 取本品的细粉适量（约相当于阿司匹林0.1g），加水10ml，煮沸，放冷，加三氯化铁试液1滴，即显紫堇色。

2. 在含量测定项下记录的色谱图中，供试品溶液主峰的保留时间应与对照品溶液主峰的保留时间一致。

【检查】

1. 游离水杨酸 取本品细粉适量（约相当于阿司匹林0.5g），精密称定，置100ml量瓶中，用1％冰醋酸的甲醇溶液振摇使阿司匹林溶解，并稀释至刻度，摇匀，用滤膜滤过，取续滤液作为供试品溶液（临用新制）；取水杨酸对照品约15mg，精密称定，置50ml量瓶中，加1％冰醋酸的甲醇溶液溶解并稀释至刻度，摇匀，精密量取5ml，置100ml量瓶中，用1％冰醋酸的甲醇溶液溶解并稀释至刻度，摇匀，作为对照品溶液。照阿司匹林游离水杨酸项下的方法测定，按外标法以峰面积计算，不得过标示量的0.3％。

2. 溶出度 取本品，照溶出度测定法（附录ⅩC第一法），以盐酸溶液（稀盐酸24ml加水至1000ml，即得）500ml（50mg规格）或1000ml（0.3g、0.5g规格）为溶出介质，转速为100r/min，依法操作，经30分钟时，取溶液10ml滤过，取续滤液作为供试品溶液；另取阿司匹林对照品，精密称定，加1％冰醋酸的甲醇溶液溶解并稀释制成每1ml中含0.08mg（50mg规格）、0.24mg（0.3g 规格）或 0.4mg（0.5g 规格）的溶液，作为阿司匹林对照品溶液；取水杨酸对照品，精密称定，加 1％冰醋酸的甲醇溶液溶解并稀释制成每 1ml 中含 0.01mg（50mg 规格）、0.03mg（0.3g 规格）或 0.05mg（0.5g 规格）的溶液，作为水杨酸对照品溶液。照含量测定项下的色谱条件，精密量取供试品溶液、阿司匹林对照品溶液与水杨酸对照品溶液各 10μl，分别注入液相色谱仪中，记录色谱图。按外标法以峰面积分别计算每片中阿司匹林与水杨酸的含量，将水杨酸含量乘以 1.304 后，与阿司匹林含量相加即得每片溶出量。限度为标示量的 80％，应符合规定。

3. 其他 应符合片剂项下有关的各项规定（附录ⅠB）

【含量测定】 照高效液相色谱法（附录ⅤD）测定。

1. 色谱条件与系统适应性试验 用十八烷基硅烷键合硅胶为填充剂；以乙腈-四氢呋喃-冰醋酸-水（20：5：5：70）为流动相；检测波长为 276nm。理论塔板数按阿司匹林峰计算不低于 3000，阿司匹林峰与水杨酸峰的分离度应符合要求。

2. 测定法 取本品 20 片，精密称定，充分研细，精密称取细粉适量（约相当于阿司匹林 10mg），置 100ml 量瓶中，用 1％冰醋酸的甲醇溶液强烈振摇使阿司匹林溶解，并用 1％冰醋酸的甲醇溶液稀释至刻度，摇匀，滤膜滤过，精密量取续滤液 10μl，注入液相色谱仪，记录色谱图；另取阿司匹林对照品，精密称定，加 1％冰醋酸的甲醇溶液振摇使溶解并定量稀释制成每 1ml 中约含 0.1mg 的溶液，同法测定。按外标法以峰面积计算，即得。

【类别】 同阿司匹林。

【规格】 50mg、0.3g、0.5g。

【贮藏】 密封，在干燥处保存。

四、中国药典及主要国外药典

目前世界上已有数十个国家编订了国家药典，另外尚有区域性药典（北欧药典、欧洲药典和亚洲药典）及世界卫生组织（WHO）编订的国际药典。外国药典以美国药典、英国药典和日本药局方最具有代表性。

(一)《中华人民共和国药典》

《中华人民共和国药典》为我国药典的全称，简称《中国药典》，其后以括号注明是哪一年版，如最新版药典可以表示为《中国药典》（2010 年版）；如用英文表示，则为 Chinese Pharmacopoeia（缩写为 Ch. P）。建国以来，我国已经出版了 9 版药典，分别为 1953、1963、1977、1985、1990、1995、2000、2005 和 2010 年版。

《中国药典》的内容主要有凡例、正文、附录和索引 4 部分。凡例是药典的重要组成部分，是为正确使用《中国药典》进行药品质量检定的基本原则，凡例中的有关规定同样具有法定约束力。正文部分为收载药品的质量标准，其内容包括药品的真伪和优劣，二者共同体现了药品的安全性和有效性。附录则包括制剂通则、通用检测方法和指导原则。索引便于快速查阅药典中的有关内容，中国药典除正文之前有中文的品名目次外，书末还有汉语拼音排序的中文索引和英文索引。

国家药典委员会同时编纂出版与中国药典配套使用的相关书籍：《临床用药须知》、《药品红外光谱集》、《中药彩色图集》、《中药薄层色谱彩色图集》和《中国药品通用名》等。

(二) 美国药典

美国药典-国家处方集（U. S Pharmacopoeia/National Formulary，USP/NF），系由美国政府所属的美国药典委员会编辑出版，是两个法定药品标准美国药典（USP）和国家处方集（NF）的合订单行本，它包含关于药物、剂型、原料药、辅料、医疗器械和食物补充剂的标准。

USP 于 1820 年出第 1 版，1950 年以后每 5 年出 1 次修订版；NF 于 1883 年出第 1 版，1980 年第 15 版起并入 USP；最新美国药典已出至 USP35-NF30。

（三）英国药典

英国药典（British Pharmacopoeia，BP），是英国药典委员会的正式出版物。最新英国药典是 2013 版（BP2013），出版日期为 2012 年 8 月，生效日期为 2013 年 1 月。

（四）日本药局方

日本药局方（the Japanese Pharmacopoeia，JP），由日本药局方编集委员会编纂，由日本厚生省颁布执行；分两部出版，第一部收载原料药及其基础制剂，第二部主要收载生药、家庭药制剂和制剂原料；日本药局方到 2011 年已出版至第 16 版。

第 2 节　药品质量控制的主要环节

目前，对药品质量控制是进行全面质量控制，涉及药物研制、生产、贮运、供应、调配和应用等各个环节，要做到事前预防，过程控制，事后检验。下面就药品生产过程分析和药品检验做简要介绍。

一、药品生产过程分析

依照生产流程生产出的药品，其质量称为生产质量。生产流程确定后，生产质量就是一定的。为了保证药品质量，必须通过对生产过程进行有效监控，及时掌握生产过程的动态变化，随时调整和控制生产参数，才能达到生产预期。

（一）过程分析的意义

过程分析方法（process analysis technology，PAT）是指为保证药物最终产品质量所建立起来的通过实时分析，测量原料、过程中各种物质所呈现的状态和特性，从而对生产流程进行设计、分析和控制的整个体系。

与传统的药物质量控制不同，过程分析常常是动态的、连续的分析，这对于缩短生产周期，提高生产能力，节约各种资源，降低生产风险和保证产品质量等具有重要意义。尽管我国制药企业目前仍主要采用间歇式的终极产品控制，但在发达国家和国际组织所制定的指导原则推动下，过程分析将成为制药行业发展的主要趋势。

（二）在线分析和离线分析

过程分析是一个完整的体系，对药品生产过程进行实时分析（real-time analysis），是制药过程分析的核心内容。按照分析操作程序不同，制药过程可分为在线（on-line）分析法和离线（off-line）分析法。

其中，在线分析分为 4 种：

1. 间歇式在线分析　在工艺主流程中引出一个支线，通过自动取样系统，定时将部分样品送入测量系统，直接进行检测；所用仪器有过程气相色谱仪、过程液相色谱仪和流动注射分析仪等。

2. 连续式在线分析　让样品经过取样专用支线通过测量系统连续进行检测；所用仪器大部分是光学式分析仪器，如傅里叶变换红外光谱仪、光电二极管阵列紫外可见分光光度计等。

3. 直接在线分析　将化学传感器直接安装在主流程中实时进行检测；所用仪器有光导纤维化学传感器、传感器阵列和超微型光度计等。

4. 非接触在线分析　探测器不与样品接触，而是靠敏感元件把被测介质的物理性质与化学性质转换为电信号进行检测。非接触在线分析是一种理想的分析形式，特别适用于远距离连续监测。用于非接触在线分析的仪器有红外发射光谱、X射线光谱分析、超声波分析等。

离线分析在时间上有滞后性，得到的是历史性分析数据，而在线分析得到的是实时的分析数据，能真实地反映生产过程的变化，通过反馈线路，可立即用于生产过程的控制和最优化。离线分析通常只是用于产品（包括中间产品）质量的检验，而在线分析可以进行全程质量控制，保证整个生产过程最优化。在线分析是今后生产过程控制分析的发展方向。

（三）制药过程分析的特点

1. 分析对象多样性 从监控的工艺上看，样品可能来自于化学反应过程、提取分离过程、结晶过程、干燥过程、制剂过程和包装过程等；从待测物的聚集状态看，样品有气态、固态和液态；从生产阶段看，样品可以是原辅料、中间体、包装材料和成品等。不管是何种对象，快速、简便及重现性好是制药过程分析的基本要求。

2. 采样和样品处理 制药工业生产的物料数量较大，组成往往又是不完全均匀的，分析时只能从中选取少量样品，因此，在过程分析中保证采样的代表性就显得非常重要。样品预处理的目的是将样品处理成适宜的形式，以满足分析方法的要求。自动采样和自动样品预处理是过程分析发展的方向之一。

3. 分析方法的快速性 制药过程分析样品是在生产线上采样，要求在较短的时间内迅速获得分析结果，将结果反馈回生产线，用于监测药物生产工艺过程是否顺利进行以及产品质量状况，以控制生产过程，减小生产风险。因此，快速分析是制药过程质量监测的第一要求。

4. 化学计量学的重要性 化学计量学在过程分析中起着重要作用。它解决3个问题：第一，检测信号的提取和解析；第二，化学过程建模；第三，过程控制。化学计量学大量的计算是通过计算机来完成的，在制药过程控制中常用的方法包括主成分分析（principal component analysis，PCA）、主成分回归（principal component regression，PCR）、偏最小二乘法（partial lease squares，PLS）和聚类分析（cluster analysis，CA）等。

（四）过程分析方法

常见的制药过程在线检测技术的分析方法见表7-1。

表7-1 常见制药过程在线检测技术分析方法

方法类别	分析方法
色谱法	气相色谱法、液相色谱法和超临界流体色谱法等
光谱法	紫外可见分光光度法、近红外分光光度法、拉曼光谱法、荧光光度法、傅里叶变换红外光谱法和X射线光谱法等
质谱法	过程质谱法
电化学检测方法	电导式、电量式和电位式分析法
热化学分析法	热导式、热化式和热谱分析法
形态分析法	聚焦光束反射测量法
磁学式分析法	磁性氧分析法、磁共振波谱分析法
流动注射分析法	紫外可见分光光度检测、荧光光谱检测以及多种电化学检测

二、药品质量检验

《中华人民共和国药品管理法》第六条规定"药品监督管理部门设置或者确定的药品检验机

构，承担依法实施药品审批和药品质量监督检查所需的药品检验工作"。同时，制药企业在药品生产过程中，也要严格实施和执行 GMP 标准和规范，保证生产药物的安全性和可靠性。药品检验的根本目的是保证人们用药的安全、有效。

（一）药品检验的一般工作程序

药品检验的一般工作程序为：取样、鉴别、检查、含量测定和写出检验报告。

1. 取样 分析任何药品首先是取样，要从大量的药品中取出少量样品进行分析，应考虑其科学性、真实性和代表性，否则将失去检验的意义。所以，取样的基本原则是均匀、合理。

2. 鉴别 依据药物的化学结构和理化性质进行某些化学反应，测定某些理化常数或光谱特征，来判断药物及其制剂的真伪。药物的鉴别不只是一项试验，而是采用一组（两项或几项）试验全面评价，力求结论正确无误。例如，《中国药典》（2010 年版）在醋酸可的松鉴别项下规定了官能团反应、母核呈色反应、高效液相色谱法以及红外分光光度法。

3. 检查 如前所述，检查项目中一般包括有效性、均一性、纯度要求和安全性 4 个方面的内容，但纯度要求是检查项下的主要内容。药物在不影响疗效及人体健康的原则下，可以允许生产过程和贮藏过程中引入的微量杂质的存在。通常按照药品质量标准规定的项目进行"限度检查"，以判断药物的纯度是否符合限量规定要求，所以也称为"纯度检查"。

4. 含量测定 含量测定就是测定药物中主要有效成分的含量，一般采用化学分析或仪器分析方法来测定，以确定药物的含量是否符合药品标准的规定要求。

5. 检验报告的书写 上述药品检验及其结果必须有完整的原始记录，实验数据必须真实，不得涂改，全部项目检验完毕，还应写出检验报告，并根据检验结果得出明确结论。通常会出现下列 3 种情况：全面检验后，各项指标均符合质量标准；全面检验后，不符合规定，不可供药用，或虽未全面检查，但主要检验项目不符合规定，不可供药用；根据送检者的要求，仅对个别检验项目作出是否符合规定的结论。

药物分析工作者在完成检验工作，并写出书面报告后，还应对不符合规定的药品提出处理意见，以便有关部门参考，并协助生产企业尽快地使药品的质量符合要求。

（二）原料药的检验

1. 取样 从大量（批量）的产品中取出少量（全项检验用量的 3 倍量）的样品供检验用。如对于固体原料药的取药需采用取样探子，于每个包装容器的不同部位分别取样之后混合。

2. 性状检查 性状检查是药品质量检验的第一项内容，包括外观、溶解度和物理常数等。

（1）外观检查：主要包括药品的聚集状态、晶型、色泽以及嗅味，在实际应用中，主要被用来判别药物真伪。

（2）溶解度检查：其判别标准如表 7-2 所示（表示 1g 药物溶解于溶剂中时，所需溶剂的体积）。

表 7-2 溶解度判别标准

极易溶解	系指溶质 1g（ml）能在 <1ml 的溶剂中溶解
易溶	系指溶质 1g（ml）能在 1~10ml 的溶剂中溶解
溶解	系指溶质 1g（ml）能在 10~30ml 的溶剂中溶解
略溶	系指溶质 1g（ml）能在 30~100ml 的溶剂中溶解
微溶	系指溶质 1g（ml）能在 100~1000ml 的溶剂中溶解
极微溶解	系指溶质 1g（ml）能在 1000~10 000ml 的溶剂中溶解
几乎不溶或不溶	系指溶质 1g（ml）在 10 000ml 的溶剂中不能完全溶解

（3）物理常数检查：物理常数检查是评价药品质量的主要指标之一，其测定结果不仅对药品具有鉴别意义，也反映了该药品的纯净程度，主要包括熔点、比旋度及吸收系数等。下面对其进行具体阐述：

1）熔点或熔距：系指药物按规定方法测定，由固体熔化成液体的温度、熔融同时分解的温度或在熔化时自初熔至全熔的一段温度。《中国药典》收载的 3 种测定方法，其中最常用的方法为测定易粉碎固体药品的"第一法"，此外还有少数品种采用的第二法和第三法，一般未注明者均采用"第一法"。

2）比旋度：在一定波长与温度下，偏振光透过长 1dm 且 1ml 中含有旋光性物质 1g 的溶液时测得的旋光度，它是反映兽药特性及其纯度的主要指标。

3）吸收系数：在一定的波长、溶剂和温度等条件下，吸光物质在单位浓度、单位液层厚度时的吸光度，一般用摩尔吸收系数和百分吸收系数表示。

3. 鉴别　原料药的鉴别试验要采用专属性强、灵敏度高、重复性好且操作简便的方法，常用的方法有化学反应法、色谱法和光谱法。（具体方法将在本章第 3 节中介绍）

4. 检查　对于原料药，尤其是口服的原料药，主要是药品的纯度检查。通常按照药品质量标准规定的项目进行限度检查，以判断药品的纯度是否符合限量规定的要求，也称为纯度检查。纯度检查包括一般杂质检查和特殊杂质检查，其中，一般杂质检查包括氯化物、硫酸盐、重金属、砷盐、炽灼残渣和残留的有机溶剂等；特殊杂质主要是指在某一种（类）药物的生产和贮存期间，由于其生产工艺和理化性质而引入的该药物所特有的杂质，包括未反应完全的原料、合成中间体、副产物、异构体、多晶型及分解产物等，如阿司匹林（乙酰水杨酸）中的游离水杨酸。

5. 含量测定　测定药品中有效成分含量称为"含量测定"，一般采用化学分析法、仪器分析法或生物测定法来测定，以确定药品的含量是否符合药品标准的规定要求。

6. 检验报告　全部项目检验完毕后，应有完整的原始记录并写出检验报告。

（三）药物制剂的检验

药物制剂和原料药不同，它们除了含有主药外，还含有辅料，如稀释剂和其他附加剂（稳定剂、抗氧剂等），这些辅料的存在常常会影响主药的检验，以致制剂的检验复杂化。其基本程序与原料药相似，某些项目要求与原料药不同。

1. 性状　药物制剂的性状项下描述了制剂的剂型、外形和色泽。如片剂应描述是什么颜色的压制片或包衣片（包薄膜衣或糖衣），除去包衣后片芯的颜色，以及片子的形状，如异形片（长条形、椭圆形或三角形等）；片面有无印字或刻痕或有商标记号等也应描述。

2. 鉴别　通常采用灵敏度较高，专属性较强，操作较简便，不受辅料干扰的方法对制剂进行鉴别，如紫外分光光度法和色谱法（具体方法将在本章第 3 节中介绍）。

3. 检查　各种制剂需进行的检查项目，除应符合相应的制剂通则中的共性规定（具体内容请参照现行版《中华人民共和国药典》附录中制剂通则的规定）外，还应根据其特性、工艺及稳定性考察结果，制订其他的检查项目。如口服片剂、胶囊剂除按制剂通则检查外，一般还应进行溶出度、杂质（或已知杂质）等检查；缓控释制剂、肠溶制剂和透皮吸收制剂等应进行释放度检查。

4. 含量测定　药物制剂在含量限度、含量测定的方法与要求以及含量测定结果的表示与计算等方面与原料药不同。

（1）含量限度：由于药物制剂中主药成分与辅料混合的均匀性和所采用的含量测定方法的误差限度，制剂中主药成分的含量限度要求较原料药为宽。如片剂的含量限度一般为标示量的 95%～105%，而原料药的含量限度通常不得低于 98.5%。

（2）含量测定方法：制剂含量测定方法通常采用具有较高灵敏度和选择性（或专属性）的仪器分析法，如紫外分光光度法、高效液相色谱法等。例如阿司匹林，《中国药典》（2010 年版）采用酸碱滴定法测定原料药含量，但是阿司匹林片中除加入了少量的酒石酸或枸橼酸作稳定剂外，制剂工艺过程又可能产生水杨酸与醋酸，因此，不能采用酸碱滴定法，改用 HPLC 法。复方制剂的含量测定中，不仅要考虑辅料的影响，还要考虑各有效成分之间的相互干扰，所以首选含量测定法为具有高灵敏度和专属性的色谱法，如高效液相色谱法。

（3）含量测定的结果：制剂含量测定结果是以其单位制剂中主成分实测含量相当于该制剂标注的含量（规格，习称"标示量"）的百分数表示，通常表示为"标示量%"。

（四）中药制剂检验

中药制剂是用中药材为原料制成的药物制剂，与化学药物制剂存在着很大的差异，其不同之处主要在于中药制剂组成极其复杂，这给其质量检验带来一定的困难。此外，中药制剂中有效成分的含量一般较低，因此要求含量测定方法有较高的灵敏度。色谱法具有高灵敏度和高分离效能，特别适用于中药制剂的含量测定。

1. 鉴别试验　中药制剂的鉴别是通过确认其中所含药味的存在与否来达到鉴别目的。中药复方制剂中少则几味，多则几十味中药材，鉴别应遵循处方的原则，首选君药与臣药；贵重药和毒剧药也应加强质量监督，常需要加以鉴别、限量检查或含量测定。鉴别的方法一般包括显微鉴别法、化学鉴别法和色谱法等。

2. 检查　中药制剂的一般检查项目不同于化学原料药及其制剂，常规检查项目有水分、灰分、重金属和农药残留等；由中药材引入的一些有毒的组分，如附子理中丸中的乌头碱等也需要检查；砷盐和重金属的检查方法与化学药物基本相同，但常常需要经湿法有机破坏后再进行检查；农药残留量的检查，一般可以采用氧瓶燃烧破坏后比色法测定总有机氯和总有机磷量，气相色谱法检查各相关农药。

3. 含量测定　在实际工作中，含量测定方法主要根据待测成分的性质，并参考有关文献资料，选择适宜的有效成分或特征性成分（指标成分）进行分析。目前，中药及其制剂的含量测定方法应用最多的是色谱法和光谱法，高效毛细管电泳法在中药分析方面的应用日益增加（具体方法将在本章第 3 节中介绍）。

知识链接

三七片

sanqi pian

【**处方**】　三七 500g

【**制法**】　取三七，粉碎成细粉，加辅料适量，制成颗粒，压制成 1000 片，或包薄膜衣（大片）；或压制成 2000 片（小片），即得。

【**性状**】　本品为灰黄色至棕黄色的片；或为薄膜衣片，除去包衣以后显灰黄色至棕黄色；味苦而微甜。

【**鉴别**】

1. 取本品，置显微镜下观察；树脂道碎片含黄色分泌物。

2. 取本品粉末 0.5g，加甲醇 10ml，振摇 30 分钟，滤过，滤液蒸干，残渣加甲醇 1ml 使溶解，作为供试品溶液。另取人参皂苷 Rg_1 对照品、人参皂苷 Rb_1 对照品和三七皂苷 R_1 对照品加甲醇后制成每 1ml 各含 0.5mg 的混合溶液，作为对照品溶液。照薄层色谱法（《中国药典》2010 年版一部）ⅥB 试验，吸取上述两种溶液各 $5\mu l$，分别点于同一羧甲基纤维素钠为黏合剂的硅胶 G 薄层板上。以三氯甲烷-甲醇-水（7：3：0.5）为展开剂，展开，取出，晾干，喷以 10% 硫酸乙醇溶液，在 105℃ 加热至斑点清晰。分别置日光灯或紫外灯下检视，结果供试品色谱中，在与对照药材色谱相应的位置上显相同颜色斑点，阴性样品在相应位置上不显相同颜色的荧光斑点。

【检查】 应符合片剂项下有关的各项规定（附录ⅠD）。

【含量测定】 照高效液相色谱法（附录ⅥD）测定。

1. 色谱条件与系统适用性试验 以十八烷基硅烷键合硅胶为填充剂；以乙腈为流动相 A，以水为流动相 B，按表 7-3 中的规定进行梯度洗脱；检测波长为 203nm。理论板数按三七皂苷 R_1 峰计算应不低于 4000。

表 7-3 梯度洗脱流动相条件

时间（分钟）	流动相 A（%）	流动相 B（%）
0~12	19	81
12~60	19~36	81~64

2. 对照品溶液的制备 取人参皂苷 Rg_1 对照品、人参皂苷 Rb_1 对照品和三七皂苷 R_1 对照品适量，精密称定，加甲醇制成每 1ml 含人参皂苷 Rg_1 0.4mg、人参皂苷 Rb_1 0.4mg 和三七皂苷 R_1 0.1mg 的混合溶液，即得。

3. 供试品溶液的制备 取本品 10 片，精密称定，研细，取约 0.8g，精密称定，置具塞锥形瓶中，精密加入甲醇 50ml，称定重量，放置过夜，置 80℃ 水浴中加热回流 2 小时，放冷，再称定重量，用甲醇补足减失的重量，摇匀，滤过，取续滤液，即得。

4. 测定法 分别精密吸取对照品溶液与供试品溶液各 $10\mu l$，注入液相色谱仪，测定，即得。

本品每片含三七以人参皂苷 Rg_1（$C_{42}H_{72}O_{24}$）、人参皂苷 Rb_1（$C_{54}H_{92}O_{28}$）和三七皂苷 R_1（$C_{47}H_{80}O_{18}$）的总量计，小片不得少于 10.0mg，大片不少于 20.0mg。

【功能与主治】 散瘀止血，消肿止痛。用于咯血、吐血、衄血、便血、崩漏、外伤出血、胸腹刺痛及跌打肿痛。

【用法与用量】 口服，小片：1 次 1~12 片；大片：1 次 2~6 片，每日 3 次。

【注意】 孕妇禁服。

【规格】 每片含三七：①0.25g（小片）；②0.5g（大片）。

【贮藏】 密封。

（五）医院药房制剂的快速化学检验

1. 医院制剂 医院自制的制剂必须坚持为医疗、科研和教学服务的方向，以自用为原则，根据本单位临床、科研需要，参照国内外药品的新进展、新工艺及新剂型，配制疗效确切的制剂。制剂质量直接关系到医疗质量和患者健康，因此必须按照卫生部颁布的"药品生产质量管理规范（GMP）"的要求，结合药剂科实际，对制剂生产的各个环节实行严格的控制，确保制剂质量。

2. 医院药房制剂检验 因为医院药房所用的药物制剂（包括制剂室自己配制的制剂）都是已知的，所以鉴别方法较简单，含量测定为限度试验。因此，与常规的检验方法比较，具有速度快、检品消耗量少且效率高等特点，故通常称之为"快速检验"。所以，快速检验仅仅是对医院药房的调配工作质量进行检查、监督的主要方法，而不是调配质量检查、监督的全部工作。

(1) 鉴别试验：快速鉴别试验反应和常规化学药品的鉴别反应相同，只是快速鉴别仅选择少数（1～2 个）较可靠且简单的化学反应，尽量避免选择需长时间滤过、洗涤和提取的反应。复方制剂的鉴别试验宜选择不经分离即可分别区分、鉴别的专一反应。

(2) 含量测定：医院药房制剂的含量测定主要采用滴定分析法，但是它又与常量分析有所不同：① 取样量少；② 滴定液的浓度一般调整到浓度校正因素（F）为 1，如 0.100 0mol/L 等；③ 含量测定为限度试验，在药房调配允许误差范围内，利用事先计算出所需滴定液体积的高、低限度，确定滴定液消耗量是在该范围之内即可，即测定药物的含量在规定的高、低限度之间即可，不必测出确切含量；或事先制备滴定液消耗体积与药物含量之间的关系表，根据滴定液的实际消耗量，查出测定药物的含量。

三、新药研究开发中的药品质量研究及其主要内容

新药质量标准分析方法的目的是证明采用的方法适合于相应检测要求，具有准确的验证参数，在建立新药质量标准时，分析方法须经验证。

需验证的分析项目有：鉴别试验、杂质定量或限量检查、原料药或制剂中有效成分含量测定以及制剂中其他成分（如防腐剂等）的测定。药物溶出度、释放度等检查中，其溶出量等的测试方法也应做必要验证。

验证内容有：准确度、精密度（包括重复性、中间精密度和重现性）、专属性、检测限、定量限、线性、范围和耐用性。方法验证内容如下：

(一) 准确度

准确度是指用该方法测定的结果与真实值或参考值接近程度，一般用回收率（%）表示。准确度应在规定的"范围"内测试，此处及以下所指的"范围"，均是指验证内容"（七）范围"项下确定的测试方法适用的高、低限浓度或量的区间。一般，原料药的含量测定可用已知纯度的对照品或供试品进行测定，采用测得量与加入量的比值表示；制剂的含量测定主要是测试制剂中其他组分及辅料对含量测定方法的影响，可用含已知量被测物的制剂各组分混合物（包括制剂辅料）进行测定，回收率计算同原料药的含量测定项下。如不能获得制剂的全部组分，则可向制剂中加入已知量的被测物进行测定，用测得量与本底量的差值与加入量的比值进行计算。

(二) 精密度

精密度是指在规定的测试条件下，同一个均匀供试品，经多次取样测定所得结果之间的接近程度，一般用偏差、标准偏差或相对标准偏差表示。验证内容：重复性、中间精密度和重现性。

1. 重复性　在较短时间间隔内，在相同的操作条件下由同一分析人员测定所得结果的精密度。在规定"范围"内，至少用 9 个测定结果进行评价。

2. 中间精密度　在同一实验室，由于实验室内部条件的改变，如不同时间由不同分析人员用不同设备测得结果的精密度。

3. 重现性　在不同实验室由不同分析人员测定结果的精密度。

(三) 专属性

专属性是指在其他成分（如杂质、降解产物和辅料等）可能存在下，采用的方法能准确测定出被测物的特性。鉴别反应、杂质检查和含量测定方法，均应考察其专属性。

（四）检测限

检测限（limit of detection，LOD）是指试样中被测物能被检测出的最低浓度或量。LOD 是一种限度检验效能指标，它反映方法是否具备足够的灵敏度，无须准确定量，只要指出高于或低于该规定的浓度或量即可。药品的鉴别试验和杂质检查方法均应验证 LOD。常用方法：目视法、信噪比法，一般以信噪比 $S/N=3$ 或 2 时的相应浓度或注入仪器的量确定 LOD 值。但无论用何种方法，均应使用一定数量（如 5～6 份）的试样，其浓度为近于或等于检测限目标值，进行分析，以可靠地测定检测限。

（五）定量限

定量限（limit of quantitation，LOQ）是指样品中被测物能被定量测定的最低量，其测定结果具有一定的准确性和精密度。杂质和降解产物用定量测定方法研究中，应确定 LOQ。其中常用方法为信噪比法，可通过不同浓度（在低浓度区）的试样测定响应信号后，计算信噪比 $S/N=10$ 的相应浓度或注入仪器的量而确定。

（六）线性程度

线性程度是指在设计的"范围"内，测试结果（响应值）与试样中被测物的浓度或量直接呈正比关系程度。并且，应在规定的"范围"内测定线性关系。另外，应列出回归方程、相关系数和线性图。

（七）定量范围

定量范围是指能达到一定精密度、准确度和线性，测试方法适用的高、低限浓度或量的区间。范围应根据分析方法的具体应用和线性、准确度、精密度结果和要求确定。涉及定量测定的检测项目均需要对范围进行验证，如含量测定、含量均匀度、溶出度或释放度、杂质定量测定等。

（八）耐用性

耐用性是指测定条件有小的变动时，测定结果不受影响的承受程度。为使方法可用于常规检验提供依据，开始研究分析方法时，就应考虑其耐用性，如果测试条件要求苛刻，应在方法中写明。

第 3 节　药品质量控制的方法和技术

一、药品质量控制方法

（一）药物分析常用分析技术与方法

药物分析学科提供了准确、精密和灵敏的方法将人们不能直接感受到的质量信息转化成可以感受到的信号，人们捕获和分析信号从而对药物的质量作出准确的判断。按照建立方法的原理不同，药物分析常用的分析方法主要分为 3 大类：化学分析法、仪器分析法和生物检定法。

1. 化学分析法　化学分析法分为重量分析法和容量分析法，该法操作简便、快速，实验成本低，应用广，且专属性比仪器分析强。

（1）容量分析法：容量分析法是以药物与标准物质发生的定量反应为基础，测量标准品溶液在此定量反应中消耗的体积为测定信息计算药品含量的方法，也称为滴定分析法。滴定分析不需要昂贵的精密仪器，在常量分析的水平上，一般相对误差小于 0.2%，具有操作简便、分析速度快且测定准确度高的特点，适用于常量分析和半微量分析，目前仍广泛应用于原料药的含量测定。其分析方法可分为酸碱滴定法、络合滴定法、氧化还原滴定法和沉淀滴定法等。

酸碱滴定法（acid-base titration）是以水溶液中的质子转移反应为基础的滴定分析方法；络合滴定法（compleximetry titration）又称为配位滴定法，是以形成络合物的化学反应为基础的滴定分析方法；氧化还原滴定法（oxidation-reduction titration）是以氧化还原反应为基础的一种滴定方法。氧化还原反应是一种电子由还原剂转移到氧化剂的反应，反应速率慢、常伴有不良反应发生是氧化还原反应的两个特性。现许多氧化还原反应已成功地用于滴定分析，通常按滴定剂（氧化剂）的名称命名，如碘量法（iodimetry）、溴量法（bromimetry）、铈量法（cerimetry）和高锰酸钾法（potassium permanganate method）等。沉淀滴定法（precipitation titration）是以沉淀反应为基础的滴定分析方法，沉淀反应很多，但是作为滴定法的沉淀反应必须符合几个条件：反应必须具有确定的化学计量关系；沉淀反应必须迅速完成，并很快达到平衡；有适当的方法指示化学计量点；沉淀溶解度必须足够小。由于符合这些条件的沉淀反应并不多，所以目前应用比较多的是生成难溶性银盐的反应。本法的优点是准确度高、精密度好，缺点是操作较烦琐、需时较长且样品用量较多，目前使用较少。

（2）重量分析法：重量分析法是经典的分析方法，是指以质量为测定值的分析方法。通过称定重量来分析物质是化学中历史最悠久的分析方法，人们现在的工艺和技术已经可以把称量用的天平做得很精密，分析天平可以准确至毫克级，所以重量分析具有准确度高、精密度好的优点，但操作较为复杂、耗时较长。根据待测组分被分离时采取的手段不同，重量分析法可分为沉淀法、挥发法和萃取法。

化学分析法是利用药物与一定的化学试剂反应生成产物具有的颜色、沉淀、气味或具有的熔点等进行药品鉴别的方法。一般分为以下几种：①呈色反应鉴别法：系指供试品溶液中加入适当的试剂溶液，在一定条件下进行反应，生成易于观测的有色产物，如酚羟基的三氯化铁呈色反应；②沉淀生成反应鉴别法：系指供试品溶液中加入适当的试剂溶液，在一定条件下进行反应，生成不同颜色的沉淀，有的具有特殊的沉淀性状，如磺胺类药物的铜盐反应等；③荧光反应鉴别法：在适当的溶剂中药物本身可在可见光下发射荧光，如维生素 B_1 的硫色素反应等；④气体生成反应鉴别法：大多数的胺（铵）类药物、酰脲类药物以及某些酰胺类药物可经强碱处理后，加热，产生氨（胺）气等；⑤使试剂褪色的反应鉴别法：如氧烯洛尔的高锰酸钾反应等；⑥测定生成物的熔点鉴别法：该法操作烦琐、费时，应用较少。

2. 仪器分析法　仪器分析是利用被测物质的某种理化性质，通过应用的仪器，对供试样品中被测组分进行定性鉴别或定量测定。仪器分析法主要包括光谱分析法、色谱分析法、质谱分析法和电化学分析法等，其中光谱分析法和色谱分析法用得较多。与经典的化学分析方法相比，仪器分析法具有灵敏度高、重现性好、分析速度快、样品用量少且自动化程度高等特点，是常量、微量和痕量分析常用且有效的方法，也是生产过程中分析与控制的有效方法。常用的仪器分析法如下：

（1）光谱法：常用的有紫外-可见分光光度法（ultraviolet-visible spectrophotometry，UV-vis）、红外分光光度法（infrared spectrophotometry，IR）、近红外光谱法（near-infrared spectrophotometry，NIR）和原子吸收分光光度法（automic absorption spectrophotometry，AAS）等。

1）紫外-可见分光光度法：研究物质在紫外-可见光区分子吸收光谱的分析方法称为紫外-可见分光光度法（ultraviolet-visible spectrophotometry，UV-vis）。紫外-可见吸收光谱属于电子光谱，紫外-可见分光光度法灵敏度比较高，一般可达 $10^{-4}\sim10^{-7}$g/ml，准确度较高，相对误差为 2%～5%。目前应用的紫外-可见分光光度法，在定性上不仅可以鉴别官能团和化学结构不同的化合物，而且可以区别结构相似的不同化合物；在定量上不仅可以进行单一组分的测定，而且可以对多种混合组分不经分离进行同时测定。此外，还可以根据吸收光谱的特性，与其他分析方法配合，用以推断有机化合物的分子结构。

2) 荧光分析法：物质吸收光子能量而被激发，然后从激发态的最低振动能级回到基态时所发射出的光称为荧光（fluorescence）。根据物质的荧光谱线位置及其强度鉴定物质并测定物质含量的方法称为荧光分析法（fluorometry）。荧光分析法的主要优点是测定的灵敏度高和选择性好，检出限可达到 10^{-10} g/ml 甚至 10^{-12} g/ml。荧光分析法在医药和临床分析中有着广泛的应用。

3) 原子吸收分光光度法：原子吸收分光光度法是基于原子蒸汽相中被测元素的基态原子对其原子共振辐射的吸收来测定样品中某些元素（元素周期表上大多数金属和非金属元素）含量的一种分析方法。原子吸收只有外层电子的跃迁，是一种窄带吸收，又称为谱线吸收，吸收宽度仅有 10^{-3} nm 数量级，所以通常使用锐线光源。原子吸收分光光度法具有灵敏度高、选择性好、精密度高且测量范围广等特点，其局限性主要是标准曲线的线性范围窄，每测一种元素通常要使用一种元素灯，使用不方便。

（2）色谱法：薄层色谱（thin-layer chromatography，TLC）、高效液相色谱（high performance liquid chromatography，HPLC）、气相色谱（gas chromatography，GS）和质谱（mass spectrometry，MS）鉴别法等。

1) 气相色谱法：气相色谱法（gas chromatography，GC）是采用气体做流动相（称载气），色谱柱内装有吸附剂，高分子多孔小球或涂有固定液的载体，注入进样口的供试品被加热气化，被载气带入色谱柱内分离后，各成分先后进入检测器，用记录仪记录色谱图，从而进行定性和定量分析的方法。现在，气相色谱法已是很成熟的分析技术，在药物分析中，气相色谱法主要是用于有关物质的检查分析，如残留有机溶剂的检查、原料药及其制剂的鉴别与含量测定。

另外，毛细管气相色谱法与其他仪器的联用技术，拓宽了气相色谱法的应用范围（具体将在本章第3节最后一部分介绍），比如气相色谱-质谱联用法（GC-MS）、气相色谱-傅里叶变换红外光谱联用法（GC-FTIR）等，这些"在线"联用技术，操作自动化、重复性好且灵敏度高，是痕量或微量分析最有效的手段，例如 GC-MS 常用于药物代谢的研究和违禁药品的监测。

2) 高效液相色谱法：高效液相色谱法（high performance liquid chromatography，HPLC）是在20世纪60年代末，以经典液相色谱法为基础，引入气相色谱理论与实验方法，发展而成的分离分析方法。高效液相色谱法分析对象广，它只要求样品能制成溶液，而不需要气化，因此不受样品挥发性的约束。对于挥发性低、热稳定性差且相对分子质量大的高分子化合物以及离子型化合物尤为有利，如氨基酸、蛋白质等。相对分子质量较大、沸点较高的有机物以及无机盐，都可以用高效液相色谱法进行分析。

所以，高效液相色谱法的特点：适用范围广，分离性能好，分析速度快，流动相可选择范围宽，灵敏度高，色谱柱可以反复使用，流出组分易收集，安全等。

3) 薄层色谱法（thin layer chromatography，TLC）：是 Kirchner 等在20世纪50年代从经典柱层析及纸层析的基础上发展起来的一种色谱技术，是目前中药检验的最常用的鉴别方法。TLC具有设备简单、操作方便、分离快速、灵敏度高、分辨率高且专属性好的特点，还具有显色剂选择性大、制备薄层载量大且切割色谱斑点方便等优点。由于薄层色谱法的影响因素较多，一般主要用于药物的定性鉴别和半定量分析，如杂质检查等。

另外，质谱分析法和电化学分析法在相关课程如分析化学、有机化学、植物化学及药物化学等课程中会学习到，这里就不做介绍了。

3. 生物检定法　生物检定法是利用药物对生物体或其离体组织、器官所起的药理作用来检定药物的方法，用于无适当理化方法进行检定的药物。生物检定法常用于热原、降压物质和升压物质等的检查，还可以用于卵泡刺激素、绒毛促性腺激素等药物的测定，例如，卵泡刺激素系比较尿促性素标准品与供试品对幼大鼠卵巢增重的作用，以测定供试品中卵泡刺激素的效价。微生物测定法是生物检定法的一种，是利用药物（常为抗生素）对于微生物的抑制或杀灭作用，通过选择对药物敏感的试验菌，在适当的条件下，根据培养基上所产生的抑菌圈大小来测定药物效价的方法。微生物测定法具有灵敏度高、需样量少且无须特殊设备的优点，不但适用于较纯的原料药物和制剂，也适用于经过简单提取分离的生物样品的分析，缺点主要是操作步骤多、测定时间长和误差较大。

4. 分析方法验证　采用一定的分析方法测定药物，建立的方法能否正确地反映药物的质量特征，这就需要对分析方法进行验证。

分析方法验证（validation）是根据药品检测项目的要求，通过设计合理的试验来验证所用分析方法的科学性及可行性。只有经过验证的分析方法才能用于控制药品质量，因此分析方法验证在建立和修订药品质量标准中具有重要作用，并成为药品质量研究和控制的重要组成部分。

需要验证的分析项目主要包括：鉴别试验、杂质检查（限度试验及定量试验）、定量检测（含量测定、溶出度和释放度等）及其他特定检测项目。验证的主要内容：准确度、精密度（包括重复性、中间精密度和重现性）、专属性、检测限、定量限、线性范围、耐用性和系统适用性等。并非每个检测项目都要验证上述内容，需要验证的内容应根据检查项目的要求并结合所用分析方法的特点来确定。

（二）药物质量控制的管理要求

质量控制包括相应的组织机构、文件系统以及取样、检验等，确保物料或产品在放行前完成必要的检验，确认其质量符合要求。质量控制的基本要求：

（1）应当配备适当的设施、设备、仪器和经过培训的人员，有效、可靠地完成所有质量控制的相关活动；

（2）应当有批准的操作规程，用于原辅料、包装材料、中间产品、待包装产品和成品的取样、检查、检验以及产品的稳定性考察，必要时进行环境监测，以确保符合本规范的要求；

（3）由经授权的人员按照规定的方法对原辅料、包装材料、中间产品、待包装产品和成品取样；

（4）检验方法应当经过验证或确认；

（5）取样、检查和检验应当有记录，偏差应当经过调查并记录；

（6）物料、中间产品、待包装产品和成品必须按照质量标准进行检查和检验，并有记录；

（7）物料和最终包装的成品应当有足够的留样，以备必要的检查或检验；除最终包装容器过大的成品外，成品的留样包装应当与最终包装相同。

二、中药质量控制方法

（一）中药质量控制现状

我国传统中药资源丰富，应用历史悠久，很多中药的临床疗效是值得肯定的，但是，由于中药的基础研究相对薄弱，目前还缺乏严密的科学数据证明中药的疗效与安全性。资源短缺导致混伪品、代用品的滥用，从而演变为质量问题，严重影响中医临床用药的安全性与有效性，又直接关系到中医的理论基础，因而安全性与有效性是当前中药现代化研究的重要课题。中药与化学药物的主要差异在于化学组成不同，化学药物多为单一化合物，组成简单、结构明确；中药则化学组成复杂，目前普遍认为中药是多成分、多靶点起作用。中药的化学成分还会受到植物品种、产地、采收和加工炮制等多种因素的影响，这些因素的存在导致中药这个化学复杂体系的质量控制成为难题，中药质量标准水平的提高成为中药现代化的"瓶颈"。

传统的药材质量控制多是通过药材的形状、大小、颜色、味、表面特征、质地和断面等特征鉴别药材的真伪，随后发展了显微鉴别、性状鉴别以及简单的理化鉴别，随着分析技术的进一步发展，薄层、紫外、红外和高效液相等色谱方法也引入了中药质量标准之中，但是这些分析方法的应用也具有其局限性，中药是一个多组分的复杂体系，现行的用 1～2 种化学成分表征中药质量的质控方法，不能体现中医药学的整体理念和思维体系，同时也无法表征中药制剂的物质基础和化学成分群的整体性和复杂性，因而，也无法使产品质量得到有效的控制，生产出来的产品质量不稳定，不具有稳定的疗效。由于质量标准的落后，药材市场上会出现用相似成分与相似结构的药材来替代正品药材以及一些不法厂家会通过添加被检控成分冒充品质优良药品的现象，例如用水半夏替代旱半夏、用东贝替代川贝或是在六味地黄制剂中添加山楂来提高熊果酸的含量等。

因此，如何在现行的中药质量标准基础上与时俱进，增加现代核心技术是我们的重要任务。制订有益于促进中药达到优质、高效、安全、稳定和可控的标准，达到"三效"（高效、速效和长效）、"三小"（剂量小、毒性小和不良反应小）和"三便"（服用方便、携带方便和储存方便）的要求，从而实现真正的中药现代化。因此，建立科学、合理和可行的中药质量控制体系对中药事业的发展具有重要意义，中药质量控制研究也已经成为中药标准化、现代化和国际化的关键。

（二）中药指纹图谱

中药指纹图谱是中药材经适当处理后，采用一定的分析手段和仪器检测得到的，能够显示该中药及其制剂中的各种组分群体特性的共有峰的图谱，它可以评判中药材的真伪与优劣，也可以判断中成药的质量及制备工艺的合理性。与单一成分作为控制指标的质量方法相比，指纹图谱具有全面性，可以很好地适应目前中药有效成分大多不明确这一特点。

指纹图谱技术自 20 世纪 70 年代出现发展至今，已由最初的研究阶段进入到实际应用阶段，并从总体上对中药的质量控制起到了推动作用。中药指纹图谱由于能够从整体上来表征中药的内在特征，目前已成为国际上公认的控制天然药物质量的有效手段，为实现中药走向世界提供了有利的质量保证。现按指纹图谱在中药质量评价中的不同应用进行分类介绍：

1. 中药化学指纹图谱　中药化学指纹图谱通过药材中各色谱峰的峰面积或峰高比值来确定样品中化学成分的相对量，并结合数理统计方法通过相似度的比较来评价中药材或制剂质量的优劣。它能比较全面地反映中药中所含化学成分的种类与数量，尤其是在现阶段有效成分大部分没有明确的情况下，能较全面地反映中药内在质量。化学指纹图谱包括光谱、色谱和其他分析方法建立的用以表征中药化学成分的特征的指纹图谱。

（1）色谱指纹图谱

1）薄层指纹图谱：薄层色谱操作简单、快速，展开剂组成灵活、多样，色谱分离后，斑点的检测可以有多种，且简单、方便，提供的图像色彩斑斓、易于辨认，在中药鉴定中的应用频率最高，适合原药材的指纹图像分析。

2）气相色谱（GC）指纹图谱：气相色谱法具有高效、高灵敏度、样品用量少且分析速度快的特点，主要用于研究含挥发性组分的药材和制剂，尤其是全二维气相色谱法（GC×GC）对具有挥发成分的中药的鉴定尤为适宜。

3）高效液相色谱（HPLC）指纹图谱：高效液相色谱（HPLC）是一种具有高灵敏度、高选择性且高效、快速的分离分析技术，药典鉴别项下越来越多使用此法。它给出的是高分辨率的轮廓图谱，重现性好、操作相对容易，而且相比于 TLC 色谱是封闭系统色谱，在线操作外界影响因素小、色谱稳定性好，在线检测设备可选择性大，适合指纹图谱的实验研究和应用。

4）高效毛细管电泳色谱（HPCE）指纹图谱：HPCE 是一种新型的分离分析技术，具有分离效率高、分析速度快、分离模式多、所需样品少、应用范围广和自动化程度高的特点，目前正广泛应用于天然药物研究，是近几年来发展较快的中药指纹图谱研究方法之一。

（2）光谱指纹图谱：中药光谱指纹图谱包括紫外光谱（UV）、荧光光谱和红外（IR）、拉曼（Raman）光谱。不同中药材所含物质基础不同，相应的光谱性质也会有差别。紫外光谱（UV）其紫外吸收的特征性差异在一定程度上反映了中药化学成分的差异，常可用于真伪品的鉴别，但由于其对混合物的鉴别专属性较差，分辨率低，相对于其他方法应用较少。红外光谱（IR）是由分子的振动-转动能级跃迁产生的光谱，具有高度的特征性。而近红外光谱（NIR）法在中药质量控制方面有较好的应用前景，它能利用样品的 NIR 信息，采用化学计量学方法分析处理实验数据，达到对样品进行定性、定量分析的目的。

 ## 知识链接

中药化学指纹图谱的研究，如颜玉贞等用经过优化的溶剂系统在双槽展开箱中用硅胶薄层板作两次展开，对黄连所含原小檗碱型生物碱进行薄层色谱分离，在控制条件下得到商品黄连样品的薄层色谱中可检出包括微量生物碱在内的 9～11 个斑点，其荧光及紫外扫描轮廓图可作黄连药材的指纹图谱。

刘玉磊等采用中药 GC 色谱指纹图谱在线专家系统推荐的方法进行预实验和优化，以建立的细辛挥发油 GC 指纹图谱分析方法，对 14 批样品进行测定，确立了 50 个共有峰。根据聚类分析和相似度分析结果，将细辛药材分为推荐药材与非推荐药材。可见，在线专家系统指导下建立的细辛挥发油指纹图谱分析方法方便、快捷，准确、可靠，为科学评价细辛药材质量提供了依据。

对单味中药的高效液相指纹图谱的研究，不仅在基础理论上为药材质量的评价做了大量而有效的工作，而且也为指纹图谱理论在应用领域中的开展提供了简便、易行的方法。李磊等在对丹参水溶性成分 HPLC 法研究过程中，发现正品丹参共有 18 个共有峰，与其他鼠尾草属植物的指纹图谱存在较大差异，并且采用归一化数药法处理 HPLC 指纹图谱得到不同类别丹参的典型指纹条形码图。该条形码图简单、明了，能直观、快捷地对不同等级和质量的丹参作出评价，对不同来源及真伪丹参作出准确鉴别。

宋贤丽等利用 HPCE 法鉴别了 6 种决明属的药用植物种子，对水溶性成分进行指纹特征的鉴别分析，为鉴定这 6 种决明属药用植物种子建立了指纹图谱分析方法。

孙素琴等根据混合物红外光谱宏观指纹特征，建立了中药材"红外光谱三级鉴别法"，利用红外光谱、二阶导数红外光谱和二维相关红外光谱增强药材光谱特征，根据叠加峰进行成分解析，借助化学计量学统计方法进行鉴定识别。该方法不仅可以准确鉴定不同的中药材（不同来源和正伪品），还能实现不同生长环境、采收时间和加工处理药材的鉴定。

2. 中药谱效关系指纹图谱 中药谱效关系指纹图谱是在中药化学指纹图谱、药效物质成分鉴定和中药药效活性测定的基础上，充分利用现代化学与生物信息学研究的成果，开展指纹图谱信息与药效活性信息的相关性研究，以实现中药化学指纹图谱向中药药效组分指纹图谱的转化，其核心任务是研究特征化学成分与生物活性相关的量效关系。中药谱效关系的研究弥补了目前以化学指纹图谱控制中药质量时与药效脱钩的不足，可为中药质量控制提供更为科学有效的数据。

3. 中药代谢指纹图谱 药物进入人体后会经过一系列的生物转化过程，在体内真正起效的成分可能是原型化合物也可能是其代谢产物，因此，中药代谢指纹图谱的研究越来越受到重视。代谢指纹图谱反映的是机体状况的分子集合与其功能之间的关系，其整体反应性特点与中医药治疗疾病的观念相吻合。应用代谢指纹图谱寻找中药效应成分的基本思路是运用 LC-MS、LC-NMR 等技术，比较药物提取物化学指纹图谱与生物体液代谢指纹图谱（如血液、尿液等），发现代谢产物（内源性和外源性）与原型成分，通过代谢产物与原型成分组和量的经时变化，借助于化学计量学和多元统计分析等手段，找出与疗效相关的生物标示物（组），鉴定其结构，找出其在中药提取物中的关联成分（群），该成分（群）即为中药特定的效应成分。目前，色谱-质谱（MS）联用技术已广泛应用于中药化学成分分析、中药质量控制、中药代谢研究以及中药药动学研究中，其中液相色谱质谱联用技术由于其具有快速、微量、专属和准确的特点，加上能够快速获得化合物的大量结构信息，已逐渐成为分析和鉴定代谢物最有效的方法之一。

4. 中药生物指纹图谱 中药生物指纹图谱是利用基因组学和蛋白质组学技术研究药材基因型特征和中药作用于特定生物细胞后引起基因和蛋白质表达的变化规律和作用机制，从分子水平上揭示中药与生物细胞作用后的基因与蛋白质表达特征。主要包括中药基因组学指纹图谱、中药蛋白质组学指纹图谱和中药材 DNA 指纹图谱。此外，还包括反映药材内部组织构造、细胞形状的中药显微图谱，即生物物理图谱。

DNA 指纹图谱多运用聚合酶链反应（PCR）从不同生物样品中人工合成 DNA 片断，这种 DNA 片断大小、数目因不同生物而异，因而称之为 DNA 指纹图谱。由于 DNA 分子标记技术直接分析的是生物遗传因子而非表现型，所以结果可不受环境因素、样品状态和材料来源等外界条件的影响，是中药品种鉴定中极为可靠的手段。

（三）现阶段中药质量控制方法

1. 建立中药材种植基地，规范中药材生产 2002 年，我国出台了《中药材生产质量管理规范》（GAP），严格规定了中药种植、采收、包装和运输等环节的质量要求。中药材生产环节的质量控制是整个中药质量控制体系的基础，我国将逐步要求中药生产企业使用按照 GAP 要求生产的质量稳定的原料药材，把中药材生产视为中药饮片、中成药生产的"第一车间"，从根本上保证使用质量稳定、均一的药材。

2. 建立符合 GMP 标准的中药饮片和中药制药企业 中药生产过程是一个复杂过程，GMP 健全了中药企业的组织机构，加强了员工的培训，建立了健全、有效的文件管理体系，规范了质量管理程序及制度，保证对生产全过程的质量控制，建立了完整的验证管理体系，最大限度地降低了人为的差错，合理调配资源，使生产的关键环节得到有效保证。严格实施中药生产企业的 GMP 规范，为中药生产现代化、国际化提供了机遇。

（四）中药质量控制新技术

中药指纹图谱的方法虽然很多，但色谱法仍为最主要的方法，尤其是 TLC、HPLC 和 GC 等色谱技术已成为中药分析中常规的分析手段，现在简要介绍一下近年来的新技术。

1. 近红外光谱 近红外光谱是一种快速、无损的新型检测技术，具有分析过程简单；近红外区内光散射效应及穿透深度大，可以不破坏样品而直接测定；分析过程的投资及操作费用低；测定速度极快等特点。

2. DNA 指纹图谱 随着分子生物学和基因组学的发展，DNA 分析技术在中药分类、鉴别和资源利用等方面的应用是目前最令人鼓舞的进展之一。提取生物的总 DNA 后，经酶切、电泳，用标记的 DNA 探针杂交和放射自显影后，根据指纹图谱的特异性可断定药材的真伪。

另外，还有高分辨气相色谱法、顶空气相色谱法、高效毛细管电泳法、超临界流体色谱法和色谱联用技术等。

三、药品质量控制的新理论与新方法

1. 毛细管气相色谱分析法　毛细管气相色谱法是 Golay 于 1957 年提出的，至今已有 50 余年的历史，经 30 年来，毛细管柱材料由金属改变为玻璃，熔融石英开管柱于 1979 年问世，更是气相色谱的一大突破，解决了管壁对分析的干扰，提高了操作技术的可靠性。毛细管柱与填充柱的主要区别在于毛细管柱一般是不装填充剂的空心柱，又称开管柱，固定液是涂渍或固定化在柱管内壁上的。这种开管柱具有分离效能高、分析速度快和样品用量少等优点。填充柱的内径通常选择 0.1～0.5mm 的玻璃管或石英管，包括开管毛细管柱和填充毛细管柱两种。壁处理毛细管柱方式包括：载体涂层毛细管柱和氯化氢气腐蚀处理的玻璃毛细管柱。采用该方法可以使柱表面积增加，固定液吸附牢固，最大允许进样量和柱效都比较高。

2. 手性药物的液相色谱分析法　对映体化合物之间除了对偏振光的偏转方向恰好相反外，其理化性质是完全相同的，因而难于分离。1950 年 Dalaliesh 采用纸色谱拆分了手性药物芳族氨基酸，由此提出 3 点相互作用的理论概念。在其后的 20 年中，用该法分离其他 DL-氨基酸取得了极大成功。这就是在对映体拆分理论中颇为流行的"三点手性识别模式"。Dalaliesh 认为至少要有 3 个作用力，其中一个要有立体选择性，可以是吸引的，也可以是排斥的。手性 HPLC 拆分法通常分为直接法和间接法两大类，对映体混合物以手性试剂柱前衍生，形成一非对映异构体对，然后以常规固定相分离，称为间接法，也称手性衍生化法；未作上述处理，使用手性流动相或手性固定相拆分者即是直接法。

(1) 手性衍生化法（CDR）原理：对映异构体与手性试剂反应（醇类与手性酸或酰氯酯化、胺或氨基酸与手性异硫氰酸酯类或硫脲反应），产物为非对映异构体（diastereoisomer, DSTM）对，可实现分离，如图 7-1 所示。

$$(R)\text{-SE}+\begin{cases}(R)\text{-SA}\longrightarrow(R)\text{-SE-}(R)\text{-SA}\\(S)\text{-SA}\longrightarrow(R)\text{-SE-}(S)\text{-SA}\end{cases}$$

图 7-1　手性衍生化法（CDR）原理示意图
注：SE 为光活性试剂，也称"选择器"；SA 为手性溶质，也称"选择靶"

当前 CDR 衍生化剂已达数十种，其在药学方面应用十分广泛，尤其是生物样品中药物对映体分离和测定的常用方法。此类反应一般要求：溶质分子至少须有 1 个官能团供衍生（多为—NH₂、—OH 或—COOH）；光活性试剂（SE）必须是手性高纯度；反应条件必须温和简便，在 SE 或 SA 的手性中心无消旋化发生，反应必须完全；产物的立体构型及其极性宜于色谱分离。

(2) 手性固定相法原理：手性固定相直接与对映体消旋物相互作用，不同的对映体复合物在色谱柱内保留时间不同，从而达到分离。常用的手性添加剂如环糊精，手性固定相被拆分物能进入环糊精的洞穴（包埋），形成包络物；被拆分的分子的疏水部分体积和极性与洞穴大小相适应，紧密进入洞穴，形成包埋复合物；能紧密进入洞穴的异构体保留时间长，反之则短，可实现异构体分离，如图 7-2 所示。

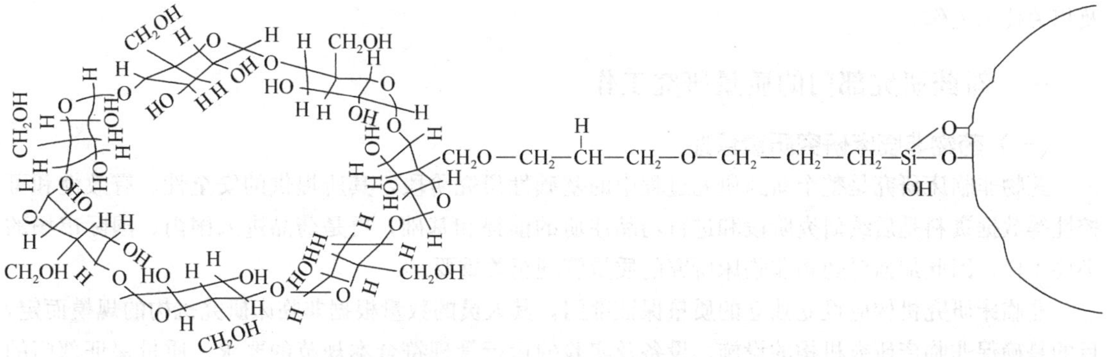

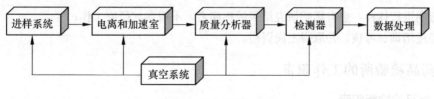

图7-2　手性固定相法原理示意图

（3）手性流动相拆分法原理：将手性试剂添加到流动相中，与药物消旋体中各对映体结合，利用其稳定常数不同以及结合物分配的差异，实现对映体的分离；不需对样品进行衍生化，固定相可采用普通的非手性，加入流动相中的手性添加物可变范围较宽。

3. 近红外分光光度法　在新药的研制过程中，尤其是原料药的结构确证必须对其紫外光谱、红外光谱、质谱、磁共振谱以及X射线粉末衍射图谱的数据进行综合解析后确定。而近红外分光光度法是一种用于鉴定有机物质十分有用的技术，该技术的主要特点有：可获得一系列物理性质的信息、样品无须预处理、分析速度快、灵敏度高、应用范围广以及便于在线分析和控制等。

4. 质谱法　质谱法是把带电荷的分子或经一定方式裂解形成的碎片离子按照质荷比（m/z）大小排列而成的图谱。是物质的固有特性之一，不同的物质除一些异构体外，均有不同的质谱，利用这一特性可进行定性分析；质谱峰的强度与其代表的物质的含量成正比，据此可进行定量分析。其特点为：高的灵敏度和专属性，可以测定相对分子质量；确定化合物的分子式，可用于推断化合物结构。

质谱仪一般由6部分组成：真空系统用来控制质谱仪不同组件的真空状态；进样系统是根据电离方式的不同，将供试品送入离子源的适当部位；离子源使供试品分子电离，并使生成的离子汇聚成有一定能量和几何形状的离子束；质量分析器是利用电磁场的作用将来自离子源的离子束中不同质荷比的离子按空间位置、时间先后或运动轨道稳定与否等形式进行分离；检测器用于接收、检测和记录被分离后的离子信号；数据处理系统实现计算机系统对整个仪器的控制，并进行数据采集和处理，如图7-3所示。

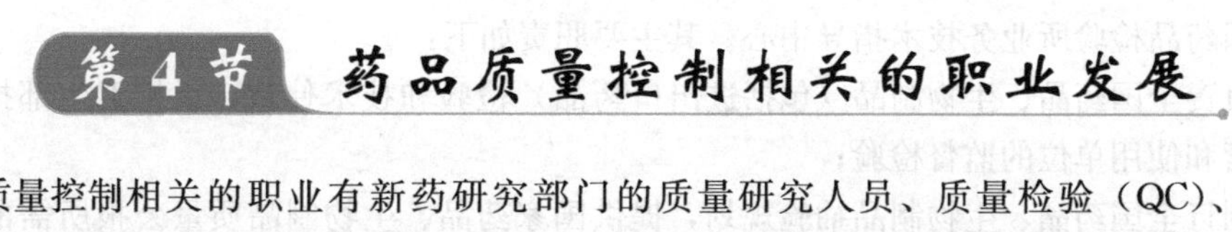

```
进样系统 → 电离和加速室 → 质量分析器 → 检测器 → 数据处理
                              ↑
                          真空系统
```

图7-3　质谱仪基本组成

第4节　药品质量控制相关的职业发展

药品质量控制相关的职业有新药研究部门的质量研究人员、质量检验（QC）、质量管理（QA）、国家及各地方药监部门的质量监督员、国家及各地药检部门的质检员和药品生产质量控制及相关技术工作。

一、新药研究部门的质量研究工作

(一) 药物非临床研究质量管理

药物非临床研究是整个新药研究过程中的基础性研究阶段,其所提供的安全性、有效性和可控性等数据资料是后续研究阶段和进行药品注册的前提和基础,更是药品进入国内、国际市场的必要手段,因此加强对药物非临床研究的质量管理至关重要。

非临床研究机构应设立独立的质量保证部门,其人员的数量根据非临床研究机构的规模而定,目的是确保非临床研究机构的设施、设备及实验的运行管理符合本规范的要求。质量保证部门的职责为:

(1) 保存非临床研究机构的主计划表、实验方案和总结报告的副本;

(2) 根据本规范的要求,审核实验方案、实验记录和总结报告;

(3) 对每项研究实施检查和监督,并根据其内容和持续时间制定审查和检查计划;详细记录检查的内容、存在的问题和采取的措施等,并在记录上签名,保存备查;

(4) 定期检查动物饲养设施、实验仪器和档案管理;

(5) 及时向机构负责人和专题负责人报告检查发现的问题,提出解决问题的建议,并写出检查报告;

(6) 参与标准操作规程的制订,保存标准操作规程的副本。

(二) 人员要求

非临床安全性评价研究机构应建立完善的组织管理体系,配备机构负责人、质量保证部门负责人和相应的工作人员。非临床安全性评价研究机构的人员,应符合下列要求:

(1) 具备严谨的科学作风和良好的职业道德以及相应的学历,经过专业培训,具备所承担的研究工作需要的知识结构、工作经验和业务能力;

(2) 熟悉本规范的基本内容,严格履行各自职责,熟练掌握并严格执行与所承担工作有关的标准操作规程;

(3) 及时、准确和清楚地进行试验观察记录,对实验中发生的可能影响实验结果的任何情况应及时向专题负责人书面报告;

(4) 根据工作岗位的需要着装,遵守健康检查制度,确保供试品、对照品和实验系统不受污染;

(5) 定期进行体检,患有影响研究结果的疾病者,不得参加研究工作;

(6) 经过培训、考核,并取得上岗资格。

二、药品检验所的工作职责

(一) 药品检验所职责

1. 中国药品食品检定所主要职责 中国药品食品检定所是全国药品检验的最高技术仲裁机构,是全国药品检验所业务技术指导中心。其主要职责如下:

(1) 负责全国药品、生物制品(包括进出口药品)检验和技术仲裁,承担卫生部指定的药品生产、经营和使用单位的监督检验;

(2) 制订全国药品、生物制品抽验规划,提供国家药品、生物制品质量公报所需的技术数据和质量分析报告;

（3）承担国家药品、生物制品标准的技术审核、修订或起草工作，审定执行标准所需专用仪器，承担一类新药和新生物制品初审及其他各类新药的有关技术复核及药品、生物制品的质量认证工作；

（4）负责药品、生物制品检验用标准物质，包括国家标准品、对照品、特殊试剂、药材标本、检定用菌和毒种等的研制和供应；

（5）开展药品及生物制品检验方法、质量及质量标准、标准品及对照品和安全性及有效性评价等有关方面的科研工作，组织、制订和实施全国药品检验科研发展规划；

（6）指导全国药品检验所及生物制品研究所检定处的业务技术工作，协助解决技术疑难问题，培训技术和管理人员；

（7）负责省、自治区和直辖市药品检验所实验室的认证工作及业务管理的标准化、规范化和科学化工作；

（8）综合上报和反馈药品质量情报信息；

（9）承担卫生部交办的有关药品监督任务。

2. 省、自治区和直辖市药品检验所的主要职责

（1）负责本辖区的药品生产、经营和使用单位的药品检验和技术仲裁；

（2）草拟本辖区药品抽验计划，承担抽验计划分工的抽验任务，提供本辖区药品质量公报所需的技术数据和质量分析报告；

（3）负责地方药品标准的审订、修订，承担部分国家药品标准的起草、修订任务及二至五类新药技术初审、药品新产品及医院新制剂审批的有关技术复核工作；

（4）承担药品质量的认证工作；

（5）负责药品检验用地方标准品、对照品的制备和供应，承担部分国家标准品、对照品的原料初选和中国药品生物制品检定所委托的协作标定工作；

（6）开展药品检验、药品质量等有关方面的科研工作，参与全国性有关药品检验的科研协作；

（7）指导本辖区药品检验所及药品生产、经营和使用单位质量检验机构的业务技术工作，协助解决技术疑难问题，培训有关的技术和管理人员；

（8）综合上报和反馈药品质量情报信息；

（9）执行卫生行政部门交办的有关药品监督任务。

3. 市（地）、自治州和盟药品检验所的主要职责

（1）负责本辖区的药品检验和技术仲裁；

（2）草拟本辖区药品抽验计划，承担核定的抽验任务，提供本辖区药品质量公报所需的技术数据和质量分析报告；

（3）承担药品标准的拟订、修订和药品新产品、医院新制剂的有关质量技术复核工作；

（4）开展药品检验、药品质量等有关方面的科研工作；

（5）指导本辖区内药品检验所及药品生产、经营和使用单位质量检验机构的业务技术工作，协助解决技术疑难问题，培训有关的技术和管理人员；

（6）综合上报和反馈药品质量情报信息；

（7）执行卫生行政部门交办的有关药品监督任务。

4. 县、市和旗药品检验所的主要职责

（1）承担本辖区药品质量监督检查；

（2）承担本辖区药品质量监督检查人员及药品生产、经营和使用部门药品管理业务技术人员

的培训；

（3）综合、上报和反馈药品质量情报信息；

（4）具备实验室条件的，可开展药品检验，以辅助监督工作的进行。

（二）药检所检验人员要求

对药检所检验人员要求如下：

（1）药品检验所所长应能有效地领导全所工作，对药品检验结果负全面责任；主管业务的副所长，应具有大专以上药学学历或相关学历和10年以上药检工作经验，具有副主任药师以上专业技术职称，对业务技术有综合处理和管理能力。

（2）技术科室主任应具有大专以上学历，正主任应具有副主任药师以上技术职称、相应专业理论水平和5年以上药检工作经验，能有效地组织、指导和开展本科室业务工作，对药品检验中有关问题能作出正确判断和处理，并对检验结果负责。

（3）实验室检验人员应具有相应的专业学历，并经过至少1年专业技术培训实践，经岗位考核、所长批准后方可从事药品检验。非专业技术人员、无专业技术职称者，不得从事药品检验技术工作。

（4）药品检验所应制订技术人员培训和业务进修规划，通过多种渠道、多种形式，实施对各级人员的培训和考核，注重对业务技术骨干和学科带头人的培养。技术人员的考核、晋升，应严格按有关规定执行，并应制订年度培训计划，确定培训对象与培训内容，要有考核记录。

（5）药品检验所应执行国家规定的人员编制标准，充实业务技术人员和管理人员，其中与药学有关的人员应不少于60%，从事药品检验的实验室人员应不少于总人数的50%，行政、后勤人员不得超过总人数的20%。

（6）药检工作人员必须认真执行《中华人民共和国药品管理法》，遵守有关法律、法规。

（7）药检工作人员不得从事可能影响药品监督检验公正性的工作或行为。

（8）实验室工作人员应定期进行健康检查，并有记录；在发现人员患有对实验室工作有不利影响的疾病时，则应暂停其工作或调离。

三、制药企业质量控制部门的工作职责

现代制药企业中，在质量控制这一领域主要有质量控制员（quality control，QC）、质量管理员（quality assurance，QA）。以下是这两个职位的简要介绍，详细介绍见本书第9章相关内容。

（一）质量控制员

1. 质量控制员　QC是对产品的质量检验，发现质量问题后的分析、改善和不合格品控制相关人员的总称。一般包括来料检验（incoming quality control，IQC）、制程检验（in-process quality control，IPQC）、成品检验（final quality control，FQC）和出货检验（out-going quality control，OQC），也有的公司将整个质控部全部都称之为QC。QC所关注的是产品，而非系统（体系），这是它与QA主要的差异。

2. QC的职责　①参与维护、监督质量体系的运行、组织和管理内部质量审核工作；②监控项目现场检验工作的具体实施情况，包括人员组织、技术实施、质量、进度、安全和成品保护等；③及时上报批量质量问题，及时传递不合格信息；④为纠正质量问题，有权停止现场的生产；⑤检验工具的管理，清单的维护；⑥每日上班召集组员进行交班工作和工作安排，进行短暂的教育；⑦QC或生产部门反映品质不良时，到现场进行确认，并作出初步的指导；⑧如有新材料进来，追踪新材料的厂家是否是合格分包商；⑨每日定期抽查组员填写的报表是否真实（每3～4小

时 1 次）；⑩如有新产品生产，跟踪其品质情况，并汇总给 QE。

3. QC 的人员要求　①大专以上学历，药学及相关专业；②熟悉检验仪器的使用和维护；③熟悉药品的理化检验和微生物检测；④熟练配制各种试剂；⑤熟悉药品 GMP。

（二）质量管理员

1. 质量管理员　QA 是通过建立和维持质量管理体系来确保产品质量没有问题的专业技术人员，一般包括体系工程师、供应商质量工程师（supplier quality engineer，SQE）、客户技术服务人员（CTS）以及计量器具的校验和管理等方面的人员。QA 不仅要知道问题出在哪里，还要知道这些问题的解决方案如何制订，今后该如何预防，而 QC 只是知道有问题就去控制，但不一定要知道为什么要这样去控制。

2. QA 的职责　①监控工艺状态，对工艺参数的改变对产品的影响进行认定，并论证设定的合理性；②根据公司整体质量状况组织质量控制方案，监控产品全程质量监控；③定期评估工艺或控制方案；④制订产品质量检验标准；⑤工艺流程、控制计划和工程变更通知单的接受；⑥制订新产品质量管理计划，并监控实施，使新产品质量水平达到预定目标；⑦配合技术部门进行新产品试制及质量控制；⑧处理客户反馈，依据反馈改善质量控制；⑨总结产品质量问题并推动相关部门及时解决；⑩协助上级分析、处理和解决客户质量问题，满足内、外部客户的质量需求，不断提高产品质量满意度。

总之，QC 主要是以事后的质量检验类活动为主，期望发现并选出错误；QA 主要是事先的质量保证类活动，以预防为主，期望降低错误的发生几率。

3. QA 的人员要求　①大专以上学历，药学及相关专业；②熟悉药品生产工艺流程和现场生产管理；③熟悉药品法律法规；④熟悉药品 GMP；⑤工作认真、踏实。

QC 和 QA 的主要区别：前者是保证产品质量符合规定，后者是建立体系并确保体系按要求运作，以提供内、外部的信任。QC 和 QA 的相同点：即 QC 和 QA 都要进行验证，如 QC 按标准检测产品，就是验证产品是否符合规定要求；QA 进行内审，就是验证体系运作是否符合标准要求。

药品生产企业、经营企业是药品质量控制的责任主体，只有企业自觉把好药品质量关，国家药监部门加强质量控制监管力度，建立、健全完善的质量控制制度，才能推进我国药品质量规范化的进程，才能使老百姓真正吃到"放心药"。

第 5 节　药品质量控制相关的主要学科

一、药物分析学

（一）药物分析学科的性质

药物分析是一门研究和发展药品全面质量控制的方法学科，是药学科学领域中一个重要的组成部分。它主要运用化学、物理化学或生物化学的方法和技术研究化学结构已经明确的合成药物或天然药物及其制剂的质量控制方法，也研究中药制剂和生化药物及其制剂有代表性的质量控制方法。

药物从研制开始，质量研究或分析方法就成为研究工作的"眼睛"和"标尺"，通过对特定指标的检测，判断合成工艺、制剂处方及制剂工艺的优劣，为化学药品合成，中药或天然药物的提取、分离和纯化，制剂处方筛选以及制剂工艺优化等工艺研究提供技术资料与依据。药物的结构和组成确定之后，需要建立一套衡量质量的"标尺"，即药品质量标准，来判断药物的真实性、有效性、均一性、安全性、纯度和有效成分的含量。在药品生产过程中需要与生产部门密切合作，用药物分析方法对原料、辅料、中间体和制剂进行严格的质量控制以保证最终产品的质量，并且在此基础上追踪和确定影响质量的各种因素，优化工艺条件，促进生产和提高质量。在贮存和供应环节需要与药品经营部门密切合作，用药物分析的方法考察质量变化，用合理的贮存条件来保持药品质量。在药品使用环节需要与临床密切合作，监测药物和药物代谢产物在体内的变化规律，确保药物使用科学、合理。

（二）药物分析的任务

对于药品，我们首先要确定药品的真伪，排除假药的可能性之后，就要知道其纯度如何、有效成分的含量是否符合质量标准要求。药物分析的主要任务之一就是回答这些问题，药品的性状、鉴别、检查和含量测定等构成了药品质量的主要评价内容。摆在药物分析学科和药物分析工作者面前的迫切任务，不仅是静态的常规检验，而是要运用现代分析的方法和技术，深入到工艺流程、反应历程、生物体内代谢过程和综合评价的动态分析监控中。尤其是仪器分析和计算机技术的迅速发展，促进了将一种分离手段和一种鉴定方法结合组成的多种联用分析技术的诞生，集分离与分析于一体，提高了方法的灵敏度、准确度以及对复杂未知物的分辨能力，从而要求药物分析工作者应及时掌握新方法、新技术，不断学习，不断探索，适时选用各种分析方法与技术，促使药物质量研究达到新水平。

（三）体内药物分析

体内药物分析是一门研究生物机体中药物及其代谢物分析方法的学科，它既是药物分析的分支，又是现代药学的创新、延伸和发展。药物进入体内后，经过吸收、分布、代谢和排泄等过程，其在体内存在的状态将发生变化，体内药物分析就是为研究体内药物存在状态变化规律提供方法的学科。

从药物的研究、生产到临床使用等环节，体内药物分析对正确评价药物的安全性和有效性都具有重要意义。

1. 体内药物分析的对象和任务

（1）对象：体内药物分析的对象是人体或动物体的血液、尿液、唾液和组织等中的药物及其代谢物。

血浆和血清是体内药物分析最常用的样本，其中选用最多的是血浆。尿药测定主要用于药物剂量回收研究、药物尿清除率和生物利用度的研究，还可以根据药物剂量回收预测药物代谢过程。在治疗药物监测（therapeutic drug monitoring，TDM）中有时可用唾液作为样品，对组织样品中药物及其代谢物的分析检测，可以了解药物的体内分布特征，揭示药物效应靶点或靶部位。毛发样品可以用于体内微量元素含量测定，可用于用药史的估计、临床用药物和非法滥用药物的区别以及毒性药物的检测。

（2）任务：体内药物分析的任务主要是进行分析方法学研究，为药物体内研究提供数据，为临床治疗药物监测提供准确的血药浓度检测值，并对其进行具体分析和合理解释。体内药物分析也进行内源活性物质的测定和研究，对毒品和滥用药物进行检测。

2. 体内药物分析的特点

（1）干扰成分多且不明确：体内药物分析的对象是生物样品，组成复杂，干扰物质多；

（2）药物的存在状态复杂：体内药物不但有母体药物，还有代谢产物，且二者常常与蛋白质结合；

（3）药物浓度低：体内药物常常是微量的，必须先经过预处理，使之纯化、富集，以适应测定方法所要求的灵敏度；

（4）样品量较小且不易重复获得：体内样品不可能大量采集，有的样品具有"一过性"，即只可能获得1次。

3. 体内药物分析的方法 由于体内药物分析具有上述特点，所以一般要求分析方法具有灵敏度高、选择性好的特点。在选择和建立分析方法时，应了解药物在生物体内的存在状况、药动学参数。

体内药物分析方法的设计受多种因素影响，生物样品中药物浓度是决定检测方法的首要因素；分析测定的目的和要求不同，方法选择结果就可能不同。例如，在药动学研究中常常需同时测定原形药物和代谢产物，并要求方法具有较宽的线性范围、较高的灵敏度和准确度以及较高的分离能力。在选择分析方法上，不必强调方法的简便、快速，而是要考虑整个测定范围内样品浓度变化较大这一因素，大多采用色谱或者色谱-光谱在线联用技术，如 HPLC，LC-MS 等。在治疗药物监测中，通常为有效治疗浓度范围，所以在分析方法上尽量简便、易行，以适用于长期、批量样品的测定。在中毒患者的临床抢救中，通常药物浓度极高，不必强调方法的灵敏度，而应特别强调方法的特异性和分析速度，如 GC、GC-MS 等。

二、分析化学

1. 分析化学学科的性质 分析化学是研究物质的组成、含量、结构和形态等化学信息的分析方法及理论的一门科学，是化学的一个重要分支。

2. 分析化学的任务 分析化学的主要任务是鉴定物质的化学组成（元素、离子、官能团或化合物）、测定物质的有关组分的含量以及确定物质的结构（化学结构、晶体结构和空间分布）和存在形态（价态、配位态和结晶态）及其与物质性质之间的关系等。

分析化学的主要任务是研究下列问题：

（1）确定物质的化学组成——定性分析；

（2）测量试样中各组分的相对含量——定量分析；

（3）表征物质的化学结构、形态和能态——结构分析、形态分析和能态分析；

（4）表征组成、含量、结构、形态和能态的动力学特征——动态分析。

研究对象从单质到复杂的混合物和高分子化合物，从无机物到有机物，从低相对分子质量到高相对分子质量；样品可以是气态、液态和固态；称样重量可以是 100g 以上，或是毫克以下，1931 年 E. 威森伯格提出的残渣测定，只取 10μg 样品，便属于超微量分析；所用仪器从试管直到高级仪器（附自动化设备并用电子计算机程序控制、记录和储存）。分析化学以化学基本理论和实验技术为基础，并吸收物理、生物、统计、电子计算机和自动化等方面的知识以充实本身的内容，从而解决科学、技术所提出的各种分析问题。

三、药剂学

（一）药剂学学科的性质

药剂学是研究药物配制理论、生产技术以及质量控制等内容的综合性应用技术学科，是药学专业的一门重要分支学科，是关于药物的一门科学，它涉及药品研发、制造、配制和贮存以及药品特征、纯度、成分和功效。

（二）药剂学的任务

药剂学的基本任务是研究将药物制成适宜的剂型，保证以质量优良的制剂满足医疗卫生工作的需要。现代药剂学有很大发展，还包括生物药剂学、分子药剂学和物理药剂学等。

从药物的研发过程来看，药剂学研究的是一个药品在被正式批准用于临床之前的最后阶段的一部分药学研究内容，因此药剂学处于药物研究工作的下游。在开始药物制剂研究之前，该药物的化学结构或有效部分都已得到确证，原料的一般理化性质研究和质量控制方法也已完成，药效学、药理学及毒理学等性质都已明确。如何将这些原料药制成适宜的剂型，以优质（安全、有效、质量可控和依从性好）的制剂应用于临床，发挥预防、治疗和诊断的作用是药剂学的基本任务。由于疾病有急有缓，因而对剂型的要求各不相同。如对急诊患者需药效迅速，宜采用注射剂、气雾剂等；有些药物在胃肠道不稳定，例如红霉素在胃酸中 5 分钟后只剩下 3.5% 的效价，硝酸甘油具有显著的肝脏首过效应，口服生物利用度只有 8%，因此这两种药物都不宜按普通的口服剂型服用，前者可制成肠溶片服用，后者可采用舌下给药；又有些药物制成液体制剂后由于水解而不稳定，因此宜采用固体制剂，如颗粒剂、片剂和注射用冻干粉针等；对于一些特殊病群的人，则剂型的设计要考虑患者的耐受性，例如老年和儿童对普通片剂吞咽困难，因此采用口腔速崩片效果比较好；有些患者难以保证按时服药（如阿尔茨海默患者），因此采用经皮给药系统比口服更能增加患者的依从性，1 次用药后能够长时间地缓慢释放药物。

总之，由于临床疾病、用药对象以及药物和制剂的多样性和特殊性，加之药用辅料的种类繁多，使得剂型的研制不像食品烹调那样具有更多的条理性，因此，在设计剂型时除了要满足医疗需要外，还必须从药物特点出发，综合药物的理化性质，制剂的稳定性、安全性和有效性，患者的依从性以及生产、质量控制、运输和贮存等各方面进行全面考虑。综合而言，药剂学的主要任务包括如下 5 个方面：

1. 研究药剂学的基本理论和生产技术　药剂学基本理论的研究对提高药物制剂的生产技术水平，制成安全、有效和稳定的制剂具有重要的意义。目前药剂学已形成了一些基础理论，如界面科学、粉体学理论、药物稳定性理论、药物压缩成型理论、固体制剂药物释放理论和药物体内代谢动力学模型理论等。这些理论来源于物理学、化学及生物学的一些基本理论，数十年来指导着药剂学的发展和进步。例如，用化学反应动力学的基本原理可以预测药物制剂的有效期；利用界面科学的基本理论指导和解决混悬液、乳状液和其他各种微粒制剂的稳定性现象；利用相变原理制备微球、微乳等药物新剂型等等。可见，药剂学基本理论的研究是一些剂型设计的基础，而药剂学技术是制剂成型的保障，它们对于剂型的改进和完善、新剂型和新制剂的开发以及提高药物制剂的产品质量都有重要的指导作用。

2. 新剂型的设计和开发　随着科学技术的发展和生活水平的提高，原有的剂型和制剂已不能完全满足人们的需要，普通的片剂、注射剂、丸剂和溶液剂等，已很难满足高效、长效、低毒、缓释、控释和定位释放的要求，因此，积极开发新剂型是药剂学的一个重要任务。基于生物药剂学、药动学和时辰药理学的原理，人们把剂型的设计视为药物的载体设计，即药物应用于临床所需的载体，实际上就是目前发展的药物传输系统（drug delivery system，DDS）。DDS 强调定时、定位和定量的概念，在时控、位控和量控的指导原则下进行制剂的处方设计和工艺学研究。目前，发展中的 DDS 有缓释、控释、靶向和自调式释药系统。这些新型给药系统表现出多方面的优点，如延长药物在体内的作用时间、增加药物作用的持久性、降低或减少血药浓度的峰谷现象、增加对病灶组织的选择性、提高药物的治疗指数、减少毒副作用以及增加患者的耐受性等等。此外，扩大原料药的制剂品种也是延长新药专利保护期的有效手段。我国药剂学的研究水平与发达国家相比差异较大，在新剂型的设计和开发方面更为突出。因此，积极开发新剂型和新制剂在我国药剂学研究中具有十分重要的地位。

3. 辅料、设备、工艺和技术的革新　辅料、制备技术和设备是构成一个理想剂型和优良制剂不可缺少的 3 大支柱，无论是速崩制剂、缓控释制剂，还是靶向制剂，首先必须选择理想的辅料，可以说，没有优质的辅料，就无法实现药剂学的发展任务，新剂型的开发更是离不开新辅料的产生。我国药典收载了不少药用辅料，但远不能适应新剂型的开发。国外已有上市的微球、脂质体的产品，但我国至今尚无药用级的相关辅料。此外，在产品的质量和性能方面远不如发达国家，如我国目前主要采用湿法制粒制备片剂，而国外多采用直接压片，其关键在于所用辅料的物性。

自 1969 年第 22 届世界卫生组织大会提出《药品生产质量管理规范》（GMP）以来，药品生产设备在高效的同时如何符合 GMP 的要求，已成为制剂机械设备发展的前提。为了获得对药品质量的更大保障和用药安全，制药机械和设备向一机多用、多机联动和高度自动控制的方向发展。改进和研制制药机械和设备不仅推进了新剂型的发展，而且可以提高生产效率，降低成本。

新辅料和新设备将带来新的工艺和新技术，例如采用挤出-滚圆机可集混合、挤压、过筛、切割、滚圆和干燥于一体，一步制得微丸；又如固体分散体技术、球形结晶技术和环糊精包合技术等都在提高制剂质量或制备新型制剂方面取得了成功。

4. 整理和开发中药现代制剂　中医中药有几千年历史，是我国的伟大文化宝库之一。开发中药现代制剂，不仅可以提高中药疗效，改善中药制剂质量，而且对提升我国中医药文化传统无疑具有重大意义。明代李时珍在《本草纲目》中共记载了 11 096 个偏方，涉及的剂型达 130 多种，然而，目前在我国沿用的剂型不到 30 种，绝大多数在继承中流失或遗漏。因此，我国的药剂工作人员今后在这方面均有不少工作可做，除了在中医药理论指导下继承、整理和发展中药的传统剂型，还应运用现代科学知识大力开发中药的新剂型，如上所述的中药缓释制剂和中药靶向制剂等。

5. 制剂设计理论的推广应用　一种良好的剂型设计必须有客观的科学基础，利用生物药剂学的原理，深入开展药物的吸收、分布、代谢和排泄等体内过程的研究，寻求指导制剂设计已是为人熟知的事实。在药剂学实验和剂型开发的阶段，如何逐步摆脱经验式的摸索方式，减少工作的盲目性，提高工作效率也是药剂学的研究任务之一。除了应用正交设计、均匀设计等数学方法外，采集专家经验，建立制剂设计专家系统，实现剂型和制剂处方设计的计算机人工智能化，建立人工神经网络系统是一个非常值得探索的工作。

四、药品质量控制相关的管理学课程与法规

《药品生产质量管理规范》（Good Manufacture Practice of Drugs，GMP）是药品生产和质量管理的基本准则，适用于药品制剂生产的全过程和原料药生产中影响成品质量的关键工序。GMP 只提出对药品生产全过程的控制要求，但并不规定其实施方法，是药品生产企业必须强制达到的最低标准。GMP 的推行不仅是药品生产企业对人们用药安全、有效高度负责精神的具体体现，也是企业和产品增强竞争力的重要保证，是与国际标准接轨、使医药产品进入国际市场的先决条件。因此可以说，实施 GMP 标准是药品生产企业生存和发展的基础，通过 GMP 认证是产品通向世界的准入证。

GMP 的基本点：要保证生产药品符合法定质量标准，保证药品质量的均一性；防止生产中药品的混批、混杂、污染和交叉污染。

GMP 的指导思想：一切药品的质量形成都是生产出来的，而不是单纯检验出来的。药品生产要控制生产全过程中所有影响药品质量的因素，用科学的方法保证质量，在保证所生产的药品符

合质量要求、不混批、不混杂、无污染且均匀一致的条件下进行生产，再经检验合格，这样的药品才属真正合格。监督实施 GMP 是药品监督管理工作的重要内容，是保证药品质量和用药安全、有效的可靠措施之一。

与药品质量控制的相关学科还包括许多法律法规，如《药品管理法》、《知识产权法》、《产品质量法》和《药品专利保护》等；另外一些技术性学科在质量控制中也是必须用到的，如药物物理常数测定技术、分析化学、光谱分析技术、色谱分析技术、制剂及制剂检查技术、生物学检测技术以及药品生产环境监测技术等。

短文阅读

Drug quality is one of the everlasting subjects of human beings. Pharmacopoeia, usually compiled by government, is official drug standards. Drugs must comply with the regulation of pharmacopoeia if they are collected in it. Generally, drug quality can not be directly sensed by our eyes. So a series of analytical methods have been established for the drug quality control. Testing medicine involves chemical, physical or biological methods, which are gravimetry, titrimetry, instrumental analysis and bio-analytical methods. In recent years, the development of traditional Chinese medicine (TCM) is more and more rapid. Fingerprint of traditional Chinese medicine is an effective method for the TCM's quality control.

Pharmaceutical process analysis is a system of designing, analyzing, and controlling manufacture of in-process materials and products, which has a most important link in quality control with drug assay. Pharmaceutical analysis has a close relationship with drug quality. It plays a very important role in drug research and development, production, storage, supplement and application. The major tasks of pharmaceutical analysis are to study, establish and supply the analytical methods to control the drugs' quality. The major procedure of pharmaceutical analysis includes sampling, identification, limit test, assay and results reporting. Biopharmaceutical analysis is a subject to establish and use analytical methods to investigate mass and concentration transformation after drugs come into body. All of the analytical methods and technologies make great contributions to the drug quality control.

参 考 文 献

杭太俊. 2011. 药物分析 [M]. 北京：人民卫生出版社.

李好枝. 2011. 体内药物分析 [M]. 北京：中国医药科技出版社.

刘静，周晓梅，祝与鸣，等. 中国药房. 中药质量控制方法研究进展 [J]. 2010，21 (3)：281-282.

柳文媛. 2008. 药物分析进展 [M]. 南京：江苏科学技术出版社.

邵建强. 2009. 中药指纹图谱的研究进展 [J]. 中草药，40 (6)：994-996.

杨世民. 2011. 药事管理 [M]. 北京：人民卫生出版社.

张建武，肖诗鹰，董国锋，等. 2010. 中国药品标准制度发展简史 [J]. 中国中药杂志，35 (6)：803-807.

邹华彬，袁久荣，袁洁，等. 2008. 中药质量控制技术方法的历史发展 [J]. 色谱，26 (2)：130-135.

第8章

药物的临床研究

学习要求

1. 掌握药物临床研究的意义；
2. 熟悉药物临床研究的基本要求与基本内容；
3. 了解药物临床研究在药学学科中的地位；
4. 了解药物临床研究在药学职业发展中的重要作用。

药品是与人的生命、健康密切相关的特殊商品，对人类社会的发展有着重大的作用。由于药品的特性，尤其是其与生命的关联性和作用的两重性，导致其安全性与有效性备受关注。在药品发现和研究开发早期，药学专业技术人员就利用现有的科学技术在实验室、实验动物等水平上，对每一个研究开发对象进行了严格的筛选和评价，通过临床前的药学研究、药理学研究和毒理学研究，初步证明了研究开发对象的安全性与有效性，但这些研究开发对象在应用于人体内时的安全性与有效性还必须通过临床研究来证实或检验。药品上市前对其进行临床研究，是全世界药学研究者共同遵守的准则。

药物临床研究包括新药临床研究和药品上市后再评价。其中，新药临床研究包括临床试验和生物等效性试验，这是新品种研发是否成功或是否能保证新品种的安全性与有效性的重要研究内容，成为药品研发的关键环节。在我国，新药临床研究必须经过国家食品药品监督管理局批准后方可开展、实施，且应该严格遵循《药物临床试验质量管理规范》的要求。药品上市后再评价是指根据医药学的最新学术水平，利用安全、有效、经济和适当的合理用药原则，对已批准上市的药品，在广泛人群中应用的情况作出进一步的科学评价，以加深我们对该药品的认识，探索该药品的合理应用方法。本章将重点介绍药物临床研究过程中，药学工作者所肩负的责任以及面临的挑战和发展的机遇。

第1节 新药临床研究的重要性与规范性

新药临床研究（clinical study）包括临床试验（clinical trial）和生物等效性试验（bioequivalence trial）。临床试验指任何在人体（患者或健康志愿者）进行药物的系统性研究，以证实或揭示试验药物的作用、不良反应和（或）试验药物的吸收、分布、代谢和排泄，目的是确定试验药物的疗效与安全性。生物等效性试验是以人为受试者评价两种或两种以上药物临床效应是否一致的临床研究，可以选择临床试验或临床药动学方法进行。以临床药动学方法进行的生物等效性试验又被称为生物利用度试验（bioavailability trial），生物利用度（bioavailability）指制剂中药物被吸

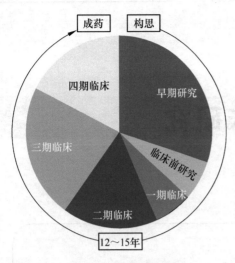

图 8-1 药品研发周期

收进入体循环的速度与程度。

一、新药临床研究的重要性

新药临床研究是新药研究开发的必经阶段，其研究资料和结果是药品监督管理部门进行新药审批的重要内容和关键依据。新药临床研究的重要性，是因为药物的最基本属性——安全性和有效性，最终都需要通过临床试验来检验。据统计，国外研发一个创新药物，从基础研究开始直到最终上市销售，一般需要 10 年以上的时间，平均开发费用约为 10 亿美元，而临床研究就占据了其中所消耗费用及时间的 70％以上，可见新药临床研究在整个药物研发链条上的重要性。

此外，药物非临床研究中所选择的实验动物与人在生物学特性上的差异也决定了临床研究的必要性。一方面，药物的疗效极可能因受试对象种属的不同而呈现出差异，如雌激素能终止大鼠和小鼠的早期妊娠，但并不能终止人的妊娠；吗啡对家犬、兔、猴和人的主要作用是中枢抑制，而在小鼠和猫则是表现出中枢兴奋的作用；苯胺及其衍生物对犬、猫、豚鼠和人产生相似的血红蛋白变性等病理变化，而在大鼠、小鼠等啮齿类动物体内则完全不发生此类反应；另一方面，同一药物在动物体和人体的不良反应亦很可能不同。Zbindin G. 等将药物的不良反应分成 16 大类，一般动物毒性实验可发现 5 类不良反应，扩大考察指标的毒性实验可发现 9 类不良反应，而小样本的人体耐受试验仅出现 3 类不良反应，较大规模的临床试验可出现 6 类不良反应，大规模临床试验时可出现 11 类不良反应，而到药品上市后则几乎全部不良反应都会陆续出现。上述研究结果说明动物实验中往往能发现 1/3～2/3 的不良反应，而诸如恶心、上腹不适、头昏、皮疹和耳鸣等人体常见不良反应根本不可能经动物实验发现。因此动物实验和体外实验不能代替临床试验，必须通过严密的科学设计和严谨的临床研究，才能对药物的有效性和安全性得出可靠的结论。

二、新药临床研究的管理体系及其伦理学的发展历史

人类在药物发展过程中所经历的沉痛教训，使人们逐步认识到一个新药上市前，必须经过科学的、规范的药物临床研究，以充分证明和评价其安全性和有效性，这对于保障人的生命健康至关重要。也正是对药物安全性和有效性认识的不断深入，使得世界各国新药临床研究管理法规、监督管理体系及其伦理学不断发展和完善。

目前，世界各国政府及其药品监督管理部门均以药物临床试验质量管理规范（Good Clinical Practice，GCP）的法规形式具体管理新药临床研究，以保障受试者的安全与研究结果的可靠，从而保证上市药品的安全性与有效性。

新药临床研究的管理体系及其伦理学的发展大致经历了 3 个时期。

第一个时期（20 世纪初到 60 年代）是新药临床研究管理体系及其伦理学初步形成的时期。1938 年的磺胺事件造成 107 人死亡，催生了相关法令的出台。同年 6 月 1 日，美国国会通过了由食品药品监督管理局（Food and Drug Administration，FDA）强制实施的《食品、药品和化妆品法》，规定药品上市前必须进行安全性临床试验，并通过"新药审批"程序提交安全性临床试验结果，这也是全球第一个要求药品在销售前进行临床科学试验的法律。1946 年纽伦堡审判，德国纳

粹分子借用科学实验之名，进行人体试验的暴行被公诸于众。纽伦堡法庭还制定了国际上进行人体试验伦理方面的第 1 部规章，即《纽伦堡法典》，作为人体试验的基本原则。尽管相关法令的出台保障了药品的安全性和有效性，但仍然存在漏洞，如《食品、药品和化妆品法》允许"经验丰富的医师"判断药品的安全性和有效性，并可以让患者使用一些药品的样品。由于当时 FDA 在审批新药方面也没有明确的工作模式，药品的临床试验具有随意性，试验数据缺乏正规的记录方法，因此，FDA 没有办法掌握药品所致的不良反应事件。在伦理方面，法律也没有规定医师在做临床试验前必须征得患者的同意。在 20 世纪 60 年代发生了"反应停"事件，即药物生产厂家刻意隐瞒该药的安全性试验结果，将药品直接给患者使用，造成大量的不良反应报道。此事件引起了美国社会对药品安全立法的关注，促成了食品药品修正案（科沃夫-合里斯修正案）在国会参众两院全票通过。1962 年 10 月 10 日，正式成为美国法律。两年后，1964 年 6 月，《世界医学协会赫尔辛基宣言》（简称《赫尔辛基宣言》），在第 18 届世界医学协会联合大会中被采用，该宣言制定了涉及人体对象医学研究的道德原则，是一份包括以人作为受试对象的生物医学研究的伦理原则和限制条件的国际文件，比《纽伦堡法典》更加全面、具体和完善。这些法规的制定使得大量没有重要临床疗效的药品退出了市场，取而代之的是有重要科学意义的药品。

　　第二个时期（20 世纪 70～80 年代）是规范化和法制化的管理体系与伦理学形成的时期。20 世纪 70 年代，一些发达国家逐步发现了药物临床试验中方法科学性、数据可靠性及伦理道德等方面存在的各种问题。1970 年，美国 FDA 制定并公布了关于"药物临床试验的技术指导手册——完善和良好的对照试验"，这是全球第一个药物临床试验质量管理规范。1974 年，美国国会任命了一个国家委员会，以审核临床研究的基本原则和伦理问题，并提出了临床研究中的 3 条伦理学原则，即自主性原则、受益性原则和公正性原则。1975 年第 29 届世界医学协会联合大会修订了《赫尔辛基宣言》，详细规定了涉及人体试验必须遵循的原则，即必须把受试者或患者利益放在首位，对药物临床试验的全过程进行严格质量控制，以确保受试者或患者的权益受到保护。在此时期，美国、韩国、当时的欧共体、日本、加拿大和澳大利亚等国先后制定和颁布了各自的药物临床试验质量管理规范，使世界药物临床试验进入了一个法制化管理的新时期。

　　第三个时期（20 世纪 90 年代至今）是国际统一标准逐步形成的时期。20 世纪 90 年代初，世界卫生组织（World Health Organization，WHO）根据各国药物临床试验质量管理规范，制定了适用于各成员国的《WHO 药物临床试验规范指导原则》。由美国食品药品监督管理局（Food and Drug Administration，FDA）、美国制药工业协会（Pharmaceutical Manufacturers Association，PMA）、欧洲委员会（European Commission，EU）、欧洲制药工业协会（European Federation of Pharmaceutical Industries and Association，EFPIA）、日本厚生省（Ministry of Health and Welfare，MHW）和日本制药工业协会（Japan Pharmaceutical Manufacturers Association，JPMA）发起的人用药物注册技术要求国际协调会（International Conference on Harmonization of Technical Requirements for Registration of Pharmaceuticals for Human Use，ICH）于 1991 年在比利时布鲁塞尔召开了第一次大会，共同商讨统一的 GCP 国际标准，据第四届 ICH 会议统计，共制定疗效指导原则 12 份、质量指导原则 14 份、安全性指导原则 13 份和多学科指导原则 4 份，其中包括 ICH 药物临床试验质量管理规范、快速报告定义和标准以及临床试验报告内容与格式等。目前世界各国的药物临床试验，特别是国际多中心临床试验，均以 WHO 和 ICH 的药物临床试验规范指导原则为参照标准，《赫尔辛基宣言》至今也经过 6 次修订，成为全世界药物临床研究共同遵循的伦理原则，自此全世界的药物临床试验规范化管理进入了国际统一标准的时期。

三、我国新药临床研究的发展和现状

中国最早关于新药临床研究的规定是 1963 年由卫生部、化工部和商业部联合下达的《关于药政管理的若干规定》，对新药的定义、报批程序、临床试验、生产审批及设立药品审定委员会等均予以了明确规定。1965 年由卫生部和化工部联合下达了《药品新产品管理暂行规定》，这是我国的第 1 个新药管理办法，但由于历史原因，这个办法未能得到贯彻实行。1978 年国务院批准颁发的《药政管理条例》对新药的定义、分类、科研、临床、鉴定、审批以及生产管理做了全面具体的要求，并就新药的临床验证和审批做了专门的规定。1979 年，卫生部根据该条例中新药的规定，组织制定了《新药管理办法》。1985 年 7 月 1 日颁布了由全国人大常务委员会讨论通过的《中华人民共和国药品管理法》，对新药管理和审批做了法制性的规定。同年，卫生部制定、颁布了《新药审批办法》，对各类新药的安全性、有效性评价及有关技术要求作出了具体规定，为新药审批建立了一套比较完整明确的科学指标，使我国新药的管理、审批从此进入法制化时期。1988 年，为提高和保证药物临床试验水平，卫生部颁发了 15 类药物的临床试验指导原则，并于 1993 年进行了修订，共颁发了 28 类药物的临床试验指导原则。1997 年，我国参加了在布鲁塞尔召开的 ICH 第四次大会，并根据我国国情参照 ICH E4 和 WHO 的 GCP 制定了药品临床试验管理规范。1998 年 3 月 2 日，中华人民共和国《药品临床试验管理规范》（试行）颁布，并于 1999 年 9 月 1 日正式实施，2003 年 9 月 1 日重新颁布并更名为《药物临床试验质量管理规范》（GCP）。我国现行《药物临床试验质量管理规范》的制定，参照了 WHO 和 ICH 的药物临床试验规范指导原则，其中各项要求结合了中国现阶段新药临床研究的具体情况，基本实现与国际接轨。

虽然我国已经有《药物临床试验质量管理规范》，但是中国的临床试验质量一直存在较多问题。20 世纪 90 年代中后期国内、外学者对中国进行的新药临床试验进行了深入的方法学质量评价，结果发现中国的临床试验除了质量不高以外，还存在论文发表偏倚的问题，已发表的临床试验几乎均报告了阳性结果，与西方国家临床医学杂志发表的临床试验形成很大的反差（发达国家临床试验阳性结果的报道率为 50%～60%）。要提升中国新药临床研究的水平，重视科学的新药临床研究方法与管理尤为重要。总之，我国新药临床研究水平还有广阔的提升空间，也对相关职业的药学工作者们提出更高的要求，力争通过科学的试验和规范的管理使我国新药临床研究尽快达到国际水平，推动我国的新药造福全人类。

第 2 节　新药临床研究的基本内容及基本要求

新药临床研究包括临床试验和生物等效性试验，均必须经过 CFDA 批准后方可实施，对试验设计、实施、监督管理和伦理学等各个环节均有严格规定。本节将简述新药临床研究的基本内容和要求。

一、临床试验概述

临床试验（clinical trial）指任何在人体（患者或健康志愿者）进行药物的系统性研究，以证实或揭示试验药物的作用、不良反应和（或）试验药物的吸收、分布、代谢和排泄，目的是确定试验药物的疗效与安全性。新药临床试验分为 Ⅰ、Ⅱ、Ⅲ 和 Ⅳ 期进行，逐步开展，逐渐深入。无论哪个类别的新药申请生产注册，一般来说，均应当进行临床试验。仿制药申请和补充申请，根据《药品注册管理办法》（局令第 28 号）附件规定进行临床试验。

Ⅰ期临床试验（phase Ⅰ clinical trial）是初步的临床药理学及人体安全性评价试验。观察人体对于新药的耐受程度和药物在人体的初步药动学特征，为制订给药方案提供依据。通常采用开放试验方法。

Ⅱ期临床试验（phase Ⅱ clinical trial）是治疗作用初步评价阶段。其目的是初步评价药物对目标适应证患者的治疗作用和安全性，也包括为Ⅲ期临床试验研究设计和给药剂量方案的确定提供依据。此阶段的研究设计可以根据具体的研究目的，采用多种形式，推荐的方法是随机盲法对照临床试验（blind randomized controlled clinical trial）。

Ⅲ期临床试验（phase Ⅲ clinical trial）是治疗作用确证阶段。其目的是进一步验证药物对目标适应证患者的治疗作用和安全性，评价利益与风险关系，最终为药物注册申请获得批准提供充分的依据。Ⅲ期临床试验一般应为具有足够样本量的随机盲法对照试验。

Ⅳ期临床试验（phase Ⅳ clinical trial）是新药上市后由申办者进行的应用研究阶段。其目的是考察在广泛使用条件下的药物的疗效和不良反应，评价在普通或者特殊人群中使用的利益与风险关系以及改进给药剂量等。通常采用多中心开放试验（multi-center opened postmarketing surveillance）。

生物利用度试验是以药动学方法评价拟上市药品与已上市对照药品的生物等效性比较试验，通常采用随机交叉试验设计方法进行试验设计，受试者常为健康成年男性，例数要求≥18例。

在菌毒种选种阶段制备的疫苗或者其他特殊药物，确无合适的动物模型且实验室无法评价其疗效的，在保证受试者安全的前提下，可以向CFDA申请进行临床试验。

各期临床试验的基本要求见表8-1。

表8-1　各期临床试验的基本要求

分　期	研究内容	受试者	受试药品病例数最低要求	备　注
Ⅰ	耐受程度、药动学	健康志愿者	20～30例	必要时患者为受试者
Ⅱ	治疗作用初步评价	患者	100例	随机盲法对照试验 多中心临床试验
Ⅲ	治疗作用确证阶段	患者	300例	随机盲法对照试验
Ⅳ	上市后监测	患者	2000例	一般为开放性试验

二、临床试验设计的基本要求

临床试验方案（protocol）是实施临床试验的关键文件，是确保执行《药物临床试验质量管理规范》的重要环节，也是伦理审核的重点内容，更是进行临床研究、监察和稽查的重要依据。设计科学的临床试验方案是对药品进行有效性、安全性评价的可靠保证，因此，临床试验开始前必须制订临床试验方案。试验方案的基本内容包括：试验的背景、理论基础和目的，试验设计、方法和组织，包括统计学考虑、试验执行和完成的条件等。方案必须由参加试验的主要研究者、研究机构和申办者签章并注明日期。试验方案经临床试验机构伦理委员会审查、批准后方可实施。

（一）Ⅰ期临床试验方案设计基本要求

新药Ⅰ期临床试验的目的是确立人体对新药的耐受程度，制定安全、有效的给药方案，为进入Ⅱ期临床试验作准备。Ⅰ期临床试验是新药在人体进行试验的起始期，是新药研究开发中安全性风险最大的阶段，必须在经过卫生部和CFDA共同确认、批准的，拥有Ⅰ期临床试验资格的国家药物临床试验机构内进行；必须由有经验的临床药动学相关专业背景的人员和医师根据药动学和药效学研究结果进行周密的试验设计；必须由上述专业人员和经过培训的护师具体实施。

Ⅰ期临床试验分为两个阶段进行，第一阶段为人体耐受性试验，第二阶段为人体药动学研究，第二阶段必须在人体耐受性试验完成后方可开始进行。Ⅰ期临床试验的目的是研究人体对药物的耐受程度，并通过药动学研究，了解药物在人体内的吸收、分布、代谢和排泄的规律，为制订给药方案提供依据。Ⅰ期临床试验原则上在健康志愿者中进行，特殊情况可选用合适的患者作为受试对象。

1. Ⅰ期临床试验中耐受性试验的设计要点

（1）受试者选择：对受试者应有严格的入选及排除标准，一般选择 18～45 岁的健康志愿者，男、女兼有，体重指数在 19～24 范围，经健康体检合格，血、尿常规，肝、肾功能及心电图等检查均正常，充分了解试验目的、试验药物的主要药理特性及可能发生的不良反应等基本情况后自愿受试，并签署知情同意书者方可进入试验。

凡有药物过敏史、过敏性疾患或属过敏体质者；有心、肝、肾及血液系统疾病和重要器官慢性疾病者；嗜烟或酗酒者；有其他影响药物吸收、分布、代谢和排泄等因素者；试验前 1 个月内曾参加其他药物试验者；试验前两周内曾用过任何药物（包括中药）者；近 3 个月内参加过献血或试验采血者；以及妊娠、哺乳及经期妇女均属排除对象。

（2）耐受性试验剂量确定

1）最小初始剂量：确定耐受性试验的初始剂量，必须十分慎重，以保障受试者的安全。一般可参考同样药（国外文献）临床耐受性试验资料，取其起始量 1/2 作为起始剂量；或参考同类药临床耐受性试验资料，取其起始量 1/4 作为起始剂量；或采用同类药物临床治疗量的 1/10 作为最小初试剂量。无同类药物可参照者，可根据临床前药理、毒理研究结果，参考改良 Blackwell 法计算初始剂量，即采用两种敏感动物 LD_{50} 值的 1/600 或亚急性毒性试验中最小中毒剂量的 1/60，取以上 4 个剂量中的最低值作为最小初始剂量；还可用 Dollery 法，采用最敏感动物最小有效量的 1%～2%。

2）最大耐受剂量：试验开始前，应规定耐受性试验的最大剂量，即临床应用该类药物的单次最大剂量。一般采用动物长期毒性试验中引起功能或脏器可逆性损害剂量的 1/10 或同类药物的临床单次最大治疗量作为估计的最大耐受量；Dollery 法估计的最大剂量为不大于动物最大耐受量的 1/5～1/2。

（3）耐受性试验分组：从初始剂量到最大耐受剂量之间可分为几个剂量组，常设 5 个单剂量组，最小与最大剂量之间设 3 组，剂量与临床用量接近者每组 8～10 人，其余每组 5～6 人。组间剂量差距视药物安全范围大小而定，凡毒性大的药物，剂量间距应缩小，以免出现严重不良反应导致对受试者安全的威胁。当初始剂量应用后无不良反应，就可逐步递增剂量，以尽快找出最大耐受剂量。毒性小的药物可成倍增量，毒性较大的药物递增幅度应小些；初期增加幅度可较大，后期则应较小。另外，也可按改良 Fibonacci 法递增，即当初试剂量为 n（g/m^2）时，其后按顺序递增的剂量分别为 $2n$、$3.3n$、$5n$ 和 $7n$，此后则依次递增前一剂量的 1/3。

（4）耐受性试验观察指标：试验期间应进行临床及实验室观察，包括受试者一般情况，呼吸，血压，心率，心电图，血、尿常规和肝、肾功能等；根据药物特点尚需包括与药物药理、毒理作用有关的特殊检查。Ⅰ期临床试验方案设计时需对试验药物可能出现的不良反应有充分认识与估计，还应有处理意外的条件与措施的说明。试验方案应同时设计病例报告表（case report forms，CRFs）和流程图（flow chart）。

（5）耐受性试验步骤：应从初始剂量组开始，按剂量递增顺序逐组进行试验，不得在同一受试者进行剂量递增的连续耐受性试验。在前一剂量组试验结束，全部观察、化验报告结果显示无任何不良反应时，才能进入下一个剂量组试验。若在剂量递增过程中 50％的受试者出现有临床意义的不良反应，虽未达最大剂量，亦应终止试验。如已达设定的最大剂量时，仍无不良反应发生，也应结束试验。

2. Ⅰ期临床试验中临床药动学研究的设计要点

（1）受试者选择：药动学研究中受试者选择的依据基本要求同耐受性试验。

（2）药动学研究设计：药动学研究的目的是了解药物在人体内的吸收、分布、代谢与排泄的规律，为制订合理的给药方案提供依据。一般要求应尽量采用灵敏、专一的检测技术测定药物的血（或尿）浓度，进行高、中和低 3 个剂量单剂量给药的药动学研究，其中中剂量应与准备进行Ⅱ期临床试验的剂量相同或接近，高剂量应接近或等于人体最大耐受剂量，3 个剂量之间可呈等比或等差关系。单次给药的药动学研究，试验设计可采用二重 3×3 拉丁方设计，即全部受试者随机进入 6 个试验组，每组受试者每次试验时分别接受不同剂量的试验药，3 次试验后每名受试者均按拉丁方设计的顺序接受过高、中和低 3 个剂量，两次试验间隔均超过受试药物半衰期的 7 倍。对临床需多次应用的药物，尚需进行多次给药后的药动学研究；口服制剂还需要考察饮食对药动学的影响。

进行药动学研究前，应建立生物样品中药物及其代谢产物的分析检测方法。为保证分析方法的可靠性，必须进行方法确证，方法确证的考察指标包括：① 特异性：对于色谱法至少要考察 6 个不同个体的空白生物样品色谱图、空白生物样品外加对照物质色谱图（注明浓度）及用药后的生物样品色谱图，以反映分析方法的特异性，对于以软电离质谱为基础的检测法（LC-MS、LC-MS-MS）应注意考察分析过程中的递质效应等。② 标准曲线和定量范围：标准曲线高、低浓度范围为定量范围，应满足试验精密度和准确度的要求，不得用外推法求算未知样品浓度。测定不同生物样品应建立各自的标准曲线，至少需要 6 个浓度点。标准曲线各浓度点实测值与标示值的偏差在最低浓度点应小于±20％，其余浓度点小于±15％。③ 定量下限：应能满足测定 3～5 个消除半衰期时样品浓度或 C_{max} 的 1/10～1/20。④ 精密度与准确度：一般要求选择高、中和低 3 个浓度的质控样品同时进行方法精密度和准确度考察，低浓度通常在定量下限 3 倍以内，高浓度接近标准曲线上限。测定批间精密度，每一浓度至少测定 5 个样品，至少有 3 个分析批。一般 RSD 应小于 15％，在定量下限附近应小于 20％，准确度应在 85％～115％范围内，在定量下限附近应在80％～120％范围内。⑤ 样品稳定性：对生物样品在室温、冰冻和冻融条件下以及不同存放时间进行稳定性考察，还应注意考察储备液和样品处理后溶液中分析物的稳定性。⑥ 提取回收率：考察高、中和低 3 个浓度的提取回收率，其前处理过程应尽可能完全将待测物及内标提取出来，并具有可重现性。⑦ 基质效应：可通过基质效应因子（matrix factor，MF）判断，MF 是指化合物在生物基质和空白溶液中质谱响应的比值。基质效应的评价方法是选择至少 6 个不同来源的生物基质，考察一个低浓度待测物（浓度应在 3×LLOQ 以内）和内标在这些生物基质中的 MF，并根据内标的 MF 进行归一化计算，获得内标归一化基质效应因子（iS-normalized MF）。对上述至少 6 个不同来源生物基质的内标归一化基质效应因子计算变异系数，其值应小于 15％；⑧ 方法学质控：来自同一个体的生物样品最好在同一批中测定，每个分析批生物样品测定时应建立新的标准曲线，并随行测定高、中和低 3 个浓度的质控样品，每个浓度至少双样本，质控样品数应大于未知样品总数的 5％，测定结果偏差应小于 15％，低浓度点应小于 20％。最多允许 1/3 的质控样品结果超限，且不能出现在同一浓度质控样品中，否则该分析批样品测试结果作废。

药动学研究中取样点的设计对试验结果的可靠性起着十分重要的作用。完整的药-时曲线应包括给药后的吸收相、平衡相和消除相，一般在吸收相至少需要 2～3 个采样点，峰浓度附近至少需要 3 个采样点，消除相至少需要 3～4 个采样点，一般不少于 11～12 个采样点。整个采样时间至少应为 3～5 个半衰期，或采样持续到血药浓度为 C_{max} 的 1/10～1/20。

受试者应在试验日前进入 I 期临床试验病房，晚上统一进清淡饮食，禁食 10 小时以上，但不禁水过夜，于次日晨服药前采空白血样后，空腹服药（用 200～250ml 温开水送服），注射给药不需空腹。根据药物特性，用药 1～2 小时后可定时、定量饮水，4 小时后进统一饮食。受试者服药后，按研究方案要求于不同时间采静脉血，所采血样应尽快分析或立即冷冻、冷藏至分析。取血期间应充分保证受试者的休息，避免剧烈活动，取血应在有临床监护条件的 I 期临床试验病房内进行。

对所得的各项试验数据，应选择科学合理的数据处理及统计方法，如用计算机软件处理数据，应注明所用程序的名称、版本和来源，并对其可靠性进行确认。根据测得的各受试者的血药浓度-时间数据绘制各受试者的药时曲线和平均药时曲线，求算主要药动学参数，包括 T_{max}、C_{max}、$AUC_{0\sim t}$、$AUC_{0\sim\infty}$、Vd、Ke、$t_{1/2}$、MRT、CL 或 CL/F，以全面反映药物在人体内吸收、分布、代谢和排泄的特点。对药动学参数的分析应说明其临床意义，分析药物是否具有非线性动力学特征，并对 II 期临床研究方案提出建议。

（二）II 期临床试验方案设计的基本要求

II 期临床试验是根据 I 期临床试验结果进行设计的、在目标适应证患者中进行的药物治疗作用初步评价阶段，其目的是初步评价药物对目标适应证患者的治疗作用和安全性，也包括为 III 期临床试验设计和给药剂量方案的确定提供依据。此阶段的研究设计可以根据具体的研究目的，采用多种形式，包括随机盲法对照临床试验。

1. 病例数估算　病例数应根据研究目的，符合相关的统计学要求和《药品注册管理办法》规定的最低临床研究病例数要求，以保证有效性与安全性评价并重，并符合不同专业、不同类型新药的特殊要求。

病例数估计应综合考虑试验的主要目的、试验设计类型、主要考察变量的性质（数值变量或分类变量）、临床上认为有意义的差值、检验统计量以及检验假设的 I 类和 II 类错误的规定等。I 类错误常用 5%，II 类错误应不大于 20%。样本含量的具体计算方法以及计算过程中所需用到的估计值，应根据预试验或文献资料的结果估算，且确定样本含量的依据应在试验方案中阐明。罕见病、特殊病种及其他特殊情况，要求减少临床研究病例数者，必须经 CFDA 审查批准。

2. 病例选择　II 期临床试验应在 18～65 岁的成人患者中进行，仅适用于儿童或老年患者的某些药物可选择儿童或老年病例为受试对象，但必须报国家食品药品监督管理局批准。男女患者均可入选（只限于男性或女性患者使用的药品除外），但应排除妊娠与哺乳期妇女。临床试验应尽量在住院患者中进行，以确保患者按时用药及检查，并进行必要的剂量调整和处理出现的不良反应，某些口服和局部外用制剂可包括部分适宜的门诊患者。

目标适应证的诊断标准应明确，受试对象必须符合临床上普遍接受的诊断标准，并属于新药的治疗作用范围；尚应明确制定严格的排除及剔除标准。

3. II 期临床试验设计应遵循的原则

（1）随机化（randomization）：随机化是使临床试验中的受试者有同等的机会被分配到试验组或对照组中，而不受研究者主观意愿的影响，可以使各处理组的各种影响因素，不论是已知还是未知的，分布趋于相似。随机化包括分组随机和试验顺序随机，与盲法合用，有助于避免在受试者的选择和分组时因处理分配的可预测性而导致可能的偏倚（bias）。

（2）盲法（blind method）：盲法是为了控制在临床试验的过程中以及对结果进行解释时产生有意或无意的偏倚，包括受试者对治疗的态度，研究人员由于对治疗的了解而有意筛选、安排受试者，对终点的评价，对脱落的处理以及在分析中剔除数据等。

（3）对照研究（comparative study）：对照研究的目的在于尽可能避免或减少由于各种因素干扰而造成的误差，排除一切非药物因素对药物临床评价所造成的影响。很多因素可能影响疾病的过程，也有可能干扰药物的疗效或加重药物的不良反应，包括：①患者的个体差异；②环境中物理、化学和营养因素；③患者依从性；④疾病状态；⑤安慰剂效应等。因此，设置对照组是药物临床试验必不可少的条件，常用对照试验的类型包括平行对照试验和交叉对照试验。

（4）多中心试验（multi-center trail）：多中心试验是由多位研究者按同一试验方案在不同地点和机构同时进行的临床试验。多中心试验由一位主要研究者总负责，并作为各临床试验机构间的协调研究者。各中心同期开始与结束试验。多中心试验可以在较短的时间内搜集所需的病例数，且搜集的病例范围广，用药的临床条件广泛，临床试验的结果对以后推广应用更具代表性。

4. 疗效标准 我国新药有效性评价一般采用症状、体征、实验室检查与专业特异指标等4个主要观察指标，用4级评定标准。①痊愈（cure）：指上述4个主要观察指标均转为正常；②显效（markedly improvement）：上述4个主要观察指标中有1项未恢复正常；③进步（improvement）：上述4个主要观察指标中有2项未恢复正常；④无效（failure）：治疗3天后，上述4个主要观察指标未见恢复正常，病情无改善或恶化。痊愈和显效合计为有效，据此计算有效率。4级评定优于国外常用的痊愈、有效和无效3级评定，因为3级评定有效范围宽，不易质控，主观偏倚不易排除。

根据试验药物及其目标适应证的不同，疗效标准可采用相关专业的国际通用标准和国内通用标准，但均应在方案中表明疗效标准的出处。

5. 安全性评价标准 凡临床试验中出现的与治疗目的无关的各种事件，包括异常症状、体征以及实验室或特殊检查异常，均应准确记录及随访，并应尽可能确定上述异常与所试药物的关系。

不良事件与所疑药物的因果关系判断依据包括：不良事件是否符合可疑药物常见的不良反应类型；可疑药物与不良事件的出现是否有合理的时间关系；停药后不良事件是否有所缓解或消失；重复用药时不良事件是否重现；不良事件是否与原发病、并发症、合并用药及食物和环境等有关。

不良事件与试验药物的相关性一般按5级标准评定：①肯定有关：不良事件符合用药后合理的时间顺序，符合所疑药物已知的反应类型，减量或停药后该反应消失，患者的临床状态或其他非药物因素不能解释该反应，或重复用药后不良事件重现，若可疑为ADR，不可人为地重复用药；②很可能有关：不良事件符合用药后合理的时间顺序，符合所疑药物已知的反应类型，减量或停药后该反应明显改善，患者的临床状态或其他非药物因素不能解释该反应。③可能有关：不良事件符合用药后合理的时间顺序，符合所疑药物已知的反应类型，减量或停药后该反应有改善，患者的临床状态或其他非药物因素也可能产生该反应。④可能无关：不良事件不太符合用药后合理的时间顺序，不太符合所疑药物已知的反应类型，减量或停药后该反应改善不明显，患者的临床状态或其他非药物因素可解释该反应，临床状态改善或其他原因去除后该反应明显减轻。⑤肯定无关：不良事件不符合用药后合理的时间顺序，不符合所疑药物已知的反应类型，减量或停药后该反应无改善，患者的临床状态或其他非药物因素可解释该反应，临床状态改善或其他原因去除后该反应消失。前3项计为所试药物的不良反应，据此计算不良反应发生率。

试验方案中尚应明文规定严重不良事件必须在24小时内报告申办单位〔监察员和（或）申办

者代表〕及组长单位负责人（PI），并立即报告伦理委员会、药品监督管理部门及卫生行政主管部门。严重不良事件包括死亡、威胁生命、残疾或丧失部分生活能力、需住院治疗或延长住院时间以及导致先天性畸形等。

（三）Ⅲ期、Ⅳ期临床试验方案设计的基本要求

Ⅲ期临床试验应在Ⅱ期临床试验完成之后进行，是治疗作用的确证阶段。其目的是进一步验证药物对目标适应证患者的治疗作用和安全性，评价利益与风险关系，最终为药物注册申请获得批准提供充分的依据。该期试验一般应为具有足够样本量的随机盲法对照试验，其临床试验方案设计要点原则上同Ⅱ期临床试验，但试验组病例数应不少于 300 例。某些药物类别，如心血管疾病药物往往既有近期试验目的，如观察一定试验期内对血压、血脂的影响，还有远期试验目的，如比较长期治疗后疾病的病死率或严重并发症的发生率等。故Ⅲ期临床试验不单是扩大Ⅱ期临床试验病例数，还应根据长期试验的目的和要求，选择合理的临床观察终点，进行详细的设计，并作出周密的安排，才能获得科学的结论。

通常，Ⅲ期临床试验结束后，即可进行第 2 次注册申请，以获得 CFDA 发放药品批准文件，包括新药证书、药品批准文号，从而获得研究开发对象的上市许可。

Ⅳ期临床试验是新药上市后由申办者进行的应用研究阶段，其目的是考察在广泛使用条件下的药物疗效和不良反应，评价在普通或者特殊人群中使用的利益与风险关系以及改进给药剂量等。Ⅳ期临床试验为上市后开放性试验，可不设对照组，病例数应大于 2000 例。也可根据需要对某些适应证或某些试验对象进行小样本随机对照试验。其病例入选、排除标准，疗效评价及不良反应评价标准和各项观察指标等均参考Ⅱ期临床试验的设计要求。

三、生物等效性试验

生物等效性是指两种或两种以上药物临床效应的一致性。生物等效性试验既可以用临床对照试验方法进行评价，也可以采用生物利用度试验进行评价，后者是国内外推荐的首选方法。生物利用度试验是以药动学方法评价拟上市药品与已上市对照药品是否生物等效的比较试验。这是以药动学参数为指标，比较同一种药物的相同或者不同剂型的制剂，在相同的试验条件下，其活性成分吸收程度和速度有无统计学差异的人体试验。通常采用随机交叉试验设计方法进行试验设计，受试者常为健康成年男性，例数要求≥18 例。

药物生物利用度研究须具备《药物临床试验质量管理规范》要求的各项必要条件，并按规范要求进行试验。要求研究单位有良好的医疗监护条件、良好的分析测试条件和良好的数据分析处理条件。新药的生物利用度评价通常在临床研究机构的Ⅰ期临床试验室进行。

四、临床试验的管理

药物临床试验的组织实施需要申办者和临床研究机构共同参与，特殊情况下需要药物监督管理部门参与。虽然不同注册类别的药物和不同分期的临床试验在具体的试验环节上会有所差异，但通常具有相似的流程，见图 8-2。

药物临床试验最终质量的好坏依赖于整个临床试验过程的规范化管理，参与试验的各个机构和部门必须各司其职、各尽其能，明确责任和分工，从而保证试验质量。

1. 申办者职责 药品临床研究的申办者（sponsor）是发起一项临床试验，并对该试验的启动、管理、财务和监察负责的公司、机构或组织。新药临床研究的申办者必须拥有 CFDA 签发的药物临床试验批件。在我国药品注册管理中，有两次注册申请，第一次注册申请即是药品注册申

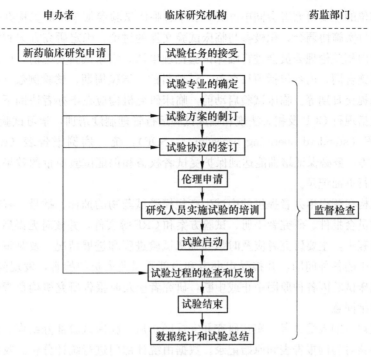

申办者	临床研究机构	药监部门

图 8-2 新药临床试验管理流程

请人在临床前药学研究、药理毒理研究结束后，向 CFDA 提交药物临床研究的注册申请，注册获准即可获得 CFDA 签发的药物临床试验批件。药物临床试验被批准后应当在 3 年内实施，逾期未实施的，原批准证明文件自行废止；仍需进行临床试验的，应当重新申请。境外申办者在中国进行国际多中心药物临床试验，也需向 CFDA 提出申请，试验用药物应是已在境外注册的药品或者已进入Ⅱ期或者Ⅲ期临床试验的药物，CFDA 不受理尚未在境外注册的预防用疫苗类药物。

申办者在药物临床试验过程中，应当任命监察员，按照《药物临床试验质量管理规范》监督试验过程。如果申办者发现研究者违反有关规定或者未按照临床试验方案执行的，应督促其改正；情节严重的，可以要求暂停临床试验，或者终止临床试验，并将情况报告 CFDA 和有关省、自治区和直辖市食品药品监督管理部门。

申办者完成每期临床试验后，需要由当地省、自治区和直辖市食品药品监督管理部门完成《药品注册研制现场核查报告》（临床试验部分），再向 CFDA 提交临床试验和统计分析报告。完成Ⅳ期临床试验后，还应当向 CFDA 提交总结报告。临床试验时间超过 1 年的，申请申办者应当自批准之日起每年向 CFDA 和有关省、自治区和直辖市食品药品监督管理部门提交临床试验进展报告。

2. 临床研究机构职责 临床研究机构负责实施临床试验，对临床试验的各阶段进行管理，并接受申办者和药监部门监督和检查。此外，临床研究机构对申办者违反《药物临床试验质量管理规范》或者要求改变试验数据、结论的，也应当向所在地省、自治区和直辖市食品药品监督管理部门和 CFDA 报告。

临床研究机构在接受临床试验任务时，应审查药物是否具有 CFDA 同意进行临床试验的批件、申办者的资质是否合格、临床前相关资料是否齐备、申办者素质及试验管理操作是否规范、药物试验的研究价值和意义以及拟承担试验任务部门情况评估等。对资料不全、申办者操作不规范、负责本品种的专业在研项目过多或认为本品种临床研究价值不大时不予接受。接受项目后，试验项目负责单位的主要研究者会同申办者，召集各临床试验参加单位的机构办公室人员和主要研究者，召开项目实施协调会，积极参与临床试验文件的讨论，确定研究方案和知情同意书等临床试验文件，并向相关伦理委员会进行临床试验伦理申请。临床试验实施前，机构负责人应与申办者签订项目实施合同，内容包括项目名称、试验目的、试验周期、试验例数、损害赔偿、付款方式和试验结果提交日期等。临床试验启动前，临床研究机构应在申办者协助下，进行主要研究人员的培训，包括现行 GCP 及相关法规和临床试验运行管理制度培训，学习试验方案（protocol）与标准操作规程（standard operating procedure，SOP），统一病例报告表（case report form，CRF）填写要求等，务必保证培训能达到保护受试者权益和保证试验质量的效果。培训参加人员及培训内容需进行书面记录。

临床研究机构在获得申办者提供的中试生产规模受试药物的抽样、批号、有效期等数据及检验报告、伦理委员会批件、研究者手册、试验方案和 CRF 等文件，并核对无误后，试验即可正式开展。在试验过程中，主要研究者应及时掌握临床试验进度和进展情况，及时审查试验记录，指导解决试验中发生的各种问题，并接受申办者和内部质量监察员的检查，发现问题或不合格项，及时整改。若临床试验因各种原因中止或中断，研究者应及时报告研究机构负责部门，必要时需报伦理委员会审批同意。

按试验方案规定纳入受试者、实施研究并完成随访后，临床试验部分结束。此时主要研究者需全面审查，并核对病例报告表和原始记录。数据由统计部门进行统计分析。收到统计分析结果后，申办者同研究机构主要研究者按规范要求撰写临床试验报告，双盲试验应进行揭盲并记录。此时，需审查资料是否完整、是否符合 GCP 及相关规定要求、受试者知情同意和不良事件处理及其记录是否符合要求、受试者病例资料的真实性溯源以及总结报告对试验结果的描述是否与实际情况一致等。

所有临床试验档案由研究机构资料室统一保存和管理。

3. 药品监督管理部门职责　对已批准的临床试验，CFDA 和省、自治区和直辖市食品药品监督管理部门应当进行监督检查。如发生下列情形之一，CFDA 可以责令申办者修改临床试验方案、暂停或者终止临床试验：①伦理委员会未履行职责；②不能有效保证受试者安全；③未按照规定时限报告严重不良事件；④未及时、如实报送临床试验进展报告；⑤已批准的临床试验超过原预定研究结束时间 2 年仍未取得可评价结果；⑥已有证据证明临床试验用药物无效或发生了严重不良事件；⑦临床试验用药物出现质量问题；⑧临床试验中弄虚作假；⑨存在违反《药物临床试验质量管理规范》的其他情形。凡 CFDA 责令修改临床试验方案、暂停或者终止临床试验者，申办者或者临床研究机构应当遵照执行。如临床试验中出现大范围、非预期的不良反应时，CFDA 或者省、自治区和直辖市食品药品监督管理部门可以采取紧急控制措施，责令暂停或者终止临床试验，申办者和研究机构必须立即停止临床试验。

五、受试者的权益保障

在药物临床试验的过程中，必须对受试者的个人权益给予充分的保障，受试者的权益、安全和健康必须高于对科学和社会利益的考虑。知情同意书签名与伦理委员会对伦理申请的审批是保障受试者权益的主要措施。

1. 伦理委员会　伦理委员会（ethics committee）是由医学专业人员、法律专家及非医务人员组成的独立组织，其职责为核查临床试验方案及附件是否合乎道德，并为之提供公众保证，确保受试者的安全、健康和权益受到保护。伦理委员会的组成和一切活动不应受临床试验组织和实施者的干扰或影响。

伦理委员会虽然建立在国家药物临床试验机构内，但具有独立性，由从事医药相关专业人员、非医药专业人员、法律专家及来自非药物研究单位的人员，至少 5 人组成，并有不同性别的委员。临床试验方案须经伦理委员会审议同意并签署批准意见后方可实施，在试验进行期间，试验方案的任何修改均应经伦理委员会批准；试验中发生严重不良事件，应及时向伦理委员会报告。

伦理委员会应从保障受试者权益的角度严格按下列各项内容审议临床试验方案：① 研究者的资格、经验、是否有充分的时间参加临床试验以及人员配备、设备条件等是否符合试验要求；② 试验方案是否充分考虑了伦理原则，包括研究目的、受试者及其他人员可能遭受的风险和受益及试验设计的科学性；③ 受试者入选的方法，向受试者（或其家属、监护人和法定代理人）提供有关本试验的信息资料是否完整、易懂，获取知情同意书的方法是否适当；④ 受试者因参加临床试验而受到损害甚至发生死亡时，给予的治疗和（或）保险措施；⑤ 对试验方案提出的修正意见是否可接受；⑥ 定期审查临床试验进行中受试者的风险程度。

2. 知情同意书　知情同意书（informed consent form）是每位受试者表示自愿参加某一临床试验的文件证明。研究者需向受试者说明试验性质、试验目的、可能的受益和风险、可供选用的其他治疗方法以及符合《赫尔辛基宣言》规定的受试者的权利和义务等，使受试者充分了解后表达其同意。

研究者或其指定的代表必须向受试者充分和详细解释有关临床试验的情况，并获得受试者或其法定代理人签署的知情同意书后方可进入临床研究。知情同意书的内容应包括：① 试验目的、试验的过程与期限、检查操作以及受试者预期可能的受益和风险，告知受试者可能被分配到试验的不同组别；② 受试者参加试验及在试验中的个人资料均属保密，但必要时，药品监督管理部门、伦理委员会或申办者可以按规定查阅参加试验的受试者资料；③ 受试者参加试验应是自愿的，而且有权在试验的任何阶段随时退出试验而不会遭到歧视或报复，其医疗待遇与权益不会受到影响；④ 如发生与试验相关的损害，受试者可以获得治疗和相应的补偿；⑤ 必须给受试者充分的时间以考虑是否愿意参加试验，对无能力表达同意的受试者，应向其法定代理人提供上述介绍与说明；⑥ 知情同意过程应采用受试者或法定代理人能理解的语言和文字，试验期间受试者可随时了解与其有关的信息资料。

第 3 节　上市药品再评价

一、上市药品再评价及其意义

上市药品再评价是指对已批准上市的药品在广泛人群中使用的有效性、安全性及经济性进行系统的科学评价。系统科学的上市药品再评价是药物合理使用的基础，是人类认识药品及其应用规律的重要措施。

药品需要上市后再评价，主要由于药品上市前的所有研究工作都存在局限性，即使是严格管理条件下进行的药品上市前临床研究也仍然会存在病例少、研究时间短、观察指标有限、试验对象年龄范围窄、用药条件控制较严和目的单纯等局限。

由于药品上市前临床研究的局限性、上市后临床用药的复杂性和上市后临床应用面临的复杂问题，决定了药品批准生产上市需要在更大范围内对其进行更深入研究。一个药品只要在使用，就需要不断地进行再评价,以保证药物治疗符合安全、有效和经济的合理用药要求。

二、上市药品安全性监测方法

上市药品安全性监测的目的是发现、评价和预防不良反应或其他与药物有关的问题,是上市药品再评价的重要组成部分和基础。

目前,上市药品安全性监测的主要方法为自发报告系统,此外,处方事件监测、记录链接、病例对照监测和队列随访研究的方法也有一定范围的应用。

(一)自发报告系统

自发报告系统(spontaneous reporting system,SRS)在上市药品安全性监测中的基本作用是产生风险信号(风险信号是指尚未完全证明的药品与不良反应相关的信息)。为了给予临床治疗结果更精确的定义,1977年,Rawlins建议,可以把临床不良反应事件简单的分为A型和B型反应。A型不良反应常见,与药物的药理学效应一致,通常具有剂量依赖性特点,而且具有可预知性;B型不良反应是患者接受药物后,产生的变应性和特异性反应,罕见,无剂量依赖性且不可预知。之后C型(慢性作用,比如一些潜伏期长、用药与反应出现时间关系尚不清楚的药品不良反应,如致癌反应;或者药品能提高常见病发病率的反应等)、D型、E型和F型不良反应先后被定义。自发报告系统在监测A型和B型不良反应时尤为有效,此外,还可监测药物相互作用、药品本身缺陷,并能监测所有上市药物和所有患者的用药。因此,自发报告系统是收集药品安全性信息的主要来源,具有快速、有效、持续和相对费用低等优点。

此方法的局限主要表现:很少用于不良反应发生率高和因果关系没有明确迹象的研究;对C~F型不良反应,尤其是C型不良反应不敏感;对因果关系判定受限;漏报和报告间差异较普遍;结果缺乏量的概念等。因此,自发报告不能测定药物不良反应发生率,也不能评价不同药物间的安全性。

(二)医院集中监测

医院集中监测(intensive hospital monitoring)是指在一定的时间(数月或数年)、一定的范围内对某一医院或某一地区内使用某药物所发生的不良反应(adverse drug reaction,ADR)作详细记录,判断ADR的发生规律。如波士顿药物监测合作计划(Boston Collaborative Drug Surveillance Program,BCDSP),此计划开始于1966年,通过确定住院患者中ADR发生率,并以BCDSP资料为基础,通过回顾性病例对照研究发现,依地尼酸的使用和胃肠出血有明显的相关性。医院集中监测的优点是记录可靠、病例数多、随访方便以及可以计算ADR的发生率和进行流行病学研究;缺点是费用高,且由于是在一定的时间、一定的范围内进行的统计,因此代表性不强。

(三)处方事件监测

处方事件监测(prescription-event monitoring,PEM)属于非干预性观察队列研究,是通过医师开具的处方来跟踪患者的反应,该方法适用于监测新上市药品在广泛人群中的安全性。在英国,所有居民都有一位固定医师,并且登记在册。患者凭处方到药店取药,这些处方都会上交到药品报销管理部门。患者的首张处方上交3~12个月内,开处方的医师就会收到绿表问卷,问卷包括患者性别、年龄、适应证、治疗开始和结束日期、治疗期间或治疗后的不良事件以及终止治疗的原因等。这些问卷再由专家审核,最后存入数据库中。

处方事件监测优点是避免了普通临床试验中的选择性偏倚;收集的信息有广泛的真实代表性,可探测潜伏期较长的ADR;相对于前瞻性队列研究费用较少。但处方事件监测同时也有局限性,主要在于绿表的平均回收率是60%左右,且问卷仅来自初级医疗保健的全科医师,不包括医院的用药资料；PEM确定的暴露，只是根据药剂师将药品发到患者手中的情况确定，最终患者有否服用并不能确定；治疗分配无系统随机性，故随机临床研究中资料处理的统计方法不适用于该项研究。

新西兰自1977年开始施行"药品重点监测计划（Intensive Medicine Monitering Programme, IMMP)"，此计划所采用的方法与PEM的方法类似，即采用前瞻性队列研究。队列由处方信息确定，而用药后的事件则由问卷调查获得。处方信息是来自药房的，包括医院药房和社区药房，所以它可以同时监测新药在门诊患者和住院患者中的使用情况。此外，药品监测的平均周期较英国长，一般为58个月。

（四）记录链接

记录链接（record-linkage）的核心思想是每个人都会有生命记录，这些记录记载了生命期间的各种疾病治疗时间，记录链接就是将这些分散的治疗记录整合，与上市药品进行对应研究。记录链接可监测和发现药物的不良反应，也用于新药监测，其主要作用是对可疑药物进行检测。国际上比较成熟的大型数据库和记录链接系统有：Puget Sound团体健康合作组织数据库、南北加州Kaiser Pesmante数据库、Saskatchewan卫生计划数据库、医疗补助收费库和医疗数据库。

（五）流行病学方法

流行病学方法（epidemiologic methods）包括病例对照监测（case-control study）和队列研究（cohort study）。

病例对照研究是通过对比患者（患有研究目标疾病）和未患此病的对照组对某种药物的既往接触史，找出两组对该药可能存在差异的研究方法。病例对照研究对于单一疾病的多种可能原因（包括药源性）的研究是非常可行的，同时由于要求在设计研究方案时需要涵盖一定数量的病例，所以即使一些由药物引发的罕见、特性紊乱的不良反应，尤其是不良反应发生时间没有预见性时也能被研究到。病例对照研究容易出现的问题是难以控制选择偏倚和回忆偏倚，同时若无附加资料也难以估计发生率。

队列研究经常限用于发生率高且严重的疾病，如糖尿病、风湿性关节炎或癫痫。队列研究是通过首先确定一个暴露于受试药物的群体和一个不暴露于受试药物的群体，并对其进行跟踪研究，寻找相互之间结果差异的研究方法。该研究方法适用于暴露和非暴露于受试药物的群体之间、个体病例之间的对照研究，此外还可用于单一暴露产生多个反应的研究。该研究方法对于通过上市后药品监测来评价药品的有效性、安全性是非常有用的，不足之处是结果的影响因素较多，得到的资料之间可能存在偏差；容易漏查；假若不良反应发生率低，为了得到可靠的结果常常要增加研究对象或延长观察时间，实施难度大；研究费用较高。

三、药物遗传学在上市药物再评价中的作用

在临床上药物的选择和剂量的选择通常是根据药品使用说明书的叙述，而不是根据个体的遗传特点来决定的，因此具有普遍性，即群体性，而缺乏个体性。药物遗传学（pharmacogenetics）是生化遗传学的一个分支学科，它研究遗传因素对药动学的影响，通过对编码药物代谢酶（drug metabolising enzyme）、转运体（transporter）或受体（acceptor）基因多态性的分析，获知药物在不同个体体内特有的ADME过程或药物效应特征，以此决定药物的合理选择与合理使用方法，从而使患者得到最佳的治疗效果和避免严重的不良反应发生。

在药物代谢酶中，细胞色素P450酶（CYP450）是药物遗传学研究最广泛、最深入的一类药物代谢酶。根据CYP450基因遗传多态性，可分为4种表型，即：快代谢型（extensive metabolizer，EM）、弱代谢型（poor metabolizer，PM）、中间代谢型（intermediate metabolizer，IM）和超快代谢型（ultrarapid metabolizer，UM），其中 EM 和 PM 最为常见。CYP450 基因遗传多态性揭示了人类对药物反应具有显著的代谢能力个体差异，例如抗抑郁药帕罗西汀，在相同的给药剂量下，血浆药物浓度会有 5～20 倍的差别，据报道，在接受治疗的患者当中，CYP2D6 表现为 UM 的患者自杀率比正常代谢者高 9 倍，而在 PM 的患者人群中，此类药物的不良反应明显增加；对于一些需要通过代谢进行活化的药物，如氯吡格雷，在 UM 的患者中，严重不良反应发生率明显增多，而在 PM 的患者体内药效明显下降。总体而言，约有 25％的药物效应的个体差异来自于药物代谢酶的基因多态性造成的药动学性质的变化。除 P450 酶外，其他代谢酶，如血浆中丁酰胆碱酯酶（假胆碱酯酶）可水解神经肌肉阻滞药琥珀酰胆碱和美维库胺，其基因发生变异可以明显延长琥珀酰胆碱、美维库胺药物引起的肌肉麻痹作用时间。

随着药物遗传学的研究发展，遗传药理学方法在临床治疗中的应用提高了治疗的有效率，减少了无效人群对药物的使用。药物遗传学的研究成果会对药品再评价提供更多关于药品特征的参考数据，在指导药物临床个体化应用方面产生积极的作用。

四、循证评价方法在上市药物再评价中的应用

循证医学（evidence based medicine）与循证药学（evidence based pharmacy）是强调尽量以最新、最可靠的客观证据进行医疗决策与药物治疗的医疗实践模式。这里所指的证据包括：有质量控制的数据和被普遍承认的有效模型，明确的试验终点、严格的受试者筛选和随机对照试验所得的患病率和死亡率，评价治疗措施对整个人群的风险/效益比等。

循证医学与循证药学的思想和方法是上市药品再评价的重要基础和手段之一。运用循证医学或循证药学的原理与方法综合分析上市后分散的药物临床研究证据，进行大样本、随机对照（randomized controlled trial，RCT）和多中心试验，系统评价其临床有效性、安全性、经济学特性和适用性，是评价一种药物或一种治疗措施的最佳方法，其结果被公认为是药物临床有效性和安全性评价的最佳证据。在缺乏大样本的随机对照试验情况下，对随机对照试验高质量的系统评价（systematic review）也可以达到类似于大样本、多中心随机对照试验的效果。

循证方法实施的主要步骤包括：提出问题；寻找证据；评价证据和使用证据。其中评价证据在几个步骤中最为关键，因为只有对证据的正确评价才能为临床提供正确的信息指导。例如，美国默克公司生产的环氧化酶 2（COX-2）选择性抑制剂罗非昔布（商品名为"万络"）是一种非甾体抗炎药物，该类药物确切的疗效和 ADR 之间的矛盾一直受到研究者的关注。为对此药物进行安全性评价，默克公司采用病例对照监测的方法进行证据搜索，结果发现长期使用（>18 个月）25 mg/d 的罗非昔布患者的心血管事件发生率显著高于安慰剂组。通过对此临床证据的分析，认为罗非昔布是增加心血管事件发生率的原因。基于这些临床分析的证据，2004 年 9 月月底，美国默克公司决定主动从市场召回罗非昔布。而在此之前，罗非昔布被普遍认为是胃肠道安全性很好的新型非甾体抗炎药品种之一。

本书中将循证医学与循证药学的研究思路、研究步骤和研究方法在上市药品再评价中的应用定名为上市药物的循证评价方法（evidence based method of re-evaluation of drug）。上市药物的循证评价内容分为核心内容和补充内容两部分，核心内容的评价是药物循证评价的最根本目标，包括药物的安全性、有效性和经济性，其中有效性和安全性是药物评价的基础，经济性是根据药物的成本和成本-效果，在临床安全、有效的基础上，比较相同类别不同药物间的疗效和资源消耗；补充内容包括药物的利用程度和资源消耗、各地区疾病负担和流行病学，主要评价药品

在大人群中使用所导致的社会经济后果，为药品决策者决定药品社会经济适应性和制定最终决策提供依据。

　　我国的药物临床研究在不断发展，每年有大量论文发表，这些资源为药品上市后安全性评价提供了丰富的临床证据。自2002年我国药物再评价中心与中国循证医学中心等机构合作，开始运用循证评价方法对上市药物进行再评价工作，预先制订研究方案，系统检索Medline、Embase、the Cochrane Register of Controlled Clinical Trials、中国医学文献数据库和多个国家中心的不良反应数据库，运用meta分析和描述性的系统评价技术对药物安全性和有效性进行评价。但作为初期的探索和尝试，现阶段我国采用的评价方法和技术尚不完善，目前评价员的专业构成也不健全。因此，构建合理的评价小组，并建立一套适用于我国具体情况的上市药物再评价的系统流程，对提高我国药物评价质量和水平是十分必要的。在现阶段，可依据药物的不同特性，按药品解剖治疗化学分类法（anatomical therapeutic chemical classification system，ATC）形成多个评价小组，纳入临床专家、临床药学专家、药物学家、循证医学家和统计学家参与基本药物有效性和安全性的评价。药物经济学和利用评价并不独立于某一个ATC系统，可专门成立2个小组，分别纳入药物流行病学家、药物经济学家、管理专家和药物学家评价不同类别药物的经济学（包括成本、成本-效果和预算影响分析）及利用程度。在此基础上，建立一套完整的药物循证评价流程，可以提高评价效率、缩短评价时间和减少费用消耗。有研究者利用头脑风暴法，并结合当前全世界公认的基本药物遴选模型，形成了一套适合我国国情西药基本药物的评价流程，见图8-3。由图8-3可知，药物的有效性和安全性是上市药物循证评价的基础，在此基础上判断药物的成本和成本-效果，若结果可以接受，则应进一步考虑不同地区疾病负担和卫生需求，估计药品的利用程度和所致的卫生资源消耗，即预算影响分析（budget impact analysis，BIA），并结合我国社会经济因素和人群支付能力，遴选基本药物，最终作出决策。

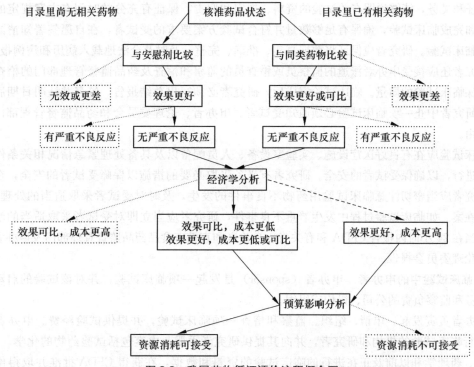

图 8-3　我国药物循证评价流程概念图

注：——阳性结果；⋯⋯阴性结果，不被纳入；– – –结果不可定，视情况而定

第4节 药物临床研究相关主要药学职业

药物临床研究相关的药学职业主要是指在新药临床研究和药品上市后再评价体系中从事相应工作的药学专业技术人员；药物临床研究工作者的工作，主要是通过药物临床研究确定药物的有效性、安全性以及探索合理的用药方法。

一、与新药临床研究相关的主要职业

1. 临床试验中的研究者 研究者（investigator）是实施临床试验，并确保临床试验质量及受试者安全和权益的负责者。所有研究者都应具备承担该项临床试验的专业特长、资格和能力，并经过培训。

负责临床试验的研究者应在医疗机构中具有相应专业技术职务任职和行医资格，具有试验方案中所要求的专业知识和经验，对临床试验方法具有丰富经验或能得到本单位有经验的研究者在学术上的指导，熟悉申办者所提供的与临床试验有关的资料与文献，有权支配参与该项试验的人员和使用该项试验所需的设备。

药学人员作为新药临床研究者，主要参与 I 期临床试验阶段的人体耐受性试验和人体药动学研究、在 I 期临床试验机构中进行的生物等效性评价研究及 II、III 和 IV 期临床试验阶段中的临床药动学研究工作。对生物药剂学、药动学和临床药动学、药理学和临床药理学、生物药物分析和药事管理学等课程的基本知识、基本方法与基本技能的掌握，是承担这些工作的基础。

研究者应了解并熟悉供临床试验用药品的性质、作用、疗效及安全性，掌握临床试验期间发现的所有与药物有关的新信息，详细阅读和了解试验方案的内容，并严格遵照执行。研究者应明确其责任和义务，能够说明有关试验的资料、规定和职责，保证有充分的时间在方案规定的期限内负责和完成临床试验，确保有足够数量并符合试验方案要求的受试者，在自愿签署知情同意书后进入临床试验。研究者应保证将数据真实、准确、完整、及时及合法地载入病历和病例报告表。负责研究者还应接受申办者派遣的监察员或稽查员的监察和稽查及药品监督管理部门的稽查和视察，确保临床试验的质量。临床试验完成后，研究者必须写出总结报告，签名并注明日期后送申办者。研究者中止一项临床试验必须通知受试者、申办者、伦理委员会和药品监督管理部门，并阐明理由。

临床试验应在有良好医疗设施、实验室设备、人员配备以及具备处理紧急情况相关条件的医疗机构进行，以确保受试者的安全。研究者有义务采取必要的措施以保障受试者的安全，在试验期间研究者应当密切注意临床试验用药物不良事件的发生，及时对受试者采取适当的处理措施，并记录在案。如临床试验过程中发生严重不良事件，研究者应当立即对受试者采取适当的治疗措施，应当在 24 小时内报告 CFDA 和有关省、自治区和直辖市食品药品监督管理部门及申办者，并及时向伦理委员会报告。

2. 临床试验中的申办者 申办者（sponsor）是发起一项临床试验，并对该试验的启动、管理、财务和监察负责的公司、机构或组织。

申办者负责发起、申请、组织、监察和稽查一项临床试验，并提供试验经费。申办者可以选择进行临床试验的机构和研究者，并向其提供研究者手册，内容包括试验药物的化学、药学、毒理学、药理学和以前及正在进行的临床试验的资料和数据，在获得 CFDA 批准并取得伦理委员会批准件后方可按方案组织临床试验。申办者、研究者共同设计和签署双方同意的试验方案

及合同。

　　申办者应向研究者提供具有易于识别、正确编码并贴有特殊标签的试验药物、标准品、对照药品或安慰剂，并保证质量合格。试验用药品应按试验方案的需要进行适当包装、保存，应建立试验用药品管理制度和记录系统。申办者应派遣合格的、并为研究者接受的监察员，也可组织对临床试验进行稽查，以保证质量。若发现研究者不遵从已批准的方案或有关法规进行临床试验时，应指出并纠正，如情况严重或坚持不改，则应终止研究者参加临床试验并向药品监督管理部门报告。申办者中止一项临床试验前，须通知研究者、伦理委员会和 CFDA，并述明理由。

　　申办者应对参加临床试验的受试者提供保险，对于发生与试验相关的损害或死亡的受试者承担治疗的费用及相应的经济补偿；对发生的严重不良事件，应采取必要的措施以保证受试者的安全和权益，并及时向药品监督管理部门和卫生行政部门报告，同时向涉及同一药物临床试验的其他研究者通报。

　　3. 临床试验中的监察员　　监察员（monitor）也称临床研究助理（clinical research associate, CRA），是由申办者任命并对申办者负责的具备相关知识的人员，主要负责组织相关项目的临床监察，并负责制订相关项目的临床监察实施计划。临床监察员应具有适当的医学、药学或相关专业学历，并经过必要的训练，具有 GCP 培训合格证书，熟悉药品管理有关法规，熟悉有关试验药物的临床前和临床方面的信息以及临床试验方案及其相关的文件，具有丰富的药物临床试验工作经验，具备较强的对外沟通协调能力和语言表达能力。

　　监察员是申办者与研究者之间的主要联系人，监察员的职责是保障临床试验中受试者的权益，保证试验记录与报告的数据准确、完整无误，保证试验遵循已批准的方案和有关法规。监察员应遵循标准操作规程，督促临床试验的进行，在试验前应确认试验承担单位已具有适当的条件，在试验过程中监察研究者对试验方案的执行情况，确认试验前取得了所有受试者的知情同意书，了解受试者的入选率及试验的进展状况，确认入选的受试者合格，确认所有数据的记录与报告正确、完整，所有病例报告表填写正确，并与原始资料一致，核实入选受试者的退出与失访已在病例报告表中予以说明，确认所有不良事件均记录在案，严重不良事件在规定时间内作出报告并记录在案，核实试验用药品按照有关法规进行供应、储藏、分发和收回，并做相应的记录，协助研究者进行必要的通知及申请事宜，向申办者报告试验数据和结果。每次访视后监察员应做一份书面报告递送申办者，报告应述明监察日期、时间、监察员姓名以及监察的发现等。

　　4. 临床试验中的药师　　试验用药品（investigational product）包括用于临床试验中的试验药物、对照药品或安慰剂。

　　试验用药品的保存和使用由药师负责，其职责是保证所有试验用药品仅用于该临床试验的受试者，其剂量与用法应遵照试验方案，剩余的试验用药品退回申办者，并详细记录试验用药品的使用情况，包括从申办者收到的试验用药的剂型、剂量、单位、数量、批号和有效期，试验用药发放和回收的日期及数量，用药开始和停止的日期及用法和用量，应用后剩余药品的回收与销毁等方面的信息。研究者不得把试验用药品转用于任何非临床试验参加者。临床试验用药品不得销售。试验用药品的供给、使用、储藏及剩余药物的处理过程应接受相关人员的检查。药师在随机试验和设盲试验中，应对试验用药的随机化和盲态负责。

　　5. 临床试验中的重要辅助科室及人员　　临床试验的实施包含多个医疗机构中的重要辅助科室及人员的合作与参与，使其具备处理紧急情况的一切设施，以确保受试者的安全。

　　临床实验室和影像室研究人员是临床试验研究团队的重要组成部分，对受试者筛选、药物安全性和有效性评价有重要作用。

急诊室和重症监护室（intensive cave unit，ICU）在临床试验中可以是招募受试者的重要场所。

护士是临床研究团队的重要成员，其职责包括管理试验用药、观察受试者生命体征变化、观察不良事件、准备有标记的标本采集管并采样、为受试者准备医嘱和告知受试者研究程序等。

6. 临床试验中的数据管理及统计分析员 临床试验过程中，数据管理及统计分析员是不可缺少的专业人员，其职责包括确定随机试验分配方案、设盲试验揭盲的条件及程序设置、试验数据录入及管理和试验数据的统计分析等。

数据管理的目的在于把试验数据迅速、完整和无误地纳入报告，所有涉及数据管理的各种步骤均需记录在案，以便对数据质量及试验实施进行检查。用适当的程序保证数据库的保密性，并应具有计算机数据库的维护和支持程序。数据经反复核查无误后，数据库便会锁定，不得做任何更改，统计分析才可以开始。

临床试验资料的统计分析过程及其结果的表达必须采用规范的统计学方法，临床试验各阶段均需有生物统计学专业人员参与。临床试验方案中需有统计分析计划，并在正式统计分析前加以确认和细化，若需作中期分析，应说明理由及操作规程。对治疗作用的评价应将可信区间与假设检验的结果一并考虑，所选用统计分析数据集需加以说明，对于遗漏、未用或多余的资料须加以说明，临床试验的统计报告必须与临床试验总结报告相符。

7. 临床试验中的伦理委员会 为确保临床试验中受试者的权益，须成立独立的伦理委员会，并向 CFDA 备案。伦理委员会应有从事医药相关专业人员、非医药专业人员、法律专家及来自其他单位的人员，至少 5 人组成，并有不同性别的委员，伦理委员会的组成和工作不应受任何参与试验者的影响。

在药物临床试验的过程中，必须对受试者的个人权益给予充分的保障，并确保试验的科学性和可靠性。受试者的权益、安全和健康必须高于对科学和社会利益的考虑。伦理委员会与知情同意书是保障受试者权益的主要措施。

8. 临床试验中的研究协调员 研究协调员（clinical research coordinator，CRC）的主要责任是做好研究者、受试者、伦理委员会、医疗机构和申办者或政府部门间的联络工作，保证临床研究从设计到完成顺利运行，确保临床研究的质量和完整性。

CRC 需具有医学专业背景，具备所需的医学专业知识和临床技能；经过临床试验技术和 GCP 培训，熟悉临床研究方法；具有良好的组织技能、独立工作能力、创造力和效率；原则性强，但又不乏灵活性且要具有良好的沟通能力。

CRC 的工作范围涉及临床试验的各个方面，包括试验的准备，与伦理委员会和申办者的联络，协助试验实施的各项工作，如获取知情同意，与患者及其家属的教育、联络、咨询与商谈，数据收集与 CRF 转录，以及临床检查、不良事件、试验药物和文件资料管理，应对监察、稽查与视察等。

9. 临床试验中的合同研究组织 合同研究组织（contract research organization，CRO）作为一种学术性、商业性的科学机构，是制药企业可借用的一种外部资源。CRO 在美国已经发展到 300 多个，而欧洲 150 多个，近 60% 的临床研究项目中 CRO 参与承担了不同的工作，其中约占临床研究费用总投入 40% 的工作由 CRO 完成。为了我国 GCP 以及各项药品管理法规的推广实施，我国 CRO 介入临床研究的力度越来越大，2002 年 12 月 1 日起实施的新的药品注册管理办法，"宽进严出"的宗旨，进一步显示了我国的药品管理规范在逐步与国际接轨，CRO 对我国制药企业的作用将进一步显著体现。目前，CRO 对药学学生而言，已经成为职业发展的一个重要场所，CRO 中药学专业人员主要从事临床药动学研究、生物样品的分析检测工作等。

在一个新药的研究开发过程中，通常 70% 的费用和 2/3 的时间用于临床试验。因此，如何减少可以避免的失误，在尽量短的时间内获得高质量的研究结果，这是制药企业及其他申办者在设计新药临床试验时需要审慎决策的问题，充分利用 CRO 的专业化优势，可以事半功倍。

二、与上市后药物再评价相关的主要职业

上市药物再评价是对药品临床应用过程中不断地补充临床应用新发现、进一步再认识的过程。此研究相比较于新药临床研究，样本量极大增加，可以弥补上市前药物研究过程中产生的统计学偏倚，并补充上市前研究中未获得的信息，如量化已知的不良反应，了解药物对特殊人群的作用，研究并发病与合并用药的影响等；同时也可能获得上市前研究不可能得到的新信息，如发现新的罕见不良反应和适应证等。由此可见，参与上市药物再评价的人员是多专业的，涉及药学、医学、护理、卫生和统计等。药学专业人员参与上市药物再评价的岗位主要是医院临床药师、药师和药品生产企业中的销售代表等。

《中华人民共和国药品管理法》中规定，国家实行药品不良反应报告制度。药品生产企业、药品经营企业和医疗机构必须经常考察本单位所生产、经营和使用的药品质量、疗效和反应，发现可能与用药有关的严重不良反应，必须及时向当地省、自治区和直辖市人民政府药品监督管理部门和卫生行政部门报告。因此，在药品生产企业、药品经营企业和医疗机构中的药学人员是药品不良反应最重要的报告人和进行药品不良反应分析研究的研究人员。

我国对上市药物再评价的研究起步较晚，主要是通过对药品不良反应的监测体系保证公众用药的安全。我国制定了《药品不良反应报告和监测管理办法》，并在全国每个省（自治区、直辖市）成立药品不良反应监测中心。具体药品不良反应监测工作分以下 3 个级别，而这些监测岗位中药学专业技术人员发挥了积极的作用。

（1）医疗卫生机构中，医师、药学工作者和护理人员均负责收集药品不良反应数据，其中医师和临床药师（三级甲等医院）是此项工作的最主要参与者。药品生产与经营企业也必须指定专（兼）职人员负责本单位生产或经营药品的不良反应报告和监测工作，发现可能与用药有关的不良反应应详细记录并及时上报给当地的省（自治区、直辖市）药品不良反应监测中心。

（2）省（自治区、直辖市）药品不良反应监测中心，负责每季度向国家药品不良反应监测中心报告所收集的一般不良反应报告；对新的或严重的不良反应报告应当进行核实，并于接到报告之日起 3 日内报告，同时抄报本省（自治区、直辖市）（食品）药品监督管理局和卫生厅（局）；每年向国家药品不良反应监测中心定期汇总报告。

（3）国家药品不良反应监测中心应每半年向 CFDA 和卫生部报告药品不良反应监测统计资料，其中新的或严重的不良反应报告和群体不良反应报告资料应分析、评价后及时报告。同时，我国还积极开展了药品不良反应信息评价、分析和控制等工作，为企业修改药品说明书、改进生产工艺，监管部门实施限制使用、撤销批准文号或用药标准等措施提供了依据。由此可见，借助于全国性的药品不良反应监测网络的建设，我国对于上市后药品进行风险再评价的基础设施条件逐渐建立，但是距离一套成熟、完善的药物上市后再评价系统仍然有很大的差距。

医疗机构的临床药师和药师，是医疗机构合理用药的积极参与者和推进者，通过包括基础研究、应用基础研究及应用研究的各种工作，在应用环节探索药品、疾病和患者的关系，加深对上市药品的认识，已经成为药学研究备受关注的领域。如，针对上市药品进行临床药动学研究，揭示药物在临床应用过程中的 ADME 规律，尤其是疾病对 ADME 过程的影响及联合用药对 ADME 过程的影响，PK-PD 研究等，为合理用药打下了坚实的理论基础；又如，通过治疗药物监测（therapeutic drug monitoring，TDM）工作和药物基因组学、药物代谢组学的研究，为临床个体化

用药提供了分子水平的依据和方法；在药品临床应用中，通过药物流行病学、循证药学和药物经济学等研究工作，又在宏观水平研究了药物应用的基本规律；又如，药学工作者通过药物利用研究（drug utilization research），分析药物利用的影响因素，描述药物利用过程，研究药物使用的方法，评价药物使用的效果，为药物的合理使用提供数据基础和决策依据。

药物利用评价（drug use review，DUR）产生于 20 世纪 60 年代的美国，1987 年美国医院药师协会（American Society of Health System Pharmacists，ASHP）提出了药物利用评估（drug use evaluation，DUE）的概念，它是 DUR 在新形势下的发展，是在药物治疗过程中，根据事先制定的标准，对药物选择、给药途径、给药剂量和药物配伍等问题是否合理、准确而进行的评价，是在医疗机构中经批准实施的、有组织的和不断运行的发展性项目（方案），是医疗机构围绕药物的使用开展的重要的质量保证工作。DUE 的主要内容是评价医师、药师和患者的处方、配药和药物使用过程，从而鉴别用药的模式，监测用药问题，改善药物治疗效果。DUE 通过对药物使用进行的评价，可及时发现问题，并通过一定的途径加以解决，以达到减少患者用药不当与错误，防止药物滥用以及控制治疗用药消费的目的，确保用药适宜、安全和有效。值得注意的是，DUR 与 DUE 不仅可以进行药品应用环节的管理与评价，在此过程中，同时加深了对药品的认识，尤其是药品在应用中所表现出的特征。美国 ASHP 在其临床药学工作指南中，将 DUE 作为临床药学工作的重要组成部分。1997 年 ASHP 调查显示，全美医疗机构中，80％开展了 DUE 工作，并建立了相当完善的模式和运行程序，对促进合理用药起到了很大的作用。

第5节　药物临床研究相关主要学科

药物临床研究是一项由临床医学、药学、统计学、伦理学、经济学及药事管理学等多种学科相互渗透、支持的系统性研究，多学科专业领域的工作者共同努力，系统地研究药物在临床上的有效性、安全性和经济性。其相关主要学科包括临床医学、生物药剂学、药动学、药物分析学、医学统计学、医学伦理学、药理学、药物遗传学、药物流行病学、药事管理学、药物经济学和循证药学等。本小节就药物临床研究中涉及的药学相关学科进行简单介绍。

一、生物药剂学

生物药剂学（biopharmaceutics；biopharmacy）是 20 世纪 60 年代迅速发展起来的药剂学新分支，主要研究药物及其剂型在体内的吸收、分布、代谢与排泄过程，阐明药物的剂型因素、用药对象的生物因素与药效三者之间的关系，为正确评价药物制剂质量、设计合理的剂型和制备工艺以及临床合理用药提供科学依据，以确保临床用药的有效性和安全性。它对给药方案的设计、探讨人体生理及病理状态对药物体内过程的影响、疾病状态时的剂量调整、剂量与药理效应间的相互关系及对药物相互作用的评价等有着重要的作用。

生物药剂学在药物临床研究中的主要内容：

1. 剂型因素的研究　研究药物剂型因素和药效之间的关系，这里所指的剂型不仅是指片剂、注射剂或软膏剂等剂型概念，还包括跟剂型有关的各种因素，如药物的理化性质（粒径、晶型、溶解度、溶解速度和化学稳定性等）、制剂处方（原料、辅料的性质及用量）、制备工艺（操作条件）以及处方中药物配伍及体内相互作用等。如临床用药时，同时服用含 2 价或 3 价的金属离子如 Ca^{2+}、Mg^{2+} 或 Fe^{3+} 等化合物与喹诺酮类抗生素如诺氟沙星，在胃肠道形成难以溶解的络合物，使抗生素在胃肠道的吸收受阻，在体内达不到有效抗菌浓度。

2. 生物因素的研究　研究机体的生物因素（年龄、生物种族、性别、遗传、生理及病理条件等）与药效之间的关系。人体生理、病理因素对药效的影响是巨大的，如老年人肝细胞及肾单位大量自然衰亡，肝、肾血流量明显减少，功能相应降低，因此对损害肝或肾的药物的耐受性明显下降；肝功能不全患者给予主要经肝代谢或灭活的药物，易引起异常毒性反应；肾功能减退患者给予经肾消除且具肾毒性的药物，毒性会增加。

3. 药物体内过程的研究　研究药物在体内的吸收、分布、代谢和排泄的机制对药效的影响，保证药物有良好的生物利用度。例如，空腹服用使乙酰氨基酚在 20 分钟内就能达到最大血药浓度，而早饭后服用的达峰时间需 2 小时，而且禁食时血药峰浓度要比非禁食时高；又如，用药时（前）食用葡萄能引起 CYP3A4 和 P-gp 底物生物利用度的提高。

二、药动学与临床药动学

药动学（pharmacokinetics）是应用动力学原理与数学处理方法，定量描述药物在体内动态变化规律的学科。药物经不同给药途径给药后，经过吸收进入血液，并随血流透过生物膜进入作用部位，从而产生生理作用，同时，机体也在对进入体内的药物进行处置。这个过程中，药物能以多大程度和速度被吸收进入体内？有多大比例分布在效应器官或组织？在效应器官能停留多久时间？又是以怎样的途径和速度被消除掉？药动学在实验的基础上，建立数学模型，描述药物的体内时间过程，以实现对药物在体内过程的预测，并用药动学参数描述各种药物在体内的动态变化特征。

临床药动学（clinical pharmacokinetics）是研究药物在人体内的动态变化规律，并应用于临床给药方案制订和药物临床评价的应用性技术学科。临床药动学在基础领域的研究，主要是探索药物在人体体内动态变化规律，揭示药物体内过程（ADME）与药物效应间的关系，研究影响药物人体 ADME 的各种因素；在应用领域的研究，主要在于合理的给药方案设计、治疗药物监测（TDM）等方面。

新药的临床药动学研究旨在阐明药物在人体内的吸收、分布、代谢和排泄的规律。对人体内药物 ADME 过程的研究，是全面认识人体与药物间相互作用不可或缺的重要组成部分，对药物的安全性和有效性至关重要，故而新药临床药动学研究贯穿于新药临床试验全过程，研究对象包括健康志愿者和患者，以及特殊人群，同时对食物、性别、年龄、生理和病理等各种影响因素进行考察，确保药物合理应用，其研究结果为临床制订合理用药方案和个体化药物治疗提供了科学依据。

在新药 I 期临床试验中，进行健康受试者的药动学研究，包括单次给药的药动学研究和多次给药的药动学研究。如为口服制剂，应进行食物对药动学的影响研究，以观察口服药物在饮食前、饮食后给药的药动学特征变化，特别是食物对药物吸收过程的影响。

在新药 II 期或 III 期临床试验时，临床药动学研究内容有：新药在相应患者体内的药动学研究，包括有单次给药和多次给药的药动学研究，以了解病理状态对新药体内过程的影响；如新药为前体药物或在人体内主要以代谢方式进行消除，则需进行新药的代谢途径、代谢物结构及其药动学的研究；根据新药药理学特点、临床用药需要及试验条件的可行性，可选择性地进行新药与其他药物在体内过程的相互作用研究、新药特殊药动学研究（包括肝、肾功能受损，年龄等因素对药动学规律的影响）、群体或不同种族药动学的研究、特殊人群的药动学研究及人体内血药浓度和临床药理效应相关性的研究等。

三、药理学与临床药理学

药理学（pharmacology）是研究药物与机体相互作用机制及其规律的一门学科。药理学的学科任务是要为阐明药物作用机制、改善药物质量、提高药物疗效、开发新药和发现药物新用途提供实验资料。药理学的方法是实验性的，即在严格控制的条件下观察药物对机体或其组成部分的作用规律并分析其客观作用原理。

临床药理学（clinical pharmacology）是以临床患者为研究和服务对象的应用科学，其任务是将药理学基本理论转化为临床用药技术，即将药理效应转化为实际疗效，是基础药理学的后继部分。学习药理学的主要目的是要理解药物有什么作用、作用机制及如何充分发挥其临床疗效，要理论联系实际了解药物在发挥疗效过程中的因果关系。

四、医学统计学

医学统计学（medical statistics）是运用概率论与数理统计的原理及方法，结合医学实际，研究数字资料的搜集、整理分析与推断的一门学科，其研究内容包括统计研究设计、总体指标的估计、假设检验、联系、分类和鉴别等工作。

在药物临床研究工作中，经常要探讨各种参数、指标数量间的联系，寻找与某种疾病关系最密切的因素；要进行多种检查结果的综合评定、探讨选择给药治疗方案；要对某些特殊人群给药进行预测等，医学统计学为解决这些问题提供了必要的方法和手段。

作为药学工作者，学习和掌握一定的统计学知识是十分必要的。第一，在阅读医学书刊中，经常会遇到一些统计学方面的名词概念，有了这方面的知识，有助于正确理解文章的涵义；第二，在实际工作中，经常要做登记工作，要填写各种报表，只有懂得了原始登记与统计结果的密切关系，并掌握了收集、整理与分析资料的基本知识与技能，才能自觉地、认真地把登记工作做好，积累有科学价值的资料；第三，任何一个临床研究，从开始设计到数据整理分析与统计结果的表达，每一步骤都需要统计学知识；第四，在制订计划、检查工作和总结经验时，都离不开统计数字，尤其在撰写科研论文时，有了统计学知识，才能使数据与观点密切结合，作出正确的结论。因此，医学统计学是药物临床研究的一个组成部分，是医学院校各专业的必修课。

五、药物遗传学

药物遗传学（pharmacogenetics）是生化遗传学的一个分支学科，它将药理学与遗传学相结合，研究由于个体的遗传因素造成药物对个体产生不同的效应，包括治疗效果和不良反应。因为在群体中，不同个体对某一药物可能产生不同的反应，甚至可能出现严重的不良反应，这种现象称为个体对药物的特异质反应（idiosyncratic reaction），而这种特异质反应的产生相当大的一部分原因取决于个体的遗传背景，所以临床医师或药师在使用某些药物时，必须遵循因人而异的用药原则。

药物在体内的吸收、分布、代谢和排泄等过程中，许多环节都与转运体、酶和受体的作用密切相关。倘若决定这些转运体、酶或受体蛋白的基因出现变异或缺陷，必将导致药物产生不同的效应，因此，有必要深入了解遗传变异对药物反应的影响及其分子基础，并据此预测对药物异常反应的个体，从而进行有效的防治。对药物遗传学的研究，已揭示了许多药物异常反应的遗传基础和生化本质，这对于指导临床医师正确掌握用药的个体化原则，使临床用药产生最佳的治疗效果，并防止各种与遗传有关的异常药物反应的发生都具有指导价值。

六、药物流行病学

药物流行病学（pharmacoepidemiology）是运用流行病学的原理和方法，研究人群中药物的利用及其效应的应用科学，是 20 世纪 80 年代以来由临床药理学和流行病学等学科相互渗透形成的一门新学科。

　　凡是新研制的药物，在作为商品推向市场出售前，必须经上市前的临床试验证明安全、有效后，始能获得 CFDA 的批准，这种研究虽然属于临床药理学的研究范围，但药物流行病学方法对此试验发挥了重要作用。药物流行病学的研究领域着重在药物上市后对药物效用及其不良反应的监测，研究的最终目标是给医疗单位、预防保健机构、药政管理部门及社会大众提供有关人群中药物利用及药品安全性、有效性的信息，为合理用药提出有助于医疗预防保健、药事管理和卫生行政决策的意见和建议，从而使药品的开发、生产、经营、管理及使用更趋科学、合理。

七、药事管理学

　　药事（pharmaceutical affairs）是指与药品研制、生产、流通、使用、价格、广告、信息和监督等活动有关的事。药事管理学（pharmacy administration）是应用社会学、法学、经济学、管理学与行为科学等多学科理论与方法，研究"药事"的管理活动及其规律的学科体系。药事管理学科具有明显的社会属性，涉及药学事业的各个层面，与药学活动有紧密的联系。缺乏药事管理的约束，药学活动就不能有秩序、有规律和公平合法地进行。任何药学工作者的药学活动都离不开这门学科的指导。

八、药物经济学

　　药物经济学（pharmaceutical economics）是经济学原理与方法在药品领域内的具体运用。广义的药物经济学是运用经济学的一些基本原理和分析方法，研究药物在防病治病的过程中的成本和效果，考察某种疾病的治疗方案或一项医疗卫生政策的社会效应和经济效应的学科，包括研究供需双方的经济行为、供需双方相互作用下的药品市场定价以及药品领域的各种干预政策措施等。狭义的药物经济学是一门将经济学基本原理、方法和分析技术运用于评价临床药物治疗方案，以及不同医疗和社会服务项目产生的经济效果的相对比值，为临床合理用药和防治措施科学化提供科学依据，其最终目的是将有限的卫生医疗资源发挥最大的社会经济效益，即基于整个社会群体，确定如何合理地分配和使用有限的卫生资源和医药经费，使全社会获得最大收益。

九、循证医学与循证药学

　　循证医学（evidence based medicine，EBM）即遵循证据的临床医学，循证药学（evidence-based pharmacy）是在循证医学的基础上产生的。最简单的循证医学与循证药学表述是：以科学证据为基础的临床医学与临床药学。从字面意义理解，"循证"即遵"循"科学的"证"据，它是贯穿科学研究和科学实践的方法学。

　　1979 年 Archie Cochrane 首先提出运用系统综述总结各个临床随机对照试验的结果，以采取质量高、科学性强、可信度大且重复性好的医疗措施，为指导临床实践和医学决策提供可靠的依据。但由于现有的系统综述在数量、质量上都不能满足需要，各国临床医学专家联合起来，于 1992 年首先在英国成立 Cochrane 中心，1993 年成立世界 Cochrane 中心协作网，帮助人们进行系统综述，并把系统综述结果通过电子杂志光盘、互联网分发给世界各地的医药专业人士、患者和决策者。近十多年来，循证思想和方法迅速发展，其研究内容几乎涵盖了所有医疗卫生领域，包括临床医疗、药学、护理、预防、卫生经济、卫生决策、医疗质量促进、医疗保险和医学教育等。循证的信息资源也迅速涌现，如有关研究防治效果的大型数据库 Cochrane 图书馆、电子杂志"最佳证据"（best evidence），收集了大量其他杂志发表的临床试验及其系统评价结果。目前，循证医学教育也已深入到临床和医学继续教育中，临床医师通过学习其基本理论和方法，并在日常医疗实践如查房、会诊、病例讨论、学术活动和科学研究等过程中实施循证实践，有力地促进和提高了临床医疗质量。

在药物临床研究中实践循证方法，首先应明确进行药物循证评价的目的和确定希望解决的问题，例如：为什么要进行该类药物的循证评价？如何确定药品安全性与有效性的观察终点？众多的疾病处置方式或药物治疗方案中如何选择出对患者利大于弊的治疗手段？从临床效果及经济支出决定是否值得某项药物治疗？怎样确定某项药物治疗的最佳方案？怎样确定某项药物治疗方案的最佳监护计划？之后需要根据提出的问题收集有关资料，采用包括上网、图书馆检索、会议资料和专家通信等各种手段，尽可能多地发现证据。然后需要确定资料的来源和可靠性，评价证据的正确性、有用性以及作用的大小，特别是临床实用性，即如何用于具体的药物评价和帮助解决临床实际问题。接下来再将药物循证评价的结果在临床应用中去实践，评判研究结果是否正确、可靠，对治疗患者有无帮助。最后需要对所进行的药物循证评价做总体评估，为下一次药物循证评价的实施总结经验。

现代医学模式是在经验医学的基础上强调循证原则与方法，理解循证的原则与方法对于正确地说明病因、诊断、治疗方案及预后具有重要意义，但循证方法不能取代临床技能、临床经验和临床资料。循证实践的证据必须基于仔细的病史采集、体格检查和实验室检查，才能为临床提供更为科学的数据资料。

短文阅读

Good Clinical Research Practice (GCP) is a process that incorporates established ethical and scientific quality standards for the design, conduct, recording and reporting of clinical research involving the participation of human subjects. Compliance with GCP provides public assurance that the rights, safety, and well-being of research subjects are protected and respected, consistent with the principles enunciated in the Declaration of Helsinki and other internationally recognized ethical guidelines, and ensures the integrity of clinical research data. The conduct of clinical research is complex and this complexity is compounded by the need to involve a number of different individuals with a variety of expertise, all of who must perform their tasks skillfully and efficiently.

The responsibility for GCP is shared by all of the parties involved, including sponsors, investigators and site staff, contract research organizations (CROs), ethics committees, regulatory authorities and research subjects.

摘自 Introduction, *Handbook for good clinical research practice* (GCP): *guidance for implementation*. World Health Organization, 2005.

参 考 文 献

蒋新国. 2009. 生物药剂学与药物动力学 [M]. 北京：高等教育出版社.

蒋学华. 2007. 临床药动学 [M]. 北京：高等教育出版社.

蒋学华. 2008. 药物现代评价方法 [M]. 北京：人民卫生出版社.

李俊. 2008. 临床药理学 [M]. 4 版. 北京：人民卫生出版社.

秦伯益. 1999. 临床药理学 [M]. 2 版. 北京：人民卫生出版社.

第9章
药品的生产

学习要求

1. 掌握药品生产的准入制度；掌握药品生产质量管理规范的基本要求。
2. 熟悉药品生产相关的主要学科。
3. 了解药品生产相关的职业发展。

药品，是指用于预防、治疗和诊断人的疾病，有目的地调节人的生理功能并规定有适应证或者功能主治、用法和用量的物质，包括中药材、中药饮片、中成药、化学原料药及其制剂、抗生素、生化药品、放射性药品、血清、疫苗、血液制品和诊断药品等。

药品生产企业，是指生产药品的专营企业或者兼营企业。药品生产企业的主要职能是进行药品生产，保证生产的药品安全、有效、可控和稳定。

药品生产企业在药品注册申请得到批准后，申请人已持有《药品生产许可证》并具备生产条件的，同时发给药品批准文号，可进行药品生产，生产的药品，经检验符合注册要求，方可销售进入临床使用。

药品生产可分为原料药与药物制剂的生产两个方面。通过化学合成、生物发酵和药材提取、分离等生产过程，可以得到原料药；将各种来源和不同方法所制得的原料药，进一步制成适合临床并符合一定质量标准的用于医疗或预防的用药形式，即药物制剂的生产。

药品生产的重要意义在于为临床疾病治疗提供最有力的武器——药品，在拯救生命、维护健康和改善生活质量等方面发挥着不可替代的作用；还在于药品生产是我国国民经济的重要组成部分，医药产业被誉为"不落的太阳"，推动着国民经济的发展。

现代制药工业开始于19世纪，自1899年使用阿司匹林（aspirin）以来问世的化学药品中大都是在制药工业的实验室中发现和制药企业生产的。

药学研究开发人员通过前期药物发现、药品研究开发等艰巨的工作，为药品生产奠定了坚实的基础，而药品作为药学工作的初步成果，成为药学学科与药学职业向社会展示其价值的重要载体。同时，药品生产环节也成为药学专业技术人员展示才华的重要场所。

医药行业是我国国民经济的重要组成部分，在保障人民群众身体健康和生命安全方面发挥着重要作用。医药行业包括化学原料药及制剂、中药材、中药饮片、中成药、抗生素、生物制品、生化药品、放射性药品、医疗器械、卫生材料、制药机械、药用辅料、药用包装材料及医药商业，其中化学原料药及制剂等药品的生产制造业在医药行业发展中起到关键作用。进入21世纪以来，我国医药行业一直保持较快发展速度，产品种类日益增多，技术水平逐步提高，生产规模不断扩大，现我国已成为世界医药生产大国。

医药大企业作为国家基本药物供应的主力军，有效保障了基本药物供应。扬子江药业集团有限公司、哈药集团有限公司、石家庄制药集团有限公司、中国北京同仁堂（集团）有限责任公司和广州医药集团有限公司等大型企业集团规模不断壮大；江苏恒瑞医药股份有限公司、浙江海正药业股份有限公司和天津天士力集团有限公司等一批创新型企业快速发展；中国医药集团总公司和上海医药（集团）有限公司等骨干企业集团通过并购、重组迅速扩大规模，实现了产业链整合，提升了市场竞争力。2001—2010 年，我国 7 大类医药工业总产值保持快速增长，从 2002 年的 2419 亿元增长到 2011 年的 15 707 亿元，复合年增长率为 23.10%；销售收入从 2002 年的 2365 亿元增长到 2011 年的 15 178 亿元，10 年复合年增长率为 22.94%；销售收入超过 100 亿元的工业企业由 2005 年的 1 家增加到 2010 年的 10 家，超过 50 亿元的企业由 2005 年的 3 家达到 2010 年的 17 家。2011 年，我国医药工业实现利润总额 1569 亿元，同比增长 23.19%。出口方面，抗生素、维生素和解热镇痛药物等传统优势品种市场份额进一步扩大，他汀类、普利类和沙坦类等特色原料药已成为新的出口优势产品，具有国际市场主导权的品种日益增多；制剂面向发达国家出口取得突破，"十一五"期间通过欧美质量体系认证的制剂企业从 4 个增加到 24 个。

但是，我国医药行业发展中结构不合理的问题长期存在，自主创新能力弱、技术水平不高、产品同质化严重和生产集中度低等问题十分突出，对发达国家市场出口主要由外资企业拉动，其出口比重高达 52%，以自有品牌出现在国际市场的，仍是寥寥无几。加快产业结构调整是医药行业转变发展方式、培育战略性新兴产业的紧迫任务，也是适应人民群众日益增长的医药需求、提高全民健康水平的迫切需要。

药学学生肩负重任，毕业后，将应用自己所学的知识和技能，在化学药、中药和生物化学药物的研制、生产、技术质量监督与管理等工作中发挥生力军作用，在新药创制、药品生产、药品质量安全、企业技术改造、药品生产销售国际化、医药工业绿色发展和医药工业信息等实现国家医药发展的重要任务方面施展才华。

第 1 节　药品生产的准入制度

药品是特殊商品，药品生产具有一定的准入要求。

根据现行《中华人民共和国药品管理法（2001 年修订）》，开办药品生产企业，须经企业所在地省、自治区和直辖市人民政府药品监督管理部门批准并发给《药品生产许可证》，凭《药品生产许可证》到工商行政管理部门办理登记注册。无《药品生产许可证》的，不得生产药品。

《药品生产许可证》应当标明有效期和生产范围，到期重新审查发证。

药品监督管理部门批准开办药品生产企业，除依据本法第八条规定的条件外，还应当符合国家制定的药品行业发展规划和产业政策，避免重复建设。

开办药品生产企业，必须具备以下条件：

（1）具有依法经过资格认定的药学技术人员、工程技术人员及相应的技术工人；

（2）具有与其药品生产相适应的厂房、设施和卫生环境；

（3）具有能对所生产药品进行质量管理和质量检验的机构、人员以及必要的仪器设备；

（4）具有保证药品质量的规章制度。

药品生产企业必须按照国务院药品监督管理部门依据本法制定的《药品生产质量管理规范》（Good Manufacturing Practice for Drugs，GMP）组织生产。药品监督管理部门按照规定对药品生产企业是否符合 GMP 的要求进行认证，认证合格的，发给认证证书。

GMP 的具体实施办法、实施步骤由国务院药品监督管理部门规定。

除中药饮片的炮制外，药品必须按照国家药品标准和国务院药品监督管理部门批准的生产工艺进行生产，生产记录必须完整、准确。药品生产企业改变影响药品质量的生产工艺的，必须报原批准部门审核、批准。

中药饮片必须按照国家药品标准炮制，国家药品标准没有规定的，必须按照省、自治区和直辖市人民政府药品监督管理部门制定的炮制规范炮制。省、自治区和直辖市人民政府药品监督管理部门制定的炮制规范应当报国务院药品监督管理部门备案。

生产药品所需的原料、辅料，必须符合药用要求。

药品生产企业必须对其生产的药品进行质量检验，不符合国家药品标准或者不按照省、自治区和直辖市人民政府药品监督管理部门制定的中药饮片炮制规范炮制的，不得出厂。

经国务院药品监督管理部门或者国务院药品监督管理部门授权的省、自治区和直辖市人民政府药品监督管理部门批准，药品生产企业可以接受委托生产药品。

第2节 药品生产过程及其管理

我国药品生产按照《药品生产质量管理规范》（GMP）的要求进行管理，美国按照 Current Good Manufacturing Practice (CGMP)，欧盟按照欧盟药品 GMP 进行药品的生产质量管理。

药品生产企业必须建立药品质量管理体系，对影响药品质量的所有因素，包括确保药品质量符合预定用途的有组织、有计划的全部活动进行管理。GMP 作为药品生产企业质量管理体系的一部分，是药品生产管理和质量控制的基本要求，旨在最大限度地降低药品生产过程中污染、交叉污染以及混淆、差错等风险，确保持续、稳定地生产出符合预定用途和注册要求的药品。

根据我国现行《药品生产质量管理规范（2010 年修订）》的规定，药品生产必须取得 GMP 认证，每种药品的每个生产批量均需有经企业批准的工艺规程，不同药品规格的每种包装形式均有各自的包装操作要求。工艺规程的制订以注册批准的工艺为依据。

不同的药物品种，有不同的生产工艺，需要按照具体品种的生产工艺规程，进行药品的生产组织和技术质量管理。

一、原料药生产

原料药（active pharmaceutical ingredient，API）指通过化学合成、半合成及微生物发酵或天然产物分离获得的，经过一个或多个化学单元反应及其操作制成的，用于制造药物制剂的活性药物成分。根据其微生物限度及药用要求，原料药分为无菌原料药（sterile API）及非无菌原料药（non-sterile API）。

（一）原料药生产特点

（1）往往包含复杂的化学变化或生物变化过程；

（2）较为复杂的中间控制过程；

（3）反应过程产生副产物，生产过程需要纯化过程；

（4）不同品种的工艺及设备不同，可共用性较小；

（5）自动化程度越来越高，过程分析技术的应用越来越多；

（6）有些化学反应及生物反应机制尚不彻底明了；

（7）交叉污染严重。

在取得某原料药的"药品注册批件"，并且该原料药品种取得 GMP 认证后，生产企业按照制订颁布的该原料药的生产工艺规程，组织药品生产，并对生产过程进行技术质量管理。

（二）原料药生产的工艺规程

每一个原料药生产都有其自身的工艺规程，其主要内容包括：

（1）产品概述；

（2）原材料、辅料和包装材料质量标准及规格；

（3）化学反应过程及生产工艺；

（4）生产工艺过程（原料配比，如投料量、折纯以及质量比和物质的量之比；主要工艺条件及详细操作过程，如反应液配制、反应、后处理、回收、精制和干燥等；重点工艺控制点，如加料速度、反应温度和减压蒸馏的真空度等；异常现象的处理，如停水、停电和产品质量不符合要求等）；

（5）中间体和半成品的质量标准和检验方法；

（6）技术安全与防火、防爆；

（7）资源综合利用和"三废"处理；

（8）操作工时与生产周期；

（9）劳动组织与岗位定员；

（10）设备一览表及主要设备生产能力；

（11）原材料、能源消耗定额和生产技术指标；

（12）物料平衡。

（三）原料药生产的操作规程

根据每个原料药生产的工艺规程，还需对每个原料药的生产制订操作规程，作为岗位工人生产操作的技术文件依据。原料药生产操作规程的主要内容包括：

（1）生产操作方法和要点；

（2）重要操作的复核、复查；

（3）中间产品质量标准及控制；

（4）安全和劳动保护；

（5）设备维修和清洗；

（6）异常情况处理和报告；

（7）工艺卫生和环境卫生。

按照工艺规程和操作规程生产的每批产品，要求有相应的批生产记录，可追溯该批产品的生产历史以及与质量有关的情况。

生产的原料药，需进行包装，并有批包装记录。每批产品或每批中部分产品的包装，都应当有批包装记录，以便追溯该批产品包装操作以及与质量有关的情况。

生产包装好的原料药按照质量标准进行检验，符合要求后，方可销售出厂，供制剂生产用。

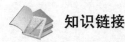 **知识链接**

解热镇痛抗炎药布洛芬的生产工艺流程

布洛芬的合成是由甲苯和丙烯在钠-碳（或钠-氧化铝）催化下制得异丁基苯，异丁苯在无水三氯化铝催化下与乙酰氯发生付-克反应，生成4-异丁基苯乙酮，再与氯乙酸乙酯进行 Darzens 反应，生成 3-（4′-异丁基苯）-2,3-环氧丁酸乙酯，经水解、脱羧和重排，制得 2-（4′-异丁基苯）丙醛，再在碱性溶液中氧化后即得本品粗品（图 9-1）。

合成过程中，进行中间过程控制，粗品经分离、纯化与精制、干燥和包装，按照布洛芬质量标准检验符合要求，得到布洛芬原料药成品。

"三废"处理：按以上路线合成布洛芬过程中产生的含铝盐溶液，可用稀酸处理；含氢氧化钠的废水可用盐酸中和；合成过程中可能产生的氯化氢可由吸收塔回收用于水解，可能产生的丙醛可经水蒸汽蒸馏回收。

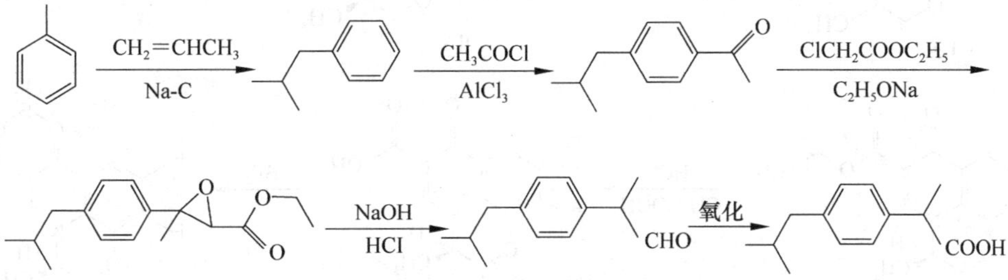

图 9-1 布洛芬生产工艺流程

药品生产企业取得布洛芬的"药品注册批件"，并取得布洛芬品种 GMP 认证后，按照根据以上生产工艺流程和相关要求制订的布洛芬生产工艺规程和操作规程，组织符合相应要求的设备、原材料、能源和人员等，进行生产操作和中间控制检查，并做好批生产记录和批包装记录，按布洛芬质量标准检验，符合要求后可销售出厂，作为生产布洛芬片、布洛芬胶囊和布洛芬口服溶液等制剂的原料药使用。

知识链接

抗感染药物左氧氟沙星生产工艺流程

左氧氟沙星的合成有多条路线，现多采用不对称合成方法，以 2,3,4-三氟硝基苯为起始原料，经水解得 2-羟基-3,4-二氟硝基苯，在无水碳酸钾催化下与氯代丙酮反应后，在氢化釜将硝基催化氢化，在酸催化下环合得化合物（Ⅰ），经不对称还原得具有光学活性的中间体（Ⅱ），与乙氧亚甲基丙二酸二乙酯缩合、环合和水解，以三氟化硼保护后与 N-甲基哌嗪反应，脱保护后得终产品左氧氟沙星粗品（图 9-2）。

合成过程中，进行中间过程控制，粗品经分离、纯化与精制、干燥和包装，按照左氧氟沙星质量标准检验符合要求，得到左氧氟沙星原料药成品。

"三废"处理：按以上路线合成左氧氟沙星产生的废气主要有二氯甲烷，可采用活性炭吸附；产生的废液可通过化学氧化、物化分离和生化处理等多种方式综合处理。

药品生产企业取得左氧氟沙星的"药品注册批件"，并取得左氧氟沙星品种 GMP 认证后，按照根据以上生产工艺流程和相关要求制订的左氧氟沙星生产工艺规程和操作规程，组织符合相应要求的设备、原材料、能源和人员等，进行生产操作和中间控制检查，并做好批生产记录和批包装记录，按左氧氟沙星质量标准检验，符合要求后可销售出厂，作为生产左氧氟沙星片、左氧氟沙星注射液和左氧氟沙星滴耳液等制剂的原料药使用。

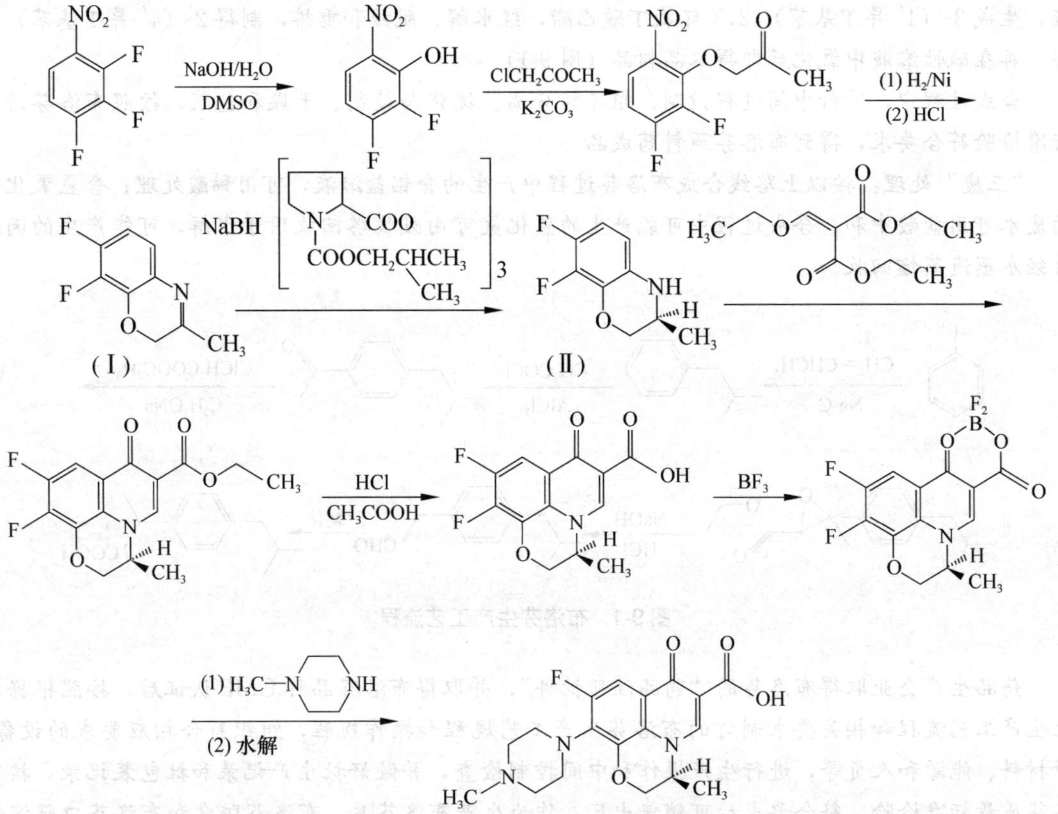

图 9-2　左氧氟沙星生产工艺流程

二、制剂生产

具有生物活性的药物原料（化学药、中药和生物技术药物）不能直接用于临床，需要以一定的剂量和给药形式才能应用。

药物的不同给药形式称为剂型，如口服的片剂和胶囊、注入人体静脉或肌肉的注射剂和外用的软膏剂等。

以剂型制成的具体药品称为药物制剂，如阿司匹林片、布洛芬胶囊和左氧氟沙星注射液等。

药品生产企业在取得某药物制剂品种的"药品注册批件"，并且生产该剂型的车间取得 GMP 认证后，生产企业按照制订颁布的该制剂的生产工艺规程，组织药品生产，并对生产过程进行技术质量管理。

每种药品的每个生产批量均有经企业批准的工艺规程，不同药品规格的每种包装形式均有各自的包装操作要求。工艺规程的制订以注册批准的工艺为依据。

（一）制剂工艺规程

制剂工艺规程的内容一般包括：

1. 生产处方　①产品名称和产品代码；②产品剂型、规格和批量；③所用原、辅料清单（包括生产过程中使用，但不在成品中出现的物料），阐明每一物料的指定名称、代码和用量等。

2. 生产操作要求 ①对生产场所和所用设备的说明（如操作间的位置和编号，洁净度级别，必要的温、湿度要求，设备型号和编号等）；②关键设备的准备（如清洗、组装、校准和灭菌等）、所采用的方法或相应操作规程编号；③详细的生产步骤和工艺参数说明（如物料的核对、预处理、加入物料的顺序、混合时间和温度等）；④所有中间控制方法及标准；⑤预期的最终产量限度，必要时，还应当说明中间产品的产量限度以及物料平衡的计算方法和限度；⑥待包装产品的贮存要求，包括容器、标签及特殊贮存条件；⑦需要说明的注意事项。

3. 包装操作要求 ①以最终包装容器中产品的数量、重量或体积表示的包装形式；②所需全部包装材料的完整清单；③印刷包装材料的实样或复制品，并标明产品批号、有效期打印位置；④需要说明的注意事项，包括对生产区和设备进行的检查，在包装操作开始前，确认包装生产线的清场已经完成等；⑤包装操作步骤的说明，包括重要的辅助性操作和所用设备的注意事项、包装材料使用前的核对；⑥中间控制的详细操作，包括取样方法及标准；⑦待包装产品、印刷包装材料的物料平衡计算方法和限度。

（二）制剂操作规程

根据每个药品生产的工艺规程，还需对每个药品的生产制订操作规程，作为岗位工人生产操作的技术文件依据。

制剂操作规程的主要内容包括：

（1）生产操作方法和要点；

（2）重要操作的复核、复查（如处方和投料量的复核）；

（3）中间产品质量标准及控制（如片剂生产的中间体颗粒含量的测定、注射液生产的中间体溶液 pH 值的测定与控制等）；

（4）安全和劳动保护；

（5）设备维修和清洗；

（6）异常情况处理和报告；

（7）工艺卫生和环境卫生。

按照工艺规程和标准操作法生产的每批产品，要求有相应的批生产记录，可追溯该批产品的生产历史以及与质量有关的情况。

批生产记录的内容应当包括：①产品名称、规格和批号；②生产以及中间工序开始、结束的日期和时间；③每一生产工序的负责人签名；④生产步骤操作人员的签名，必要时，还应当有操作（如称量）复核人员的签名；⑤每一原、辅料的批号以及实际称量的数量（包括投入的回收或返工处理产品的批号及数量）；⑥相关生产操作或活动、工艺参数及控制范围，以及所用主要生产设备的编号；⑦中间控制结果的记录以及操作人员的签名；⑧不同生产工序所得产量及必要时的物料平衡计算；⑨对特殊问题或异常事件的记录，包括对偏离工艺规程的偏差情况的详细说明或调查报告，并经签字批准。

生产的药品，需进行包装，并有批包装记录。每批产品或每批中部分产品的包装，都应当有批包装记录，以便追溯该批产品包装操作以及与质量有关的情况。

生产包装好的药品按照药品质量标准进行检验，符合要求后，销售出厂，供临床使用。

对临床常用的药物剂型片剂与注射剂的生产工艺简要介绍如下。

（三）片剂的生产工艺

片剂目前主要采用湿法制粒压片与粉末直接压片两种工艺生产。湿法制粒压片工艺主要包括

原、辅料粉碎、过筛、混合、制粒、干燥、整粒、总混、压片和包装等步骤；粉末直接压片工艺
主要包括原辅料粉碎、过筛、混合、压片和包装等步骤。其生产过程和人员卫生、厂房与设施及
物料与产品管理等均需符合片剂生产的 GMP 要求，具体生产工艺流程和设备流程如图 9-3 和
图 9-4 所示。

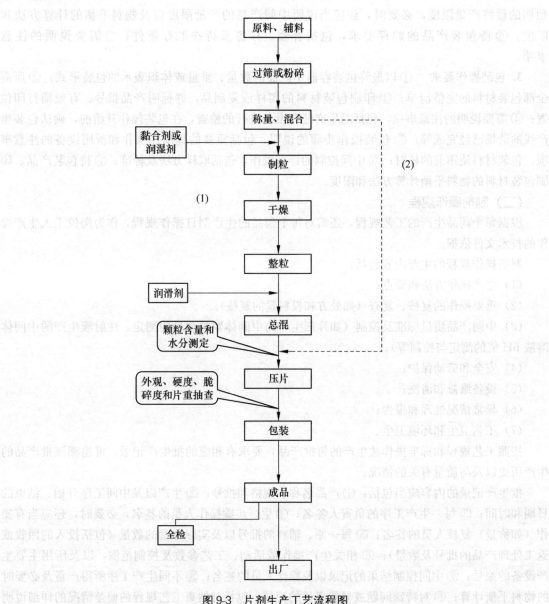

图 9-3　片剂生产工艺流程图

1）湿法制料压片工艺流程图；（2）粉末直接压片工艺流程图

　　药品生产企业取得某药物片剂品种（如左氧氟沙星片等）的"药品注册批件"后，在取得片
剂 GMP 认证的生产车间，按照根据相应的生产工艺流程和相关要求制订的生产工艺规程和操作
规程，组织符合要求的场地、设备、原材料、能源和人员等，进行生产操作和中间控制检查，并
做好批生产记录和批包装记录，按左氧氟沙星片质量标准检验，符合要求后销售出厂，供临床
使用。

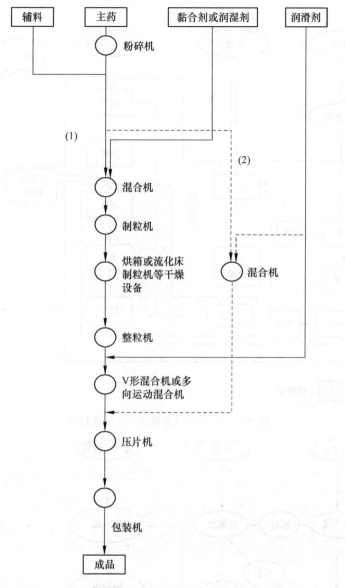

图 9-4　片剂生产设备流程图

（1）湿法制料压片工艺流程图；（2）粉末直接压片工艺流程图

（四）注射剂的生产工艺

注射剂生产过程包括原料和辅料的准备、配制、过滤、灌装、封口、灭菌、检漏、质量检查和包装等步骤，各步骤对生产的车间 GMP 都有相应要求。以小体积 1～20ml 注射液为例，液体的配制、过滤和注射用水的制备等都必须在控制区进行，精滤、灌装和封口等操作必须在洁净区完成，具体生产工艺如图 9-5、图 9-6 所示。

药品生产企业取得某药物注射剂品种（如左氧氟沙星注射液等）的"药品注册批件"后，在取得注射液 GMP 认证的生产车间，按照根据相应的生产工艺流程和相关要求制订的生产工艺规程和操作规程，组织符合要求的场地、设备、原材料、能源和人员等，进行生产操作和中间控制检查，并做好批生产记录和批包装记录，按左氧氟沙星注射液质量标准检验，符合要求后方可销售出厂，供临床使用。

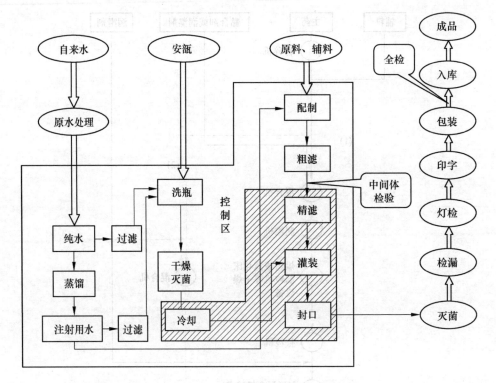

图 9-5 1～20ml 注射液生产工艺流程图

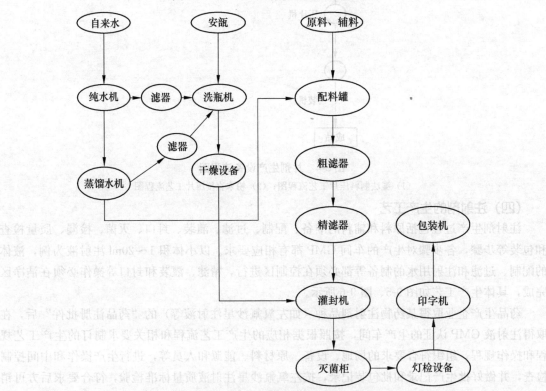

图 9-6 1～20ml 注射液生产设备流程图

三、药品生产质量管理规范

我国现行《药品生产质量管理规范》（2010 年修订）主要内容概述如下：

为规范药品生产质量管理，根据《中华人民共和国药品管理法》、《中华人民共和国药品管理法实施条例》，制定 GMP。要求药品生产企业建立药品质量管理体系，该体系应当涵盖影响药品质量的所有因素，包括确保药品质量符合预定用途的有组织、有计划的全部活动。

GMP 作为药品质量管理体系的一部分，是药品生产管理和质量控制的基本要求，旨在最大限度地降低药品生产过程中污染、交叉污染以及混淆、差错等风险，确保持续、稳定地生产出符合预定用途和注册要求的药品。

现行 GMP 包括：质量管理、机构与人员、厂房与设施、设备、物料与产品、确认与验证、文件管理、生产管理、质量控制与质量保证、委托生产与委托检验、产品发运与召回以及自检等主要内容。

依据 GMP 要求，企业应当建立符合药品质量管理要求的质量目标，将药品注册的有关安全、有效和质量可控的所有要求，系统地贯彻到原材料和包装材料的购买、药品生产、控制及产品放行、贮存和发运的全过程中，确保所生产的药品符合预定用途和注册要求。企业应当配备足够数量并具有适当资质（含学历、培训和实践经验）的管理和操作人员，应当明确规定每个部门和每个岗位的职责。所有人员应当明确并理解自己的职责，熟悉与其职责相关的要求，并接受必要的培训，包括上岗前培训和继续培训。

（一）人员卫生

所有人员都应当接受卫生要求的培训，企业应当建立人员卫生操作规程，最大限度地降低人员对药品生产造成污染的风险。

人员卫生操作规程应当包括与健康、卫生习惯及人员着装相关的内容。生产区和质量控制区的人员应当正确理解相关的人员卫生操作规程。

企业应当对人员健康进行管理，并建立健康档案。直接接触药品的生产人员上岗前应当接受健康检查，以后每年至少进行一次健康检查。企业应当采取适当措施，避免体表有伤口、患有传染病或其他可能污染药品疾病的人员从事直接接触药品的生产。参观人员和未经培训的人员不得进入生产区和质量控制区，特殊情况确需进入的，应当事先对个人卫生、更衣等事项进行指导。

任何进入生产区的人员均应当按照规定更衣；工作服的选材、式样及穿戴方式应当与所从事的工作和空气洁净度级别要求相适应；进入洁净生产区的人员不得化妆和佩戴饰物。

生产区、仓储区应当禁止吸烟和饮食，禁止存放食品、饮料、香烟和个人用药品等非生产用物品。操作人员应当避免裸手直接接触药品、与药品直接接触的包装材料和设备表面。

（二）厂房与设施

（1）厂房的选址、设计、布局、建造、改造和维护必须符合药品生产要求，应当能够最大限度地避免污染、交叉污染、混淆和差错，便于清洁、操作和维护。应当根据厂房及生产防护措施综合考虑选址，厂房所处的环境应当能够最大限度地降低物料或产品遭受污染的风险。

（2）企业应当有整洁的生产环境；厂区的地面、路面及运输等不应当对药品的生产造成污染；生产、行政、生活和辅助区的总体布局应当合理，不得互相妨碍；厂区和厂房内的人、物流走向应当合理。应当对厂房进行适当维护，并确保维修活动不影响药品的质量。

（3）应当按照详细的书面操作规程对厂房进行清洁或必要的消毒，厂房应当有适当的照明、温度、湿度和通风，确保生产和贮存的产品质量以及相关设备性能不会直接或间接地受到影响。

（4）厂房、设施的设计和安装应当能够有效防止昆虫或其他动物进入，应当采取必要的措施，避免所使用的灭鼠药、杀虫剂和烟熏剂等对设备、物料和产品造成污染。

（5）应当采取适当措施，防止未经批准人员的进入；生产、贮存和质量控制区不应当作为非本区工作人员的直接通道。

（三）设备

（1）设备的设计、选型、安装、改造和维护必须符合预定用途，应当尽可能降低产生污染、交叉污染、混淆和差错的风险，便于操作、清洁、维护以及必要时进行的消毒或灭菌。

（2）应当建立设备使用、清洁、维护和维修的操作规程，并保存相应的操作记录。

（3）应当建立并保存设备采购、安装和确认的文件和记录。

（四）物料与产品

（1）药品生产所用的原料和辅料、与药品直接接触的包装材料应当符合相应的质量标准；药品上直接印字所用油墨应当符合食用标准要求；进口原、辅料应当符合国家相关的进口管理规定。

（2）应当建立物料和产品的操作规程，确保物料和产品的正确接收、贮存、发放、使用和发运，防止污染、交叉污染、混淆和差错；物料和产品的处理应当按照操作规程或工艺规程执行，并有记录。

（3）物料供应商的确定及变更应当进行质量评估，并经质量管理部门批准后方可采购。物料和产品的运输应当能够满足其保证质量的要求。

（4）原料和辅料、与药品直接接触的包装材料和印刷包装材料的接收应当有操作规程，所有到货物料均应当检查，以确保与订单一致，并确认供应商已经质量管理部门批准。物料的外包装应当有标签，并注明规定的信息。必要时，还应当进行清洁，发现外包装损坏或其他可能影响物料质量的问题，应向质量管理部门报告并进行调查和记录。

（五）生产管理

1. 生产管理原则　所有药品的生产和包装均应当按照批准的工艺规程和操作规程进行操作并有相关记录，以确保药品达到规定的质量标准，并符合药品生产许可和注册批准的要求；建立划分产品生产批次的操作规程，生产批次的划分应当能够确保同一批次产品质量和特性的均一性；建立编制药品批号和确定生产日期的操作规程，每批药品均应当编制惟一的批号；不得在同一生产操作间同时进行不同品种和规格药品的生产操作，除非没有发生混淆或交叉污染的可能。在生产的每一阶段，应当保护产品和物料免受微生物及其他污染。在干燥物料或产品，尤其是高活性、高毒性或高致敏性物料或产品的生产过程中，应当采取特殊措施，防止粉尘的产生和扩散；生产期间使用的所有物料、中间产品或待包装产品的容器及主要设备、必要的操作室应当贴签标识或以其他方式标明生产中的产品或物料名称、规格和批号；每次生产结束后应当进行清场，确保设备和工作场所没有遗留与本次生产有关的物料、产品和文件，下次生产开始前，应当对前次清场情况进行确认；生产厂房应当仅限于经批准的人员出入等。

生产过程中应当尽可能采取措施，防止污染和交叉污染，如：①在分隔的区域内生产不同品种的药品；②采用阶段性生产方式；③设置必要的气锁间和排风，空气洁净度级别不同的区域应当有压差控制；④应当降低未经处理或未经充分处理的空气再次进入生产区导致污染的风险；⑤在易产生交叉污染的生产区内，操作人员应当穿戴该区域专用的防护服；⑥采用经过验证或已知有效的清洁和去污染操作规程进行设备清洁，必要时，应当对与物料直接接触的设备表面的残留物进行检测；⑦采用密闭系统生产；⑧干燥设备的进风应当有空气过滤器，排风应当有防止空气倒流装置；⑨生产和清洁过程中应当避免使用易碎、易脱屑和易发霉器具，使用筛网时，应当有防止因筛网断裂而造成污染的措施；⑩液体制剂的配制、过滤、灌封和灭菌等工序应当在规定时间内完成；⑪软膏剂、乳膏剂和凝胶剂等半固体制剂以及栓剂的中间产品应当规定贮存期和贮存条件。

2. 生产操作　强调生产开始前应当进行检查，确保设备和工作场所没有上批遗留的产品、文

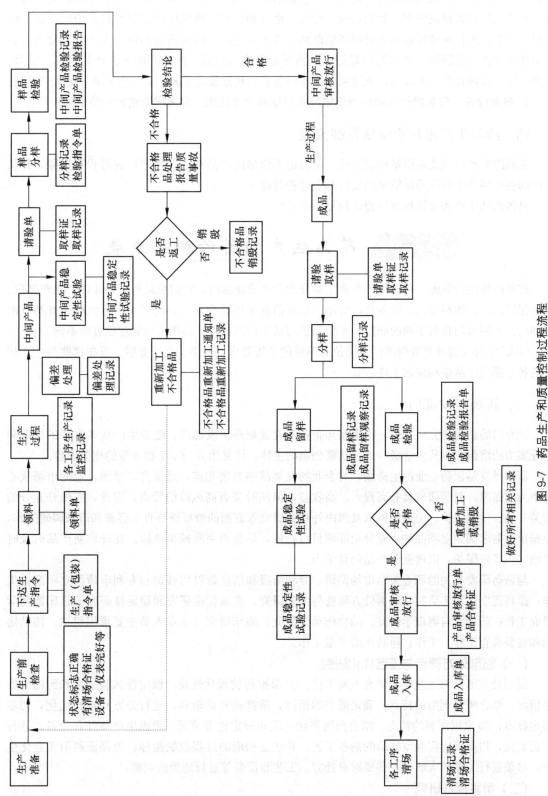

图 9-7　药品生产和质量控制过程流程

件或与本批产品生产无关的物料,设备处于已清洁及待用状态,检查结果应当有记录;生产操作前,还应当核对物料或中间产品的名称、代码、批号和标识,确保生产所用物料或中间产品正确且符合要求;进行中间控制和必要的环境监测,并予以记录;每批药品的每一生产阶段完成后必须由生产操作人员清场,并填写清场记录,清场记录内容包括:操作间编号、产品名称、批号、生产工序、清场日期、检查项目及结果以及清场负责人和复核人签名。清场记录纳入批生产记录。

3. 包装操作 包装操作规程应当规定降低污染和交叉污染、混淆或差错风险的措施。

四、药品生产过程的质量控制流程

药品的生产过程就是质量控制过程,是为把不合格的产品在它的生产形成过程中剔除,并从生产的各个环节中提高药品质量而实行的全过程管理。

具体药品生产和质量控制过程流程见图9-7。

第3节 药品生产相关的职业发展

按照药品生产职能,药品生产企业主要分为7个职能部门,它们是新药研发部门、生产部门、质量保证部门、物料部门、设备和厂房部门以及信息文件管理部门,同时大多数生产企业都有销售部门。不同部门具有不同的职能,系统完成药品生产的过程,其相关的职业也有所不同。

GMP中对关键和重要的部门及岗位有明确的学历要求,药学学生毕业后,可在这些与生产相关的各个部门中从事相应的工作。

一、新药研发部门

除专门的新药研究机构外,很多制药企业都设置新药研发部门,随着生产技术水平的提高和企业实力的增强,制药企业必将成为新药创制的主体,详见第5、6、7和8章的相关内容。

新药研发是医药企业的生命线,与企业的发展战略紧密相连,是提升、增强企业的市场核心竞争力的保障。新药研发具有高投入、高收益,但同时又有高风险的特点,因此,应做好充分的相关专利、行政保护、中药保护以及国内外相关研究等方面的情报资料收集整理和市场调研工作,根据市场需求确定立项品种,充分论证项目可行性,尽量避免和减少风险。在开发新产品时及时申请知识产权保护,以增强新产品的竞争力。

与新药研发相关的职业包括市场调研、专利情报和信息资料的查询和专利申请等立项准备工作;原料药生产工艺研究、制剂处方筛选与工艺研究、质量标准研究和稳定性研究等临床前药学研究工作;药理学与毒理学研究、动物药动学研究;临床研究(企业人员主要承担组织、协助协调和监督检查工作)工作;药品注册申报工作。

(一)制剂处方筛选与工艺优化研究

制剂处方筛选与工艺优化研究主要工作:①根据药物理化性质、稳定性试验结果和药物吸收等情况,结合所选剂型的特点,确定适当的指标,选择适宜的辅料,进行处方筛选和优化,初步确定处方;②根据剂型的特点,结合药物理化性质和稳定性等情况,考虑生产条件和设备,进行工艺研究,初步确定实验室样品的制备工艺,并建立相应的过程控制指标;为保证制剂工业化生产,必须进行工艺放大研究,必要时对处方、工艺和设备等进行适当的调整。

(二)质量标准研究

质量标准研究主要工作:确定质量研究的内容(如原料药的性状、熔点、含量和有关物质等;固体制剂的性状、含量、有关物质和溶出度或释放度等，注射液的 pH 值、可见异物、不溶性微粒、含量、有关物质、无菌和热原等），进行方法学研究（主要包括分析方法的选择研究和对选定的分析方法进行验证，验证内容包括方法的专属性、线性、范围、准确度、精密度、检测限、定量限、耐用性和系统适用性等），确定质量标准中的检验项目、检验方法和规定限度，制订及修订质量标准。

（三）药品稳定性研究

药品的稳定性是指原料药及制剂保持其物理、化学、生物学和微生物学性质的能力。稳定性研究主要工作：考察原料药或制剂的性质（如原料药的性状、熔点、含量和有关物质，片剂的性状、含量、有关物质和溶出度或释放度等主要质量指标）在温度、湿度和光线等条件的影响下随时间变化的规律，为药品的生产、包装、贮存、运输条件和有效期的确定提供科学依据，以保障临床用药安全有效。主要包括影响因素试验、加速试验、长期试验以及药品上市后的稳定性研究等项目。

（四）药品注册申报

药品注册申报主要工作：①审核报送药品注册资料，按照程序及时申报，并配合药品监管部门办理相关手续；②跟踪药品注册进度，使注册申请得以顺利批准；③掌握药品注册政策和品种动态，及时办理药品注册；④对不公正的注册提出行政复议、行政诉讼，维护企业利益。

（五）药品补充申请

在制药企业中，还涉及已有品种的补充申请工作（如药品生产的处方工艺改变、包装规格改变等），某些药品生产企业还设有包装设计等与药品注册相关的职位。

药品补充申请工作主要包含如下事项：原料药生产工艺变更、药品制剂处方中已有药用要求的辅料和制备工艺变更、注册标准变更、规格变更、有效期和贮藏条件变更、药品的包装材料和容器变更、进口药品产地变更、进口原料药产地和进口药品所用原料药产地变更以及变更国内生产药品制剂的原料药产地等。

(1) 变更原料药生产工艺系指化学合成的原料药生产工艺的变更，一般包括变更试剂、起始原料的来源，变更试剂、中间体和起始原料的质量标准，变更反应条件，变更合成路线（含缩短合成路线、变更试剂和起始原料）等。原料药生产工艺发生变更后，首先需全面分析工艺变更对药物结构、质量及稳定性等方面的影响。变更原料药生产工艺可能会引起杂质种类及含量的变化，也可能引起原料药物理性质的改变，进而对药品质量产生不良影响。研究工作宜重点考察变更前后原料药质量是否一致。变更前后质量比较研究主要考察两方面内容，一是杂质状况（杂质种类、含量），二是原料药物理性质，但特殊情况下其他因素也比较重要，需要注意进行比较研究。

(2) 制剂处方中已有药用要求的辅料变更一般包括变更辅料来源、型号或级别，变更辅料用量，变更辅料种类。研究工作中重点关注以下方面：第一，辅料的性质。变更涉及的辅料是否为影响药物溶出行为、释放行为，或影响制剂体内药物吸收速度和程度的"关键性"辅料。辅料有时会影响药物的吸收速度与程度。如果变更涉及上述"关键性"辅料，需考虑进行全面的研究工作，全面考察变更前后产品安全性、有效性和质量可控性方面的一致性。第二，制剂的特性。对于不同特性制剂，处方中已有药用要求的辅料变更可能对质量、疗效和安全性造成的影响是不同的。以口服固体制剂为例，缓释或控释等特殊释放制剂药物需要按照临床治疗需要在较长的时间内缓慢释放，生产和质量控制难度大，这些制剂处方中辅料变更对产品的影响可能较普通制剂大，需考虑进行全面的研究工作。

(3) 变更药品注册标准一般包括变更原料药及制剂现标准中的检验项目、检验方法和规定限度等。药品注册标准由一系列检验项目、分析方法和合理的限度以及范围组成。原料药和制剂的质量控制是基于对药品全面和深入的研究、严格执行 GMP 以及贯穿于产品研发和生产中质量标准控制等综合决定的。通常在现注册标准基础上增加检验项目、严格限度范围或提高检验方法的专属性等可以更好地控制和保证产品质量，需重点进行检验方法的方法学研究和验证工作。

以上工作需要综合应用在本科中学习的药物化学、药剂学、药物分析、药理学和药事管理学等各学科知识和技能，并能创造性地应用。

二、生产部门

药品生产企业中最核心的部门是生产部门，所涉及的职业划分较细，主要有生产计划、工艺试验、药品生产工艺设计、生产操作、包装设计、包装操作以及与其相关的职业。

(一) 生产计划

药品生产企业为确保药品生产稳定有序，满足市场需求，一般设置有生产计划部门。生产计划部门根据产品标准，将生产任务下达至生产车间，由生产车间组织原料和辅料、设备、场地、能源和人员，进行生产。例如向青霉素车间下达在一定时间内生产符合《中国药典》(2010年版)二部标准的1吨青霉素钠的生产任务，向粉针车间下达生产规格为0.48g (80万单位) 的注射用青霉素钠 (制剂) 10万支的生产任务，向片剂车间下达生产规格为0.3g的阿司匹林片100万片的生产任务等。

该岗位要求掌握药学相关基础知识，具备一定的综合管理协调能力，合理利用相关资源，计划组织药品生产。

(二) 工艺试验

药品在生产和临床使用过程中，可能会出现一些注册申请时尚未发现的新问题，同时企业也需要利用新工艺、新技术，提高药品生产技术水平，更好地保证和提高药品质量，降低药品生产成本。

工艺试验一般包括：为保证药品质量进行的工艺试验，包括原、辅料投入大生产前进行的预试验等，如注射剂生产前，由车间技术人员采用拟投入的原、辅料进行少量样品试制，试制合格，证明原、辅料质量符合大生产要求，方可投入批量生产；为提高药品质量标准进行的工艺试验，如某片剂质量标准中的崩解时限检查质量指标提高为检查溶出度指标，需对影响崩解和溶出的工艺参数如制粒干燥方式和压片压力等进行试验；先进技术应用试验，如将片剂颗粒的干燥由箱式烘箱变更为流化床干燥的工艺试验，可缩短干燥时间，减少有关物质等杂质量，提高药品质量；新辅料应用试验，如拟用交联聚维酮新辅料替代淀粉作崩解剂，以提高片剂溶出度，需进行新辅料与原料及其他辅料的相容性研究，进行交联聚维酮加入量的处方筛选和加入方法的工艺研究，以确定交联聚维酮加入量的多少以及加入方法采用内加、外加或内外加结合的何种方式，同时进行相关研究，并按药品注册补充申请有关程序和要求进行申报；先进工艺在本企业应用的试验，如将某一对水分敏感药物片剂的生产工艺由湿法制粒压片改为粉末直接压片的先进工艺，可以提高生产效率，降低生产成本，同时可以提高产品质量。

(三) 药品生产工艺

药品生产工艺包括设计与工序质量控制两大部分。

1. 药品生产工艺设计　按GMP和药品质量要求，进行药品的制备工艺流程设计、评价和确定，主要在药品注册阶段，由研发部门、设计部门和生产车间的技术管理人员共同完成，最后形成各个药品的生产工艺规程，由企业颁布执行。

2. 工序技术质量控制　工序质量是指工序能够稳定地生产合格产品的能力，通常以工序能力表示。产品质量与操作者、设备材料、工艺方法、测试和环境等因素密切相关，为了保证产品在生产制造过程中质量稳定，必须对关键的工序进行重点控制。

工序质量控制任务：对关键工序、特殊工序制定质量控制计划，研究设置工序质量控制点，对工序质量因素进行周密的分析并进行有效的控制。

工序质量控制内容主要包括：① 协助生产部经理按要求组织生产，保证生产工人严格按生产工艺规程和岗位操作法进行生产；② 按工艺规程、操作规程和机器设备安全操作程序的相关规定，检查各工序生产工人生产操作情况；③ 对生产现场出现的质量、技术问题进行及时妥善处理；④ 按工艺要求及时填写生产指令、包装指令，并经相关部门审核批准后下发到各岗位；⑤ 负责生产工艺规程的发放、收集以及批生产记录、批包装记录的收集、整理和归档保管；⑥ 负责生产部各班组清场后的复核，并对清场质量严格把关。例如，某片剂车间完成 0.3g 阿司匹林片生产任务后，即将生产 0.1g 布洛芬片。在阿司匹林片生产结束后，须对阿司匹林片生产场地和设备等进行清场，不能有上批遗留的产品、文件或与本批产品生产无关的物料，包括将生产阿司匹林片的所有原、辅料和包装材料等清理出生产现场，放置于规定的地方；将盛装和转运阿司匹林原辅料的所有容器具、管道、粉碎机、筛分机、混合机、制粒干燥机、压片机以及铝塑包装机或装瓶机等机械设备清洗或清理干净；将进行各单元操作的粉碎间、筛分间、混合间、制粒间、压片间和包装间等场地清洗干净；将生产阿司匹林片的相关文件清理出生产现场；将阿司匹林片半成品和成品等放置于规定的贮存间。清场时作好清场记录，清场记录内容包括：操作间编号、产品名称、规格、批号、生产工序、清场日期、检查项目及结果以及清场负责人和复核人签名，清场记录纳入批生产记录。清场合格后，方可将生产布洛芬片的原料和辅料、包装材料和相关文件等转入生产现场，进行布洛芬片的生产。其他制剂的清场要求与上述内容基本一致。原料药的清场须特别注意反应装置、管道和接头等处的清洗，不能有上批遗留的产品、文件或与本批产品生产无关的物料。

（四）药品生产操作

药品生产操作职业涉及药品制造过程中的全部操作步骤，化学药物原料药的生产包括合成的各步反应、分离与精制等全部操作步骤；注射剂药品的生产操作包括了药液的配制、滤过、灌封、灭菌和印字包装等步骤；片剂药品的生产操作包括了原料和辅料粉碎、过筛、制粒、干燥、整粒、混合、压片和包装等步骤。

生产操作按照各个岗位的操作规程进行。技术人员及技术负责人承担拟订和审核工艺规程和操作规程、组织实施、监督检查执行情况并及时纠正偏差、解决生产中出现的技术问题等职责。生产车间质量检验及管理人员主要承担对中间体的检验和控制，以及与技术人员共同解决产品质量问题等职责。

（五）包装

药品包装是指选用适当的材料或容器、利用包装技术对药物制剂的半成品或成品进行分（灌）、封、装和贴签等操作，为药品提供品质保证、鉴定商标与说明的一种加工过程的总称。

企业应根据 GMP 规定、生产工艺规程和生产药品的特点，制订包装操作规程。包装操作规程应当规定降低污染和避免交叉污染、混淆或差错风险的措施，包装上标示的内容符合国家食品药品监督管理局颁发的《药品说明书和标签管理规定》（局令第 24 号令）的相关要求。

药品包装操作者须按照制订的包装操作规程进行包装作业，在包装开始时应采取适当的措施保证工作区、包装线、印刷机械及其他设备的清洁。在包装过程中应对产品包装外观、包装的完整性以及产品与所用的包装材料是否正确等进行检查，特别注意确认品名、规格和批号等相关内容的正确无误和内、外包装产品所标示内容的一致性。

(六) 水系统净化

水是药物生产中用量最大、使用最广的一种基本原料，用于生产过程及药物制剂的制备。在制药用水生产过程中，最为关键的是必须防止微生物滋生和污染。工作内容主要包括对制药用水及原水的水质进行定期监测，并有相应的记录；进行纯化水的制备、检测、储存和分配以及注射用水的制备、检测、储存和分配；按照操作规程对纯化水、注射用水管道进行清洗、消毒，并有相关记录。发现制药用水微生物污染达到警戒限度、纠偏限度时应当按照操作规程处理。

以上生产部门的相关职业涉及本科中学习的药物化学、药剂学、制药工艺学、制药工程学、药物分析学和药事管理学及其他相关学科知识和实验技能，学好这些课程并融会贯通，对发现、分析和解决生产中出现的各种工艺技术问题具有很好的指导作用。

三、质量保证部门

药物质量的好坏直接影响到药品使用者的生命安全和健康，因此对药品生产的严格管理非常重要。质量保证部门则主要是对药品生产进行质量控制，目的是在药品中间体和成品的检验和控制时，明确质量检验的要求和控制方法，防止不合格药品在工序之间的转移。

质量保证部门涉及的职业有质量控制员（quality control，QC）、质量管理员（quality assurance，QA），需要综合应用药物分析和药事管理学及其他相关学科知识和实验操作技能。

(一) 质量控制职业

质量控制是为达到质量标准而相应采取的一系列方法与措施，是对产品生产各个过程，包括原料的检验（入库检验、出库检验）、药品生产过程和成品产出的管理控制。

QC 的主要工作是对生产过程中的产品进行检验，并做好记录；根据检验记录填写检验报告；严格按照检验标准负责对原料药、中间体及成品药物理化性质、杂质成分、有效成分含量、微生物（水系统微生物检查、环境微生物检测和药品微生物检测）、热原及细菌内毒素进行检查；检测设备的维护和保养，原材料异常的呈报；负责对货仓物料员检验报告的签收；对生产线投诉的物料质量问题，负责对货仓物料的重新检查；对生产过程中的产品进行检验，并做好记录。

(二) 质量管理职业

质量管理是进行药品生产全方面的产品质量管理，并协同相关部门开展工作的职位。主要职责：①负责生产过程监控，保证产品质量；②负责促进和监督车间人员严格执行标准操作程序（SOP）、批生产指令和 GMP 关键控制点；③负责强化生产过程各项管理方案措施的执行，跟踪生产过程。

QA 的主要工作：建立、维护和持续改善质量管理体系，并确保其有效运行；推进业务流程标准化；定义、规划公司的质量管理方案，并有计划地推进、实施；参与产品设计、工艺流程的审核工作，以确保其符合品质保证的要求和质量；配合技术部门进行新产品试制及质量控制；分析最终产品及过程产品失效原因，并提出改进方案；管理与维护内部使用的监视和测量装置。

GMP 管理部门：文件编写、整理、发布和执行。

(三) 验证职业

企业应当确定需要进行的确认或验证工作，以证明有关操作的关键要素能够得到有效控制。企业的厂房、设施、设备和检验仪器应当经过确认，应当采用经过验证的生产工艺、操作规程和检验方法进行生产、操作和检验，并保持持续的验证状态；建立确认与验证的文件和记录，并能以文件和记录证明达到以下预定的目标：通过设计确认证明厂房、设施和设备的设计符合预定用途和本规范要求；通过安装确认和运行确认证明厂房、设施和设备的建造、安装以及运行符合设计标准；通过性能确认证明厂房、设施和设备在正常操作方法和工艺条件下能够持续符合标准；通过工艺验证证明一个生产工艺按照规定的工艺参数能够持续生产出符合预定用途和注册要求的产品。

采用新的生产处方或生产工艺前，应验证其常规生产的适用性；当影响产品质量的主要因素，如原料和辅料、与药品直接接触的包装材料、生产设备、生产环境（或厂房）、生产工艺和检验方法等发生变更时，应当进行确认或验证，必要时，还应当经药品监督管理部门批准。

清洁方法需经过验证，证实其清洁的效果，以有效防止污染和交叉污染。清洁验证需综合考虑设备使用情况、所使用的清洁剂和消毒剂、取样方法和位置以及相应的取样回收率、残留物的性质和限度和残留物检验方法的灵敏度等因素。

企业应当制订验证总计划，以文件形式说明确认与验证工作的关键信息。验证总计划或其他相关文件中应当作出规定，确保厂房、设施、设备、检验仪器、生产工艺、操作规程和检验方法等能够保持持续稳定。应当根据确认或验证的对象制订确认或验证方案，并经审核、批准。确认或验证应当按照预先确定和批准的方案实施，并有记录。确认或验证工作完成后，应当写出报告，并经审核、批准。确认或验证的结果和结论（包括评价和建议）应当有记录并存档。根据验证的结果确认工艺规程以及操作规程。各项验证的相关性如图 9-8 所示。

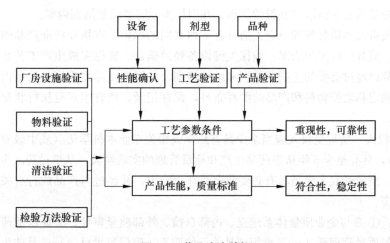

图 9-8　药品生产验证

（四）生产技术与质量管理职业

药品生产企业中负责生产技术与质量管理的人员为企业的关键人员。GMP 规定，这些关键人员应当为企业的全职人员，至少应当包括企业负责人、生产管理负责人、质量管理负责人和质量受权人。质量管理负责人和生产管理负责人不得互相兼任；应当制定操作规程确保质量受权人独立履行职责，不受企业负责人和其他人员的干扰。

1. 企业负责人　企业负责人全面负责企业日常管理，是药品质量的主要责任人。为确保企业实现质量目标并按照规范要求生产药品，企业负责人应当负责提供必要的资源，合理计划、组织和协调，保证质量管理部门独立履行其职责。

2. 生产管理负责人　生产管理负责人应当至少具有药学或相关专业本科学历（或中级专业技术职称或执业药师资格），具有至少 3 年从事药品生产和质量管理的实践经验，其中至少有 1 年的药品生产管理经验，接受过与所生产产品相关的专业知识培训。

生产管理负责人的主要职责：①确保药品按照批准的工艺规程生产、贮存，以保证药品质量；②确保严格执行与生产操作相关的各种操作规程；③确保批生产记录和批包装记录经过指定人员审核并送交质量管理部门；④确保厂房和设备的维护保养，以保持其良好的运行状态；⑤确保完成各种必要的验证工作；⑥确保生产相关人员经过必要的上岗前培训和继续培训，并根据实际需要调整培训内容。

3. 质量管理负责人　质量管理负责人应当至少具有药学或相关专业本科学历（或中级专业技术职称或执业药师资格），具有至少 5 年从事药品生产和质量管理的实践经验，其中至少 1 年的药品质量管理经验，接受过与所生产产品相关的专业知识培训。

主要职责：①确保原料、辅料、包装材料、中间产品、待包装产品和成品符合经注册批准的要求和质量标准；②确保在产品放行前完成对批记录的审核；③确保完成所有必要的检验；④批准质量标准、取样方法、检验方法和其他质量管理的操作规程；⑤审核和批准所有与质量有关的变更；⑥确保所有重大偏差和检验结果超标已经过调查并得到及时处理；⑦批准并监督委托检验；⑧监督厂房和设备的维护，以保持其良好的运行状态；⑨确保完成各种必要的确认或验证工作，审核和批准确认或验证方案和报告；⑩确保完成自检；⑪评估和批准物料供应商；⑫确保所有与产品质量有关的投诉已经过调查，并得到及时、正确的处理；⑬确保完成产品的持续稳定性考察计划，提供稳定性考察的数据；⑭确保完成产品质量回顾分析；⑮确保质量控制和质量保证人员都已经过必要的上岗前培训和继续培训，并根据实际需要调整培训内容。

生产管理负责人和质量管理负责人通常有下列共同的职责：审核和批准产品的工艺规程、操作规程等文件；监督厂区卫生状况；确保关键设备经过确认；确保完成生产工艺验证；确保企业所有相关人员都已经过必要的上岗前培训和继续培训，并根据实际需要调整培训内容；批准并监督委托生产；确定和监控物料和产品的贮存条件；保存记录；监督本规范执行状况；监控影响产品质量的因素。

4. 质量受权人　质量受权人应当至少具有药学或相关专业本科学历（或中级专业技术职称或执业药师资格），具有至少 5 年从事药品生产和质量管理的实践经验，从事过药品生产过程控制和质量检验工作。质量受权人应当具有必要的专业理论知识，并经过与产品放行有关的培训，方能独立履行其职责。

主要职责：①参与企业质量体系建立、内部自检、外部质量审计、验证以及药品不良反应报告、产品召回等质量管理活动；②承担产品放行的职责，确保每批已放行产品的生产、检验均符合相关法规、药品注册要求和质量标准；③在产品放行前，质量受权人必须按照上述第 2 项的要求出具产品放行审核记录，并纳入批记录。

四、物料部门

物料部门是进行药品生产所需原料、辅料、包装材料、中间体和半成品以及成品提供的部门。原料、辅料是药品生产的基础物质，也是药品生产过程的第一关，其质量状况将会直接影响制药企业的最终产品质量。材料部门所涉及的职业主要有物料采购、仓储管理等。

1. 物料采购　根据具体品种的生产工艺要求，采购符合相关要求的物料，以满足生产需要，同时保证生产的药品质量符合注册或相关要求。

药物制剂生产使用的原、辅料要求有合法来源，必须具有药品批准文号、《进口药品注册证》或者《医药产品注册证》，且必须通过合法的途径获得。

采购工作不只是简单的买进所需物料，需要核实提供原、辅料的企业取得生产相应品种的许可，取得药品注册批件及生产批准文号，符合生产的相应药品的要求（如注射、口服和外用等），检验合格，并经使用厂家检验合格后方可使用。

2006年4月国内发生的"齐二药事件"，是国内某制药企业违反国家《药品管理法》的规定，伪造相关药品生产证件，用化2级二甘醇冒充注射级的丙二醇作为溶剂投入到亮菌甲素注射液的生产中，生产的亮菌甲素注射液在临床使用后，造成13人死亡及数人严重伤害的重大药害事件。警示我们在物料采购中必须熟悉掌握并严格执行药政法规，同时学习掌握好相关知识和技能，按照GMP规定的程序进行购进物料的检验，防止此类事件的发生。

2. 物料的仓储管理 药品生产企业的原料、辅料和包装材料都需经过采购、入库验收、在库养护和出库验发等一系列程序，以保证物料符合规定的质量要求。大部分药品生产企业中物料仓储管理只包含原料、辅料和包装材料的管理及养护，但在一些药品生产企业中也将物料的采购职责纳入其中。

物料仓储管理职业的职责：①按照要求进行原料、辅料和包装材料的采购；②仓库洁净区的管理和清洁工作；③负责所需原料、辅料、中药材外加工所需材料以及产品开发部做小试或新产品开发所需物料的入库、领料工作及相关记录；④配合质量部的取样工作；协助财务盘点工作；配合成品保管员做好出库、退货和搬运工作等。

五、厂房和设备部门

所涉及的职业有药品生产企业的厂房区域布局设计、药品生产车间的设计、生产车间工艺设计以及设备的采购和维护。

1. 厂房区域布局设计 药品生产企业进行药品生产的厂房与设施是药品生产硬件中的关键部分，对药品质量有着重大影响。硬件的优劣在一定程度上取决于设计质量，其设计必须依据有关的法律规范、技术标准，体现其科学性和规范性。制药企业要有与生产品种和规模相适应的足够面积及空间的生产建筑、附设建筑与设施。厂房与设施具体包括生产制剂、原料药、药用辅料和直接接触药品的药用包装材料的建筑物及构筑物、空气净化处理系统、给排水设施、电气设施、卫生设施和安全设施，其他还有防止昆虫及其他动物进入的设施、防尘及捕尘设施以及防止静电、震动、潮湿或其他外界因素影响的设施等。

2. 药品生产车间的设计 药品生产车间分为：①生产车间：原料药车间、提取车间和制剂车间（按剂型划分车间如固体制剂车间、注射剂车间和口服液体制剂车间等）等；②辅助车间：制水车间、机房和泵房等；③仓储车间：原料库、成品库和包装材料库等；④动力、公用车间：锅炉房、空气压缩站、变电所、配电间和水塔等。

药品生产企业新建、改建和扩建的药品生产车间设计包括：企业（车间）的地理位置（企业或车间周围的建筑物及环境状况）；企业的平面布局（生产区、行政区、生活区和辅助区的布局，厂区的人流、物流通道等）；生产车间平面布局（人和物流向、洁净区洁净级别以及洁净厂房内部天花板、墙壁及地面拟采用的建筑材料等）。

药品生产车间的设计是一项综合性的工作，它涉及工艺、设备、蒸汽、电力、供水、排水、空调及土建等，是许多专业组成的系统工程。设计人员需按照GMP要求，与熟悉车间设计过程的制药专业的工艺技术人员配合，设计出符合要求的生产车间。

3. 制药厂生产车间工艺设计 车间工艺设计的内容，按照设计进行的基本顺序包括：工艺流程设计、物料衡算、能量衡算、设备选择和计算、车间布置设计、管道设计、非工艺条件设计和工艺部分设计概算等。

4. 设备的管理及维护 合理、有效的设备是实现药品生产和保证药品质量的重要基础，因此，药品生产的质量保证很大程度上依赖于设备管理和设备系统的支持。药品生产企业为进行生产所采用的各种机器设备统称为制药设备，其中包括制药专用设备和非制药专用的其他设备，如检验、测量和试验仪器是企业必须具备的资源。为了确保生产出质量稳定合格的产品，GMP 对直接参与药品生产的制药设备作了指导性的规定，如设备的设计、选型和安装应符合生产要求，易于清洗、消毒和灭菌，便于生产操作和维修、保养，并能防止差错和减少污染。

设备维护管理包括设备日常维护、定期维护和事先维护，并且严格执行设备的大、中修计划，同时注重新技术、新设备的信息搜集和技术资料储备，结合企业生产实际，提高企业技术装备水平。此外，GMP 明确规定：药品生产企业对制药设备应进行产品和工艺的验证，未经过及未通过验证的不能投入使用；应定期进行设备维修、保养和验证，其安装、维修和保养的操作不得影响产品的质量；设备更新时应予以验证，确认对药品质量无影响方能使用。

当今，设备管理已趋向现代化，设备管理必须与 GMP 相适应已成必然，这对设备管理提出了更高的目标和要求，同时也带来了机遇和挑战。设备管理应采用现代化管理工具与技术手段，使之动态化，在设备管理系统中，融入标准操作规程（standard operation procedure，SOP）管理，用设备管理系统规范设备管理行为，以适应 GMP 要求，保证设备正常运转、节约能源、减少维修费用、延长设备使用寿命和减少药品污染，提高企业经济效益和社会效益。

设备管理人员的主要职责：① 按照生产工艺和药品检验要求进行设备仪器的选购；② 登记造册所有设备、仪器仪表和衡器，内容包括生产厂家、型号、规格、生产能力和技术资料；③ 建立动力管理制度，对所有管线、隐蔽工程绘制动力系统图；④ 制定设备、仪器的使用 SOP 及安全注意事项，培训、考核操作人员；⑤ 制定设备保养、检修规程（包括维修保养职责、检查内容、保养方法、计划和记录等），定期检查设备润滑情况，确保设备处于完好状态；⑥ 组织、指导有关技术人员解决设备仪器问题。

六、"三废"处理职业

目前，我国生产的常用药物多达 2000 多种，不同种类的药物所用的原料种类和数量以及生产工艺也不相同，因而所产生的废水、废气和废料（简称"三废"）成分十分复杂，随着医药工业的发展，"三废"已成为严重的污染源之一。

"三废"中有机物含量高、部分有毒性或刺激性以及残余抗生素对微生物有抑制作用，污染环境，并可能对人体产生损害。在原料药特别是化学原料药生产企业，一般设有专人负责"三废"的监测和处理，进行处理工艺及设备的合理选择，确保处理设备的正常运行，处理过程按规定进行，保证处理效果，避免和减少对环境的污染。

为准确、及时和全面地反映环境质量现状及发展趋势，为环境管理、污染源控制、保护人类健康、保护环境、合理使用自然资源以及制订环境法规、标准和规划等提供科学依据，需对药品生产后的环境进行监测，涉及职业为环境监测（environmental monitoring），主要职责是收集包括空气、水体、土壤、固体废物和生物等自然、人为因素的污染组分，采用化学、物理、生物、物理化学、生物化学及生物物理等一切可以表征环境质量的方法，分析测定对影响环境质量因素的代表值，确定环境质量（或污染程度）及其变化趋势。环境监测的过程一般为接受任务，现场调查和收集资料，监测计划设计，优化布点，样品采集、运输和保存，样品的预处理，分析测试，数据处理，综合评价等。

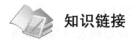 **知识链接**

绿色化学简介

传统的化学工业（包括化学原料药的生产）给环境带来的污染十分严重，目前全世界每年产生的有害废物达 3～4 亿吨，给环境造成危害，并威胁着人类的生存。严峻的现实使得各国必须寻找一条不破坏环境、不危害人类生存的可持续发展的道路。1991 年，"绿色化学"由美国化学会（ACS）提出并成为美国环保署（EPA）的中心口号，立即得到了全世界的积极响应。按照美国《绿色化学》（Green Chemistry）杂志的定义，绿色化学是指：在制造和应用化学产品时应有效利用（最好可再生）原料，消除废物和避免使用有毒的和危险的试剂和溶剂。而今天的绿色化学是指能够保护环境的化学技术，它可通过使用自然能源，避免给环境造成负担，避免排放有害物质，利用太阳能为目的的光触媒和氢能源的制造和储藏技术的开发，并考虑节能、节省资源和减少废弃物排放量。绿色化学的最大特点是在始端就采用预防污染的科学手段，因而过程和终端均为零排放或零污染。世界上很多国家已把"化学的绿色化"作为新世纪化学进展的主要方向之一，化学原料药的生产也在加快向绿色化学方向发展。

七、信息文件管理

（一）信息管理

（1）情报信息收集整理；

（2）专利起草、申请管理。

（二）文件管理

GMP 规定由专人管理有关药品生产的文件，主要包括：

1. 产品生产管理文件

（1）生产工艺规程、岗位操作法或标准操作规程；

（2）批生产记录。

2. 产品质量管理文件

（1）药品的申请和审批文件；

（2）物料、中间产品和成品质量标准及其检验操作规程；

（3）产品质量稳定性考察；

（4）批检验记录。

八、销售部门

药品销售是药品生产企业实现经济利益的主要途径。销售部门在公司整体营销工作中承担的核心工作是销售和服务，是连接企业与顾客的纽带，一般分为医院销售和零售销售。药品进入医院的形式有两类：A 类型，药品生产企业的医药代表直接去医院做开发工作，从而完成产品进入、促销的过程；B 类型，药品生产企业将药品销售给医药公司，由医药公司完成产品到医院的进入，医药代表负责促销的过程。对于 OTC 药品，厂家可通过做广告宣传方式，吸引消费者，进行药品的零售。

在营销组织中，通常有两大职能部门：一为销售部，二为市场部。其中销售部在营销组织中的作用主要是：销售部门直接与市场和消费者相联系，它可以为市场分析及定位提供依据。销售部门通过一系列的销售活动可以配合营销策略组合。通过销售成果检验营销规划，与其他营销管理部门拟定竞争性营销策略，制定新的营销规划。市场部主要负责市场调研等工作。

医药代表是指从事药品推广、宣传工作的市场促销人员，负责制药企业或医药公司与医院各层面之间的沟通。他们通常是受过医学、药学专门教育，具有一定临床理论知识及实际经验的医学、药学专业人员，并且经过市场营销知识及促销技能的培训。其职能是将药品推荐给临床医师并完成公司任务，同时还要观察药品疗效和追踪药品的不良反应。医药代表是连接医院、医师和制药企业或医药公司的纽带。

医药代表的主要工作职责包括以下几个方面：

(1) 建立并维护企业的良好形象；

(2) 通过专业化的市场推广手段推广企业的药品；

(3) 通过药事委员会，让医院采购企业的产品；

(4) 指导医师正确使用企业药品；

(5) 通过专业化拜访，鼓励医师使用本企业药品；

(6) 为医师提供帮助、解决问题；

(7) 收集企业药品的市场销售信息即市场反映情况；

(8) 收集医师以及患者对企业药品的反馈信息；

(9) 收集竞争产品的信息及市场销售信息；

(10) 完成公司的销售任务，执行公司的产品策略。

第4节 药品生产相关的主要学科

药品生产需综合应用药学、化学、机械工程、生物技术、医学和管理学等相关学科专业知识，药品生产水平的提高与这些学科的发展紧密相关。药品生产相关的学科主要有：

一、制药工艺学

制药工艺学（pharmaceutical process）是研究药物生产制造工艺的科学，研究对象是化学制药工艺学、生物技术制药工艺学和中药制药工艺学。该学科结合现代制药行业的生产技术工艺和 GMP 的要求，介绍了化学制药、中药制药和生物制药技术等类型的制药生产的工艺过程、工艺技术、基本原理、工艺优化设计的基本原则和技术参数要求、常用设备选择及质量控制的基本要求。此外还包括各种药物剂型的制备生产工艺操作等，为我国新药开发与制造提供科学合理的依据。制药工艺是药物生产的核心部分，也是药物成型化的关键生产过程，是现代医药发展的重要技术领域之一。

1. 化学制药工艺学　化学制药工艺学（chemical pharmaceutical process）是研究药物合成路线、工艺原理、工业生产过程及实现其最优化的一般途径和方法的一门科学。化学制药工艺学的交叉学科有有机化学、分析化学、物理化学、化工过程与设备、药物化学及有机合成化学等。

化学制药工艺学研究内容包括：①化学制药工艺路线的设计和评价及选择方法；②化学合成制药的工艺研究技术、反应条件与影响因素是药物工艺研究的主要任务；③中试放大、生产工艺规程和安全生产技术；④"三废"防治。

2. 生物技术制药工艺学　生物技术制药工艺学（biopharmaceutical process）是药物开发和生产过程中，设计和研究经济、安全和高效的生物技术制药工艺路线的一门科学；也是研究工艺原理和工业生产过程，制订生产工艺规程，实现生物技术制药生产过程最优化的一门科学。

3. 中药制药工艺学　中药制药工艺学（pharmaceutical process of traditional medicines）是指

以中医药理论为指导，根据中药处方，运用现代工业化生产技术，将中药材饮片制成一定规格制剂的技术过程。中药制剂工艺主要研究内容为中药的提取、分离、纯化、浓缩、干燥以及中药剂型和制备工艺的选择。

二、制药工程学

制药工程学（pharmaceutical engineering）是在化学、药学、化学工程学等学科的基础上形成的一门新兴边缘学科，该课程将化学、药学、工程学和经济学等学科有机地结合起来，使学生能将理论知识与工程实际衔接，学会从工程和经济的角度去考虑技术问题，并逐步实现由学生向制药工程师的转变。

三、药物化学

药物化学（medicinal chemistry）是一门发现与发明新药、合成化学药物、阐明药物化学性质以及研究药物分子与机体细胞（生物大分子）之间相互作用规律的综合性学科。在药品生产中，药物化学承担药物合成新工艺、新技术和新方法研究，以提高药物合成设计水平，同时也研究设计新药及临床上科学合理用药，也为药物制剂分析检验提供化学依据。

四、药剂学

药剂学（pharmaceutics）是研究药物制剂基础理论、生产工艺、质量控制及合理应用的综合性应用技术学科，其基本任务是研究将药物制成适宜的剂型，保证以质量优良的制剂满足医疗卫生工作的需要。药剂学重点研究制剂的处方筛选、工艺优化及质量控制的基础理论与方法。

五、药物分析学

药物分析学（pharmaceutical analysis）是运用化学、物理学和生物学的方法和技术来研究化学结构已经明确的合成药物或天然药物及其制剂质量的一门学科，它包括药物成品的化学检验、药物生产过程的质量控制以及药物贮存过程的质量考察。

六、药事管理学

药事管理学（pharmaceutical administration）是药学科学的分支学科，是药学与社会学、法学、经济学、管理学及行为科学相互交叉、渗透形成的边缘学科。它的目标是通过科学的管理，即运用先进的管理方法、管理技术和管理手段，对药品在研究、生产、经营和使用过程中进行组织、指挥、协调和监督，以合理的人力、财力和物力的投入，取得最佳条件下达到最佳的治疗、预防疾病的目的，从而提高人民的健康水平。它是药学科学与药学实践的重要组成部分，是药学学生必修专业课程。

想文阅读

There are basic differences between the production of sterile drug products using aseptic processing and production using terminal sterilization.

Terminal sterilization usually involves filling and sealing product containers under high-quality environmental conditions. Products are filled and sealed in this type of environment to minimize the microbial and particulate content of the in-process product and to help ensure that the subsequent sterilization process is successful. In most cases, the product, container, and closure have low bioburden, but they are not sterile. The product in its final container is then subjected to a sterilization process such as heat or irradiation.

In an aseptic process, the drug product, container, and closure are first subjected to sterilization methods separately, as appropriate, and then brought together.

Because there is no process to sterilize the product in its final container, it is critical that containers be filled and sealed in an extremely high-quality environment. Aseptic processing involves more variables than terminal sterilization. Before aseptic assembly into a final product, the individual parts of the final product are generally subjected to various sterilization processes. For example, glass containers are subjected to dry heat; rubber closures are subjected to moist heat; and liquid dosage forms are subjected to filtration. Each of these manufacturing processes requires validation and control.

Each process could introduce an error that ultimately could lead to the distribution of a contaminated product. Any manual or mechanical manipulation of the sterilized drug, components, containers, or closures prior to or during aseptic assembly poses the risk of contamination and thus necessitates careful control. A terminally sterilized drug product, on the other hand, undergoes final sterilization in a sealed container, thus limiting the possibility of error. Sterile drug manufacturers should have a keen awareness of the public health implications of distributing a non-sterile product. Poor CGMP conditions at a manufacturing facility can ultimately pose a life-threatening health risk to a patient.

来源：

FDA：Guidance for Industry：Sterile Drug Products Produced by Aseptic Processing— Current Good Manufacturing Practice

参 考 文 献

陈平. 2008. 制药工艺学 [M]. 武汉：湖北科学技术出版社.

崔福德. 2007. 药剂学 [M]. 6 版. 北京：人民卫生出版社.

国家食品药品监督管理局南方医药经济研究所. 2012 年中国医药市场发展蓝皮书.

凯特·凯莉. 2012. 医学成为一门科学 1840—1999 [M]. 上海：上海科学技术文献出版社.

杰·杰克·李. 当代新药合成 [M]. 施小新, 秦川, 译. 上海：华东理工大学出版社, 2005.

李志, 李新峰. 2008. 生物制药废水来源、特征及处理工艺 [J]. 科技信息（科学教研）,（21）.

吴蓬. 2007. 药事管理学 [M]. 北京：人民卫生出版社.

尤启冬. 2011. 药物化学 [M], 2 版. 北京：化学工业出版社.

郑虎. 2007. 药物化学 [M]. 6 版. 北京：人民卫生出版社,

药品生产质量管理规范（2010 年修订）（卫生部令第 79 号）.

中华人民共和国药品管理法（2001 年修订）（主席令第 45 号）.

JACK W. SCANNELL etc. 2012. Diagnosing the decline in pharmaceutical R&D efficiency [J]. Nature Reviews Drug Discovery, 11.

第10章

药品的流通

学习要求

1. 掌握药品经营企业的概念、分类、开办条件和审批程序；
2. 掌握药品经营企业相关工作所必须具备的知识与能力；
3. 熟悉药品流通的概念、作用和渠道；
4. 了解药品经营企业的发展方向。

药品流通是整个药品产业链的组成部分，是市场经济条件下社会再生产过程的一个重要环节。从事药品流通行业的工作，不但要掌握必要的药学专业知识与技能，还需要学习一些商品贸易、现代物流管理和电子商务等方面的知识与技能。

第1节 药品流通相关企业概述

一、药品流通的概念

(一)流通的含义

流通(circulation)属于商品的运动过程，通常，流通是指商品买卖行为以及与此相关联的商品形态变化的全部循环过程，它推动着社会生产周而复始、永不停息地运动。狭义的流通含义是指商品从生产领域向消费领域的运动过程，由销售过程和购买过程构成，它是社会再生产的前提和条件。

流通是社会分工和生产社会化的产物。原始社会末期，由于社会生产力的发展，农业与畜牧业的分工，产生了以物易物的商品交换。后来，又由于手工业与农业的分工，产生了直接以交换为目的的商品生产，进而产生了货币，商品交换变成了以货币为媒介的交换，即商品流通。商品流通将交换过程分解为两个独立的阶段：销售过程和购买过程。商品流通中两个阶段的任何一个环节中断或受阻，都会使社会经济活动无法实现。

随着商品流通的进一步发展，社会上出现了独立的经济部门——商业部门，商品销售的大量业务主要由商业部门承担。

流通本身并不创造价值，却是创造和实现价值必要的条件。经过流通，货币资金才能转化为生产资金，商品资金才能转化为货币资金；流通反映了资金形态转化和资金不断循环的总过程。流通在商品经济运行中的主要作用：①保证生产过程的正常进行。任何商品被生产出来后，如果不进入销售过程，资金就会以商品形式积压，生产部门就无法维持继续生产。任何生产部门在开工之前，如果不购买生产资料，生产也无法进行。②商业部门专门从事流通领域的活动，有助于生产部门腾出更多的时间和精力从事生产和组织生产，节省劳动力和劳动时间，使生产过程不断扩大，也有助于节省流通中的劳动耗费和劳动时间，提高社会经济效益。

(二) 药品流通的定义和作用

药品流通（drug distribution）是指药品从生产者转移到使用者的全部过程和活动，包括药品流、货币流、信息流以及药品所有权的转移。药品流通的概念与单纯的药品买卖、营销不同，属于宏观经济范畴。

药品流通组织不仅包含处于流通上游的药品生产企业，也包括位于流通末端的医疗机构药房和零售药店，以及在药品流通领域中的大量从事药品流通活动的商业企业。它们在药品流通中发挥着各自的作用，药品生产企业需要售出自己生产的药品，获得货币及利润，并且购买生产原料；医疗机构药房和零售药店则需要购得药品，供治疗、诊断患者时使用，或者向消费者销售。

(三) 药品流通的特点

药品流通除了与一般商品流通相同的性质之外，还具有其独特的性质。

1. 购销管理法制化　药品流通过程受到一系列法律法规的制约，所有参与药品流通的企业和个人都必须严格执行，一旦违反，就要承担法律责任，这是其他商品流通活动所不具有的。

2. 质量控制规范化　药品流通企业都要执行《药品经营质量管理规范》（Good Supplying Practice，GSP），经过现场检查，对执行情况合格的企业，发给认证证书，准予经营药品；反之，则会被要求限期整改，整改仍不合格的，将取消药品经营的资格。

3. 规格品种多样化　通常，药品经营企业经营的药品品种多、规格多、批次多且流动性大，根据客户的需要，将不同产地、不同企业，众多药品生产企业的药品经过组合，再重新销售给其他批发企业、医疗机构药房或零售药店。

4. 机构人员专业化　药品流通领域的专业技术性很强，在药品流通的各个环节，需要大量的药学技术人员参与管理和指导，有些关键岗位还必须由药学技术人员直接操作，如处方调配、药学服务等。

5. 市场营销特殊化　许多市场营销管理的策略在药品营销中并不适用，譬如，国家对药品名称、药品包装、促销渠道、价格制订以及发布广告等都有特别的规定。

6. 药品流通信息化　从药品生产企业到各种药品销售终端的关系来看，较其他商品要密切得多，因为药品质量与供求信息服务是药品服务具体化的过程，药品信息与药品密不可分，药品信息流通是双向的。

(四) 药品流通的渠道

1. 药品流通渠道的概念　药品流通渠道又称为药品销售渠道，是指药品从生产者转移到消费者手中所经过的途径。在商品生产条件下，药品生产企业生产的药品，不是为了自己消费，而是为了满足医疗卫生市场的需要；只有通过市场，才能实现价值，保证药品生产企业再生产过程顺利进行。药品销售渠道已成为沟通生产者和消费者需求的、必不可少的纽带。

2. 药品流通渠道的模式

（1）直接渠道：直接渠道的典型形式是生产者——消费者，商品交换没有中间人介入，产销结合在一起，形成直接流通渠道。这时生产者同时又是自己产品的商人，没有中间商业环节。

这种渠道使生产者与使用者直接相联系，是交易成本较低、速度较快的商品流通形式，某些简单商品、地产地销的手工业产品以及易于变质、不便储存的农副产品，都适宜通过直接渠道进入消费。

（2）间接渠道：商品交换的日趋复杂化，需要商业媒介参与流通，形成了产销分离的间接流通渠道，这种流通渠道主要由商业环节构成，因而又被称为商业渠道。间接流通渠道与发达的商品流通形式相对应。商品流通间接渠道的具体形式：

1）生产者——零售商——消费者；

2）生产者——批发商——零售商——消费者；

3）生产者——产地采购批发商——中转批发商——销地批发商——零售商——消费者。

这 3 种流通渠道，加上直接流通渠道，构成商品流通渠道体系。现实中，这 4 种流通渠道的并存与正常运转，是市场经济健康发展的重要条件。

3. 间接渠道是药品流通普遍采用的途径　药品通过流通渠道从药品生产企业到达消费者手中，有多种路径可供选择，但是，由于受法律、医疗保障制度、药品销售资质、药品的类型与用途以及购买对象的限制，药品流通模式基本采用间接渠道，即药品生产企业销售药品给药品批发商，后者又将药品销售给药品零售商或医疗机构药房，最后，再把药品销售给消费者——患者。

药品在流通领域内部实行批发与零售的分工具有客观必然性。随着生产力的不断发展，药品的销售范围越来越广，流通规模越来越大，药品产销的矛盾也会不断增长，导致生产与消费在时间、空间、品种、规格、档次和数量等方面的矛盾越来越突出，如生产集中而消费分散或生产分散而消费集中的矛盾，生产的单一性与消费的多样性的矛盾，生产的时空局限性与消费的时空无限性的矛盾，都需要靠商业的多形式、多功能和多渠道（或长渠道）来缓解或解决。药品批发的独立存在正好可以解决这些问题。

二、药品流通相关企业的基本情况

（一）药品销售组织的分类

根据药品销售组织所处地位与功能的不同，一般可以分为 4 种类型。

1. 药品生产企业的销售体系　它们在法律上和经济上并不独立，财务和组织受药品生产企业的控制，只能销售本企业生产的药品，不得销售其他企业的药品，不得异地销售药品，也不得代理药品批发业务。根据我国的法律规定，药品生产企业生产的药品，应当销售给合法的、具有资质的药品批发企业。

2. 药品商业企业　它们在法律上和经济上都是具有独立法人资格的经济组织，也称作药品经营企业。它们必须首先以自己的资金购买药品，取得药品的所有权，然后才能销售。药品经营企业实则就是经销商，因为，经销商是有独立经营权的法人，拥有商品的所有权，可以通过销售获得经营利润，可实现多品种经营，经营活动过程不受或很少受生产商限制。

3. 医疗机构药房　医疗机构药房没有独立法人资格，经济上由医疗机构统一管理，属于医疗机构的一个组成部分。它们以自己的资金向药品批发企业购买药品，取得药品的所有权，然后凭医师处方调配给患者。

4. 其他销售组织　这里主要是指受上游企业约束的药品代理商，它们在法律上是独立的，但不一定是独立的法人；在经济上通过合同形式受到药品生产企业的约束。它们不拥有商品的所有权，主要依靠赚取佣金（或提成），其经营活动接受生产商或供货商的指导，但是供货权力较大，从某种意义上看，它们很像药品生产企业的销售部门。

代理商可以分为总代理、区域或品牌代理。代理商的建立可以分担厂商的风险，使厂商与代理商共同拉动市场，从而降低厂商的经营风险。在代理商的层次上，可以多级代理。我国一些进口药品往往由代理商代理，当然，这些药品也可以直接由批发企业销售。

通常意义上的药品商业企业特指药品经营企业，包括药品批发企业和药品零售企业。按照我国相关法律规定，药品批发企业不得零售药品，药品零售企业不得批发药品，药品批发企业可以将药品销售给药品零售企业或者医疗机构的药房。药品批发企业和药品零售企业是本章介绍的主要内容，而其他涉及药品流通的企业或组织，如药品生产企业或医疗机构药房，在其他相关章节中介绍。

（二）药品经营企业的开办与监管

1. 药品经营企业的定义与作用　药品经营企业是指通过低价格购进药品，加价出售的方式实现进销差价，以此弥补企业的各项费用和支出，获得利润的企业。

药品经营企业通过药品购进、销售、调拨和储存（包括运输）等经营业务实现商品流转，其中购进和销售是完成药品流通的关键业务，调拨、储存和运输等活动都是围绕药品的购销展开的。

药品经营企业与药品生产企业等其他行业的经营活动相比较，具有 3 个特点：一是经营活动的主要内容是药品购销；二是商品资产在企业全部资产中占有较大的比例，是企业资产管理的重点；三是企业营运中资金活动的轨迹是"货币—商品—货币"。

2. 药品经营企业的开办和必须遵守的规定　根据《药品管理法》规定，开办药品经营企业必须具备的条件包括：

（1）具有依法经过资格认定的药学技术人员；

（2）具有与所经营药品相适应的营业场所、设备、仓储设施和卫生环境；

（3）具有与所经营药品相适应的质量管理机构或者人员；

（4）具有保证所经营药品质量的规章制度。

开办药品批发企业，须经企业所在地省、自治区和直辖市食品药品监督管理局批准并发给《药品经营许可证》；开办药品零售企业，须经企业所在地县级以上地方食品药品监督管理局批准并发给《药品经营许可证》，凭《药品经营许可证》到同级的工商行政管理局办理登记注册。无《药品经营许可证》的，不得经营药品。《药品经营许可证》应当标明有效期和经营范围，到期重新审查发证。

药品经营企业必须按照《药品经营质量管理规范》经营药品，各省级食品药品监督管理局按照规定对药品经营企业是否符合《药品经营质量管理规范》的要求进行认证；对认证合格的，发给认证证书；未通过认证的药品经营企业，不得从事药品经营活动。

新开办的药品经营企业，应当自取得《药品经营许可证》之日起 30 日内，向发给其《药品经营许可证》的食品药品监督管理局申请药品经营质量管理规范认证：填报《药品经营质量管理规范认证申请书》并按规定报送材料进行审查，在经过现场认证检查后，合格的，可获得"认证证书"。

《药品经营许可证》和《药品经营质量管理规范认证证书》的有效期都为 5 年，如果有效期届满，需要继续经营药品的，持证企业须在有效期届满前向原发证机关申请换发许可证和申请重新认证；经过检查和复审合格的，可以换证。

3. 药品经营企业监管的主管部门与职责　国家食品药品监督管理总局负责对药品经营企业进行准入管理，制订药品经营质量管理规范并监督实施，监管药品质量安全；组织查处药品经营的违法、违规行为。商务部作为药品流通行业的管理部门，负责研究制订药品流通行业发展规划、行业标准和有关政策，提高行业组织化程度和现代化水平，逐步建立药品流通行业统计制度，推进行业信用体系建设。国务院其他的有关部门在各自的职责范围内负责与药品流通有关的监督管理工作。

省、自治区和直辖市人民政府相对应的地方政府部门在各自的职责范围内负责本行政区域内的药品流通监督管理工作。

省级药品监督管理部门作为药品经营企业的行政许可部门，除了审批药品批发企业的开办之外，还要指导下级药品监督管理部门审批药品零售企业的开办，组织 GSP 认证中心，指导其对药品经营企业的认证检查，负责审批并核发认证证书；对药品经营企业进行日常检查和跟踪检查。

县级以上地方食品药品监督管理局负责对药品零售企业的开办进行审查，现场验收，对于验收合格的，发给许可证，并进行日常监督管理。

药品监督管理部门批准开办药品经营企业，须遵循合理布局和方便群众购药的原则。

对于药品批发企业，药品监督管理部门还会就特殊药品，如麻醉药品和精神药品的定点批发进行审批和监管，对国家计划免疫的疫苗确定其经营的资格。

对于药品零售企业，药品监督管理部门还要检查、督促执业药师在零售药店内在岗；检查零售药店药品分类管理的执行状况，检查药品经营企业的药品质量管理情况。

三、药品经营企业未来的发展趋势

1. 药品经营企业集团化、连锁化是发展主流　近年来，国家各级政府充分利用市场机制和经济的手段，鼓励大型药品流通企业做大做强，支持各行各业、各种经济成分通过收购、兼并、托管、参股、控股和强强联合等方式，实现规模化、集约化和国际化经营，最终培育一批年经营额过百亿甚至过千亿元的药品经营企业。大力提倡药品经营企业打破地区、行业和部门界限，提高药品经营企业的集中度，优化资源配置；鼓励药品批发企业集团化；推进有条件的药品流通企业以各种方式积极开拓国际市场，建立若干个面向国内外市场，多元化经营，具有现代营销领先水平和高度文化内涵的特大型药品经营企业集团；建立更多面向国内市场和国内区域性市场，年销售额达到一定规模的大型药品流通企业集团，使其销售总额达到全国销售额的 70% 以上。

对于专业化和有特色的中小药品经营企业以及老字号药品经营企业，则鼓励其做精做专，发挥独特优势，占领特色化领域细分市场，在保持传统特色的基础上创新发展。

鼓励药品零售企业实行连锁经营制，推动中心城市药品零售企业连锁化，扶持建立若干个在国内外知名的药品零售连锁企业，每个企业拥有分店达到 1000 个以上；并积极发展社区药房，优先选择管理基础好的药品零售连锁企业作为医疗保险制度改革的定点药房，形成包括连锁药店和单体零售药店多种业态，各具特色、优势互补的药品零售新格局。

2. 积极推动现代化的医药物流的进程　医药现代物流的重点是将供应商、物流中心和终端销售网络进行合理的分工、整合，供应商重点抓产品的研发、生产和终端消费者的服务；物流中心重点保障上游供应商、下游客户的服务，通过物流进行规模化配送，提高物流效率，降低流通成本；终端销售网络重点搞好药品的销售，提供专业的健康咨询服务。通过合理的总体规划，制订医药物流发展政策，抓好物流中心建设的合理布局，用政策引导企业走专业化分工、合作的发展之路。

医药现代物流具有社会化、系统化和网络化的特点，对物流功能、要素进行整合是发展医药现代物流的关键问题，新组建的医药物流企业需要充分发挥互联网的优势，及时、准确地掌握物流动态信息，协调物流网点，构筑起全国一体化的物流网络，最大限度地节省时间和费用，以赢得竞争优势，为供应商提供优质的服务。

3. 医药电子商务是现代化药品流通企业的必要技术　现代医药物流的发展必须以信息化建设为支撑，引导企业发展先进的信息技术；加强条形码、电子数据交换（EDI）、管理信息系统以及射频技术、企业资源计划、全球定位系统和供应链管理等物流技术在医药现代物流企业中的应用，从而全面提高企业的信息化管理水平。

信息化是现代医药物流的基础，政府正在大力支持，加快网络化、信息化建设的进程。在发达国家，网络建设已很完善，支撑物流的信息系统也非常广泛，主要有利用卫星的全球定位系统 GPS、电子数据交换系统 EDI、自动连续补货系统 CRP、电子订货系统 EOS、销售时点实时控制系统 POS、高速道路交通系统 ITS，寻车寻货系统 KIT、资金快速支付系统 EFI 以及实现信息快速输入的条形码技术和网上交易的电子商务技术等。

到目前为止，我国已经批准建立了众多的以药品生产企业和药品批发企业为主的药品电子商务平台，主要用于面向企业，为企业服务；同时，也批准了建立 20 多个面向消费者的全国性的药品零售连锁企业，利用互联网销售药品。

4. 药学服务已成为在竞争中取胜的重要决定因素　齐全的品种、周到的服务将是批发企业生存、发展的基础，为客户准确、快捷地提供药品，使客户满意是提升企业竞争力的有效手段。零售企业也是如此，除了销售药品之外，还必须为顾客进行用药咨询，用专业知识向顾客开展药学服务。

药学服务是药师应用药学专业知识向公众（含医务人员、患者及其家属）提供直接的、负责任的与药物使用有关的服务（包括药物选择、药物使用知识和信息），以期提高药物治疗的安全性、有效性与经济性，实现改善与提高患者生活质量的目标。在零售药店的执业药师自然是药学服务的倡导者与实践者。零售药店是医药卫生体系的补充部分，在为老百姓提供着价格适宜、购买方便的药品，为保障老百姓身体健康发挥着重要作用，因此，不断提高药学服务水平，保证消费者合理用药是零售药店的主要工作。药学服务在零售药店应建立以人为本、以消费者为中心的服务理念和以提高药师和从业人员素质、管理质量和服务质量为核心的服务体系。做好药学服务工作，可消除安全用药的隐患，保障大众健康，使药店在竞争激烈的市场经济中，打造零售药店赖以生存和发展的服务品牌，从而获得更为广阔的生存、发展空间。

5. 农村市场将成为医药企业的新的经济增长点　目前，医药市场的份额绝大部分还在城市，城市和农村的用药水平悬殊，还有少数地区缺医少药。随着新型农村合作医疗制度（简称"新农合"）的建立，以及农村"两网"建设（即农村药品供应网络和药品流通监督管理网络）的发展和完善，对于药品经营企业来说，农村无疑是一个潜在的、巨大的药品市场。

第 2 节　药品批发企业与药品零售企业

一、药品批发企业

（一）药品批发企业的定义及其重要性

1. 批发商与药品批发企业的定义

（1）批发商的定义：批发商（wholesaler，merchant）在我国称批发企业。一般系指："用自己的资金从生产者购买商品，并将这些商品销售给零售商及其他批发商；拥有 1 个或多个仓库，将获得所有权的商品储于仓库，然后运往别处。"批发商经营的特点是成批购进和成批出售，它们并不直接服务于最终消费者。

（2）药品批发企业的定义：《药品管理法实施条例》对药品批发企业的定义是："药品批发企业是指将购进的药品销售给药品生产企业、药品经营企业、医疗机构的药品经营企业。"

20 世纪 50～90 年代，我国的药品批发企业统称为医药公司（批发西药）和药材公司（批发中药），由于都是国有国营性质，故简称"国营主渠道"。90 年代后随着改革的深入发展，药品批发商的名称、体制和所有制出现多样化的局面，其法定名称为药品批发企业（drug wholesaler）。

2. 药品批发的重要性　药品批发企业是药品销售渠道中不可缺少的机构，在沟通药品生产与零售的过程中，发挥了重要作用，大部分或绝对大部分处方药或非处方药都是由批发企业转售给数量巨大的医疗机构药房或零售药店的。另一方面，药品生产企业相对数目较少、地域比较集中，每家企业生产的药品品种较少甚至仅数种。药品的最终消费者患者，十分分散，且使用要求高（需及时、合理）。药品市场这一供销之间的空间、时间、品种、数量和拥有权等方面的空隙，须由药品批发企业涉足其内，促进药品流通、所有权和管理权转移以及信息和资金流动，完成药品营销功能，实现药品为人们健康服务的目的。

（二）药品批发企业的功能

1. 降低药品销售中交易次数　药品销售时，若由生产企业直接售与零售商，其交易次数大大高于通过批发企业再售与零售商的交易次数。因为每一次交易都需要成本及一系列活动，因此减少交易次数就可以减少费用和人力、物力的投入，并可减少差错发生率。药品的流通是药品经营企业的强项，药品生产企业通过药品批发企业销售药品可以提高经济效益。

2. 调整药品的供需矛盾　药品批发企业在沟通产销的过程中可以发挥集中与分散的功能，从各生产企业调集各种药品，又按照需要的品种、数量分散给零售药店，担任着繁重的集散各地各种药品的任务，起着调节供求的蓄水池作用。它们为药品生产企业服务，大批量购进药品，减少生产企业的库存；同时也为零售药店、医疗机构药房服务，使它们能就近、及时买到药品，并减少了药房库存费用。一般来说药房 2/3 的资金受到购买和库存销售的限制，库存周转率对药房经营影响很大，药房从邻近的药品批发商处购买药品，可以提高库存周转率。

3. 提供快捷的增值服务　目前一些药品批发企业，应用计算机信息管理系统，与购货的医疗机构药房和零售药店建立信息网络，提供自动化订货服务，使之节约费用；另外，还可以提供多种服务，改善药房的经营条件和方式方法。药品批发企业与零售企业之间，已不是以前那种传统的买卖关系，而是越来越明显的以服务促销售，以提高药品和货币的周转速度促进价值增值。

（三）药品批发企业的经营质量管理

药品批发企业主要管理职能除了保证药品供应的及时性和准确性之外，更重要的是保证药品的经营质量。为了确保药品的经营质量，我国的法律要求药品批发企业严格实施《药品经营质量管理规范》，以下介绍这一规范的要点。

1. 管理职责

（1）药品批发企业应按照依法批准的经营方式和经营范围，从事药品经营活动。

（2）药品批发企业的企业主要负责人应保证企业执行国家有关法律、法规及药品经营质量管理规范，对企业经营药品的质量负领导责任。

（3）药品批发企业应建立以主要负责人为首，包括进货、销售和储运等业务部门负责人和企业质量管理机构负责人在内的质量领导组织，其主要职责是：建立企业的质量体系，实施企业质量方针，并保证企业质量管理工作人员行使职权。

（4）药品批发企业应设置质量管理机构，行使质量管理职能，在企业内部对药品质量具有裁决权。质量管理机构下设质量管理组、质量验收组；设置的药品验收、养护等组织应与企业的经营规模相适应；药品验收组织应隶属于质量管理机构。

2. 人员资格与培训

（1）药品批发企业负责人应当具有大学专科以上学历或者中级以上专业技术职称，熟悉国家有关药品管理的法律、法规、规章和所经营药品的知识。企业质量负责人应当具有大学本科以上学历、执业药师资格和 3 年以上药品经营质量管理工作经历，在质量管理工作中具备正确判断和保障实施的能力。

（2）药品批发企业的质量管理部门负责人应当具有执业药师资格和 3 年以上药品经营质量管理工作经历，能独立解决经营过程中的质量问题。从事质量管理工作的人员应在职在岗，不得由兼职人员担任。

（3）药品批发企业从事药品验收、养护等岗位的人员，应具有药学中专或医学、生物、化学等相关专业大学本科以上学历或者具有药学初级以上专业职称。在国家有就业准入规定岗位工作的人员，需通过职业技能鉴定并取得职业资格证书后方可上岗。

（4）药品批发企业的质量管理、验收、养护及计量等工作的专职人员数量，不得少于企业职工总数的4%（最低不应少于3人），零售连锁企业此类人员不得少于职工总数的2%（最低不应少于3人），并保持相对稳定。

药品批发企业的质量管理人员，每年应接受省级药品监督管理部门组织的继续教育；从事验收、养护和计量等工作的人员，应定期接受企业组织的继续教育；继续教育均应建立档案。

（5）药品批发企业在质量管理、药品验收、养护和保管等直接接触药品的岗位工作的人员，每年必须进行健康检查，并建立健康档案；发现患有传染病或者其他可能污染药品疾病的患者，应调离直接接触药品的岗位。

3. 设施与设备

（1）药品批发企业应有与经营规模相适应的营业场所及辅助、办公用房；营业场所应明亮、整洁；药品储存、作业区应与辅助作业区、办公生活区保持一定距离或有隔离措施；装卸作业场所有顶棚。

（2）药品批发企业应按经营规模设置相应的仓库，其面积（指建筑面积，下同）大型企业不应低于1500m²，中型企业不应低于1000m²，小型企业不应低于500m²。库区应地面平整，无积水和杂草，无污染源；库区内应有适宜药品分类保管和符合药品储存要求的库房。库房内墙壁、顶棚和地面光洁、平整，门窗结构严密。库区应有符合规定要求的消防、安全设施。

（3）药品仓库应划分待验库（区）、合格品库（区）、发货库（区）、不合格品库（区）和退货库（区）等专用场所，经营中药饮片还应划分零货称取专库（区）；以上各库（区）均应设有明显标志。

药品仓库应有如下设施和设备：保持药品与地面之间有一定距离的设备，避光、通风和排水的设备，检测和调节温、湿度的设备，防尘、防潮、防霉、防污染以及防虫、防鼠和防鸟等设备，符合安全用电要求的照明设备，适宜拆零及拼箱发货的工作场所和包装物料等的储存场所和设备。

药品批发企业应根据所经营药品的储存要求，设置不同温、湿度条件的仓库。各库房相对湿度均应保持在35%~75%之间。

储存麻醉药品、一类精神药品、医疗用毒性药品和放射性药品的专用仓库应具有相应的安全保卫措施。

（4）药品批发企业应在仓库设置验收、养护室；验收、养护室应有必要的防潮、防尘设备；养护人员对所用设施和设备应定期进行检查、维修、保养并建立档案。

（5）药品批发企业分装中药饮片应有符合规定的固定的分装室，其面积和设备应与分装要求相适应，环境应整洁，墙壁、顶棚无脱落物。

4. 进货管理

（1）药品批发企业应把质量放在选择药品和供货单位条件的首位，制订能够确保购进的药品符合质量要求的进货程序。购进药品应按照该程序进行，此程序应包括：①确定供货企业的法定资格及质量信誉；②审核所购入药品的合法性和质量可靠性；③对与本企业进行业务联系的供货单位销售人员进行合法资格的验证；④对首营品种，填写"首次经营药品审批表"，并经企业质量管理机构和企业主管领导的审核批准；⑤签订有明确质量条款的购货合同；⑥购货合同中质量条款的执行。

（2）购进的药品应符合以下基本条件：①合法企业所生产或经营的药品；②具有法定的质量标准；③除国家未规定的以外，应有法定的批准文号和生产批号；进口药品应有符合规定的、加盖了供货单位质量检验机构原印章的《进口药品注册证》和《进口药品检验报告书》复印件；④包装和标识符合有关规定和储运要求；⑤中药材应标明产地。

（3）药品批发企业对首营企业应进行包括资格和质量保证能力的审核，包括核实药品的批准文号和取得质量标准，审核药品的包装、标签和说明书等是否符合规定，了解药品的性能、用途、检验方法、储存条件以及质量信誉等内容。审核由业务部门会同质量管理机构共同进行，除审核有关资料外，必要时应实地考察。经审核批准后，方可从首营企业进货。首营企业是指购进药品时，与本企业首次发生供需关系的药品生产或经营企业。

（4）药品批发企业对首营品种（含新规格、新剂型和新包装等）应进行合法性和质量基本情况的审核，包括核实药品的批准文号和取得质量标准，审核药品的包装、标签和说明书等是否符合规定，了解药品的性能、用途、检验方法、储存条件以及质量信誉等内容，审核合格后方可经营。首营品种是指本企业向某一药品生产企业首次购进的药品。

（5）企业编制购货计划时应以药品质量作为重要依据，并有质量管理机构人员参加；签订的进货合同应明确质量条款。①工商间购销合同中应明确药品质量符合质量标准和有关质量要求；药品附产品合格证；药品包装符合有关规定和货物运输要求。②商商间购销合同中应明确药品质量符合质量标准和有关质量要求；药品附产品合格证；购入进口药品，供应方应提供符合规定的证书和文件；药品包装符合有关规定和货物运输要求。

（6）购进药品应有合法票据，并按规定建立完整的购进记录，记录应注明药品的品名、剂型、规格、有效期、生产厂商、供货单位、购进数量和购货日期等项内容，做到票、账和货相符；购进记录应保存至超过药品有效期 1 年，且不得少于 3 年。

（7）药品批发企业每年应对进货情况进行质量评审。

5. 验收

（1）药品质量验收的要求：①严格按照法定标准和合同规定的质量条款对购进药品、销后退回药品的质量进行逐批验收；②验收时应同时对药品的包装、标签、说明书以及有关要求的证明或文件进行逐一检查；③验收抽取的样品应具有代表性；④验收应按有关规定做好验收记录，验收记录应保存至超过药品有效期 1 年，且不得少于 3 年；⑤验收首营品种，还应进行药品内在质量的检验；⑥验收应在符合规定的场所进行，在规定时限内完成。

（2）药品质量验收的内容，包括药品外观的性状检查和药品内、外包装及标识的检查。包装、标识主要检查以下内容：①每件包装中，应有产品合格证。②药品包装的标签和所附说明书上，有生产企业的名称、地址，有药品的品名、规格、批准文号、产品批号、生产日期和有效期等；标签或说明书上还应有药品的成分、适应证或功能主治、用法、用量、禁忌、不良反应、注意事项以及贮藏条件等。③特殊管理药品、外用药品包装的标签或说明书上有规定的标识和警示说明；处方药和非处方药按分类管理要求，标签、说明书上有相应的警示语或忠告语；非处方药的包装有国家规定的专有标识。④进口药品，其包装的标签应以中文注明药品的名称、主要成分以及注册证号，并有中文说明书。进口药品应有符合规定的《进口药品注册证》复印件，进口预防性生物制品、血液制品应有《生物制品进口批件》复印件；进口药材应有《进口药材批件》复印件，以上批准文件应加盖供货单位质量检验机构或质量管理机构原印章。⑤中药材和中药饮片应有包装，并附有质量合格的标志。每件包装上，中药材标明品名、产地和供货单位；中药饮片标明品名、生产企业和生产日期等。实施批准文号管理的中药材和中药饮片，在包装上还应标明药品批准文号。

（3）验收记录应记载供货单位、数量、到货日期、品名、剂型、规格、批准文号、批号、生产厂商、有效期、质量状况、验收结论和验收人员等内容。

（4）仓库保管员凭验收员签字或盖章收货，对货与单不符、质量异常、包装不牢或破损及标志模糊等情况，有权拒收并报告企业有关部门处理。

（5）药品批发企业应对质量不合格药品进行控制性管理，其管理重点：①发现不合格药品应按规定的要求和程序上报；②不合格药品的标识、存放；③查明质量不合格的原因，分清质量责任，及时处理并制订预防措施；④不合格药品报废、销毁的记录；⑤不合格药品处理情况的汇总和分析。

6. 储存与养护

（1）药品应按规定的储存要求专库、分类存放。具体规定：①药品应按温、湿度要求储存于相应的库中；②在人工作业的库房储存药品，按质量状态实行色标管理，其统一标准是：合格药品为绿色，不合格药品为红色，待确定药品为黄色；③药品搬运和堆垛应严格遵守药品外包装图示标志的要求，规范操作，怕压药品应控制堆放高度，定期翻垛；④药品在库房储存时，药品堆垛应留有一定距离；⑤药品应按批号集中堆放，有效期的药品应分类相对集中存放。储存时，按生产批号及有效的远近依次或分开堆码并有明显的效期标志，对近效期的药品，应按月填报效期报表；⑥药品与非药品、内用药与外用药以及处方药与非处方药之间应分开存放；易串味的药品、中药材、中药饮片以及危险品等应与其他药品分开存放；⑦麻醉药品、一类精神药品、医疗用毒性药品和放射性药品应当专库或专柜存放，双人双锁保管，专账记录。

（2）对销售后退回的药品，凭销售部门开具的退货凭证收货，存放于退货药品库（区），由专人保管并做好退货记录。经验收合格的药品，由保管人员记录后方可存入合格药品库（区）；不合格药品由保管人员记录后放入不合格药品库（区）。退货记录应保存 3 年。

（3）不合格药品应存放在不合格品库（区），并有明显标志。不合格药品的确认、报告、报损和销毁应有完善的手续和记录。

（4）对库存药品应根据流转情况定期进行养护和检查，并做好记录。药品养护工作的主要职责：①指导保管人员对药品进行合理储存；②检查在库药品的储存条件，配合保管人员进行仓间温、湿度等管理；③对库存药品进行定期质量检查，并做好检查记录；④对中药材和中药饮片按其特性，采取干燥、降氧和熏蒸等方法养护；⑤对由于异常原因可能出现质量问题的药品和在库时间较长的中药材，应抽样送检；⑥对检查中发现的问题及时通知质量管理机构复查处理；⑦定期汇总、分析和上报养护检查、近效期或长时间储存的药品等质量信息；⑧负责养护用仪器，设备，温、湿度检测和监控仪器，仓库在用计量仪器及器具等的管理工作；⑨建立药品养护档案。

（5）库存养护中如发现质量问题，应悬挂明显标志和暂停发货，并尽快通知质量管理机构予以处理。

（6）应做好库房温、湿度的监测和管理，每日应上、下午各 1 次定时对库房温、湿度进行记录；如库房温、湿度超出规定范围，应及时采取调控措施，并予以记录。

7. 出库与运输管理

（1）药品出库应遵循“先产先出”、“近期先出”和按批号发货的原则。

（2）药品出库应进行复核和质量检查，麻醉药品、一类精神药品和医疗用毒性药品应建立双人核对制度。药品出库时，应按发货或配送凭证对实物进行质量检查和数量、项目的核对，如发现以下问题应停止发货或配送，并报有关部门处理：①药品包装内有异常响动和液体渗漏；②外包装出现破损、封口不牢、衬垫不实和封条严重损坏等现象；③包装标识模糊不清或脱落；④药品已超出有效期。

（3）药品批发企业在药品出库复核时，为便于质量跟踪所做的复核记录应包括购货单位、品名、剂型、规格、批号、有效期、生产厂商、数量、销售日期、质量状况和复核人员等项目。药品零售连锁企业配送出库时，也应按规定做好质量检查和复核，其复核记录包括药品的品名、剂型、规格、批号、有效期、生产厂商、数量、出库日期以及药品送至门店的名称和复核人员等项目。复核记录应保存至超过药品有效期 1 年，且不得少于 3 年。

（4）药品出库应做好药品质量跟踪记录，以保证能快速、准确地进行质量跟踪。跟踪记录应保存至超过药品有效期 1 年，且不得少于 3 年。

（5）药品运输时，应针对运送药品的包装条件及道路状况，采取相应措施，防止药品的破损和混淆。运送有温度要求的药品，途中应采取相应的保温或冷藏措施。麻醉药品、一类精神药品、医疗用毒性药品和危险品的运输按有关规定办理。搬运、装卸药品应轻拿轻放，严格按照外包装图示标志要求堆放和采取防护措施。

（6）由生产企业直调药品时，须经经营单位质量验收合格后方可发运。药品直调是指将已购进但未入库的药品，从供货方直接发送到向本企业购买同一药品的需求方的过程。

8. 销售与售后服务

（1）药品批发企业应依据有关法律、法规和规章，将药品销售给具有合法资格的单位。销售特殊管理的药品应严格按照国家有关规定执行。销售人员应正确介绍药品，不得虚假夸大和误导用户。

（2）药品批发企业应按规定开具合法票据，并按规定建立销售记录，做到票、账和货相符。药品销售记录应记载药品的品名、剂型、规格、有效期、生产厂商、购货单位、销售数量和销售日期等内容。销售记录保存至超过药品有效期 1 年，且不得少于 3 年。

（3）药品营销宣传应严格执行国家有关广告管理的法律、法规，宣传的内容必须以国家药品监督管理部门批准的药品使用说明书为准。

（4）药品批发企业对质量查询、投诉、抽查和销售过程中发现的质量问题要查明原因，分清责任，采取有效的处理措施，并做好记录。已售出的药品如发现质量问题，应向有关管理部门报告，并及时追回药品和做好记录。

（5）药品批发企业应按照国家有关药品不良反应报告制度的规定和企业相关制度，注意收集由本企业售出药品的不良反应情况，发现不良反应情况应按规定上报有关部门。

二、药品零售企业

（一）药品零售企业的定义和重要性

1. 零售与药品零售企业的定义

（1）零售的定义：零售（retail）是指："将小量产品直接销售给最终消费者"。零售商是流通环节的终端之一。

（2）药品零售企业的定义：《药品管理法实施条例》对药品零售企业（drug retailer）的定义是："药品零售企业是指将购进的药品直接销售给消费者的药品经营企业"。

药品零售经营企业可称为社会药房（community pharmacy），或称零售药店（retail pharmacy, drugstore），以区别于医疗机构的药房（institutional pharmacy）。社会药房和医疗机构药房不同之处是，前者为企业性质，要承担投资风险，后者是医疗机构的组成部分，不具有法人资格。

2. 药品零售企业的重要性 药品零售企业是直接向消费者提供其所需之药品和药学服务的机构，数量很多，星罗棋布遍及城乡，发挥了中间商扩散商品的功能。它与药品批发企业集中的功能相衔接，将成批的多品种药品零售给消费者，使消费者方便地买到所需的各种药品，保证了医疗卫生事业社会目标的实现。另一方面，在销售药品的同时，还为消费者提供各种药学服务，这与食品、化妆品或服装等其他消费品的零售有很大的不同。

（二）药品零售企业的分类

药品零售企业的分类方法很多，按照所有制分类，可以分为国有药店、股份制药店和民营药店；按照经营品种分类，可以分为西药店、中药店和兼营西药和中药的药店；按照经营规模的大小，可以分为大型零售药店、中型零售药店和小型零售药店；按照是否利用互联网销售药品，可以分为实体药店和网上药店；按照经营业态分类，可以分为单体零售药店和零售连锁药店；按照是否提供医疗保险用药，可以分为定点药店和非定点药店。但是，不论何种药店都必须取得《药品经营许可证》，才能够从事经营活动。本节将主要介绍具有重要分类意义的零售连锁药店和定点零售药店。

1. 零售连锁药店 零售药店是依法取得《药品经营许可证》的药品零售企业，一般称之为单体药店，或独立的零售药店。这类药店在我国药品零售业中占的比例仍然较大，其中有的是企业法人，有的是二级法人。

相对于单体药店，如果药品零售企业同时具有若干家零售药店（也称门店），经营同类药品，使用同一商号，在同一总部的管理下，采取统一采购配送、统一质量标准、采购同销售分离且实行规模化管理的组织形式，可以视为零售连锁药店。

零售连锁药店由总部（公司或总店）、配送中心和若干门店构成。总部是连锁企业经营管理的核心；配送中心是连锁企业的物流机构，向该企业连锁范围内的门店进行配送；门店按总部的制度、规范要求，承担日常药品零售业务，不得自行采购药品。药品零售连锁企业应是企业法人，总店或各个门店均须依法分别取得《药品经营许可证》。

根据经营资本的不同，门店还可以分为直营门店和加盟门店，直营门店的人、财和物权属于总部，受总部的直接管理；加盟门店则是通过某种合同的形式，利用连锁企业品牌和质量管理运作模式，从加盟的总部进货，但所有权不属于总店。

2. 定点零售药店 定点零售药店是指经统筹地区社会保障行政部门审查，并经社会保险经办机构确定的，为城镇职工或居民基本医疗保险参保人员提供处方外配服务的零售药店。就目前而言，定点零售药店根据国家基本医疗保险制度的规定，只能向参保人员提供属于基本医疗保险用药目录中非处方药的报销服务。

定点零售药店必须配备执业药师，具备及时供应基本医疗保险用药和24小时提供服务的能力。在店堂内设立基本医疗保险用药专柜，实现专人专账管理，并将专柜药品与其他药品的购、销和存业务分开管理。同时，应用计算机与统筹地区社会保险经办机构实行联网，按规定向有关部门发送数据信息和报表，做好相应的各种台账记录。

（三）零售药房的特点

从全球来看，零售药房与药品批发企业相比，具有私有化、小型化和经营多元化等的特点。

1. 数量众多，分布很广 目前，我国拥有零售药店42万多家，已经可以达到一般3000～

5000 人口有 1 家零售药店的水平，且还有增加的趋势。城镇的零售药店比较普及，使药品成为人们防治疾病容易得到的物品。零售药店出于经营目的，选址时很注意潜在市场，与医疗机构相距一般较近，而与其他药房保持一定距离。

2. 具有企业性质 零售药店是从事流通活动，给社会提供药品，为营利而进行自主经营的经济组织。当然，由于它给社会提供的是特殊商品——药品，必须兼顾社会效益与经济效益，并保证国家基本药物制度的实施。

3. 实行多种经营 我国药品管理法规定，药品经营企业分为专营企业和兼营企业。专营药品经营企业以销售药品为主，兼营少量的卫生保健用品；兼营药品经营企业的药品销售占很小比例，主要分布在广大农村。为满足广大消费者多样化的需求，有些零售药店已开办成药妆店或健康店。

4. 开展药学服务 零售药店除了销售药品之外，还必须提供药学服务，从药房的橱窗布置、宣传物内容，到答复患者购药咨询、指导选购药品、记录患者购药历史及设置私密的药品咨询服务区等服务活动来看，不仅专业技术性很强，而且对消费者防病治病具有很重要的作用。许多国家都已通过立法来保证药学服务的顺利实施。

（四）零售药店的经营质量管理

1. 管理职责

（1）零售药店应遵照依法批准的经营方式和经营范围从事经营活动，应在营业店堂的显著位置悬挂《药品经营许可证》、《营业执照》以及与执业人员要求相符的执业证明。

（2）零售药店负责人对企业经营药品的质量负主要责任；企业应设置质量管理部门或配备质量管理人员，具体负责企业质量管理工作。

（3）零售药店应根据国家有关法律、法规和药品经营质量管理规范，并结合企业实际，制订各项质量管理制度；管理制度应定期检查和考核，并建立记录。

2. 人员与培训

（1）零售药店法定代表人或者企业负责人应当具备执业药师资格。

（2）药品零售中处方审核，指导合理用药的人员应是执业药师。

（3）零售药店从事质量管理、验收、采购工作的人员应当具有药学或者医学、生物、化学等相关专业学历或具有药学专业技术职称。

（4）零售药店营业员应当具有高中以上文化程度或者符合省级药品监督管理部门规定的条件。

（5）零售药店各岗位人员应当接受相关法律法规及药品专业知识与技能的培训和继续教育。

（6）零售药店直接接触药品的相关人员以及营业员，每年应进行健康检查，并建立健康档案；发现患有传染病和其他可能污染药品疾病的人员，应及时调离工作岗位。

3. 设施和设备

（1）零售药店应有与经营规模相适应的营业场所和药品仓库（零售连锁门店无药品仓库），并且环境整洁、无污染物。营业场所、仓库和办公生活等区域应分开。营业场所应宽敞、整洁，营业用货架、柜台齐备，销售柜组标志醒目。仓库应与营业场所隔离，库房内地面和墙壁平整、清洁，有调节温、湿度的设备。

用于药品零售的营业场所和仓库，面积不应低于以下标准：①大型零售企业营业场所面积 $100m^2$，仓库 $30m^2$；②中型零售企业营业场所面积 $50m^2$，仓库 $20m^2$；③小型零售企业营业场所面积 $40m^2$，仓库 $20m^2$；④零售连锁门店营业场所面积 $40m^2$。

（2）零售药店营业场所和药品仓库应配置便于药品陈列、展示的设备，特殊管理药品的保管设备，符合药品特性要求的常温、阴凉和冷藏保管的设备，必要的药品验收、养护的设备，检验和调节温、湿度的设备，保持药品与地面之间有一定距离的设备，药品防尘、防潮和防污染以及防虫、防鼠和防霉变等设备，经营中药饮片所需的调配处方和临方炮制的设备。

4. 进货与验收

（1）零售药店购进药品应按照可以保证药品质量的进货质量管理程序进行，该程序应包括以下环节：①确定供货企业的法定资格及质量信誉；②审核所购入药品的合法性和质量可靠性；③对与本企业进行业务联系的供货单位销售人员进行合法资格的验证；④对首营品种，填写"首次经营药品审批表"，并经质量管理机构和主管领导的审核批准；⑤签订有明确质量条款的购货合同；⑥购货合同中质量条款的执行。

（2）零售药店对首营品种（含新规格、新剂型和新包装等）应进行合法性和质量基本情况的审核，包括核实药品的批准文号和取得质量标准，审核药品的包装、标签和说明书等是否符合规定，了解药品的性能、用途、检验方法、储存条件以及质量信誉等内容。审核合格后方可经营。

（3）零售药店签订的进货合同应明确质量条款，即药品质量符合质量标准和有关质量要求；药品附产品合格证；购入进口药品，供应方应提供符合规定的证书和文件；药品包装符合有关规定和货物运输要求。

（4）零售药店购进药品应有合法票据，并按规定建立完整的购进记录，记录应注明药品的品名、剂型、规格、有效期、生产厂商、供货单位、购进数量和购货日期等项内容，做到票、账和货相符。购进记录应保存至超过药品有效期1年，且不少于2年。

（5）零售药店药品质量验收，包括药品外观的性状检查和药品内、外包装及标识的检查。包装、标识主要检查以下内容：①每件包装中，应有产品合格证。②药品包装的标签和所附说明书上，有生产企业的名称、地址，有药品的品名、规格、批准文号、产品批号、生产日期和有效期等；标签或说明书上还应有药品的成分、适应证或功能主治、用法、用量、禁忌、不良反应、注意事项以及贮藏条件等。③特殊管理药品、外用药品包装的标签或说明书上有规定的标识和警示说明；处方药和非处方药按分类管理要求，标签、说明书上有相应的警示语或忠告语；非处方药的包装有国家规定的专有标识。④进口药品，其包装的标签应以中文注明药品的名称、主要成分以及注册证号，并有中文说明书。应有符合规定的《进口药品注册证》复印件；进口预防性生物制品、血液制品应有《生物制品进口批件》复印件；进口药材应有《进口药材批件》复印件，以上复印件应加盖供货单位质量检验机构或质量管理机构原印章。⑤中药材和中药饮片应有包装，并附有质量合格的标志。每件包装上，中药材标明品名、产地和供货单位；中药饮片标明品名、生产企业和生产日期等。

（6）零售药店对药品验收应做好记录，验收记录应记载供货单位、数量、到货日期、品名、剂型、规格、批准文号、批号、生产厂商、有效期、质量状况、验收结论和验收人员等内容。验收记录应保存至超过药品有效期1年，且不少于3年。

5. 陈列与储存

（1）零售药店在店堂内陈列药品的质量和包装应符合关于药品质量和包装的规定。

（2）药品应按剂型或用途以及储存要求分类陈列和储存：①药品与非药品、内服药与外用药应分开存放，易串味的药品与一般药品应分开存放。②药品应根据其温、湿度要求，按照规定的储存条件存放。③处方药与非处方药应分柜摆放；④特殊管理的药品应按照国家的有关规定存放。⑤危险品不应陈列，如因需要必须陈列时，只能陈列代用品或空包装。危险品的储存应按国家有关规定管理和存放。⑥拆零药品应集中存放于拆零专柜，并保留原包装的标签。⑦中药饮片装斗前应做质量复核，不得错斗、串斗，防止混药；饮片斗前应写正名正字。

零售药店在营业店堂陈列药品时，除上述要求外，还应做到：①陈列药品的货柜及橱窗应保持清洁和卫生，防止人为污染药品；②陈列药品应按品种、规格、剂型或用途分类整齐摆放，类别标签应放置准确、字迹清晰；③对陈列的药品应按月进行检查，发现质量问题要及时处理。

（3）零售药店陈列和储存药品的养护工作包括：①定期检查陈列与储存药品的质量并记录，近效期的药品以及易霉变、易潮解的药品视情况缩短检查周期，对质量有疑问及储存较久的药品应及时抽样送检；②检查药品陈列环境和储存条件是否符合规定要求；③对各种养护设备进行检查；④检查中发现的问题应及时向质量负责人汇报并尽快处理。

（4）药品储存时，应有效期标志。对近效期药品，应按月填报效期报表。药品储存应实行色标管理，标准与批发企业相同。不合格药品应存放在不合格品库（区），并有明显标志。不合格药品的确认、报告、报损和销毁应有完善的手续和记录。

（5）药品堆垛应留有一定距离。应做好库房温、湿度的监测和管理，每日应上、下午各 1 次定时对库房温、湿度进行记录；如库房温、湿度超出规定范围，应及时采取调控措施，并予以记录。

（6）对储存中发现的有质量疑问的药品，不得摆上柜台销售，应及时通知质量管理机构或质量管理人员进行处理。

6. 销售与服务

（1）零售药店销售药品要严格遵守有关法律、法规和制度，按国家药品分类管理的有关规定销售药品，正确介绍药品的性能、用途、禁忌及注意事项。

（2）销售药品时，处方要经执业药师审核后方可调配和销售；对处方所列药品不得擅自更改或代用；对有配伍禁忌或超剂量的处方，应当拒绝调配、销售，必要时，需经原处方医师更正或重新签字方可调配和销售；审核、调配或销售人员均应在处方上签字或盖章；处方按有关规定保存备查。具体规定：①营业时间内，应有执业药师或药师在岗，并佩戴胸卡；②销售药品时，应由执业药师或药师对处方进行审核并签字后，方可依据处方调配、销售药品，无医师开具的处方不得销售处方药；③处方药不应采用开架自选的销售方式；④非处方药可不凭处方出售，但如顾客要求，执业药师或药师应负责对药品的购买和使用进行指导；⑤药品销售不得采用有奖销售、附赠药品或礼品销售等方式。

（3）零售药店销售的中药饮片应符合炮制规范，并做到计量准确。

（4）药品拆零销售使用的工具、包装袋应清洁和卫生，出售时应在药袋上写明药品名称、规格、用法、用量和有效期等内容。

（5）销售特殊管理的药品，应严格按照国家有关规定，凭盖有医疗单位公章的医师处方限量供应，销售及复核人员均应在处方上签字或盖章，处方保存 2 年。

（6）零售药店应按照国家有关药品不良反应报告制度的规定和企业相关制度，注意收集由本企业售出药品的不良反应情况，发现不良反应情况，应按规定上报有关部门。

（7）零售药店应在零售场所内提供咨询服务，指导顾客安全、合理用药；应在营业店堂明示服务公约、公布监督电话和设置顾客意见簿，对顾客反映的药品质量问题与批评或投诉，应认真对待，详细记录，及时处理或加以解决。

第3节　药品经营企业相关的职业发展

一、我国药品经营企业的现状

（一）药品经营企业的发展机遇

据 2008 年 7 月 18 日中国政府发布的首部《中国的药品安全监管状况》白皮书披露，截至 2007 年年底，全国共有药品批发企业 1.3 万家，药品零售企业 34.1 万家，农村药品供应网点 55.4 万个。随着生活水平的不断提高，中国人均药品消费水平稳步增长，2006 年达到人均 332 元人民币。

到 2012 年年底，我国的药品零售企业已经超过了 42 万家，人均药品费用将近 600 元。

近年来，我国药品经营企业实现了平稳发展，商业销售稳步增长，重点企业盈利能力有所增强。2009 年度药品经营百强企业的入围底线已由 2008 年的 7.4 亿元提升到 8.5 亿元。百强企业中，销售总额超过 50 亿元的企业有 18 家，过 30 亿元的企业已达到 33 家，过 20 亿元的企业有 38 家，有 86 家企业销售规模超过 10 亿元。

2009 年 4 月，《中共中央国务院关于深化医药卫生体制改革的意见》正式公布；2009 年 8 月，卫生部发布了《国家基本药物目录管理办法（暂行）》和《国家基本药物目录（基层医疗卫生机构配备使用部分）》（2009 年版）；2009 年 11 月，国家商务部、食品药品监管局发布《加强药品流通行业管理的通知》，一系列政策的出台，推进了药品流通业的兼并重组速度，促进了我国药品经营企业的健康发展。

据预测，到 2015 年，通过企业兼并重组和充分市场竞争，将会出现 1～2 家年销售额过千亿元的跨地区、全国性的大型医药商业集团，以及 20 家年销售额过百亿元的区域性大型医药企业。

从国内的情况来看，我国经济的持续增长、庞大的人口基数及人口老龄化的趋势、人民生活水平的提高、健康意识的增强以及我国政府的积极支持都会给药品流通行业发展带来前所未有的历史性机遇。

（二）现阶段药品经营企业尚存在的问题

我国药品经营企业经过长期的艰苦努力，已经初步形成了能基本满足人民防病、治病需要的药品批发与零售体系，但与发达国家相比，仍存在着很多不足之处，还未达到现代化流通业的要求。

1. 药品批发企业数量多，但规模小、行业集中度不高　目前，我国的药品批发企业数量很多，但规模仍然很小，超过 10 亿的企业不到 0.1%；而同期，医药市场容量是我国近 10 倍的美国，仅有药品批发企业 700 余家，名列前 3 位的药品经营公司垄断了其市场 95% 的份额。

同时，药品批发企业的布局不合理，按我国行政区划计算，平均每个省拥有 400 多个批发企业，出现了恶性竞争，从而大大削弱了药品合理流向的初衷，降低了企业的谈判的能力和盈利能力，提高了流通成本。

2. 药品零售企业分布不合理　根据国外药店与人口配备的惯例（平均每 4000 人配备 1 家药店），我国零售药店数量已经超过了这个水平，但是，我国药店布局呈现出城乡分布不平衡的问题。现有的零售药店大多分布在城镇，农村药店寥若晨星，在广州、深圳等大城市，药店数量远远超过了国际惯例标准，药店饱和导致过度竞争，从而又引起新的资源浪费。但同时，提供的用药服务水平与发达国家相比却很低，面对激烈的市场竞争，只能靠降价作为赢得生存空间的主要武器。

3. 零售连锁药店发展迅猛，但重数量轻质量，效益并不理想　零售连锁药店数量增加有限，一些药品零售连锁企业只是盲目地扩大地盘，其经营理念、药品配送和人才储备等方面的管理却没有跟上，直接影响了企业的整体经营效益。

4. 现代物流配送存在误区，电子商务发展缓慢　物流配送是发达国家流通领域降低成本、提高效率的重要手段之一，也是发展连锁企业的必备条件。但我国企业在新建配送中心时盲目贪"大"、求"洋"，在建设之前没有充分研究企业自身的特点以及市场的容量和竞争程度，电子商务的平台不够完善，条块分割严重，致使配送中心与当地实际的配送能力脱节，造成资源闲置，形成新的浪费。

5. 药学技术人员缺乏，执业药师数量不足　作为零售药店提供药学服务的主力军，在指导公众合理用药、保证公众用药安全有效和促进公众身体健康的职业使命中发挥重要作用的执业药师数量明显不足。截至 2012 年年底，全国累计有 22 万多人取得了执业药师资格，就算所有取得资格的全部注册成为执业药师，且全部都在药品经营企业执业，相对于我国巨大的药品经营企业数量，仍然是远远不够的。

二、药品经营企业的岗位描述

药品经营企业既有普通商品经营活动规律的共性，又具有其他商业企业所没有的特性，与药学专业相关的岗位主要在于药品经营质量管理与药学服务两个方面。

（一）药品批发企业专业岗位的职责和能力

1、药品经营质量管理的工作职责

（1）贯彻执行有关药品质量管理的法律、法规和行政规章；

（2）起草企业药品质量管理制度，并指导、督促制度的执行；

（3）负责首营企业和首营品种的质量审核；

（4）负责建立企业所经营的药品，包含质量标准等内容在内的质量档案；

（5）负责药品质量查询和药品质量事故或质量投诉的调查、处理及报告；

（6）负责药品验收管理，指导和监督药品保管、养护和运输中的质量工作；

（7）负责质量不合格药品的审核，对不合格药品的处理过程实施监督；

（8）收集和分析药品质量信息；

（9）协助开展对企业职工药品质量管理方面的教育或培训。

2. 药学专业人员的能力要求　为了履行职责，保证药品经营质量，职业技能是必不可少的，包括对进、销、存各关键点的熟练操作和精通管理；以及药品经营质量管理等方面的能力培养。

（1）质量管理能力：质量管理工作是药品批发企业中药学技术人员的本职工作，质量管理能力是最核心的综合能力。根据《药品管理法》、《药品经营质量管理规范》的要求，规范企业药品进、销、存等的全过程操作；在管理过程中，具有药品质量的裁决权、质量工作的否决权以及相关工作的建议权，用好这些权力是保障药品经营质量的关键。药学技术人员需要具有坚实的专业知识做基础，因为，任何一个裁决、否决和建议，必须有一个有力的依据做支撑，才可能具备说服力、执行力。

药学技术人员扎实过硬的质量管理能力非一朝一夕之功，需要平时的点滴积累，没有一蹴而就的人才、全才，需要长期的实践，通过各种方式拓宽知识面、丰富从业经验和增强质量管理能力。

（2）信息检索利用能力：药学技术人员要与时俱进，及时获取各种相关信息，跟上药品质量管理等方面的前进步伐，适时调整企业管理细节。药品在不同时间阶段具有不同的管理要求。如果对药品质量管理的某些变化信息关注不够，在与经营客户的业务接洽中产生误会尚可补救；若在不知情的情况下，违反了法律法规，那就是重大失误了。

（3）沟通协调的能力：为了对外维护企业良好形象，对内树立药学技术人员质量管理方面的权威性，需要一定的沟通技巧，以此来平衡、协调其他业务单位与本企业（或企业内部人员间）的关系。在对外业务联系中，充分领会对方的意图，配合对方完成相关事务，接受对方的指导改进本企业相关工作，良好的流通可以收到事半功倍之效。对内质量管理工作中，硬碰硬的刚性管理固然可以令行禁止，但不如润物细无声式的人性管理更能让员工心悦诚服地执行管理者的指令，调动其工作的积极性。

（4）文字处理、文档整理和计算机维护等办公能力：文案往来是企业内、外沟通联系的一种方式，文书对外传达企业的意向，同时代表着企业的形象与素质。药学专业人员对合同、报告等等各种公文的写作应当有所掌握，才能妥善处理类似事务。企业内部各种文档数量多、品类杂，利用计算机高效地管理这些文档，提高工作效率，也属于必备的能力。

（二）药品零售企业专业岗位的职责

1. 药品经营质量管理方面的工作职责

（1）负责药品购进、验收、储存、养护和出库工作的质量管理；

（2）负责药品销售及调配处方的质量管理；

（3）负责特殊药品及贵重药品的管理；

（4）制订并实施首次经营品种质量审核的规定；

（5）负责药品拆零管理；

（6）负责服务质量管理；

（7）负责重大质量问题与质量事故报告与处理；

（8）制订并实施质量信息管理制度；

（9）负责安全、卫生管理。

2. 药学服务方面的工作职责

（1）具备良好的职业道德：把对消费者健康负责的态度置于首位，正确处理好职业道德和药房经济效益之间的关系；

（2）帮助患者合理药品开支：执业药师应学会把用药的经济性与安全性、有效性置于同等的位置，帮助消费者分析、归纳和比较使用不同药品的利弊，使其在获得最佳疗效的同时，支付最少的费用；

（3）按规定调配处方：严格执行处方审查、登记等程序，对不合格处方应拒绝调配，或经医师改正后，方可调配；

（4）指导患者合理用药：面对自我治疗保健的消费人群，执业药师不仅要将出售药品的适应证、注意事项提示给消费者，还要提醒其防止各种药物相互作用后对机体产生的不利因素；

（5）负责药品管理：负责收集、整理并上报药品不良反应的原始信息。

三、药品经营企业的就业前景

医药行业是按国际标准划分的15类国际化产业之一，被称为"永不衰落的朝阳产业"，它包括制药工业和药品流通行业，是全国乃至全球发展最快的产业之一，在我国国民经济和社会发展中占有越来越重要的地位，发展前景广阔。有统计表明，过去 5 年里，我国医药工业总产值年均增长率 23％，远远超过 GDP 的增速。尤其引人注目的是，2008 年和 2009 年，在其他产业的增长速度受国际金融危机影响纷纷大幅下滑之际，医药行业却依然分别保持了 25.7％和 15.9％的增长速度。

医药产业之所以受国际金融危机影响不大，这主要得益于我国正处于医疗保障体系加速完善时期，国家财政给医药市场的扩容提供了强有力的支撑，也助推了医药产业的较快发展。随着我国新一轮医药卫生体制改革的实施，医药消费市场潜力会逐渐显现，消费市场将进一步扩大。根据预测，未来 5 年，我国医药产业的年增长率不会低于 20％。

近年来，我国对药学类专门人才的需求远远高于市场供给，在全国就业形势不容乐观的情况下，药学专业毕业生的就业前景一直被普遍看好。目前，药品流通行业的人才结构已经出现了高素质技术人员严重缺乏的情况，据业内专家分析，药学类人才专业性比较强，替代性较差，随着医药产业的现代化、标准化的逐步实施，对药学类专业技能人才需求量会不断扩大。而在我国的药学教育领域，培养的学生数量有限，远远不能满足市场需求。目前，由于药类人才奇缺，不少药店、药房的工作人员均为非药学类专业技术人员。

以执业药师为例，目前全国仅有 22 万人取得执业药师资格。我国的执业药师不仅数量奇缺，而且分布不合理。从地区分布看，70％执业药师主要集中在东南沿海地区，西部地区人数很少。从部门分布看，执业药师主要集中在药品生产和使用单位，在药品经营单位的较少，直接面对广大患者的药品零售企业的执业药师数量不足的矛盾尤为突出。这与国家要求的"店店有执业药师"的要求差距甚远，因此，出现了执业药师"空挂"现象。随着医药工业现代化水平的不断提高和社会经济的发展，全社会越来越重视药品使用的合理性，药学与临床的结合日趋紧密，对一线专业工作人员的素质提出了更高的要求。可见，无论从哪个角度看，药学类专业技术人员的缺口都是十分突出的。由于药品分类制度的推行，执业药师短缺的问题将会更加突出。

第 4 节　药品流通相关的主要学科

从事药品流通行业的工作，掌握各种药学专业知识与技能自然是必要的，但是，由于药品流通行业的特殊性，还需要掌握药学专业知识以外的知识与技能，社会的发展必定需要大量的发展全面的，具有综合素质的人才。本节将就有关的学科作些简要介绍。

一、药学类的相关学科

1. 药学专业学科　药学专业的学科包括药理学、药剂学、药物化学、药物分析、生药学、天然药物化学和药事管理学等学科，在本书的各章中已做介绍，本章不再赘述。上述的部分主干学科都是执业药师资格考试的考试科目。

在药品流通领域，这些学科都是必备的知识与技能，需要在实践中融会贯通。在药品经营过程中，应当准确地理解并执行国家相关的法律法规，准确地收集、分析并利用药品市场信息，解决企业日常工作中出现的问题。除基本的要求外，由于企业的经营模式与品种各有侧重，对专业人员的知识结构要求也有所不同。在以医疗机构药房为主要销售对象的企业中，要求熟悉药品集中招投标流程、国家基本药物制度以及企业所销售药品的药理作用机制等，以便更深入地为医疗机构合理用药提供药学服务；在以零售药店为主要销售对象的企业中，要求熟悉药品零售的业务，以便提供诸如申请"许可证"、GSP 认证等方面的咨询服务与适宜的品种；在以经营中药材、中药饮片为主的企业中，要求掌握中药材、中药饮片鉴别技能，了解中药材收购的相关政策和炮制规范，以保证购进中药材、中药饮片的质量；在有进口业务的企业中，要求了解进口的程序，质量检验的程序，保证进口手续合法、产品合格。

2. 药学综合知识与技能 药学综合知识与技能是执业药师资格考试科目之一，这是一个以培养提供药学服务专门人才为主的综合性课程。

药学综合知识与技能是根据我国基层药学服务职业岗位的需要和专业人才培养目标的要求，开发的一门综合性、实践性和应用性的核心课程。在学习该课程之前，应当先修完基础医学概论、药理学、临床医学概论、药事管理与法规和医院药事管理等课程。

通过课程学习，可以培养药学专业人员药学服务的职业能力和职业素质，为未来在医院药房、社区卫生服务中心药房和零售药店等岗位开展药学服务奠定基础。该课程主要学习药学服务与咨询认知、处方调配、常见症状自我药疗、社区常见疾病用药咨询与指导、药品不良反应监测与报告、药学信息服务和健康教育等。

二、药学类以外的相关学科

1. 医药商品学 医药商品学是一门研究药品、保健食品和其他医疗用品作为商品的使用价值，以及在流通过程中实现其使用价值规律的一门应用型学科。

该学科主要学习医药商品学的定义、研究对象和基本任务，医药商品的命名与分类、经营与管理，质量标准与质量控制；医药商品的包装管理、注册商标管理，医药商品运输、储存与养护管理；也需要学习医药商品的广告宣传、医药商品电子商务、医药市场信息收集、整理和预测以及医药新产品开发等基本知识、基本理论和基本技能。

2. 质量管理学 质量管理学是一门自然科学与社会科学相结合的边缘学科，涉及管理学、经济学、统计学、商品学和工程技术等多个学科的内容。

该学科主要学习现代质量管理基本理论和最新发展趋势，国内外质量管理方面的成功经验和方法，全面质量管理和6Q管理等相关理论和方法，在产品形成全过程中的质量控制，标准化和系统化的质量管理，以及各种质量管理的理论、方法和技术。

3. 医药市场营销学 医药市场营销学是根据市场营销学的原理，结合医药市场的特点和变化，研究医药企业在市场经济条件下，如何提高营销管理水平，达到最佳经济效益的应用型管理学科，是市场营销学的一个分支学科。

该学科主要学习医药市场营销的基本概念、基本理论、基本任务、管理过程、医药市场营销的特点与影响因素、医药市场营销环境分析与医药消费行为分析、医药企业营销决策、医药营销调研与预测、医药目标市场营销策略、医药产品策略、药品价格策略、药品渠道策略和药品促销策略，以及几种新型的营销模式，如绿色营销、网络营销等。

4. 现代物流管理 现代物流是连接供给主体和需求主体、克服空间和时间阻碍的有效、快速的商品流动并提供增值服务的经济活动过程，具体包括运输、保管、包装、装卸搬运、流通加工、配送以及信息处理活动。物流从职能上可分为采购供应物流、生产物流、销售物流、回收物流和废弃物流等。

该学科主要学习现代物流管理的基本理论及主要功能，包括物流的基本概念、物流系统、物流类型、包装、装卸搬运、运输管理、仓储保管、流通加工、配送与配送中心、物流组织管理、物流质量管理、物流信息管理、物流成本管理和供应链管理等14个方面。

5. 医药电子商务 医药电子商务是指采用数字化电子方式进行药品流通数据交换和开展业务活动，主要是指通过互联网的通信手段实现买卖产品和提供服务。医药电子商务不仅局限于在线买卖，电子商务还大大改变了产品的定货和交换方式。从应用和功能方面来看，可以把电子商务分为 3 个层次（或 3S），即 show（展示）、sale（销售）和 serve（服务）。

该学科主要学习电子商务的概念和类型，国内外医药电子商务的发展情况，我国医药电子商务法律规范情况，医药电子商务活动过程和活动特征，医药电子市场的类型和开设条件以及网上药店的开办与运营策略等。

6. 国际医药贸易 国际医药贸易是国际贸易的一个特别领域，专指根据国际贸易的基本原则与贸易规则，在不同国家或地区之间从事药品和医疗服务的交换活动。

该学科主要学习医药国际贸易的概念及特点、医药国际贸易的分类、医药国际贸易的基本理论、医药国际贸易的发展历程、国际医药贸易实务、国际医药市场及其监管、医药国际贸易产品及质量管理、国际医药市场的基本情况与影响医药国际贸易的产业政策及外贸政策分析、我国医药产业的国际竞争力、WTO 对医药贸易的影响、医药产业国际化、医药知识产权、医药服务贸易和医药跨国经营等问题。

短文阅读

Role of Pharmacist Counseling in Preventing Adverse Drug Events after Hospitalization

Hospitalization and subsequent discharge home often involve discontinuity of care, multiple changes in medication regimens, and inadequate patient education, which can lead to adverse drug events (ADEs) and avoidable health care utilization. Our objectives were to identify drug-related problems during and after hospitalization and to determine the effect of patient counseling and follow-up by pharmacists on preventable ADEs.

We conducted a randomized trial of 178 patients being discharged home from the general medicine service at a large teaching hospital. Patients in the intervention group received pharmacist counseling at discharge and a follow-up telephone call 3 to 5 days later. Interventions focused on clarifying medication regimens; reviewing indications, directions, and potential side effects of medications; screening for barriers to adherence and early side effects; and providing patient counseling and/or physician feedback when appropriate. The primary outcome was rate of preventable ADEs.

Pharmacists observed the following drug-related problems in the intervention group: unexplained discrepancies between patients' preadmission medication regimens and discharge medication orders in 49% of patients, unexplained discrepancies between discharge medication lists and post discharge regimens in 29% of patients, and medication no nadherence in 23%. Comparing trial outcomes 30 days after discharge, preventable ADEs were detected in 11% of patients in the control group and 1% of patients in the intervention group ($P = 0.01$). No differences were found between groups in total ADEs or total health care utilization.

Pharmacist medication review, patient counseling, and telephone follow-up were associated with a lower rate of preventable ADEs 30 days after hospital discharge. Medication discrepancies before and after discharge were common targets of intervention.

参 考 文 献

韩旭亮，马永雯. 2011. 对 GSP 认证发展趋势的初步探讨 [J]. 中国药师，(1).

贺书武. 2011. 医院药品物流一体化管理的探讨 [J]. 今日药学，(12).

苏毅宏. 2012. 药师工作现状和发展前景 [J]. 山西职工医学院学报，(4).

王军永，王素珍. 2011. 对农村基层医疗卫生机构药品流通模式的思考 [J]. 中国卫生经济，(7).

熊平. 2007. 中国药品流通体制改革与创新研究 [D]. 成都：西南财经大学.

张玉龙，陈晓阳，杨同卫，等. 2010. 论我国医药流通改革存在的问题与对策 [J]. 医学与哲学（人文社会 医学版），(7).

赵爱林. 2010. 药品零售经营企业规范发展的探讨 [J]. 中国药事，(3).

全国药品流通行业发展规划纲要（2012 年）（国家食品药品监督管理药品制定，规划期 2011—2015 年）.

药品经营许可证管理办法（2004 年修订）（局令第 6 号）.

药品经营质量管理规范（2000 年修订）（局令第 20 号）.

药品流通监督管理办法（2007 年修订）（局令第 26 号）.

中华人民共和国药品管理法（2001 年修订）（主席令第 45 号）.

第11章

药品的临床应用

学习要求

1. 掌握医疗机构药学工作在药学学科中的意义；
2. 掌握我国医疗机构药学工作的主要内容与"药学监护"的概念和内涵；
3. 熟悉我国医疗机构中药事管理部门的基本组织结构和医院药学工作的特点；
4. 了解国内外医院药学及药学职业的发展变迁。

第1节 药物应用

药品、药学学科和药学服务的社会价值只有通过药物应用这一最终环节才能展现，由于我国医疗机构是药品应用的最主要场所，医院药师与临床药师在工作中正确履行其工作职责，在药物治疗团队中发挥药学专业特长，为保障患者治疗疾病、提高生活质量起着至关重要的作用。因此，关注药品的临床应用过程是药学工作的最基本要求。

一、临床药物治疗学

药物治疗学（pharmacotherapeutics）是研究药物预防、治疗疾病的理论和方法的一门学科。药物治疗学的任务是针对疾病的病因和临床发展过程，依据患者的病理、生理、心理和遗传特征，制订和实施合理的个体化药物治疗方案，以获得最佳的治疗效果并承受最低的治疗风险。

二、合理用药的概念及意义

世界卫生组织（World Health Organization，WHO）1985年在内罗毕召开的合理用药专家会议上，把合理用药定义为："合理用药要求患者接受的药物适合他们的临床需要、疗程足够、药价对患者及其社区最为低廉。"WHO于1987年提出合理用药的标准：

（1）处方的药应为适宜的药物；

（2）在适宜的时间、以公众能支付的价格保证药物供应；

（3）正确地调剂处方；

（4）以准确的剂量、正确的用法和疗程服用药物；

（5）确保药物质量安全有效。

绝对合理的用药是难以达到的，合理用药只是相对的，目前公认的合理用药应当包含安全、有效、经济与适当这4个基本要素。药物的合理应用可以保障药物治疗效果、防止药源性疾病和避免医药卫生资源的浪费。

三、影响合理用药的主要因素

导致不合理用药的主要因素可分为：来自患者、处方医师和药品供应系统等方面的错误药物信息、医疗机构管理不当和社会资源分配不均等因素。

1. 患者因素 由于缺乏正确的药物信息和基本医药学常识获知渠道、药品企业推销活动误导等原因导致的不恰当的自我药疗或处方要求。

2. 医生因素 教育培训及临床经验不足、未能获取客观的药物信息以及对药物疗效的认识被误导导致处方不当（或药物治疗方案不合理）。

3. 医疗机构因素 患者过多、医药工作者相对人力不足或工作流程不当导致的患者用药顺应性差或用药失误。

4. 药物供应系统因素 供应商的虚假宣传和不当促销活动、低价药品短缺以及供应过期药物。

5. 社会资源分配因素 医疗人力及物资资源分配不均导致的用药不足或用药过度。

四、处方、处方书写及调配

处方，是指由注册的执业医师在诊疗活动中为患者开具的、由取得药学专业技术职务任职资格的药学专业技术人员（药师）审核、调配和核对，并作为患者用药凭证的医疗文书（包括医疗机构病区用药医嘱单）。医师书写处方有规定的格式和内容（详见推荐阅读材料《处方管理办法》），药师应当按照操作规程调配处方药品；对处方用药适宜性进行审核，准确调配药品，正确书写药袋或粘贴标签，注明患者姓名和药品名称、用法和用量，包装；向患者交付药品时，按照药品说明书或者处方用法，进行用药交待与指导，包括每种药品的用法、用量和注意事项等。处方调剂是药师的重要工作内容，是合理实施药物治疗的重要环节。

第2节 医疗机构的基本组织结构

一、基本概念

1. 医疗机构（medical institutions） 是指以救死扶伤、防病治病和为公民的健康服务为宗旨，依法经执业登记后从事疾病诊断、治疗活动的机构。

我国医疗机构包括综合性医院、中医及民族医医院、专科疾病防治院、康复医院、妇幼保健院、社区卫生服务中心、临床检验中心、乡镇或街道卫生院、门诊部、疗养院、急救中心、诊所、卫生所、医务室和护理站等。

根据医院的任务、规模和功能的不同，分为一级、二级和三级医院。一级医院是直接为10万人以下的社区服务的初级卫生保健机构，二级医院是多个社区的地区性医疗机构，三级医院是跨地区、市或省面向全国的医院。根据其技术、管理及服务质量等综合水平，一、二级医院又分为甲、乙和丙3等，三级医院分特、甲、乙和丙4等。

通常医疗机构的基本组织结构分为3大系统：医疗部门、医疗技术辅助部门和行政管理及后勤部门。药学部门属于医疗技术辅助部门。

2. 医院药学　医院药学是药学实践的重要领域，包含医院的药事管理和药学技术服务。医院药学的全部内容是医疗工作的重要组成部分。

医院药学的专业内容包括：药品供应及经济管理、药品质量监测、药品处方与调剂、医院制剂和临床药学等。

3. 医疗机构药事管理　是指医疗机构内以患者为中心，以临床药学为基础，对临床用药全过程进行有效地组织、实施与管理，促进临床科学、合理用药的药学技术服务和相关的药品管理工作。

医疗机构根据医疗工作需要，设立药事管理组织和药学部门。

4. 药事管理与药物治疗学委员会　药物的临床应用是涉及医学、药学和护理等各项医疗技术部门的工作，需要有权威的药事管理组织机构发挥信息沟通、宏观调控、监督指导和咨询教育等作用。

根据卫生部和国家中医药管理局于 2011 年 1 月颁发的《医疗机构药事管理规定》："二级以上医院应当设立药事管理与药物治疗学委员会；其他医疗机构应当成立药事管理与药物治疗学组。"

二级以上医院药事管理与药物治疗学委员会委员由具有高级技术职务任职资格的药学、临床医学、护理和医院感染管理以及医疗行政管理等人员组成。医疗机构负责人任药事管理与药物治疗学委员会（组）主任委员，药学和医务部门负责人任副主任委员。

药事管理和药物治疗学委员会的职责：

（1）贯彻执行医疗卫生及药品管理等有关法律法规，制订本机构药事管理和药学工作规章制度并监督实施；

（2）制订本机构药品处方集和供应目录；

（3）推动药物治疗相关临床诊疗指南和药物临床应用指导原则的实施，监测、评估本机构药物使用情况，提出干预和改进措施，指导临床合理用药；

（4）分析、评价药品不良反应和用药错误，提供咨询和指导；

（5）审核本机构购入药品、申报医院制剂等，建立新药引进评审制度和评审专家库，开展新药引进评审工作；

（6）监督、指导麻醉药品、精神药品、医疗用毒性药品及放射性药品的临床使用与规范化管理；

（7）对医务人员进行有关药物管理法律法规、药事管理规章制度和合理用药教育，发布药品相关信息，对公众宣传安全用药知识。

医疗机构药事管理和药物治疗学委员会应建立、健全相应的工作制度，日常工作由药学部门负责。世界许多国家的医院亦有类似的组织：如美国和英国的药学和治疗学委员会（Pharmacy and Therapeutics Committee，P&T 委员会）、德国的药品委员会以及日本的药事委员会或药品选用委员会；人员组成与我国医院药事管理与药物治疗学委员会大致相同，P&T 委员会往往下设专科药物分委员会，涉及的人员也较多。

与卫生部在 2002 年发布的《医疗机构药事管理暂行规定》相比，新的管理规定将"药事管理委员会"改称为"药事管理与药物治疗学委员会"，以突出委员会的技术性兼管理性的特点。两者的机构结构、性质、定位和人员组成没有太大改动，但对职责的界定则更加关注药品的临床合理应用，如推动临床治疗指南或技术规范的实施、用药干预、对药品不良反应及用药失误的分析评价和咨询指导以及对公众宣传安全用药知识等，以期改变以往医院药事管理委员会大多只行使审核引进药品的职责的现状。

二、药学部门机构设置

医疗机构根据功能、任务和规模设置相应的药学部门，配备和提供与药学部门工作相适应的专业技术人员、设备和设施。通常情况下，三级医院设置药学部，可以根据实际情况设置二级科室；二级医院设置药学科；其他医疗机构设置药房。

为了进一步规范全国医院管理和运行秩序，卫生部医政司委托中国医院协会组织专家对 1982 年及 1992 年卫生部发布的医院工作制度进行修订，形成了《全国医院工作制度与人员岗位职责》（2011 年版），该制度对药学部门工作制度及岗位职责做出了明确、细致的规定：药学部门具体负责药品采购、保管、分发、调剂、制剂、质量监测以及临床用药管理和药学服务等有关药事管理工作。根据其工作内容，一般三级医院药学部门的机构设置如图 11-1 所示。

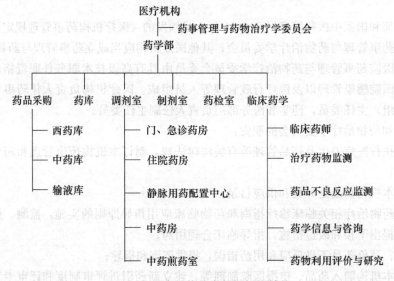

图 11-1　医疗机构药学部门组织结构

第 3 节　医疗机构药学工作内容及其发展

一、医疗机构的药学工作内容

医院药学工作是医院医疗技术工作的重要组成部分，包括药事管理工作和各项药学专业技术服务。在院领导及药事管理与药物治疗学委员会的领导、监督和指导下，药学部门具体负责医院药学工作，建立以患者为中心的药学管理工作模式，保障临床安全、有效和经济的药品应用；开展以合理用药为核心的临床药学工作，组织临床药师参与临床用药，提供各项药学技术服务。

其主要内容：

（1）建立、健全各部门相应的工作制度、操作规程和工作记录，并组织实施。

（2）制订和规范药品采购工作程序，建立、健全药品成本核算和账务管理制度；根据国家相关法律法规制订药品采购计划，购入药品；严格执行药品进货检查验收制度，不得购进和使用不符合有关规定的药品；调整药品采购计划应当经药事管理与药物治疗学委员会审核同意。

（3）制订和执行药品保管制度，定期对库存药品进行养护与质量检查。设立具有适当空间，温度与湿度符合保存要求，具备避光、通风、防火、防虫和防鼠等仓储条件的药品库，根据各类药品的性质与特点，分类定位存放。设立单独存放易燃、易爆和强腐蚀性等危险性药品的仓库，设置必要的安全设施，制订相关的工作制度和应急预案。

（4）按照有关法律、法规制订和执行麻醉药品、精神药品、医疗用毒性药品和放射性药品的管理和监督使用制度。

（5）药学专业技术人员严格按照《药品管理法》、《处方管理办法》和《药品调剂质量管理规范》等有关法律、法规、规章制度和技术操作规程，凭医师处方或者用药医嘱，经适宜性审核，核对无误后调剂配发药品。发出药品时应当告知用药注意事项，指导患者合理用药。依照法规妥善保管处方。

（6）经省级卫生行政部门审核同意，省级食品药品监督管理部门批准，取得《医疗机构制剂许可证》后可配制本机构临床必需而市场无供应的医院制剂。所配制剂应当有固定处方，制订质量标准，取得省级食品药品监督管理部门批准文号。经质量检验合格后，可凭医师处方在本机构使用。

（7）建立、健全药品监控和质量检验检查制度，积极开展药检工作，对本院制剂应进行全检，对购入药品应进行抽查，确保药品和制剂质量。

（8）建立临床药师制度，配备临床药师，参与临床药物治疗方案设计；对患者进行安全用药指导，实施治疗药物监测，指导合理用药；对处方和用药医嘱进行适宜性审核；收集药物安全性和有效性等信息，建立临床药学信息系统，及时调查、掌握药学发展动态和药品市场信息，提供用药咨询服务。

（9）在药事管理与药物治疗学委员会的领导下，建立临床用药监测与控制制度，对本院药物临床使用安全性、有效性和经济性进行监测、分析、评估和干预，实施处方和用药医嘱点评和超常预警制度。

（10）在药事管理与药物治疗学委员会的领导下，建立药品不良反应和药品相关不良事件报告制度，按照有关规定向卫生行政部门和药品监督管理部门报告。

（11）结合临床和药物治疗需要，开展药学研究工作。

（12）加强对药学专业技术人员的培养、考核和管理，制订培训计划，组织药学专业技术人员参加规范化培训和继续医学教育，提高医院药学技术人员的整体素质。

二、医院药学的发展

随着国家医药卫生体制改革的深化，我国不断借鉴国际发达国家先进经验，建立了药品分类管理制度，推行国家基本药物及基本医疗保险用药等政策，对药品从研制、生产到流通、使用和监督管理等各环节产生了重大影响，因此，医院药学作为药品临床应用的重要部分，其工作模式也逐步从"保障供给型"向"技术服务型"转化。

（一）药品采购供应、库存管理逐步趋向规范化

2007年卫生部发布《处方管理办法》，规定："医疗机构应当按照经药品监督管理部门批准并公布的药品通用名称购进药品。同一通用名称药品的品种，注射剂型和口服剂型各不得超过2种，处方组成类同的复方制剂1～2种。""一品两规"及使用"通用名称"的规定，对医疗机构同品种药品重复购进、导致药品名称混乱以致医师处方常发生重复用药、药师调配易发生错误以及多个药商存在的促销行为等不利合理用药的弊端起到遏制作用，使药学部门药品采购计划的科学、合理制订有了明确的政策性指导。

2009年3月，中共中央、国务院在"关于深化医药卫生体制改革的意见"中要求建立国家基本药物制度，基本药物实行公开招标采购，统一配送，减少中间环节，保障群众基本用药。卫生

部等六部委也联合下发了《进一步规范医疗机构药品集中采购工作的意见》的通知，除国家规定的基本药物和特殊管理药品外，医疗机构使用的其他药品必须全部纳入集中采购目录；全面推行网上集中采购，实行公开招标、网上竞价、集中议价和直接挂网采购，提高医疗机构药品采购透明度。

《医疗机构药事管理规定》指出：药学部门应根据《处方管理办法》、《药品采购供应质量管理规范》以及本机构《药品处方集》和《基本用药供应目录》，制订药品采购计划，购入药品。

2009 年《国家基本药物目录（基层医疗版）》公布，实行取消基层医院药品加成。《国家处方集》（2009）发布，是各医疗机构制订本机构《药品处方集》和《基本用药供应目录》的依据。

《二、三级综合医院药学部门基本标准（试行）》对药库的面积、环境及设备等硬件做出要求：至少应当配备药品冷藏柜，麻醉和第一类精神药品专用柜，药品专用储存柜，温、湿度控制系统，计算机网络和打印机等设备。

《药品采购供应质量管理规范》：在《医疗机构药事管理规定》（2011）中提及，尚未发布，但已经可以预见，国家对医疗机构药品的采购供应管理愈加趋向规范化，使药品供应的保障更加科学、合理和稳定。同时，随着设备自动化水平的提高、药品经营企业配送服务的完善，从事药品采购供应及保管工作的药学技术人员体力劳动强度大大降低，但对其在专业知识水平、法规政策的理解能力和计算机网络应用水平等各方面素质的要求也越来越高。

（二）处方调剂的发展——设备自动化水平的提高

我国目前社区医疗尚不发达，有病床的较大型医疗机构仍是患者就诊的首要选择，因此，药品调剂工作仍然是医院药学部门的第一线工作。但随着医药学的发展和设备自动化水平的提高，调剂工作模式将由保障供应型转变为技术服务型。窗口发药方式由传统小窗口改为大窗口或柜台式发药系统和门诊调剂室发药显示屏等，方便药师与患者的交流与沟通；除静脉用药以外，住院药房实行药学人员单剂量摆发药品。

近年来，随着医院信息系统（hospital information system，HIS）的逐步完善，电子处方和（或）电子病历的应用，药房自动化调剂配方系统、全自动分包装系统的引进，使得调剂室人员从繁重而重复性高的调剂工作中解放出来，调剂室人员在提供合格药品的同时，必须提高药物信息服务质量。为医护患各方开展药物信息咨询服务，对患者实施用药指导和教育，将成为调剂工作的重要任务。

1. 电子处方　利用计算机网络和软件开具、传递的处方（包括医疗机构病区用药医嘱单）。与手写处方相比，电子处方可以杜绝由于医师字迹潦草而导致的药剂师调剂错误，可以省略计价工序、消除由于处方再次录入产生计费误差和可能的调剂失误，促进药房的药品数量化管理；医师在熟练操作后也可以缩短开具处方的时间；如果能完善相关配套软件，医师可即时获得药品说明书及药物体内、外的配伍相互作用信息，提高工作效率，促进合理用药。

在美国，由于大型医院多半没有门诊药房，患者多持处方去社会药房购药，对比手写处方，电子处方具有明显优势。它可以降低药剂师因看不懂医师笔迹而犯错的可能性，也可以减少医疗、保险行业的工作量；由于电子处方通过电子系统直接传到药剂师处，可以防范有人伪造处方；对于身在异地又没有随身带病历的患者来说，电子处方提供了方便。2007 年，美国的电子处方系统在全境 50 个州开通。由于使用电子处方（病历）的设备及软件成本较高，2009 年，美国国会授权 5 年的拨款支持发展国家电子处方患者安全计划（NEPSI），更多的医师被期望使用电子处方（包括电子病历），来防止由于书写潦草、药物间有害的相互作用而引起的大量医疗事故，从而削减医疗体系成本。

我国《处方管理办法》规定："医师利用计算机开具、传递普通处方时，应当同时打印出纸质处方，其格式与手写处方一致；打印的纸质处方经签名或者加盖签章后有效。药师核发药品时，应当核对打印的纸质处方，无误后发给药品，并将打印的纸质处方与计算机传递处方同时收存备查。"这项规定很多医疗机构在具体实施时采用电子签名。

2. 自动药品发药机和摆药机　通过 HIS 传送门诊用药医嘱信息（电子处方），自动调配处方药品至柜台的系统为门诊快速发药系统；通过 HIS 系统传送病区用药医嘱信息（电子病历用药医嘱），将一次药量的药品自动包入同一个药袋内的设备为自动药品摆药机，有口服制剂与注射制剂两类。

自动化配药系统的应用可提高调剂效率和投药准确率；完善药房的药品效期、数量管理，减少药品浪费；病房患者的开放式摆药杯改为密封药袋，改善了口服用药卫生状况；重复性的药品调配工作由机械完成，由药剂师进行核对，还护士的时间于患者；药剂师的工作重点转移到临床药学，可为患者提供更高专业水平的药学服务。

3. 静脉药物配置中心（pharmacy intravenous admixture services，PIVAS）　静脉用药集中调配，是指医疗机构药学部门根据医师处方或用药医嘱，经药师进行适宜性审核，由药学专业技术人员按照无菌操作要求，在洁净环境下对静脉用药物进行加药混合调配，使其成为可供临床直接静脉输注使用的成品输液操作过程。静脉用药集中调配是药品调剂的一部分。

PIVAS 是指在人员组成、环境、设施、设备、物料管理、消毒卫生和质量控制等各方面均符合《静脉用药调配质量管理规范》的静脉用药集中调配场所。PIVAS 可提升静脉输液治疗安全性，杜绝配置造成的输液反应，便于临床药师监督、纠正不合理用药，节约药品及耗材资源，强化医务人员的职业防护，还护士于临床。

世界上第一个 PIVAS 于 1969 年成立于美国俄亥俄州立大学医院。美国联邦政府医院开展 PIVAS 服务的比例占 89%～100%，澳大利亚国立及医科大学附属医院占 80%～90%，日本政府医院实现部分区域性集中配置（1999 年数据）。我国第一家 PIVA 于 1999 年在上海市静安区中心医院建成，近年来，全国各大城市的许多医疗机构也相继建成 PIVAS。

2002 年，我国《医疗机构药事管理暂行规定》倡导医疗机构要逐步建立全肠道外营养和肿瘤化疗药物等静脉液体配置中心（室），实行集中配制和供应。2007 年，中国医院协会药事管理专业委员会起草的《静脉用药调配质量管理规范（试行）》，经卫生部医政司同意，先由中国医院协会药事管理专业委员会名义，发给各医院参照执行，同时附《静脉用药调配操作规程》。2010 年，《静脉用药调配质量管理规范》由卫生部医政司正式发布，以提高静脉用药质量，提升静脉用药合理性，保障静脉用药安全。

（三）医院制剂的走向——规范化、规模减小萎缩、地区性制剂中心的出现及中药制剂的研发

医疗机构制剂是指医疗机构根据本单位临床需要而常规配制、自用的固定处方制剂，一般为性质不稳定或有效期短的制剂、市场上不能满足的不同规格和容量的制剂等。在我国于 20 世纪七八十年代末，因临床治疗需要和制药工业落后而产生；90 年代始，许多医疗机构扩大医院制剂室规模、开发医院制剂品种如大容量注射剂、中药制剂等，给医院创造了较大的经济效益，客观上也推动了医院药学制剂和药品检验水平提高，但是限于医院的设备条件，其质量不能保证，存在着医疗安全隐患。1984 年，我国《药品管理法》对医疗机构制剂实行了制剂许可证制度；2000 年，原国家药品监督管理局出台了"《医疗机构制剂许可证》验收标准"；2001 年，修订后的《药品管理法》要求医院制剂的品种须经省级药品监督管理部门批准后方可配制，并且"应当是本单

位临床需要而市场上没有供应的品种";同年,参照《药品生产质量管理规范》(GMP)的基本原则制定、颁布了《医疗机构制剂配制质量管理规范(试行)》作为医疗机构制剂配制和质量管理的基本准则,适用于制剂配制的全过程,内容主要包括:机构与人员、房屋与设施、设备、物料、卫生、文件、配制管理、质量管理与自检和使用管理等部分,使医院制剂的硬件成本大大提高。目前,由于我国制药工业的快速发展已基本可以满足临床治疗中的药品需求,国家对于医疗机构制剂又实行了新的价格政策使其利润减少;由于以上各方面因素,医院制剂规模大幅萎缩,许多医疗机构的制剂室关闭或仅余少量品种,如配制浓溶液稀释成低浓度溶液,属调剂范畴内的内服、外用消毒剂,及部分皮肤和耳鼻喉用外用软膏剂、滴鼻剂等。

尽管如此,由于医疗机构制剂具有使用量不定、规模小和储存时间短等特殊性,至今仍有其存在的必要性,但准入门槛的提高、价格政策、该类制剂的自身物化特性及临床需求规模的限制等因素必定会产生入不敷出的经济问题。参照美国、日本和法国等国家的经验,地区性医院制剂集中配制加工中心的模式也许是解决这一问题的良好方法,但需要国家对医疗机构之间制剂调剂与医保、价格等政策进行合理的调整,以保障医院制剂科学、合理的生存发展,以满足临床医疗的需要。

另外,我国中药有着悠久的临床应用经验,在防病、治病的医疗卫生工作中发挥着不可替代的独到作用。随着国家新药审批制度的逐步完善,中药新药审批的准入要求越来越严格,从申请到生产所需的周期非常长,经济成本也随之越来越高,限制了许多中药制剂进入医药市场。但医院制剂只需取得省级药品监督管理部门的批文即可在本医院或经批准在本地区其他医院内调剂使用,其准入标准也相对较低,入市周期大大缩短,部分医院制剂室因此大力发展该类中药医院制剂。医院制剂具有紧密结合临床的优势,可以推动中医药的研究发展。但是,由于中药成分的复杂性、原材料的来源及质量的不确定性,医院中药制剂的质量控制缺乏科学的监管措施。2010年,卫生部、国家中医药管理局和国家食品药品监督管理局联合发布《关于加强医疗机构中药制剂管理的意见》:要求各地各级相关管理部门根据管理规定严格把关,认真审查,保证质量,突出特色,既要保证中医临床用药的安全、有效,又要充分考虑医院和人民群众的实际需求,促进医疗机构中药制剂的健康发展。

(四) 临床药学的产生与发展

1. 临床药学产生的背景 ①药物品种的迅速增多:科学技术和医药工业的快速发展,药品品种、药物新剂型的大量产生,对医师在药物使用方面的知识水平要求也越来越高;医学和药学专业分工的日趋细致,导致医师(特别是年轻医师)在药物选用方面产生一定的困难。②药品不良反应事件和合理用药问题突出:从20世纪20年代始,药品在正常使用中屡有发生群体严重不良反应,使全球意识到药物使用具有"双刃剑"性质;不合理用药现象如用药不对症、用药不足、用药过度、联合用药不适当、给药方案不合理、使用毒副作用过大的药物和超说明书疗效范围使用药物等,导致延误疾病治疗、浪费医药资源、发生药物不良反应事件甚至药源性疾病和酿成"药疗事故"(用药不当所造成的医疗事故)等。而临床实践中,临床合理用药不只是医师、药师、护士或患者单方面的责任,而是涉及诊断、开方、调剂及用药的全过程。③医药工业的发展和药品流通体系的健全使药师在医疗工作中的专业地位逐步下降。

因此,如何保障临床药物应用的合理性,给以往忙于药品供应的医院药学工作者们提出了新的工作任务。一门新的药学分支学科——临床药学产生了,它是以提高临床用药质量为目的,以药物、疾病和人体相互关系为核心,研究和实践药物临床合理应用方法的综合性应用技术学科,其核心是合理用药。临床药学为医院药学从保障供应向技术服务迈出了一大步。

2. 我国临床药学工作内容、现状和发展前景 美国早在20世纪60年代就提出了临床药学,70

年代早期已在全美普遍开展。在我国，20 世纪 70 年代末正式提出临床药学，至 2012 年 9 月教育部正式颁布实施的《普通高等学校本科专业目录（2012 年）》中，将临床药学专业作为国家特设专业和国家控制布点专业列入。经过 40 余年广大医院药学工作者的努力实践，在以下几个方面取得了一定进展：① 开展治疗药物监测（TDM），提供个体化给药方案；② 报告药物安全性；③ 提供药物情报和咨询；④ 深入临床，参与合理用药；⑤ 开展药动学、药效学、群体动力学、药效-药动学结合的研究以及生物利用度和药物相互作用的研究；⑥ 我国临床药学的特色项目：结合临床研究中药验方、古方改变剂型和提取有效成分制备新制剂的研究即中药临床药学工作。

几十年来，临床药学侧重于实验室的工作，如药动学研究和药物 Ⅰ 期临床试验机构的建设、TDM 的实验室操作和体内药物分析方法学研究、药物体外配伍稳定性和制剂研究等，忽视了临床药学工作的重点：建立临床药师制，面向临床，参与药物治疗，提供合理用药意见和药学技术服务。仅部分大型医院或教学医院开展了药师下临床，但缺乏制度和工作软、硬件环境的保证，工作成效不大。

（1）治疗药物监测：治疗药物监测（therapeutic drug monitoring，TDM），是在药物治疗过程中，监测体内药物浓度，以药物浓度为信息，利用药动学原理，结合用药者临床表现，判断药物应用合理性和制订合理给药方案的临床药学实践。TDM 对临床合理用药具有重要意义，可为开展个体化给药以及急性药物中毒的诊断、治疗等提供参考。临床上常对使用治疗指数低、安全范围窄或具有非线性药动学特征以及需要长期应用可能由于药物伍用或患者的生理、病理状况等不确定性因素导致血药浓度变化而发生中毒或疗效下降等药物的患者实施 TDM。

在国外，TDM 已成为临床实验室常规检测项目和临床医师用药的依据。2002 年《医疗机构药事管理暂行规定》指出应"对重点患者实施治疗药物监测，指导合理用药"。由于设备及使用成本的限制，我国在部分大医院中开展了部分药品品种的监测项目，TDM 检验操作由药学部临床药学室实施，没有 TDx 自动血药浓度检测仪或没有某些品种的试剂盒的单位，还研究开发了高效液相色谱（HPLC）等方法进行血药浓度的测定。随着经济发展和科技进步，设备及使用成本降低，目前大医院大多移交检验部门实施，临床药师仅就检测结果与医师讨论给药方案的确定与改进。2011 年发布的《医疗机构药事管理规定》中药师的工作职责已不再提及治疗药物监测，只强调进行个体化药物治疗方案的设计与实施，即检测数据的实验操作工作划归检验科室进行，管理上更加方便，但 TDM 仍然是临床药学服务的重要内容，是药师实施药学监护的有力手段。

（2）药品不良反应报告和监测：1998 年我国加入世界卫生组织（WHO）的国际药品监测合作组织，1999 年发布《药品不良反应监测管理办法（试行）》，2004 年重新修订后正式发布《药品不良反应报告和监测管理办法》，标志着我国的 ADR 监测工作正式步入法制化轨道。

我国的药品不良反应实行逐级、定期报告制度，报告的范围：① 新药监测期内的药品应报告该药品发生的所有不良反应；新药监测期已满的药品，报告该药品引起的新的和严重的不良反应。② 进口药品自首次获批准进口之日起 5 年内，报告所有不良反应；进口药品满 5 年的，报告该进口药品发生的新的和严重的不良反应。③ 发现群体不良反应，应立即报告。

《办法》规定："药品生产企业、药品经营企业和医疗机构是药品不良反应监测工作的主体，而医疗机构又是药品不良反应监测的重要场所"。医药护三方专业技术人员为医疗机构药品不良反应监测网络的重要成员，应积极参与药品不良反应的日常监测工作，填写药品不良反应报告表并进行初步评价，药学部门的任务是及时收集、整理和完善初步分析评价后，按法规要求，定期向当地药品不良反应监测中心报告，同时向原报告人反馈信息，提醒用药者注意药品不良反应的危害性，向医师和患者提供药品安全性方面的资料及用药注意事项；并协助医疗机构药品不良反应监测领导小组建立和完善本机构的药品不良反应报告制度、组织指导监测工作的实施和组织宣传教育培训工作，加强医护人员"认真评价药品不良反应并报告、以促进药品的监督管理和合理用药"的责任意识，引导社会公众理性认识不良反应问题，扭转其极不重视和过度敏感两种极端倾向。

随着我国药品不良反应报告数量和质量的不断提高，我国不良反应监测体系已开始由以报告体系为重点的初级阶段，向以评价体系为主的发展阶段过渡，但距离以服务体系为主的成熟阶段还很远。由于尚未建立相应的不良反应报告监督机制、药品召回淘汰机制和不良反应损害赔偿机制等，国家对不良反应信息的评价和利用还有待提高。

(3) 药学信息服务：药学信息按其来源大致分为历史积累的药学知识、医药研究机构及企业的最新信息和临床的药物治疗信息3类。

国外对药学信息服务的基本内容已有明确标准：① 向患者、家属、健康工作者和其他人员提供药学信息服务；② 对医师、药师、药学专业学生和其他健康工作者进行教育和培训；③ 以疗效、安全性、费用和患者因素为科学依据，建立和维护处方集；④ 参与药品不良事件的报告和分析；⑤ 改善患者和医疗服务提供者的行为方式，以支持合理用药；⑥ 出版《药讯》；⑦ 对药品的使用进行评价。我国对药学信息服务的具体内容尚无明确规定，但在2011年版《医疗机构药事管理规定》关于医院药师职责的条款中提出：医院药师应"掌握与临床用药相关的药物信息，提供用药信息与药学咨询服务，向公众宣传合理用药知识"。

(4) 药学监护 (pharmaceutical care) 将成为临床药学新的工作模式——临床药师制的逐步建立。

临床药学的产生和发展，使一部分医院药师得以深入临床，参与合理用药：可以面对面地密切观察患者用药的全过程，了解药物疗效与用药过程中存在的问题，开展用药咨询，提高药物治疗水平，同时药师的医学知识得到了进一步提高，增进了与医师的交流，达到更好为患者服务的目的。但这一阶段药师只提供技术服务，并不对患者的治疗结果负责，国外称为"药学监护"阶段。

20世纪90年代初期美国提出药学监护的概念：负责地提供药物治疗，目的是达到改善或维持患者生存质量的确定结果。这些结果包括：① 治愈疾病；② 消除或减轻症状；③ 阻止或延缓疾病进程；④ 防止疾病或症状发生。它是一个协作完成的过程，旨在预防或识别和解决药品和健康相关的问题。这是个药品使用的持续质量改进过程，药师通过与患者和其他专业人员合作，设计、执行治疗计划并监测患者的治疗结果。它包括3种功能：① 发现潜在的或实际存在的用药问题；② 解决实际发生的用药问题；③ 防止潜在的用药问题发生。

从药学监护的定义可以看出，药学监护不是医院药学一项新业务，是对药学服务质量的更高要求。目前发达国家医疗机构已普遍接受了这一药学服务模式，药师在降低药源性疾病的发病率、病死率和药物治疗成本，提高患者的生活、生存质量上发挥着越来越重要的作用。

药学监护在我国尚处于宣传推广阶段，但随着我国医药卫生体制的改进、医药事业各方面的不断发展以及人民对健康保健的愈加重视，借鉴国外的经验，我国卫生管理部门和广大医院药学工作者正在努力推动临床药师制的实施，向实现药学监护的服务模式迈进。

2002年，《医疗机构药事管理暂行规定》提出逐步建立临床药师制。2011年新出台的《医疗机构药事管理规定》规定"医疗机构应当建立由医师、临床药师和护士组成的临床治疗团队，开展临床合理用药工作"、"临床药师应当全职参与临床药物治疗工作"，"医疗机构应当根据本机构性质、任务、规模配备适当数量临床药师，三级医院临床药师不少于5名，二级医院临床药师不少于3名"。卫生部指出临床药师是临床医疗治疗团队成员之一，应与临床医师一样，坚持通过临床实践，发挥药学专业技术人员在药物治疗过程中的作用，在临床用药实践中发现、解决和预防潜在的或实际存在的用药问题，促进药物合理使用。这是我国临床药学工作向"药学监护"模式发展的开端，也是有利的政策保障信息。

1）临床药师培训试点基地的建立：2005 年始，卫生部为推动与规范临床药学人才培养工作，陆续评审选取了目前已经开展临床药学工作、取得较好效果并积极参与临床药学人才培养工作的数家医院和高等医药院校作为培训试点，培训目标以提高临床药学实际工作能力为主，采取临床药学脱产进修方式，并公布了《临床药师培训试点工作方案》和《临床药师培训考核方案及培训指南》。通过试点，探索临床药师的培养模式及相关政策，对临床药学人才的培养起到示范和引导作用。目前，随着各级医疗机构对临床药师的需求逐步增加，临床药师培训基地也逐步增加，卫生部对临床药师带教师资的培训和认证工作也逐步走向规范化。

2）临床药师制试点医院的开展：2007 年末，卫生部公布《临床药师试点工作方案》及《临床药师制试点工作评估方案》，指定 42 家医院开展临床药师制试点工作，同时对临床药师任职专业技术基本要求、临床药师工作职责等作出明确规定。通过试点工作，探索适合我国国情的临床药师准入标准、配备标准、管理制度、工作模式、岗位职责以及临床药师工作的评价体系，促进临床药师制的健康发展。

临床药师的工作职责：

1）深入临床了解药物应用情况，直接参与临床药物治疗工作，审核用药医嘱或处方，与临床医师共同进行药物治疗方案设计、实施与监护。

2）参与日常性医疗查房和会诊，参加危重患者的救治和病案讨论，协助临床医师做好药物鉴别遴选工作。在用药实践中发现、解决和预防潜在的或实际存在的用药问题。对用药难度大的患者，应实施药学监护、查房和书写药历。

3）根据临床药物治疗的需要进行治疗药物的监测，并依据其临床诊断和药动学、药效学的特点设计个体化给药方案。

4）指导护士做好药品请领、保管和正确使用工作。

5）掌握与临床用药有关的药物信息，为医务人员和患者提供及时、准确和完整的用药信息及咨询服务；开展合理用药教育，宣传用药知识，指导患者安全用药。

6）协助临床医师共同做好各类药物临床观察，特别是新药上市后的安全性和有效性监测，并进行相关资料的收集、整理、分析、评估和反馈工作。

7）结合临床药物治疗实践，进行用药调查，开展合理用药、药物评价和药物利用的研究。

（五）建立医院药物安全性及其相关信息系统势在必行

药物安全性及其相关信息包括：药物相互作用、药物不良反应、中毒急救、药物误用、药物滥用和不合理用药、药物质量信息以及药物安全性评估及相关信息系统等。

2005 年，卫生部组织建立了"全国抗菌药物临床应用监测网"和"细菌耐药监测网"，其目的和意义：①通过抽样监测及时了解并定期发布全国范围内医疗机构抗菌药物使用与细菌耐药的情况，为医疗机构合理使用抗菌药物、遏止细菌耐药性提供技术支持，为国家制定、调整药物政策、法规提供科学依据；②经过多学科专家对抗菌药物应用和耐药信息的综合分析，明确导致病原菌耐药水平增高的相关因素并确定相应政策，开展宏观调控抗菌药物使用、降低病原菌耐药水平的研究，提高促进合理使用抗菌药物措施的科学性和有效性；③为修改《抗菌药物临床应用指导原则》提供科学依据。

2007 年 5 月卫生部发布的《处方管理办法》中规定，医疗机构应当建立处方点评制度；2010 年 2 月制定了《医院处方点评管理规范（试行）》，要求医疗机构根据相关法规、技术规范，对处方书写的规范性及药物临床使用的适宜性（用药适应证、药物选择、给药途径、用法用量、药物相互作用和配伍禁忌等）进行评价，发现存在或潜在的问题，制订并实施干预和改进措施，促进临床药物合理应用。

2009 年，卫生部启动建立全国合理用药监测系统，包括 4 个子系统：用药相关医疗损害事件监测子系统（强制性要求全国医疗机构通过统一公共网络信息平台，直报药物不良事件与严重药物不良事件）、药品临床应用监测子系统（监测药品的购进、库存信息）、处方监测子系统和重点单病种监测子系统。4 个子系统与网络查询、检索、分析、评估和标准数据库等模块形成了我国医疗机构常态监测、及时分析、即刻预警、快速反应和有效防控的药品安全与药物不良事件监测与预警机制，实现国家级与省级监测系统互联互通、资源共享的全国合理用药监测系统。

2011 年发布的《医疗机构药事管理规定》中指出医疗机构应当依据国家基本药物制度，抗菌药物临床应用指导原则和中成药临床应用指导原则，制订本机构基本药物临床应用管理办法，建立并落实抗菌药物临床应用分级管理制度；应当遵循有关药物临床应用指导原则、临床路径、临床诊疗指南和药品说明书等合理使用药物；应当建立临床用药监测、评价和超常预警制度，对药物临床使用安全性、有效性和经济性进行监测、分析和评估，实施处方和用药医嘱点评与干预。

以上这些工作的实施，除了要依靠医疗机构行政领导部门的组织、监督外，药学部门的药师们责无旁贷。在药物临床应用管理中，医院药学应承担起更多能体现药学专业素养的角色。

第 4 节 医疗机构药学工作的特点

医疗机构药学的工作内容决定了其工作特点，其最鲜明的特点是在实践中验证、修正理论，促进相关学科发展，在管理上需多方协作才能充分发挥专业能力。

一、学科实践性

药品作为防治疾病的特殊商品，进入医院临床使用是终点环节。医院药学与其他药学学科的主要区别在于医院药学直接服务于患者，尽管前期的药物开发、研制、审批、生产和流通过程极其严格，但在临床能否发挥良好的治疗作用，依赖于医院药学工作的水平，给临床医护患各方提供合格的药品制剂和良好的药学服务，是医院药学的目标，也是药品最终能否通过临床检验、实现其当初开发生产目的的专业保障。同时，医院药学在实践中发现、记录、总结和整理药物使用的各方面数据与经验，也为药品研究、生产及管理的其他各环节学科提供反馈意见及思路，促进医药事业的良性发展。

二、医药结合性

临床医学、医院药学和护理学是医院 3 大支柱学科，缺一不可。药物治疗是疾病治疗的主要方式之一，是医疗保健工作的重要组成部分。药物治疗水平决定了医疗水平，既是医师和护士的责任，也是药师的责任。在为患者的治疗过程中，药师与医护人员共同在治疗现场，各施其能，互为补充，紧密合作，为患者寻找一个较好的药物治疗方案并加以妥善实施，以期获得最佳的治疗效果，达到药物治疗安全、有效和经济的目的。

三、纵向管理与横向管理相结合

医院药学中的管理内容有两个方面：一是对药学部门的自身管理，即纵向管理，力求机构人员设置合理，提高工作效率，调动全体药学工作者的积极性，保证医院药学工作的顺利完成；二是面向全院的药事管理，即横向管理，在行政、医疗等各部门的支持配合下，贯彻、监督国家有关药政法规在全院的顺利实施，保证药学部门管理职能的真正落实。纵横交叉融为一体，相辅相成，使全院的药事管理工作正常有序，从而使患者获得最佳的医疗照护。

第 5 节　医疗机构的药学职业发展

一、医院药学的总体发展趋势

国外医院药学发展的历程，概括起来大体可分为 3 个阶段：①传统的药学阶段，即以"药物为中心"的药品供应、药物制剂和药品调剂；②药学服务阶段，即以临床药学技术服务为主，是从"面向药物"转到"面向患者"的过渡时期；③药学监护阶段，是"以人为本"在医院药学中的充分体现，是未来医院药学发展的方向，也是医院药学成熟的标志。这 3 个阶段代表着药师职能和义务的不同观念，也反映了医院药学的社会和职业作用的不同模式，见表 11-1。

表 11-1　医院药学模式发展的 3 个阶段

发展阶段	阶段名称	模　式	特　点	业务部门及工作内容
第一阶段	传统药学	保障供应模式	以药品为中心	供应（采购、验收保管、调剂和制剂）
第二阶段	药学服务	供应与服务结合的过渡模式	面向患者	供应（采购、验收保管、调剂和制剂）、临床药学（药师或临床药师开始参与药物治疗过程）
第三阶段	药学监护	专业服务模式	以人为本	供应（或可社会化）临床药师制（专科临床药师或药师参与临床药物治疗活动）

二、医疗机构的药学职业发展

（一）药师法与药学职业准入制度

国际上的通行作法，是由国家立法作为执业准入的法定标准（"药剂师法"），无论在社会药店还是在医疗机构药房，接受过药学专业高等教育的人员必须依法通过考核取得执业资格并经政府注册方可从事药学服务职业。英国、美国和日本早在 19 世纪末至 20 世纪初就发布了相关法令，至今欧、美、澳及亚洲其他许多国家包括我国台湾、香港和澳门地区也都已颁布执业药师方面的法律。具体的实施办法依国情或地区情况略有不同，但共同特点是依法实行药剂师资格证书制度，是从事药师专业必备的法律依据；属执业资格，不分等级；虽然终身有效，但规定每年必须有一定时间的知识更新培训；注册前有培训与实习经历。

我国于 1984 年颁布了《药品管理法》，2001 年做过修订，指出药品生产、经营企业及医疗机构必须配备依法经过资格认定的药学技术人员，但法律依据并未明确。人事部、原国家医药管理局于 1994 年颁布了《执业药师资格制度的暂行规定》，决定在药品生产和药品流通领域实施执业药师资格制度，并于 1995 年举行了首次药师资格考试，认定和注册了首批执业药师。人事部、国家食品药品监督管理局于 1999 年重新修订《执业药师资格制度暂行规定》和《执业药师资格考试实施办法》，将医疗机构的药学人员纳入执业药师资格制度。但迄今为止，我国医疗机构并未对药学从业人员有执业药师准入及注册要求，医院的药学专业技术职务任职资格尚按照卫生部《卫生技术人员职务试行条例》的规定认定，包括高级、中级和初级 3 种不同级别的任职资格。

由此可见，我国药学职业的准入制度仍然未纳入法制化管理。针对医疗卫生体系的各种职业，我国有《执业医师法》和《执业护师法》，但是却始终没有颁布"执业药师法"，这与多年来国家医疗和药事管理机构的不统一、工作职责不协调和人事制度不完善有很大的关系，也与我国与发达国家相比医药工业及教育基础薄弱、地区经济发展与人员素质参差不齐有关。随着机构设置的合理调整、医药产业及教育等领域的快速发展，药师立法势在必行。我国现行的执业药师资格制度有准入教育经历要求、考试制度和办法、注册管理和继续教育管理办法，实际上已具备药师规范管理的基本要素，可以以此为基础，完善考核标准，使其更适应药学各种行业的执业要求，以推动"执业药师法"的立法从而完善我国药学职业的准入制度，提高药学职业人员服务能力和水平。

（二）我国医疗机构的药学人员配置和岗位现状

1. 专业技术职务 按照卫生部《卫生技术人员职务试行条例》的规定，经考核合格认定资格，包括主任药师、副主任药师、主管药师、药师和药士。被医院聘任后按不同级别履行不同水平的职责，同时享受不同级别的工资待遇，具体见表 11-2。

表 11-2 我国医疗机构药学专业技术职称与相应职责

职　责	高级职称 主任药师 副主任药师	中级职称 主管药师	初级职称 药师	药士
规章制度、业务技术操作规程	制订、执行和监督下级药师	执行、监督下级药师	执行、监督下级药师	执行
临床合理用药	推动临床药师制、做临床药师和用药咨询服务以及药品供应环节各岗位的管理及其技术支持	做临床药师、用药咨询服务及药品供应环节各岗位的管理及技术工作	用药咨询服务、药品供应环节各岗位的技术工作	药品供应环节各岗位的具体工作
药学情报	了解、掌握药学前沿动态，用药分析评价	用药分析评价、收集整理药品不良反应报告	了解临床用药情况、收集药品不良反应报告	了解临床用药情况
科研、教学和培训	主持、指导	参加、担任带教及考核	参加、担任带教	仪器设备的基础保养

2. 岗位设置 我国医疗机构的药学人员岗位主要有药品采购、药品验收保管、调剂、制剂、药学信息咨询服务和临床药师等，根据医疗机构的规模和功能职责不同，可能有不同的设置。

临床药师是以系统临床药学专业知识为基础，熟悉药物性能与应用，了解疾病治疗要求和特点，参与药物治疗方案制订、实施与评价的临床专业技术人员。临床药师应当具有高等院校临床药学专业或者药学专业本科毕业以上学历，并应当经过规范化培训。临床药师是我国推行临床药师制及药学监护工作模式的形势下出现于医疗机构的新的专业工作岗位。

需要说明的是，国际提倡的药学监护服务模式，应体现在从药品供应到临床应用的各个环节，需要各药学部门及临床医护技等多方人员的密切协作，才能达到"以患者为中心、提供负责的药物治疗"的目的，绝不仅仅是临床药师这一岗位的职责。

（三）国外医疗机构的药师资格及医院药学发展概况

以美国为例，药师的从业主体是在医疗机构和社会零售药店，主要从事药品使用过程中（尤其是临床药物治疗）的技术服务工作。药品调配岗位的分工十分明确，严格分为执业药师（licensed pharmacist）和药学技术员（pharmacy technician）两个系列。药学技术员是高中毕业后，需经过 2 年药学专业知识培训，从事医院药房和社会药店的具体操作型工作，不能晋升为药师；执业药师则必须是高等院校药学专业本科毕业取得理学士学位（bachelor of science，B. S）后，继续深造取得药学博士学位（doctor of pharmacy，pharm. D），按准入制度取得执业资格后承担药学相关岗位的药学技术工作。

医院药学部门药品采购供应完全是社会化，不多的制剂任务大都由地区性医院制剂中心提供，其主要职责、任务包括以下方面：

1. 参与临床药物治疗　临床药学是医院药学部门的核心工作，医院设临床药师岗位，实行临床药师制。临床药师在临床药物治疗过程中的准入与职责已形成相关的法律，美国有些州和英国已开始授予临床药师处方权，与医师共同为患者进行临床药物治疗设计，与临床医师和护师形成了良性的相互合作与干预、制约的关系链，为提高合理用药水平，防止或减少药害事件发挥了积极作用。

参与药物治疗有 4 个工作层次：① 初级：在对患者提供安全的药学监护中起关键作用；② 中级：提供更专业化和专科化的药物治疗服务；③ 高级：提供整合的、专业化的和精细的专科服务，旨在通过最高层次的教学、研究和药物治疗实践活动优化药物治疗效果。每个等级都包含了 4 个方面的活动：临床的（clinical）、教育的（educational）、管理的（administrative）和学术的（scholarly）。

2. 药品调剂　调剂工作是医院药学部门的重要任务之一，它包括：对处方或医嘱的药学审核；门诊药房与急诊药房处方的调剂、配发；住院药房单剂量摆发药品；临床静脉用药的加药混合调剂；内服或外用药物浓溶液稀释调配；药物信息咨询服务及合理用药知识的宣传、指导患者安全用药等。现代的调配工作，特别强调药师技术服务要以患者为中心，要求药师对医师处方或医嘱进行安全、有效和经济的合理用药审核，并要为患者提供详尽的用药交代和安全用药指导。美国医院药师协会制定的全美《药房药品调配工作规范》的核心内容，是解决在药品调配过程中的技术规范问题，尤其是药物的合理使用。

3. 药学信息和咨询服务　医院药学部门设有信息资料室，除备有权威性的药学期刊和最新版药学书籍外，有的还与国外著名的有关药物信息系统联网，一些医院药学部门之间也互相联网，以达到资源共享和及时获取有关信息的目的。医院除购买相关软件外，很多医院药学部门都有自编信息咨询软件或药学技术支持软件。

4. 药学研究　结合临床和医院药学部门工作的需要，开展适度的药学研究，以提高药学服务质量与医院药学学科水平。

（四）医疗机构中药学技术人员的职业素养

药师有责任及时关注药品信息、医疗信息以及设备和技术使用等方面的进展以保持自己的知识能力与时俱进。

医疗机构中药学技术人员面向的服务对象既有患者又有临床医护人员，因此，如何与医护患各方有效地沟通，是实现药学服务目标的要点。药师应秉承合作精神，尊重同事和医师、护师等其他专业人员的价值观和能力，以患者的治疗利益为核心，对患者持有关心的态度和富有同情心的精神，尊重其自主权和隐私，以患者可以理解的术语与其进行沟通，从而帮助每个患者实现最佳药物疗效并维护其对自己的信任。

尽管药师的主要义务是服务于患者个人，但有时这种义务将从单个患者拓展至社区甚至社会，即药师作为医疗卫生事业发展中重要的成员应肩负一定的社会责任。目前，在我国医疗卫生事业改革的大背景下，医院药学的职业发展方向存在一定的不确定性，医疗机构药师对自己的职业角色定位稍显迷惘。临床药学服务在我国尚处于起步发展阶段，或需要一代人付出艰辛的努力来创造一个好的执业环境。无论如何，努力提高自身业务水平，耐心、踏实地做好本职工作是立足行业竞争的根本。

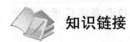 **知识链接**

关于"医药分业"、"医药分开"和"药事服务费"的讨论与争议

"医药分业"来自英语"separation of dispensing from prescription"（SDP），国际上通常是指医师和药师各自专业范围和业务工作的分工：医师对患者有诊断权和处方权，但无调配处方权；医院药师有参与临床药物治疗权、审核医师处方和调配权，无诊断权和处方权（近年来某些国家授予有限责任的处方权）。其具体表现形式就是医院大多不设门诊药房，只设住院部药房（无病床的诊所不能设药房），门诊患者凭医师处方，自主选择社会药店购药，医院收取医疗服务费用；而由于住院患者的诊疗费用通常按病种而不是按项目支付，因此医师没有药品促销的利益驱动；同时药师对处方的审核和调配使得药品使用更趋于合理和规范。其本质是破除"以药养医"的弊端和调整医药购销环节既定利益分配格局，达到减轻患者不合理费用负担的目的。

美国及欧洲等西方发达国家早已实行医药分业，发展比较成熟。日本、韩国及台湾地区近年来也逐步实施，但由于医疗保障体制、社会体制等多方面原因，在改变"以药养医"、降低医疗投入等方面成效不一，社会各界、利益各方也颇有争议。

我国的"医药分开"，源于2000年国务院体改办等八部委联合出台的《关于城镇医药卫生体制改革的指导意见》：医疗机构医药采取"收支两条线"的模式；把医院门诊药房改为药品零售企业或实行"药房托管"的模式；成立全额拨款性质的事业单位"药品调配中心"等方式。试点工作最终未能取得预期效果，也没有在全国范围内推广，原因十分复杂，涉及我国的医疗服务模式、管理体制和补偿机制等一系列问题，说明彻底解决"以药养医"的问题应该通过制定统一、协调的国家药物政策，针对单一问题的单个解决办法往往不能奏效。2007年"十七大"报告提出的建立基本药物制度，实施优良的公立机构采购供应规范，形成完善的药品流通供应链服务体系、可持续的采购资金筹集渠道和健全的信用体系，将成为新一轮医药分开改革的主要任务。

由于我国基层医疗机构的医疗水平不发达以及医保政策的不完善，中、大型医院门诊仍将在一段时期内是大多数患者的就医选择。药学专业技术人员在医疗机构的配置与社会药店相比从专业知识结构到职业道德水平仍有较大优势，由于各方面体制改革不可能一蹴而就，因此，保留医院门诊药房，对保障社会安定，保障患者能获得专业的药学服务从而达到更好的治疗效果，在一段时期内仍应是好的选择。随着国家医改的推进，基层卫生机构的逐步发展，医药利益格局的转变等各方面的情势变化，医院药师力量或将向社会药店、社区医疗机构转移，但同样发挥参与指导患者用药选择、用药教育和担负医疗保健知识普及等责任的作用。

由此，医改新方案中提出逐步实现医疗机构药品零差价，形成的费用差额由多种机制补偿，如适当提高诊疗费用、增加政府投入和增设药事服务费等。"药事服务费"的概念在我国是首次提出，但在美、欧、日、韩等国家（地区）已有多年的实施经验。虽然不同国家（地区）对调剂费的表述方式有所不同，一般称为调剂费（dispensing fee），也有药师服务费（pharmacist service fee）、药师专业服务费（pharmacist professional fee）或药事服务费等称谓，其基本内涵是一致的，反映了药师在处方调剂工作中一系列专业服务的价值，是补偿药师调剂服务的一种收费形式。一般来说，调剂费项目成本包括药品在药房流通、管理、使用过程和药学服务过程中所发生的所有人员、仓储、设备、材料和管理等直接和间接成本，也包括药师提供调剂服务本身的服务价值。国外医院住院药房主要向住院患者提供住院药学服务，医院一般不设门诊药房，社会药房是患者获得处方药品的最主要来源。社会药房提供的药学服务十分广泛，除了基本的药品调剂、用药指导，还可以提供从社区用药教育到家庭药学监护等一整套健康管理服务。我国的药事服务费是否收取、采取什么方式都尚在研究讨论阶段，但确定无疑的是，医院药师必须提高自身专业知识及服务水平，在提高医疗效率、提供良好医疗服务中能充分发挥作用，才能在医疗事业中占得自己的一席地位，促进药学职业的发展。

第6节　医疗机构药学工作相关的主要学科

一、国内外药学教育体系的演变

（一）美国的药学教学体制的曲折发展历程

美国的药学本科教育为理学士学位（bachelor of science, B. S），下设：药学专业、药物化学专业和药剂学专业等。第 1 个专业的学生可以继续深造后成为执业药师，而后两个专业的毕业生不能申请执业药师执照。更高学位有理学硕士（master of science，M. S）和哲学博士（doctor of philosophy，Ph. D）学位，他们从事药学科研、药学管理和社会科学类工作，也不能申请执业药师执照。目前美国只有 100 所左右美国药学教育委员会（ACPE）认可的药学院授予的 Pharm. D 学位才可以申请执业药师执照。药学专业教育的变迁发展见表 11-3。

表 11-3　美国药学专业教育的学制变迁

时　　期	学　　位	学　　制
20 世纪二三十年代	药学大专学位 Ph. G（pharmaey grade）	3 年
20 世纪 40 年代	药学理学士学位 B. S（bachelor of seience）	4 年
20 世纪 60 年代初期	药学理学士学位 B. S	5 年
20 世纪 60 年代后期	后 B. S Pharm. D（post-B. S Pharm. D）	5 年＋2 年
20 世纪 70 年代至 90 年代	post-B. S Pharm. D	5 年＋2 年
	Pharm. D（entry level pharm. D）	6～8 年
2000 年后	Pharm. D（entry level pharm. D）	6～8 年

按规定，进入 Pharm. D 的专业学习之前必须进行 2 年的药学学前教育，称为药学前期教育。药学前期教育通常是进行基础教育，学生在此期间学习药学的基础知识，如化学基础、生物学基础和统计学基础，除此之外，还进行写作和交流方面的培训以及将来作为药师所应具备的常识和道德观念的树立。药学前期课程是对学生能力的初步了解和筛选。专业课程的学习需要 8 个学期，即 4 年的专业学习，其中包括 2 个学期的实践。因此，一般情况下，Pharm. D 是 6 学年制的学位；除此以外，完成了生物或化学的学士学位以后才继续进行 Pharm. D 教育的，其所用的时间将更长，称为 post-B. S Pharm. D 学位（2000 年后不再设这种学位）。

取得 Pharm. D 后，可以直接考取药师执业资格，即可受聘进入医院或在社会药房做药师；如果不考执业资格，只能进医院做药学技术员，或在药学院校从事教学和研究工作，或进入政府部门、医疗保险业等工作。如果暂不参加工作，可以申请进入继续教育体系（post-graduate year，PGY），跟随经过美国医院药剂师学会批准的培训基地的带教老师进行 1～2 年制的住院药师（resident）培训，然后可以考取相应的专业资格证书，如药物治疗专家（board-certified pharmacotherapy specialist，BCPS），此外还有许多专科认证，如肿瘤药师（board-certified oncology pharmacy，BCOP）、精神病学药师（board-certified psychiatric pharmacy，BCPP）、营养支持药师

(board-certified nutrition support pharmacy，BCNSP）和核医学药师（board-certified nuclear pharmacy，BCNP）等，可以因此获得更多的受聘机会做全科临床药师或专科临床药师。

由于历史原因，美国目前药师执业人员的教育状况同样的有不少差异：只有 Pharm. D. 学位的、有 Pharm. D. 学位加 1 年或 2 年的 PGY 经历的以及极少数老药师没有 Pharm. D. 学位但获得了相关的 BCPS 资格认证。药师就业竞争渐趋复杂，再加上药学实践和药学服务工作内容日新月异，仅有 Pharm. D. 学位和执业药师资格已经不能完全满足临床药师的工作需求，所以 ACPE 计划将来强制实行 PGY 继续教育，欲逐渐将其作为美国临床药师职业资格准入培训。

美国的 Pharm. D 相当于我国的应用型人才培养，一般包括以下的课程：

（1）人类生理和病理学课程：其中包括解剖学、病理学、生理学、组织学和免疫学等；

（2）化学类课程：高等有机化学、生物化学和化学动力学等；

（3）药理学等相关课程：药理学、遗传药理学、药物传输系统和药物代谢学等；

（4）药剂学类课程：药剂学（包括药物计量个体化、药物治疗前的准备、药物的储存以及治疗处方的发放等）和药动学等；

（5）社会学和管理学课程：健康管理方针、药学法律及道德规范（包括生物治疗的道德、药学实践中法律问题、药物治疗中的经济学问题以及与患者的交流和保密问题）等；

（6）药物治疗的方法课程：治疗学（为取得良好的疗效，对药物选择、剂量制订和服用方法管理等一系列治疗方案的制订）；

（7）实践课程：在专业人士的指导下进行药学实践。对于全日制学生来说，最后一个学期必须全部进行实践，还必须在社区药房、医院或者某些药学机构的相关岗位进行轮转，要求学生能够掌握基础的实验室操作技能。

（二）我国临床药学教育的发展及临床药学学科设置

我国高等教育药学类本科专业原只设 3 类：药学专业、中药学专业和药物制剂专业，直至 2012 年，教育部调整我国本科专业设置，临床药学始成为近年来国家人才培养特殊需求的特设专业。

1989 年，原华西医科大学成为我国第 1 个创办临床药学本科专业的学校，以后多家医科大学陆续开始招收临床药学专业本科生。1998 年我国药学专业设置调整，临床药学专业被并入大药学专业，临床药学教育的发展一度进入停滞阶段。2000 年后，随着临床药学事业的发展，对临床药学人才需求的增加，各种形式的临床药学教育才又逐渐发展起来。2001 年年底，北京大学药学院设立了 6 年制的药学长学制教育模式，临床药学作为其专业方向之一，另有 12 所院校为临床药学硕士培养点，5 所院校为独立临床药学博士点，开展类似美国 Pharm. D 的教育模式。值得注意的是，并不是所有的学校都得到了教育部关于开办临床药学专业的资质认定。

我国目前临床药学本科专业设置一般为 5 年制，最后 1 年在医院实习，半年为临床轮转，参与医师查房、病例书写等临床诊疗过程，半年在药学部门实习，药房轮转，进入临床药学室熟悉临床药学工作。基础课程包括化学基础与医学基础两部分，主要有基础化学、分析化学、有机化学、生物化学、生理学、病理学和解剖学等；药学类课程有药物化学、药物分析、药剂学和药事管理学等；临床医学类课程主要有诊断学、内科学、外科学、妇产科学及儿科学等；专业课程主要有药理学、生物药剂学、药动学、临床药理学、临床药动学、药物治疗学、医院药事管理、医药伦理学和药学信息检索等。

临床药学专业的硕士学制 3 年，目前报考的生源多为临床药学、药学学生及少量临床医学学生。学位课程主要设置：药物治疗学、临床诊断学、药物经济学、临床药动学、治疗药物监测、临床药理学、药学情报与统计、药剂学、病理生理学、内科学、医学及药学实习等。

我国临床药学的高等教育尚未形成完善的体系，各学院标准不一。由于存在不同的专业和学制，本科与硕士研究生阶段的部分课程有交叉，但是课程设置已开始趋向生物-心理-社会医学模式，以适应参与临床药物治疗工作的需要。建设规范的临床药师培养和继续教育体系，需要教育部门和卫生部门的通力合作。

二、我国医疗机构药学工作的主要相关学科

根据目前我国医疗机构的药学工作内容，主要的相关学科：

1. 基础类课程

（1）化学类：无机化学、有机化学、物理化学、分析化学和生物化学等；

（2）医学类：人体解剖与生理学、病理生理学、病原生物学、免疫学和诊断学等；

（3）其他：计算机与网络应用、心理学和医学伦理学等。

需要说明的是，尽管外语不是医院药学的必要学科，但由于我国的药学发展水平仍与发达国家有相当的差距，因此熟练掌握一门外语在工作中大有裨益，尤其是英语（至少能较熟练地阅读专业英语文献）。

2. 药学类课程 药剂学、药物化学、药物分析、体内药物分析、药理学、药事管理学（应包含现行的各种药事法规、规范和指南等内容）、药物不良反应与药物警戒、药物经济学以及药学情报与统计等。

3. 临床医学类课程 内科学、外科学、妇科学、儿科学和传染病学等。

4. 临床药学工作相关课程 药物治疗学、生物药剂学、临床药理学、临床药动学、医院药事管理、医药伦理学和药物流行病学等。

> 短文阅读
>
> ### Pharmaceutical Care
>
> The mission of the pharmacist is to provide pharmaceutical care. Pharmaceutical care is the direct, responsible provision of medication-related care for the purpose of achieving definite outcomes that improve a patient's quality of life.
>
> The principal elements of pharmaceutical care are that it is *medication related*; it is *care* that is directly provided to the patient; it is provided to produce definite *outcomes*; these outcomes are intended to improve the patient's *quality of life*; and the provider accepts personal *responsibility* for the outcomes.
>
> *Medication Related*. Pharmaceutical care includes decisions not to use medication therapy as well as judgments about medication selection, dosages, routes and methods of administration, medication therapy monitoring, and the provision of medication-related information and counseling to individual patients.
>
> *Care*. Overall patient care consists of integrated domains of care including (among others) medical care, nursing care, and pharmaceutical care.
>
> *Outcomes*. The outcomes sought are
>
> 1. Cure of a patient's disease.
> 2. Elimination or reduction of a patient's symptomatology.

3. Arresting or slowing of a disease process.

4. Prevention of a disease or symptomatology.

Quality of Life. A complete assessment of a patient's quality of life should include both objective and subjective (e. g. , the patient's own) assessments.

Responsibility. The fundamental relationship in any type of patient care is a mutually beneficial exchange in which the patient grants authority to the provider and the provider gives competence and commitment to the patient (accepts responsibility). Responsibility involves both moral trustworthiness and accountability.

参 考 文 献

曹桂荣. 2003. 医院管理学［M］. 北京：人民卫生出版社.

顾维军. 2012. 美国 ASHP 药房规范汇编（2010—2011 年版）［M］. 北京：中国质检出版社.

姜远英. 2011. 临床药物治疗学［M］. 3 版. 北京：人民卫生出版社.

蒋学华. 2007. 临床药学导论［M］. 北京：人民卫生出版社.

翁开源，汤新强. 2009. 药事管理学［M］. 北京：科学出版社.

张晓乐. 2011. 现代调剂学［M］. 北京：北京大学医学出版社.

第12章

生命科学与药学

学习要求

1. 掌握生命科学与药学的紧密联系；
2. 熟悉生物药物的类别与特点；
3. 了解生物药物研究中的前沿技术与方法；
4. 了解生物制药的主要方法与技术。

第1节 生命科学发展简史

一、生命科学的概念及发展历程

生命科学是研究生命现象及其内在规律的科学，其主要研究内容既包括探讨生命活动的现象与本质，又包括研究生物与生物之间、生物与环境之间的相互作用及关系，以及生命科学及相关技术在人类经济社会活动中的作用。

生命科学经历了漫长的发展历程。从人类文明之初，人们就已经注意到了生命与非生命的区别，并对存在的生命进行观察、记录、收集和整理了大量材料。人类对生命科学认知的最初萌芽就诞生在对医药的探讨过程中，如印度草医学、古埃及医药学及希腊罗马时期医药学。18世纪前，人类对生命科学的研究大多只是简单的观察和描述。直到18世纪，林奈（Linnaeus）在前人的成果上对生物进行分门别类，建立了系统分类学。19世纪初，物理学和化学的发展进一步促进了生命科学的研究，使得生命科学成为一个单独系统的实验性学科，生物学这一名词才得以建立。从此，生物学与其他学科如数学、物理和化学等一样，进入高速发展时期。1838—1839年，德国植物学家施莱登（Schleiden）和动物学家施万（Schwann）提出了一切生物的基本构造单位是细胞的细胞学说。1859年，英国科学家达尔文（Darwin）出版了生物学划时代巨著《物种起源》，提出了以自然选择为中心的生物演化理论，认为生物变异和自然选择是推动生物进化的根本原因。1865年，遗传学奠基人孟德尔（Mendel）发现了生物性状遗传的分离定律和自由组合定律，从而奠定了遗传学的理论基础。

进入20世纪后，生命科学得到了迅速的发展。1909年，丹麦植物学家和遗传学家约翰逊（Johannsen）首次提出"基因"一词，用以表达孟德尔的遗传因子概念。1910—1915年，美国遗传学家摩根（Morgan）进一步提出了基因定位于染色体上的基因学说，从而使生物学迈入了近代科学行列。1945年，美国科学家鲍林（Pauling）利用X-射线衍射方法研究蛋白质分子结构，发现有氨基酸构成的肽链在一定条件下可以形成螺旋结构。1952年，英国科学家富兰克林（Franklin）

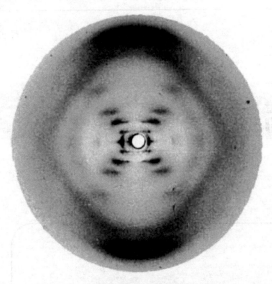

图 12-1　富兰克林拍的著名的第 51 号 DNA 衍射图

注：照片中心 X 射线反射（使 X 射线底片变黑）的
图像是交叉的，说明它是螺旋形的；顶部和
底部最浓黑的部分，说明嘌呤碱和嘧啶
碱垂直于螺旋轴，每隔 3.4Å 规律出现一对

通过 X-射线衍射拍摄到 B 型 DNA 照片（图 12-1）。沃森（Watson）和克里克（Crick）通过对富兰克林 DNA 衍射照片进行分析，并综合多方面研究成果，构建出完整的 DNA 双螺旋结构模型，提出遗传信息是核苷酸排列顺序，其存在于 DNA 分子中。此研究成果发表于 1953 年的《自然》杂志上，同时也宣告了分子生物学的诞生（图 12-2）。

分子生物学研究涉及生命现象最本质的内容，其深入渗透到生物学每一个分支领域，使得生命科学的研究得到了前所未有的发展空间。其具体表现在一方面传统生物学得到了进一步深化和细化，出现了量子生物学、分子生物学、细胞生物学、组织学和生理学、微生物学和动植物学、群体生物学和生态学等学科，从微观到宏观的不同水平上探讨生命科学的内在规律；另一方面多学科相互渗透，从而出现了生物物理学、生物数学、生物力学、生物光学、生物医学、农业生物学和环境生物学等分支学科和边缘学科。

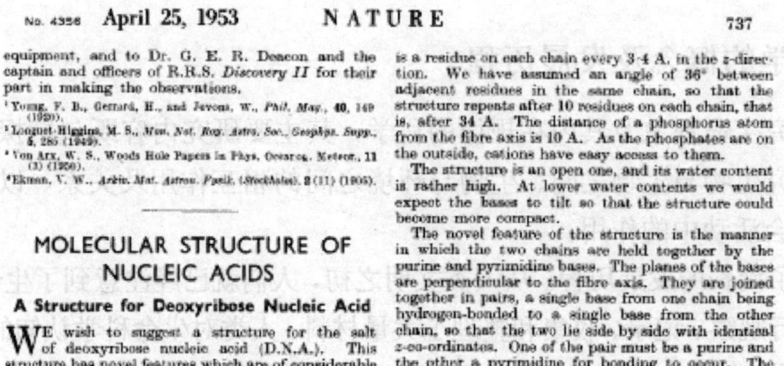

图 12-2　1953 年 4 月 25 日，沃森和克里克在英国《自然》杂志发表
了文章"核酸的分子结构——脱氧核糖核酸的一个结构模型"

1973 年重组 DNA 获得成功，开创了基因工程。以此为基础，生物技术作为前途远大的高技术产业在世界范围兴起。包括基因工程在内的生物工程技术如细胞工程、酶工程和克隆技术等现代生物技术取得突飞猛进的发展，特别是生物工程技术这项以创造或改变生物类型或生物功能为目标的现代生物技术已成为新技术革命的三大支柱之一，现代生物技术已经直接影响着并将进一步深刻影响着人们的经济生活和社会生活。

二、生命科学与药学的联系

随着生命科学与生物技术的迅速发展，其取得的重大成就正在努力推动生物医药产业进行革命性的变化。目前，生物技术药物与化学药、中药并列成为医药产业的三大核心内容，并以其迅猛的发展势头，成为当今世界最为活跃的战略新兴产业。2012 年，美国和欧洲分别颁布了《国家生物经济蓝图》和《为可持续增长创新：欧洲生物经济》，将生物医药作为重点支持其发展。我国也将生物医药列为战略性发展行业之一。生命科学的发展与药学的联系及对其的推动作用已经深入到药物研究及使用的各个环节，其主要体现在现代生物技术与疾病诊断、药物靶点发现及药物设计、药物生产及体内运输载体、药物体内代谢及作用模式分析、药物毒性与安全性评价及药物的使用预后等方面。

传统的诊断方法主要包括症状诊断、医疗器械诊断及生物化学诊断等，其主要以疾病表型病变为依据，易受外界环境干扰，从而影响诊断的准确性与可靠性。现代生物技术的发展使得诊断深入分子和基因水平，不但可鉴定表型症状，也可鉴定出有害基因的携带者，从而做到真正的早期诊断，主要包括有核酸检测技术、高精度快速病毒检测技术、便捷有效的基因检测技术及高精度体外早期诊断技术等。如 2002 年由英国科学家开发的遗传检测系统，形状仅有火柴盒大小，患者仅需提供 1 滴唾液，20 分钟后即可获得如基因缺陷、病毒和细菌遗传特征以及药物可能不良反应等多项医学检测结果。

药物在体内大多通过与"靶标"分子相互作用从而产生治疗效果，药物靶标的寻找已经成为创新药物研究竞争最激烈的领域，而现代生物技术的发展为靶标寻找及确证提供了非常有力的工具。随着人类基因组计划的完成，结构和功能基因组学正在紧张开展当中。据初步估计，人类基因组 5 万个基因当中约有 10％可作为药物靶点。这些疾病相关基因的发现及其结构、功能的研究大大推动了新靶标的发现，其中蛋白质组学可通过双向电泳和质谱技术分离鉴定正常状态与病理状态下的蛋白质谱，找出两者的差异蛋白质并进行定量分析，从而大大加快了新靶标的发现速度。

生命科学的发展也为药物载体提供了更多的选择。作为理想的药物载体，其需要能携带多种足量的药物，从而使得靶部位药物浓度达到治疗浓度，并且具有一定的靶向能力和半衰期，从而保证足够的药物到达靶部位，同时其抗原性要小，有效期需长，从而保证安全性和有效性。随着生物材料科学的迅速发展，很多具有良好生物相容性和生物降解性的材料如脂质体、聚乙二醇（PEG）等可有效提高药物的生物利用率。

药物代谢是指药物在体内发生的化学结构改变，即药物的生物转化，它是药物从体内消除的主要方式之一。目前兴起的药物基因组学可将遗传学与药理学结合，从而研究机体的遗传因素对药物代谢和药物反应的影响，并探讨基因多态性与药物作用多样性之间的关系，从而为临床的个体化用药提供理论依据。目前，在生物芯片的基础上，已经建立起基于临床数据得到的个体化基因诊断芯片，可同时检测 500 个人类药物代谢酶单核苷酸多态性（single nucleotide polymorphism, SNP）位点，临床医师可根据患者的 SNP 芯片结果，开出基因合适的处方即基因处方，从而实现真正的基因导向性个体化治疗。药物基因组学的发展将对个体化用药及临床合理用药产生非常深远的影响。

药物毒性评价指的是利用现代毒理学的手段评价药物的毒副作用。目前，药物的毒性因素已经成为新药研发失败或者撤市的最主要原因之一，其中典型的有替马沙星引起的溶血性贫血和肾功能衰竭，沙利度胺（反应停）引起的新生儿先天四肢残缺（图 12-3）等。现代生物技术的发展为药物毒理学评价提供了更为有效的工具，毒理学与新兴的基因或蛋白质组学结合，目前已经形成了许多新的分支，如毒物基因组学、毒物蛋白质组学、毒物代谢组学和芯片毒理学等分支学科，从而将传统毒理学与生物信息学进行融合，形成新的系统毒理学体系，从而更快、更好地评估药物的毒副作用。

总之，生命科学的发展尤其是现代生物技术的突飞猛进，不仅使得生物技术药物在临床治疗和使用中形成化学药、中药和生物药三足鼎立的格局，也有力地推动了化学药、中药在靶标发现、结构设计、疗效评价和毒性预测分析等领域的不断进步，为人类健康事业的发展作出了巨大的贡献。

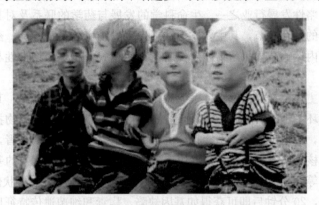

图 12-3　德国孕妇服用抗妊娠反应药物
沙利度胺给婴儿留下的后遗症

第 2 节　生物药物简介

一、生物药物的定义及发展历程

1. 生物药物的定义及特性　所谓生物药物，是指运用生物学、医学和生物化学等的研究成果，从生物体、生物组织、细胞和体液等，综合利用物理学、化学、生物化学、生物技术和药学等学科的原理和方法进行加工、制造出的一类用于预防、治疗和诊断的药物。生物药物的原料以天然的生物材料为主，包括微生物、人体、动物、植物和海洋生物等。广义的生物药物包括从动植物和微生物中直接制取的各种生理活性物质及人工合成或半合成的天然类似物。狭义的生物药物主要指的是生物技术药物，其定义为以基因工程、抗体工程或细胞工程等技术生产的，用于体内诊断、治疗或预防的药物。

生物药物必须符合以下两方面的条件：一是来自生物体或基于生物体成分改造；二是生物体中的基本生化成分，如氨基酸、肽、蛋白质、酶、多糖、脂类及核酸等物质。生物药物药理活性高，针对性强，不良反应小，疗效可靠，且在化学构成上十分接近于体内的正常生理物质，因而更易被机体吸收利用。其在传染病的预防、疑难病的诊断和治疗上起着其他药物不能替代的作用。生物药物的材料来源主要有动物、植物、微生物的组织、器官、细胞及代谢产物，如动物的脏器、血液和尿液等；现代生物技术如动植物细胞培养、微生物发酵、基因工程等也是生物药物来源的重要途径。

2. 生物药物的发展历程及前景　广义的生物药物在早期人类活动中就得到了较为广泛的应用。在我国，神农是最早将生物材料用作药物的使用者，其使用羊靥（山羊或绵羊的甲状腺体）治疗甲状腺肿，用紫河车（人胎盘）做强壮剂，用蟾酥治疗创伤，用羚羊角治疗中风，用鸡内金（鸡的砂囊内壁）治疗遗尿及消食健胃；到公元 5～6 世纪，"药王"孙思邈将富含维生素 A 的羊肝用于治疗"雀目"；公元 10 世纪时，人们已经学会接种牛痘预防天花。1929 年英国细菌学家弗莱明在进行葡萄球菌培养时发生了真菌污染，但意外发现靠近真菌的葡萄球菌菌落的生长被抑制，经过深入研究之后发现了青霉素，并在第二次世界大战期间治疗无数伤口感染化脓的伤员，挽救了成千上万名战士的生命，从此拉开了从微生物中筛选药物的序幕，发现了诸如头孢菌素、大环内酯、氨基糖苷和分枝杆菌多糖等各种各样的抗菌抗生素和抗癌抗生素。

从 20 世纪 70 年代以来，以基因工程、细胞工程和酶工程为代表的现代生物技术迅猛发展，人类基因组计划等重大技术相继取得突破，现代生物制药得以迅速发展。现代生物制药业指的是利用现代生物技术如基因工程、细胞工程、酶工程、微生物工程及蛋白质工程等生产生物药品的产业。纵观全球生物制药产业，经历了两次跨越式发展阶段。第一阶段是从 1982 年第一个新生物技术药物重组人胰岛素的诞生至 1997 年粒细胞集落刺激因子（granulocyte colony stimulating factor，G-CSF）成为第一个年销售额超过 10 亿美元的生物技术药物。此阶段现代生物制药行业的主要产品有 G-CSF、促红细胞生成素（erythropoietin，EPO）和 α-干扰素（interferon-α，IFN-α）等细胞因子。此后全球生物制药产业进入发展后劲不足的局面，年销售额徘徊在 100 亿美元左右。到 1997 年，以利妥昔单抗注射液（商品名美罗华 Rituxan）、英夫利西单抗（类克，Remicade）、曲妥珠单抗（赫赛汀，Herceptin）和依那西普（恩利，Enbrel）等为代表的治疗性抗体相继问世，现代生物技术制药进入第二个快速发展阶段，其连续 10 年以 15%～33% 的增长速度成为整个医药行业发展最快的部分。到 2008 年，现代生物技术制药市场已经达到 880 亿美元，占整个全球医药市场约 20%。从趋势上看，现代生物技术药物在新药研发中的重要性越来越大，其在美国 FDA 每年批准的新药中由 1993 年的 17% 上升到了 2003 年的 40%，且比重持续增长。到目前为止，现代生物技术制药大概有 100 多种产品，这些产品在各种临床疾病中，如肾性贫血、白细胞减少、癌症、类风湿关节炎、糖尿病、心肌梗死、丙肝、多发性硬皮病、不孕症、黏多糖病、法布莱病、囊性纤维化、银屑病和脓毒症等疾病中发挥了重要的甚至是不可替代的作用。

比尔·盖茨曾预言：超过我的下一个首富必定出自生物医药领域。随着人类基因组计划及蛋白质组计划等领域的重大突破使得人类对疾病机制了解越来越深入，药物新靶点不断被发现。生物医药产业正快速地由最具发展潜力的高技术产业向高技术支柱产业发展，成为 21 世纪发展前景最诱人的产业。预计未来生物技术在健康和疾病治疗领域的发展将主要集中在以下领域：肝炎、艾滋病等疾病的早期快速生物诊断，干细胞治疗、基因治疗、器官移植、人体器官克隆、纳米技术及生物制药等生物治疗研究，生物预防疫苗，以及应用重组 DNA、细胞培养和生物反应器等相关产品的生物医药领域。

二、生物药物的来源及研发过程

1. 生物药物的来源　生物体之所以能保持健康状态，是由于机体内能不断产生各种相关调控物质如激素、细胞因子、抗体及酶等，从而通过其调控作用维持机体的正常功能，因此，我们可以从各种生物体内提取此类物质作为药物使用。正如定义所指出的，生物药物可以来源于各种生物体组织、细胞及体液，具体来说，生物药物的来源主要包括：① 人体来源的药物：如人体激素、人细胞因子、血液及血浆制品及人体来源的其他原料物质；② 动物来源的药物：如各种动物来源的酶及辅酶、蛋白质、糖类及脂类物质等；③ 植物来源的药物：按化学结构可分为糖及糖苷类、苯丙素类、醌类、黄酮类、鞣质、萜类、甾体类物质及生物碱等多类物质；④ 微生物来源的药物：包括微生物工程生产的抗生素、氨基酸及维生素类，酶工程生产的各种酶制剂及酶抑制剂类，以及基因工程生产的各种转基因药物等；⑤ 海洋生物来源的药物：指的是以海洋生物为对象，综合应用基因工程及细胞工程等手段，提取海洋生物中的天然药物。

2. 生物药物的研发过程　生物药物的研发过程大体可分为以下 3 个步骤：上游（实验研究阶

段）—中游（中试、临床试验及放大阶段）—下游（产业化阶段），其主要的技术难点在于上游实验研究阶段及下游的产业化阶段。以基因工程药物为例，上游技术包括实验室目的基因 DNA 片段的合成及克隆、合适载体宿主系统的选择和建立以及高效表达等内容；中游技术指的是在 30～50 L 发酵罐中培养工程菌，从而收集菌体制备包涵体并通过纯化后获得中试产品的过程；下游技术包括工程菌大规模发酵最佳参数的确定、新型生物反应器的研制、高效分离介质及装置的开发、高纯产品的制备技术、生物传感器等一系列仪器仪表的设计制造以及电子计算机的优化控制等大规模生产的技术。在整个研发过程中，"上游技术"是关键，但要实现成果产业化及商品化，"下游技术"更为重要。据初步估计，我国在现代生物技术药物的"上游"研究开发技术与国际水平相比落后 3～5 年，而"下游"如产品纯化等技术至少相差 15 年以上。

同时，现代生物技术制药研发过程中的高风险同时也伴随着高收益。首先，其是一门知识密集、技术含量高和多学科高度综合互相渗透的新兴产业，因此需要高知识层次的人才和高新的技术手段；其次，病理、药理、毒理和疗效的不确定性使得研发过程的每一步都存在巨大的风险；此外，研发过程还呈现出周期长和投入大的特点，以美国为例，20 世纪 70 年代美国研发一种新药所用的时间为 7.7 年，而到 90 年代后期，这一时间变为 12.8 年；开发经费也由几千万美元增至现在的约 8～10 亿美元。当然，高风险带来的也是高收益，生物技术产业的行业平均利润率达到了 17.6%，远高于信息产业的 8.1% 及计算机产业的 7%。

三、生物药物的分类

按结构分类有利于比较一类药物的结构与功能的关系、分离制备方法的特点及其质量控制方法。此种分类方法可将生物药物划分为：① 氨基酸及其衍生物类药物：如防治肝炎、肝坏死和脂肪肝的蛋氨酸，防治肝昏迷、神经衰弱和癫痫的谷氨酸等；② 多肽及蛋白质类药物：如血清蛋白、丙种球蛋白、胰岛素、缩宫素和高血糖素；③ 酶与辅酶类药物：酶类药物按功能又可分为消化酶（胃蛋白酶、胰酶和麦芽淀粉酶）、消炎酶（溶菌酶、胰蛋白酶）以及心血管疾病治疗酶（如用于扩张血管、降血压的激肽释放酶）等，辅酶类药物在酶促反应中具有传递氢、电子和基团的作用，已广泛用于肝病和冠心病的治疗；④ 核酸及其降解物和衍生物类药物：如腺嘌呤具有强心作用，5-氟尿嘧啶具有抗肿瘤活性，硫唑嘌呤可以用做免疫抑制剂等；⑤ 糖类药物：如硫酸酯多糖具有良好的抗 HIV-1 病毒作用，壳聚糖具有降血糖、降血脂作用，香菇多糖具有抗肿瘤活性等；⑥ 脂类药物：如治疗肝病、冠心病和神经衰弱症的脑磷脂及卵磷脂等；⑦ 细胞生长因子类：干扰素、白细胞介素和肿瘤坏死因子等；⑧ 其他生物制品类：从各种生物体直接制备或用现代生物技术、化学方法制成作为预防、治疗和诊断特定传染病或其他疾病的制剂。

四、生物药物的特性

1. 生物药物的药理学特性 生物药物具有以下药理学特性：① 治疗的针对性强，治疗的生理生化机制合理，疗效可靠；② 药理活性高：如 ATP 直接供能，效果确切、显著；③ 毒副作用小；④ 生理副作用常有发生：如治疗过程中伴随的免疫反应及过敏反应。

2. 生物药物制备过程中的特殊要求 生物药物在其制备过程中的特殊要求具体表现：① 提取纯化工艺复杂，尤其是下游生产纯化过程所需工艺较为烦琐、复杂；② 稳定性差，易变质失效；③ 生物药物多采用注射用药以避免经口服造成的肠道降解，因此需满足注射用药要求。

此外，其在活性检验和鉴定方面具有其特殊性，如特殊的理化检验指标和生物活性指标等。

第 3 节　生物制药主要方法与技术

"21 世纪是生物技术的世纪"这一观点已经逐渐地被越来越多的人所接受。从 20 世纪 70 年代以来，以基因工程、蛋白质工程、细胞工程、酶工程及发酵工程为代表的现代生物技术迅猛发展。人类基因组计划的实施完成、克隆羊"多利"的诞生等都标志着现代生物技术已发展到一个崭新的阶段。生物技术是当今高技术中发展最快的领域似乎是不争的事实，其中医药卫生领域是现代生物技术应用最活跃的领域，占整个生物研究和开发的 60%。以重组 DNA 为核心的现代生物技术的创立和发展，为生命科学注入了新的活力，它所提供的试验方法和手段极大地促进了生物医药产业的发展，使其成为新药研发的主流技术及近 10 年来发展最快的高新技术产业之一。本节从基因工程、蛋白质工程、细胞工程、酶工程和发酵工程等生物工程的 5 个重点领域分别介绍其在药物开发中的应用和发展前景。

一、基因工程制药

1. 基因工程制药概述　基因工程（gene engineering），又称 DNA 重组技术（recombinant DNA techniques）或分子克隆（molecular cloning），是现代生物技术的核心。它指的是按照人类需要，把遗传物质 DNA 分子从生物体分离后进行剪切、组合和拼装，合成新的 DNA 分子，再将 DNA 片段插入到质粒、病毒等载体中，形成遗传物质的新组合，然后转移到宿主细胞中进行扩增和表达，以达到定向改造或重建新物种的目的。基因工程制药是指按照人们的意图，将外源基因整合入宿主基因组中，表达具有生物学活性的蛋白药物。目前基因工程药物主要集中在生理活性物质、疫苗和抗体 3 大类。利用基因工程技术生产药品的优点在于：大量生产过去难以获得的生理活性物质和多肽；能改造内源生理活性物质，可获得新型活性蛋白，从而扩大药物筛选来源。

世界上第一批重组 DNA 分子诞生于 1972 年，次年几种不同来源的 DNA 分子装入载体后被转入到大肠杆菌中表达，标志着基因工程正式登上历史舞台。基因工程彻底改变了传统生物科技的被动状态，使得人们可以克服物种间的遗传障碍，定向培养或创造出自然界所没有的新的生命形态，以满足人类社会的需要。DNA 重组技术不仅直接提供干扰素、白细胞介素、红细胞生成素（EPO）和集落刺激因子（GM-CSF）等基因工程药物，供临床治疗使用，提高对恶性肿瘤、心脑血管病、重要传染病和遗传病的防治水平，而且也广泛应用于改造已有的抗生素和生物制品等传统医药工业。

2. 基因工程制药的主要过程及发展经历　基因工程制药过程可分为上游部分和下游部分。如图 12-4 所示，基因工程制药的上游过程即实验室研究过程一般包括 4 个方面的内容：①取得符合人们的要求的 DNA 片段，即"目的基因"；②将目的基因与载体（质粒或病毒 DNA）连接成重组 DNA；③将重组 DNA 引入某种宿主细胞（称为受体细胞）；④挑选能表达目的基因的受体细胞。基因工程制药的下游主要程序为：工程菌的发酵、目的蛋白质的分离纯化再逐步加工成药品。

1968 年，沃纳·阿尔伯等人第 1 次从大肠杆菌中提取出了限制性内切酶，其能够在 DNA 序列上寻找特定的"切点"并将 DNA 分子的双链交错切断。因而这种限制性内切酶被形象地称为"分子剪刀"，它可以完整地切下整个所需的目的基因。DNA 的分子链切开后，还得缝接起来以完成基因的拼接。1976 年，科学家在 5 个实验室里几乎同时发现并提取出一种可将两个 DNA 片段连接的酶，并命名为 DNA 连接酶。DNA 连接酶的发现使得人类可以"缝合"DNA 片段。病毒和噬菌体等可以在不同生物之间进行转移，此外，质粒也能自由地进出细菌细胞，因此它们被利用作为基因转运的载体。有了限制性内切酶、连接酶及运载体，进行基因工程就可以如愿了。把目

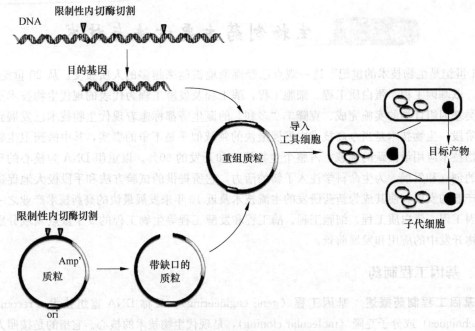

DNA

限制性内切酶切割

目的基因

重组质粒

导入
工具细胞

目标产物

限制性内切酶切割

Amp'
质粒

带缺口的
质粒

ori

子代细胞

图 12-4 基因工程制药基本过程示意图

的基因装在运载体上，运载体将目的基因运到受体细胞是基因工程的最后一步。采用氯化钙处理后，能增大受体细胞的细胞壁通透性，从而使杂种 DNA 分子更容易进入。于是 1972 年，美国科学家保罗·伯格首次成功地重组了世界上第一批 DNA 分子，标志着人类正式迈入基因工程时代。

3. 基因工程制药的应用与市场前景 基因工程制药使得过去临床上使用几乎不可想象的药品成为现实，如激素和许多活性因子是调节人体生理代谢与功能的重要物质，其临床疗效明显，但这些物质从人体及动物中提取难度大，来源有限，远远无法满足临床需要，而基因工程制药却可用廉价、高效的方法生产此类物质。1977 年 Boyer 等用价值几美元的大肠杆菌培养液生产出了 50 mg 的人生长激素释放抑制剂，相当于 50 万头羊脑的提取量，这是基因工程的第一个产品。此后，1978 年 Gilbert 等用大肠杆菌成功生产出胰岛素，用 100 L 这样的培养液就相当于 1 吨猪、羊胰腺的提取量。干扰素是治疗癌症的有效药物，主要从人血提取或用人血白细胞诱导产生，约需 1200 L 人血才能提取出 2.5×10^8 单位的干扰素，从而治疗一个肝炎患者需要 $2 \sim 3$ 万美元，而如今基因工程已可应用于干扰素生产，可使得其产量提高几倍至几百倍。基因工程药物自问世以来已经成为制药行业的重要方向，平均每年有 $3 \sim 4$ 个新药或者疫苗问世，迄今为止，已有近 100 个基因工程新药上市，并有数百种正在研制和开发中，被广泛应用于治疗癌症、肝炎、发育不良、糖尿病及囊纤维变性等临床疾病上。

二、蛋白质工程制药

1. 蛋白质工程制药概述 1983 年，美国生物学家厄尔默首先提出了"蛋白质工程"这个概念，随即被广泛接受和采用。蛋白质工程是指以蛋白质分子的结构规律及其与生物功能的关系作为基础，通过基因修饰或基因合成对现有蛋白质进行改造，从而组建新型蛋白质以满足人类生产和生活的需求的现代生物技术。其内容主要有两个方面：①根据需要合成具有特定氨基酸序列和空间结构的蛋白质；②确定蛋白质化学组成、空间结构与生物功能之间的关系。因此，蛋白质工程也被形象地称为"第 2 代基因工程"，其与基因工程的主要区别在于基因工程原则上只能生产自然界已经存在的蛋白质，而蛋白质工程的目标在于根据人们对蛋白质的特定需求，对蛋白质的结构进行分子设计。

蛋白质工程药物其基本实施目标是运用基因工程的 DNA 重组技术，将克隆后的基因编码加以改造，或者人工组装成新的基因，再将上述基因通过载体引入挑选的宿主系统内进行表达，从而产生符合人类设计需要的"突变型"蛋白质药物分子。与以往小分子药物相比，蛋白质药物具有活性高、特异性强、毒性低及生物功能明确等特点。由于其成本低、成功率高且安全可靠，已成为医药产品中重要组成部分，其临床应用主要以细胞生长调节因子为代表，如粒细胞集落刺激因子（G-CSF）、巨噬细胞-粒细胞集落刺激因子（GM-CSF）、α-干扰素（IFN-α）、γ-干扰素（IFN-γ）等。蛋白质工程为改造蛋白质的结构和功能找到了新途径，推动了蛋白质和酶的研究，为工业和医药用蛋白质（包括酶）的实用化开拓了美妙前景。

2. 蛋白质工程制药的主要过程

（1）蛋白质工程制药的基本流程包括：首先根据蛋白质的结构与功能的信息提出要获得的新蛋白质的设计，再根据蛋白质方案设计相应的基因序列，通过突变等方法获得突变基因后，最后利用基因工程技术得到所设计的新蛋白质。

（2）新蛋白质药物的设计：蛋白质工程的前提是新蛋白质设计构思，也就是说确定怎样去改变天然蛋白质的一级结构，设计出一个具有特定功能或性质的新蛋白质。由于蛋白质晶体学、蛋白质的化学修饰、酶动力学以及其他有关技术的应用，使人们对不少蛋白质特别是酶的作用机制、结构与功能的关系等都有了相当的了解，这为新蛋白质的设计提供了丰富的信息和依据。近年来发展起来的计算机模拟技术是设计新蛋白质和预测蛋白质立体结构的一种重要工具。

（3）突变基因的获得：一旦新的蛋白质的氨基酸顺序设计决定以后，就需根据中心法则等方法获得这种蛋白质一维结构相对应的突变基因。突变基因的获得主要有以下几种方法：① 基因的化学全合成；② 基因直接修饰；③ 寡核苷酸诱导的定点突变技术；④ 盒式突变技术；⑤ 偶联引物系统。

（4）新蛋白质的获得：得到突变基因以后，再用常规的基因工程技术，经过克隆和表达，然后分离提纯即可得到所设计的新蛋白质。然后研究新蛋白质的性质，看是否达到设计的目的，如果没达到，还需修改设计方案，再经过蛋白质工程技术获得另一种新的蛋白质，直至达到目的为止。

3. 蛋白质工程药物应用与市场前景　从 20 世纪 80 年代初至今，由于分子生物学等学科的发展和结合，已经完成了几十种蛋白质分子结构的改造，在蛋白质结构与其功能的研究上已获得很多有价值的检测资料。目前人们已经初步掌握了蛋白质工程的技术程序，用蛋白质工程来改造特殊蛋白质为制造特效药物开辟了新途径。

由于蛋白质的相对分子质量较大，稳定性较差（引起蛋白质不稳定的原因有多种，如蛋白质的水解、氧化、沉淀和变性等），因此，提高蛋白质的稳定性（包括空间结构的稳定性）是许多蛋白质工程的目标。如人的 β-干扰素是具有抗癌作用的蛋白质，但其化学性质非常不稳定，易失活，美国的 Cetus 公司对其进行了成功的修饰，大大提高了它们的稳定性，已用于临床试验并取得了良好的效果。在酶反应器中可延长酶的半衰期或增强其热稳定性，也可以延长治疗用蛋白质的贮存寿命或重要氨基酸抗氧化失活的能力。

目前，应用蛋白质工程研究开发抗癌及抗艾滋病等重大疑难病症的生物药物方面，均取得了重大进展。随着药物研究的不断推进，蛋白质药物将为一些疾病的诊断和相关药物的开发奠定基础，更多的蛋白质药物将会面世。但同时应当注意的是，蛋白质药物与化学药物在理化性质、生物学性质和工艺学性质等方面有很大区别，尤其是它在常温下稳定性差，在体内易降解，半衰期很短,在临床上常用的剂型为注射用溶液剂和注射用灭菌粉末,给药途径单一且必须频繁给药,这给患者造成诸多不便的同时也限制了其日益增长的临床应用需求。因此,研究蛋白质药物给药新技术与新剂型并制备高质量的制剂,也是对蛋白质工程制药的新的要求和考验。

三、细胞工程制药

1. 细胞工程制药概述　所谓细胞工程,就是以细胞为单位,按照人们的意志,应用细胞生物学、分子生物学等理论和技术,有目的地进行设计及改造细胞的某些遗传特性,从而达到改良或产生新品种的目的,以及使细胞增加或重新获得产生某种特定产物的能力,进而在离体条件下进行大量培养和增殖,并提取出对人类有用产品的学科。细胞工程制药是细胞工程技术在制药工业方面的应用。

在细胞培养过程中,人们意识到动、植物细胞可以通过无性繁殖扩大群体数量,同时保持本身遗传性状一致,而融合细胞则可通过容纳两种不同亲本细胞的染色体从而具有亲本双方的优良性状。在融合细胞技术基础上发展起来的单克隆抗体技术取得了巨大成就,被誉为免疫学的"革命"。目前应用较为广泛的细胞工程制药技术主要包括细胞融合技术、细胞器特别是细胞核移植技术、染色体改造技术、转基因动植物技术和细胞大量培养技术等。此外,细胞培养技术也是基因工程中利用转基因动、植物生产蛋白质类药物的基础技术之一,根据其利用的对象不同,其又可以分为动物细胞制药及植物细胞制药。

2. 动物细胞制药　所谓动物细胞工程,是根据细胞生物学及工程学原理,定向改变动物细胞内的遗传物质从而获得新型生物或特种细胞产品的一门技术。目前全世界生物技术药物中使用动物细胞工程生产的已超过 80%,在生物制药的研究和应用中起到非常关键的作用。目前用于生物制药的动物细胞主要可分为 4 类,即原代细胞、二倍体细胞系、融合的或重组的工程细胞系和转化细胞系。当前动物细胞工程制药所涉及的主要核心技术领域包括:①细胞融合技术:是在诱导剂或促融剂作用下,两个或两个以上的异源细胞相互接触,进而触发融合并形成杂种细胞的现象;主要应用于单克隆抗体、疫苗等生物制品的生产,其中肿瘤细胞和(或)树突状细胞融合疫苗是近年来国内外恶性肿瘤免疫治疗研究的热点。②转基因动物:将外源重组基因转染并整合到动物受体细胞基因组中,从而形成在体表达外源基因的动物,称为转基因动物。国际上通常把目的基因在血液循环系统或乳腺中表达的转基因动物称为"动物生物反应器"。利用转基因动物乳腺反应器生产药用蛋白质具有产品活性高、产量高、产品易于纯化及生产成本低等优势,是生物制药领域近年来研究的热点之一。据估计,用细胞培养方法生产 1g 药物蛋白质,成本为 800~5000 美元,而乳腺生物反应器方法需 0.02~0.50 美元;传统药物的研制生产周期是 15~20 年,乳腺生物反应器方法一般为 5 年。③细胞核移植技术:细胞核移植技术是指将一个动物细胞的细胞核移植至去核的卵母细胞中,从而产生与供细胞核动物的遗传成分一样的后代动物的技术。1997 年英国罗斯林研究所克隆羊"多莉"是世界上第一例经体细胞核移植出生的动物(图 12-5),此后科学家们先后在小鼠、牛、猪和山羊等动物上获得胚胎细胞核移植后代。④动物细胞大规模培养技术:动物细胞的大规模高效培养技术是生物制药的关键技术,通过动物细胞培养生产生物产品已成为全球生物工业的主要支柱。动物细胞培养根据细胞的生长特性可分为贴壁细胞和悬浮细胞,就其培养方法而言可概括为固定化培养和悬浮培养。大规模培养技术的建立使依靠动物细胞生产的各种生物制品如单克隆抗体、红细胞生成素、疫苗和病毒杀虫剂等得到了迅速发展。

除利用动物细胞工程制药技术来生产药物外,细胞模型在早期的有效性筛选、毒性评价及体内代谢评估等环节有着广泛的应用。首先,细胞模型可用于高通量药物筛选(high throughput screening，HTS），为药物筛选提供了一个完整的生物系统。现在最常用的细胞筛选模型为人源细胞系，其筛选结果为药物体外活性提供了重要的数据补充；其次，细胞模型也可用于细胞毒性筛选。药物在开发过程中失败的很大一部分原因为药物毒性或不良反应，不完全统计约占药物开发失败的22%。因此，细胞毒性的确定被认为是减少药物开发失败而进行先导化合物优化过程的一部分。再次，细胞模型还可用于药物代谢分析，从而适用于药物代谢动力学的研究及筛选。如可以利用单层的Caco-2细胞（人克隆结肠腺癌细胞）筛选高渗透性和吸收性的药物，并进一步研究药物在小肠上皮代谢稳定性。最后，细胞模型也是进行分子药理学研究的最为重要的工具之一。

目前，动物细胞工程制药为生产疫苗、细胞因子乃至人造组织等产品提供了强有力的工具，其应用大大减少了用于疾病预防、治疗和诊断的试验动物。但我国动物细胞工程制药目前仍处于起步阶段，尚落后于欧美国家的水平，其中动物细胞大规模培养技术成为我国生物制药的重要限制瓶颈之一。虽然目前我国也可生产多种有重要价值的蛋白质生物制品，如病毒疫苗、干扰素和单克隆抗体等，但大部分还处于实验和临床阶段。随着生命科学的发展和细胞工程技术研究的深入，将会有更多的细胞工程药物出现，具有广阔的应用前景。

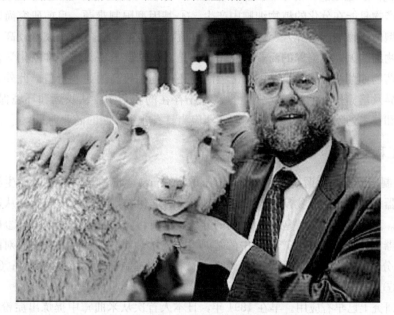

图12-5 伊恩·维尔莫特与克隆羊多莉

3. 植物细胞制药 植物细胞工程制药指的是利用大量培养植物细胞体系，通过现代生物工程手段进行工业规模生产，以获得各种产品的一门新兴的跨学科技术。1956年美国的Routier和Nickell首次提出可从植物细胞培养物中合成天然药物。1967年Kaul和Staba采用多升发酵罐对小阿米（ammi visnaga）进行了细胞大量培养，并首次成功地用此方法得到了其中的药用成分呋喃色酮（visnagin）。1983年，日本科学家利用紫草细胞大规模培养从而工业化生产紫草素，为世界上首次利用植物细胞培养工业化生产次生代谢产物。此后，植物组织培养、原生质培养、培养基配方、环境条件控制及悬浮培养技术的发展使得植物细胞培养能力增强，而微生物发酵技术的飞速发展，使得植物细胞大规模培养技术迅速得到借鉴、发展。

近几年有些新技术对植物细胞工程制药的含量提高及成本降低有着显著的作用，其主要包括：① 发状根培养技术和冠瘿组织细胞培养技术：发状根（hairy root）和冠瘿组织（crown galltissue）在离体培养具有激素自主、增殖较常规细胞培养快、次生代谢物含量较高、能合成某些悬浮培养细胞不能合成的次生代谢物以及能引入外源基因表达等主要特点，因而得到了广泛的应用。如利用桔味薄荷（mentha citrata）冠瘿细胞生产萜烯，洋地黄（digitalis）冠瘿细胞生产强心苷，丹参冠瘿细胞生产丹参酮，长春花冠瘿细胞生产吲哚生物碱等。②两相培养技术：是在培养体系中加入水溶性或脂溶性的有机物，或者是具有吸附作用的多聚化合物（如大孔树脂等），从而使得培养体系形成上下两相，细胞在水相中生长与合成次生物质，然后分泌到有机相中。由于其能去除产物的反馈抑制作用从而提高产物含量，且能通过有机相的不断回收及循环使用，实现植物细胞的连续培养，从而降低生产成本。如 Payne 等在培养的长春花细胞中加入大孔吸附树脂，从而提高吲哚生物碱的产量。

目前大多数植物细胞大规模培养生产药物离商业化还有一定距离，其主要原因：①植物细胞生长速度慢，因此即使间歇操作也要 2～3 周，半连续或连续操作更是可长达 2～3 个月；在生长过程中要求较高，容易污染。②植物细胞对生物反应器要求较高，适合植物细胞的反应器应该具有适宜的氧传递、良好的流动性和较低的剪切力，因此微生物反应器并不完全适合于植物细胞生长与生产。③高产、稳定遗传的细胞株很难筛选到，原因可能是培养细胞的形态分化受到抑制，而大多数次生产物只能在分化的植物细胞中产生。④基因型限制难题，目前研究尚未发现适合于培养任何基因型的植物细胞培养基。以上原因使得植物细胞工程制药生产成本较高，因此很大程度上限制了植物细胞大规模培养的商业化应用。但是，对少数不易栽培、难以化学合成且具有较高应用价值的药物如紫杉醇等，植物细胞工程制药还是具有较高的商业价值。此外，还可以通过培养中细胞变异及培养条件的影响，产生自然界不存在的新药物。从长远和环境保护角度来看，随着相关理论和技术的发展，植物细胞工程制药应当具有非常广阔的商业前景。

四、酶工程制药

1. 酶工程制药概述 所谓酶工程（enzyme engineering），指的是将酶或者微生物细胞、动植物细胞和细胞器等在一定的生物反应装置中，利用酶的催化作用进行物质转化，从而生产人类所需产品的技术。其研究内容主要包括：①酶的分离、提纯、大批量生产及应用；②酶和细胞的固定化及酶反应器的开发；③酶生产过程中的基因工程技术，即利用基因工程手段对酶进行修饰和改变；④酶的分子结构与功能之间的关系研究；⑤相关酶抑制剂及激活剂的研究；⑥酶在有机相中反应研究；⑦酶的人工分子设计等。

酶在药物研究上已早有应用。早在 1894 年，日本人首次从米曲霉中提炼出淀粉酶，并将其用作治疗消化不良的药物，为人类历史上首次有目的地生产和应用酶制剂。1911 年，美国科学家从木瓜中提取出木瓜蛋白酶，并将木瓜蛋白酶用于除去啤酒中的蛋白质浑浊物。20 世纪 20 年代初，自然酶制剂在工业上开始大规模应用。1949 年，科学家成功地用液体深层发酵法生产出了细菌 α 淀粉酶，从此揭开了近代酶工业的序幕。1953 年，德国科学家首先将聚氨基苯乙烯树脂重氮化，然后将淀粉酶等与这种载体结合，制成了固定化淀粉酶，固定化酶技术由此诞生。1969 年日本科学家利用该技术成功拆分了混旋氨基酸。到 1971 年在美国召开了第一届国际酶工程会议，会议提出了"酶工程"这一新技术及其研究内容。

除直接利用酶作为药物外，酶工程技术将酶作为工具已经广泛应用于药品生产领域。如可应用酶工程生产抗生素如 6-APA（青霉素酰化酶）、7-ACA（头孢菌素酰化酶）、头孢菌素Ⅳ（头孢菌素酰化酶），氨基酸如尿甙酸、酪氨酸和天冬氨酸，维生素如 2-酮基-L-古龙糖酸，核苷类药物如 ATP 和 AMP（分别由氨甲酰磷酸激酶、激酶加乙酸激酶制得）。随着新的固定化、分子修饰及非水相催化等技术的迅速发展，利用酶工程生产药物的范围将会越来越广。

早期酶的生产主要多从动植物中直接提取，如菠萝蛋白酶、木瓜蛋白酶等。近年来迅速发展的微生物技术使得微生物成为生产酶制品的良好工具，其主要优点包括：① 动植物体内的酶在微生物中几乎都可以找到；② 微生物生产周期短、培养简便且易于生产；③ 可以通过遗传手段对微生物生产的酶进行更好的人工调节和控制。目前人类应用于产酶的微生物主要包括有大肠杆菌（*E. coli*）、枯草杆菌、啤酒酵母、曲霉及其他菌种等。

2. 酶工程制药的应用及发展前景   酶工程的出现使得以往采用化学合成、微生物发酵及生物材料提取等由传统技术生产的药物可以通过现代酶技术进行生产和改造。相比传统技术，酶工程制药具有工艺简单、产品生产效率高、投资小和效益高等优势。目前，酶工程制药的应用主要在如下方面：① 制备生物代谢产物：如利用固定化细胞技术可大量生产糖、有机酸和氨基酸等各种初级及中间代谢产物；② 利用酶工程生产抗生素：典型产品如青霉素酰化酶（6-APA）、头孢菌素酰化酶（7-ACA）等，近年来还进行固定化产黄青霉细胞生产青霉素的研究；③ 应用酶工程技术转化甾体：综合应用酶抑制剂、生化阻断突变株和细胞通透性的改变等生物技术制得雄甾-1,4-二烯-3,17-二酮（ADD）等关键中间体，从而使复杂的天然资源经过几步反应就合成了各种性激素和皮质激素；④ 应用酶工程技术生产维生素：典型产品如应用山梨糖脱氢酶及 L-山梨糖醛氧化酶制造的 2-酮基-L-古龙糖酸，及应用胆碱酯酶生产的 L-肉毒碱；⑤ 不少酶类制剂本身就是药品，被称为"药用酶"，如消化类的胃蛋白酶、胰酶以及抗炎类的蛋白水解酶等。

除制药工业领域外，近年来迅速发展的分子酶工程学在生物医疗领域具有广阔的发展空间。由于酶分子的高度特异性及催化效率，使得微观的生物学反应过程可以放大。利用这一特点，已经建立了诸多分析酶法，如酶试剂盒、酶联免疫（ELISA）、酶标基因探针和酶传感器等，其在临床诊断、生物工艺过程分析与监控、环境监测、检疫和生命科学研究等方面逐渐取代传统的化学分析法。随着结构信息学和生物信息学的发展，尤其是对蛋白质结构与功能之间更为清楚的认识，利用分子生物学等手段对天然酶实施改造和修饰，将使得酶分析技术具有更大的发展空间。

虽然目前人类已知酶的数量已达几千种，但仍远远未能满足人类日益增长的需求。目前人类正在充分利用各种技术手段，更好地发现和改造自然界各种存在的酶以服务于人类生活和社会发展，其中较有发展潜力的方向有核酸酶、抗体酶、端粒酶、糖生物学和糖基转移酶以及极端环境微生物和不可培养微生物的新酶种等。此外，新的酶工程技术如固定化、分子修饰和非水相催化等也受到人们的广泛重视和关注。伴随着人类对蛋白质分子结构与功能越来越清晰的认识以及基因工程、蛋白质工程等技术的迅速发展，可以预期将来人们不仅可以用生物和化学的方法随心所欲地构造出各种性能优异的人工合成酶和模拟酶，还可以采用生物学方法在生物体外构造出性能优良的产酶工程菌，众多新酶的出现将使酶的应用达到前所未有的广度和深度，在工业、医药、农业、化学分析、环境保护、能源开发和生命科学理论研究等各个方面发挥越来越大的作用。

五、微生物工程制药

1. 微生物工程制药概述   微生物工程制药又称发酵工程制药，是通过大规模微生物培养和代谢控制技术及与化学工程技术结合进行药物生产。微生物工程是在发酵工程的基础上综合吸收基因工程、细胞工程和酶工程以及其他相关技术成果而形成的。人工培养的微生物，通过体内的特定酶系，经过复杂的生物化学反应过程和代谢作用，最终合成人们所需要的药物。与传统的化学工程制药相比，微生物工程制药的主要优点：① 可生产结构复杂或具有手性或光学特异性的药物；② 一般来说，生产过程较化学合成安全；③ 原料纯度要求不高；④ 产能容易提高；⑤ 可通过基因工程等相关现代生物学技术手段对产品进行控制和修饰。但与此同时，微生物工程制药也具有副产物多、分离纯化难度较大、生产稳定性低且转化效率低等缺点。

2. 微生物工程制药的主要技术流程　微生物工程制药的过程包括菌种的选育、培养基的配制、灭菌、扩大培养和接种、发酵过程和产品的分离、提纯等方面。其中优良种株的选育、最适发酵条件（pH 值、温度、溶氧和营养组成）的确定和营养物的准备等属于上游工程。发酵过程指在最适发酵条件下，发酵罐中大量培养细胞和生产代谢产物的工艺技术。发酵过程一般是在发酵罐内进行，发酵罐除有通气、搅拌、接种、加料和冷却等装置外，还有对温度、pH 值、通气量与转速等发酵条件进行检测和控制的装置，以满足发酵过程中细胞的生长要求。产品的分离、提纯属于微生物工程制药的下游过程，主要包括固液分离技术、细胞破壁技术、蛋白质纯化技术以及产品的包装处理技术等。以青霉素的生产过程为例，所选用的菌种为黄青霉菌，原始材料为 α-氨基己二酸、半胱氨酸和缬氨酸等，采用的发酵方法为加前体物质的深层发酵法。具体流程如下：沙土管菌种接种后转移到固体琼脂斜面培养基上，24℃培养 5～6 天获得芽孢，将芽孢悬浮于无菌水中并进行摇瓶培养，然后进入移种瓶培养后，按接种量为 5％～10％转入种子罐，然后在繁殖罐中 28℃培养 48～96 小时，再进入发酵罐进行发酵生产，产品鼓式过滤后，过第 1 次萃取器后经过纯化柱，然后经过第 2 次、第 3 次萃取器，再在真空结晶釜结晶，瓷过滤器过滤，再次结晶后利用真空干燥器干燥封装。

3. 微生物工程药物的应用及前景展望　微生物工业的大规模应用始于 20 世纪 20 年代，其主要用于酒精、甘油及丙醇等发酵生产。到 20 世纪 40 年代，青霉素的发现使得深层发酵法开始大规模应用于制药产业，链霉素等几十种重要的抗生素相继问世，带动了抗生素工业的诞生，发酵工业也由无氧条件下的发酵发展到了有氧发酵。到 20 世纪 60 年代，正烷烃、醋酸、醇类和天然气等被用于发酵原料，从而实现了发酵原料的重大转变。进入 70 年代，随着基因重组技术、细胞融合等生物工程技术的飞速发展使得人们可以通过 DNA 重组从而设计出新的工程菌和超级菌，然后通过微生物发酵生产出对人有益的物质产品，微生物工程制药迈入飞速发展时期。

目前临床上常用的微生物工程药物有 60 余种，总产值占医药工业总产值的 15％左右。主要产品包括各种抗生素、维生素、氨基酸、核苷或核苷酸、药用酶和辅酶以及其他药理活性物质如蛋白酶抑制剂、糖苷酶抑制剂和脂肪酸合成酶抑制剂等，其中，抗生素的生产占主要的地位。近年来，随着基础生命科学的发展和各种现代新生物技术的应用，由微生物产生的具有除抗感染、抗肿瘤作用以外的其他活性物质的报道越来越多，如酶抑制剂、免疫调节剂、受体拮抗剂和抗氧化剂等，其生物活性远超过了传统微生物工程所生产的抗生素包括的范围。此外，利用微生物工程进行中药炮制，能保护中药活性成分免遭破坏，因为此方法比传统的物理或化学炮制能较大幅度地改变药性，提高疗效且降低毒副作用。

微生物工程制药今后的重点发展方向主要包括：利用基因工程及细胞杂交技术进行微生物育种，从而对发酵菌种进行改良和加工；进一步加快生物反应器和生物分离技术的发展，从而加快微生物工程制药的商业化进程和提高其经济效益；建立微生物数据库，深入探讨发酵动力学和传递力学机制，从而针对菌液的发酵设计与生产进行最佳优化。

第 4 节　生物药物研究中的前沿技术与方法

一、基因组学和蛋白质组学

1. 基因组学与蛋白质组学简介　基因组学（genomics）是研究某物种、组织或细胞等的基因序列、结构和功能的一门科学。基因组学于 1986 年由美国科学家 Thomas Roderick 所提出，包括结构基因组学（structural genomics）和功能基因组学（functional genomics），前者主要研究基因的序列、结构与定位，而后者研究基因的功能，包括基因的表达及其调控模式，往往又被称为后基因组学。

　　蛋白质组学（proteomics）指的是以细胞或机体全部蛋白质的表达及其活动方式为研究对象，采用高分辨率的蛋白质分离手段，结合高通量的蛋白质鉴定技术，研究在各种特定情况下的蛋白质表达谱。蛋白质组学也可以分为结构蛋白质组学和功能蛋白质组学。简而言之，蛋白质组学为研究一个基因组、一个组织或细胞所表达的全套蛋白质及其结构与相互作用的科学。相比较而言，蛋白质组学能更真实、更直接体现生命现象的本质，在后基因组时代发挥了越来越重要的作用，从而逐渐发展为一个与基因组学平等的概念。

　　2. 基因组学和蛋白质组学的主要研究技术与方法　常用的基因组学分析技术主要包括有 cDNA 微阵列（cDNA microarray）、基因芯片（gene chip）、基因表达的系统分析（serial analysis of gene expression，SAGE）、大规模平行测序技术（massively parallel signature sequencing，MPSS）、及 cDNA-扩增片段长度多态性（cDNA-amplified fragment length polymorphism，cDNA-AFLP）等。其中最为核心的技术是基因芯片，又被称为 DNA 芯片（图 12-6）。基因芯片技术是将数以万计的具有特定功能、数个碱基组成的核酸分子固化于支持物表面上，产生二维 DNA 探针阵列，然后与标记的样品进行杂交及平行处理，再利用化学荧光法、酶标法、放射性核素法或电化学法等方法检测杂交信号，最后用计算机软件进行分析以实现对生物样品快速检测的方法。

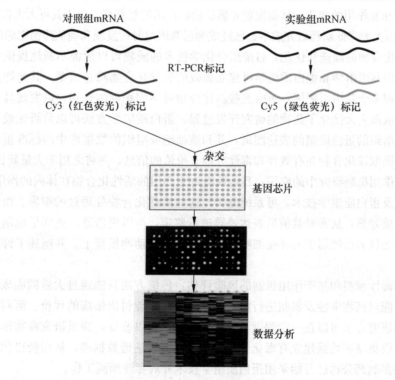

图 12-6　基因芯片基本技术流程图

　　蛋白质组学目前的主要分析方法有：二维凝胶电泳技术和质谱技术。二维凝胶电泳技术可以高效分离多种蛋白质，而质谱技术主要用于精确鉴定蛋白质结构。目前多采用双向凝胶电泳（2D-PAGE）-质谱（MS）联用技术，即通过双向凝胶电泳将蛋白质分离后利用质谱对蛋白质逐一进行鉴定。蛋白质组学研究的主要技术体系如下：①样品的制备：对细胞、组织或其他样品进行收集、记录和制备；②蛋白质的分离：目前采用 2D-PAGE 技术来分离蛋白质；③数字图像的处理：

采用高灵敏度的染色方法对分离后的蛋白质进行显色，再利用高分辨度的扫描仪和先进的软件进行图像分析及数据处理；④蛋白质丰度的分析：利用数字图像处理系统和统计分析软件，比较处理组与对照组样品中的蛋白质差异，以寻找丰度差异具有统计学意义的蛋白质斑点；⑤蛋白质的鉴定：将感兴趣的蛋白质斑点处理成单一肽片段的氨基酸序列后，将其和蛋白质组、基因组数据库进行比较分析，得出其可能结构。

3. 基因组学与蛋白质组学在药物研发中的应用　药物的发现经历了从自然界发现药物，随机筛选药物，到以机制和靶结构为基础的新药发现和开发过程。由于以往药物开发不能从分子机制来了解疾病发生的本质，所以长期以来药物开发效果不尽如人意。人类基因组计划的完成以及后续功能基因组学、结构基因组学和蛋白质组学研究的开展，深刻地改变了以往药物开发的模型，形成全新的从基因功能到药物的新开发模式，是人类药物开发史上的突破式革命。这种全新的开发模式不仅大大增加了潜在药物靶标的数量，对药物创新能力及过程也产生了长远而深刻的影响。基因组学与蛋白质组学在药物研发中主要起到如下方面的作用：

（1）药物靶标的发现和确认：基因组学和蛋白质组学使潜在的药靶数量扩增到 5000～10 000 个，而目前已开发的药物靶标只占其总数的 5%～10%。据估计，每个药靶的潜在价值大约为 6 亿美元/年。因此，后基因组时代的一个紧迫任务是将这些有价值的信息迅速转化成为治疗人类疾病的药物。蛋白质组学可以全面地检测疾病和药物处理前后以及疾病发生的不同阶段蛋白质表达谱和蛋白质-蛋白质相互作用的变化，从而发现和确认药物作用的新靶标。由于其可大大提高命中率，减少盲目性，从而大大降低新药研究成本，已经成为后基因组时代发现和确认药物靶标的重要手段。

（2）先导化合物的筛选和优化：目前组合化学技术的成熟可以源源不断地提供大量新结构的化合物，而利用基因组学和蛋白质组学可建立高效的先导化合物筛选模型，其允许用大量不同的化合物平行处理多个基因组靶标，考察这些新化合物对不同靶标的作用，以发现具有某些活性的先导化合物，从而大大优化了药物的研究开发过程。蛋白质组学方法可以分析比较化合物处理前后模型细胞或组织的蛋白质组的表达图谱，并和该细胞或组织的数据库中的标准蛋白质组表达图谱对照，快速提取该化合物在有效性和毒性方面有价值的信息，并将之用于大量新化合物的筛选。

（3）药物作用机制研究中的应用：目前尚有许多药用的活性化合物在体内的作用机制不清楚，利用基因组学及蛋白质组学技术，可系统分析经这些活性化合物处理过的细胞、组织或体液表达的基因与蛋白质差异，从而对其前后表达差异进行鉴定，可以更清楚、更详尽地阐明药物的作用机制。这种方法目前已经用于人肿瘤细胞系、动物细胞及动物模型上，并阐述了许多药物的作用机制。

（4）药物毒性预测和基于作用机制的风险评估：传统方法只能通过大量的临床前、临床试验及经验摸索才能对药物毒性及机制进行深入了解，为此可能付出惨痛的代价。而利用基因组学和蛋白质组学的研究方法可以在一定程度上使得这种情况得以改变，通过研究毒物作用下影响机体健康的基因，收集基因数据建立有毒化合物和有毒模型表达谱数据库，从而使得化合物毒性预测成为可能。很多制药公司已开始采用蛋白质组学技术开展毒性预测工作。

（5）个体化用药研究：个体的基因多态性可以影响药物的体内过程并影响药物的效应，从而使得药物的作用呈现不同程度的个体化差异。通过对用药者目标基因的序列和功能分析，可以预测药物在该患者体内的药动学过程与药物效应情况，从而优化临床个体用药。

（6）系统生物学的诞生及其在药物开发中的应用：很少有疾病只是通过单一靶标起作用，如心脏疾病及糖尿病等，往往表现为多个器官、系统的多种病理学变化。基因组学和蛋白质组学的方法使得采集有关系统性能的全面数据并获得相关的分子信息成为可能，系统生物学由此诞生，它整合了特定生理状态下某一特定组织中基因组、蛋白质组及新陈代谢的相关系数，这些数据经过整合分析后进入计算机生物学平台，可模拟系统中候选药物的作用。尽管目前系统生物学尚不成熟，但其在药物研发中发挥的作用将日渐显现出来，在未来药物研发与应用中扮演重要的角色。

4. 面临问题和前景展望　基因组学和蛋白质组学目前尚处于初级发展阶段，仍面临许多困难和挑战，主要表现在以下方面：① 基因组学研究引发了过去从未遇到的社会、伦理及种族等必须关注的问题；② 片面强调遗传因素对疾病的作用可能使得许多非遗传因素如环境影响等被忽视；③ 单纯对眼前利益和技术进步的追求可能使得其对道德、法律及社会相关因素的影响被忽略，由此可能产生未能预料的效应。但总体来说，基因组学和蛋白质组学的发展给生物医药行业提供了巨大的发展空间，不仅表现在直接的药物创新方面，更重要的是对新药开发过程的指导思想作用与药物应用发挥的积极作用。基因组学和蛋白质组学在药物研究开发中的应用，可以大大缩短药物的开发周期，减少新药研制过程中的盲目性，加快药物靶点开发和探测速度，提高新药的临床试验通过率。可以预见的是，随着人类对基因组学和蛋白质组学更加深入的研究和认识，必将在新型生物药物的开发及对疾病的认识和治疗等领域产生令人振奋的成果，为全人类的健康带来不可限量的福音。

二、药物基因组学

（一）药物遗传学与药物基因组学简介

1959 年 Vogel 提出了药物遗传学（pharmacogenetics）这一术语，主要研究不同个体遗传因素对药物代谢和药物反应的影响，特别是遗传因素所引起的异常药物反应。随着基因组学、分子遗传学与分子药理学等相关学科的深入研究，人们逐渐地认识到不同个体对同一药物的不同反应除药动学差异外，更多是源于基因的药效学原因造成的差异。随着"人类基因组计划"研究的迅速发展，尤其是人类全基因组测序的完成，使得大批人类基因信息得以获得，由此催生了药物遗传学研究的新领域——药物基因组学（pharmacogenomics）。药物基因组学是利用人类基因组学研究方法和技术，研究不同人群或个体基因组遗传学差异及其对药物反应的影响，从而促进新药开发和临床个体化用药的科学，以期最大限度地利用药物资源，提高药效和降低药物不良反应。具体来说，药物基因组学的研究内容包括：① 人类基因组结构与基因遗传学多态性：通过测定不同人群基因组结构与基因遗传学变异，尤其是蛋白质编码基因与调控区域的单核苷酸多态性（SNPs），进行基因型或基因单倍体型分析；② 临床药物基因组学研究：可先研究基因多态性与药物反应相关性，再通过基因诊断测定待用药个体某些药物代谢酶的基因型，预测其对药物的反应类型，从而达到个体化用药的目的，提高治疗有效率和减少药物不良反应。药物遗传学与药物基因组学的主要研究差异在于：① 研究范畴：前者主要集中研究单基因变异尤其是药物代谢酶基因变异，而后者探讨所有与药物反应有关的遗传学标志；② 应用领域：前者主要可应用于临床上发现针对某个患者的最佳药物，而药物基因组学可应用于从药物发现、开发到临床应用的各个领域，相对来说范围更广。

（二）药物基因组学在医药研究中的应用

1. 临床合理用药　药物基因组学在合理用药方面最重要的应用是实施个体化用药。目前临床个体化用药的主要方法是治疗药物监测（therapeutic drug monitoring, TDM），此方法是在患者用药过程中，测定药物在患者体内的浓度，计算药动学参数，从而设计个体化给药方案。但此方法对于血药浓度与药效不一致的药物并不适用。对于此类药物的个体化用药方案，可以通过药物基因组学对患者做基因检测，从而区别不同个体或人群的基因差异，为患者开出"基因处方"，最大程度上增加药物的有效性，减小药物不良反应，节约医疗费用，实现临床合理用药的最终目标。药物基因组学在合理用药方面的另一重要应用就是有效规避药物不良反应（adverse drug reactions,

ADR）。药物不良反应是困扰人类的全球性公共卫生和卫生经济学难题。据估计，仅1994年美国因ADR接受住院治疗人群即高达220万人，其中约10万人为严重ADR。ADR致死率已成为美国疾病死因的第4～6位。药物基因组学研究通过分析与药物治疗效应和不良事件发生有关的基因的多态性，通过用药前基因诊断，合理选择治疗药物或药物剂量，降低ADR发生率。

2. 应用于新药研发　首先药物基因组学研究发现了大量新基因，其中蕴含了大量疾病治疗的新靶点。新靶点的大量发现，无疑会对医学和治疗产生重大影响；其次药物基因组学可以加速对药物体内过程及效应相关基因或信号传递通路的鉴定，为筛选药物的作用靶点奠定基础，也为临床试验前化合物筛选、优化提供直接、有效的工具；再次利用药物基因组学可以重新评估过去未通过的新药，对于一些以往证明无效或副作用大的药物，药物基因组学研究可以根据基因型选择有效的治疗群体，从而减少不良反应的发生；缩短临床试验时间，加快上市速度。基于个体基因遗传学变异而研制开发的新药，可根据基因特征针对性地选择试验人群，从而可获得药品管理等部门的加速审批和上市。

（三）药物基因组学的前景展望

21世纪将是分子生物医学的时代，药物基因组学的发展可以使患者的基因遗传信息以基因芯片的形式储存和调用，随着药物体内过程和遗传基础的深入研究，真正的临床个体化用药成为可能。以药物基因组学为基础针对特殊群体或个体设计的药物，可大大提高效率、缩减成本和加快开发进程。因此药物基因组学的前景十分看好，各研究机构、制药公司纷纷涉足药物基因组学。美国国立卫生研究院（NIH）于1998年建立药物基因组学资料库，用以收集"个体"基因及其功能的资料以便用于药物开发；法国生物技术公司Genset正致力于开发人类基因组高密度双等位基因标记图谱；另外许多制药公司已经开始利用基因分型技术和标记物从事药物基因组学试验。

但药物基因组学毕竟是一门刚刚起步的学科，因此发展的同时也面临着各种问题和挑战。目前，最主要的问题是，昂贵的研究成本严重阻碍了其临床和商业化应用，且由于目前研究方法上的限制使得对较少出现的基因多态性位点未有详细的研究；另外对药物作用靶点相关基因目前所知十分有限，靶点的高度多态性也使药物审批入市变得困难，以药物基因组学的标准来考虑新药的许可批准能否通行尚且未知；再一个就是有关社会和伦理道德问题，例如由于SNPs数据库的公开性，有可能导致SPNS歧视发生。

三、代谢组学方法

1. 代谢组学研究概述　代谢组学（metabonomics）是继基因组学和蛋白质组学之外，系统生物学又一重要组成部分。所谓代谢组，指的是一个细胞、组织或器官中，所有代谢组分尤其指小分子物质的集合。而代谢组学是一门"在新陈代谢的动态进程中，系统研究代谢产物的变化规律，揭示机体生命活动代谢本质"的科学。代谢组学的研究可以追溯至20世纪80年代，Nicholson研究小组在利用磁共振（NMR）技术分析大鼠的尿液时，意识到这可能是生命科学研究的巨大突破，并于1999年提出了代谢组学的概念，其实验分析流程如图12-7所示。正如Billy David所言："基因组学和蛋白质组学告诉你可能发生什么，而代谢组学则告诉你已经发生了什么"。代谢组学关注的是各种代谢路径底物和产物的小分子代谢物，如糖、脂质、氨基酸和维生素等，以此反映细胞或组织在外界刺激或是遗传修饰下代谢应答的变化。特别是基于NMR技术的研究方法，其对样品并不需要提取纯化，可以无损伤地监测组织代谢表达谱的改变，动态地评估代谢信息。

具体来说，代谢组学的研究领域主要包括：①代谢目标分析：即针对某种特定代谢产物进行分析；②代谢产物谱分析，对某一类结构性质相关或某种特定化学物，或某一代谢途径的特定代

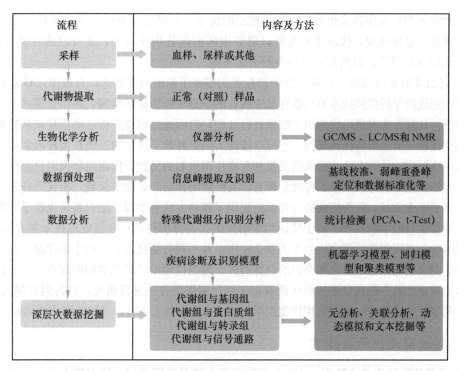

图 12-7　代谢组学实验分析流程图

谢物进行定量分析；③代谢产物指纹分析，对代谢产物进行高通量的定性分析，以检测某些特定代谢产物；④代谢组学分析，对所有小相对分子质量代谢产物进行的定性和定量分析；⑤代谢表型分析，对某一生物或细胞的代谢产物进行定性和定量分析，根据代谢产物来对有关生物或细胞进行分类和鉴定。代谢组学在评价药物疗效、检测药物毒性、诊断疾病和分析疾病状态等领域有着广泛的应用前景。

2. 代谢组学在新药研发中的作用　代谢组学在新药研发中主要可在如下领域起到重要作用：

（1）药物作用模型的鉴别和确证：成功的疾病治疗必须使代谢网络中的缺陷部分正常化，同时又不得干扰其他维持健康所必需的代谢途径的调控。新药研发的目的就是要从中获得能使代谢平衡由疾病状态恢复到正常状态的药物。代谢组学研究可以区别不同种属、不同品系动物模型的代谢状态，鉴别与人体疾病状态的差异，寻找人类疾病、药效和毒性的适宜动物模型。

（2）药物作用机制的研究：代谢组学能够提供生物体的代谢指纹图谱，通过认识体液"代谢指纹图谱"变化的原因，阐明药物作用靶点或受体，从而可以了解疾病发生和药物作用的可能分子机制。

（3）药物安全性评价：药物安全性评价即预测药物的毒性。药物毒性破坏正常细胞的结构、功能，改变代谢网络的平衡并通过直接或间接效应改变靶组织或体液中内源性代谢物的成分。代谢组学通过比较代谢指纹图谱的变化来确定药物毒性的大小及其靶器官，从而全面评价药物的安全性和开发前景。目前，代谢组学技术已广泛地应用于候选药物的安全性评价中，其中最杰出的工作是英国伦敦大学帝国学院与6家制药公司联合进行的 COMET 研究项目，该项目建立了正常和受毒动物的血清、尿液和组织中代谢物的 NMR 图谱库，对 150 种典型药物的毒性进行了研究。

（4）在中药和天然药物现代化研究中的应用：代谢组学和系统生物学策略与中医药的整体观念和辨证论治思维"不谋而合"，即二者均把人体作为一个完整系统来研究。用代谢组学的方法研究中药药效学机制符合中药多组分及多作用靶点的特点，同时也可为中药的质量控制和药效学提供科学的评价。总体来说，代谢组学既可以研究中药的药效物质基础，又可以研究其作用机制，确定药物作用的靶器官，对药理和毒性进行全面考察。

3. 代谢组学的发展前景　代谢组学给研究者们带来了新的研究理念，自提出之日起就备受关注。它运用先进的分析检测技术对生物样品中所有的小分子物质进行检测，再结合模式识别、专家系统等分析、计算方法对所得代谢组学数据进行处理，最后通过综合解析这些信息来从整体上探讨生命活动在代谢层面上的特征和规律。它可以帮助人们更好地了解生物系统在生理因素和环境因素影响下的应答反应，从而有助于药物的研发和药物作用机制的研究。代谢组学技术目前已广泛应用于药物靶点的发现、新药的开发、毒理学研究以及疾病的预防和诊断等领域，不仅为药学、毒理学的研究做出了巨大贡献，还为疾病研究和诊断提供了新的方法和手段。随着系统生物学、微电子学和分析化学等学科的不断发展，用于代谢组学研究的仪器分析技术和数据处理技术都在不断提高，此外代谢组学与基因组学、蛋白质组学的联合使用以及不同分析技术、不同生物样品的联合应用更使代谢组学向真正的系统、综合和全面的目标迈进。国内代谢组学的发展刚刚起步，还有许多基础工作有待完善，尤其在国内很多传统医药有待于用代谢组学方法进行研究，以得到更深入的阐述，在我国中药现代化进程中，如何应用代谢组学理论、方法和技术还有许多亟待解决的问题。

四、高通量药物筛选技术

1. 高通量药物筛选技术简介　传统的药物筛选方法是采用药理学的实验方法，通过体内、外的多种实验，评价药物的有效性与安全性，其样品消耗量大，劳动强度高，需使用大量实验动物，对参加实验的技术人员亦有较高的操作技能要求，不能适应大量样品的同时筛选。高通量药物筛选是20世纪后期发展起来的新药发现新技术，其依赖于含有大量化合物的样品库，以分子水平和细胞水平的实验方法为基础，以微板形式作为实验工具载体，用自动化操作系统执行实验过程，通过灵敏、快速的检测仪器采集实验数据，并以计算机对实验获得的数据进行分析处理，可在同一时间内对数以千万计的样品进行检测。常用的高通量药物筛选模型可以根据其生物学特点分为以下几类：①受体结合分析法；②酶活性测定法；③细胞因子测定法；④细胞活性测定法；⑤代谢物质测定法；⑥基因产物测定法等等，以上这些方法都已经广泛应用于高通量药物筛选中。此技术对药物的发现方式方法及理论都产生了巨大的影响。

2. 分子水平的高通量药物筛选技术　分子水平的高通量药物筛选技术是高通量药物筛选技术中应用最多的模型，其特点是药物作用靶标明确，应用这些模型可以直接得到药物作用机制的信息。根据生物分子的类型，分子水平高通量筛选技术可以分为以下模型：①受体筛选模型：工作过程一般是让受体、放射性配体、供试化合物和必要的辅助因子一起加入到适当的缓冲液中，孵育一定时间使结合反应达到平衡，随后通过过滤分离结合和游离的配体，用液体闪烁计数来测量结合的放射性配基。②酶筛选模型：主要是观察药物对酶活性的影响。根据酶的特点，酶的反应底物、产物都可以作为检测指标，并由此确定反应速度。③离子通道评选模型：目前已经建立了贝类动物毒素的高通量筛选方法，其作用靶标为钠通道上的蛤蚌毒素（STX）结合位点，用放射性配体（^{3}H STX）进行竞争性结合试验考察受试样品。

3. 细胞水平的高通量药物筛选技术　细胞水平筛选体系常用技术包括分子克隆和表达、报告基因系统、荧光标记检测、离子流检测、荧光影像技术和微量化技术，这些相关技术系统的快速发展有力地推动了细胞水平筛选技术的发展。目前细胞水平的高通量药物筛选技术主要有如下几个方面的进展：①微量化和超高通量化（uHTS）：目前细胞水平的筛选已经至少达到了1536孔板的规模，尤其是对于荧光方法，目前甚至可以达到 3456 甚至 9600 孔板。但随着检测体积的减少，对载体微孔板硬度和加样自动化精度要求越来越高，同时对检测系统和数据分析系统也提出了更高要求。②均质检测：所谓均质检测是指采用一步加入策略，以尽可能省去过滤、离心和冲洗等烦琐的难于自动化的步骤。③多指标、多靶点和多通道的检测：这是现今细胞水平高通量筛选技术的核心和关键，有助于发现药物作用的新途径，深入认识药物作用的机制，也对某些药物的筛选，尤其对多个靶点具有作用的药物筛选，提供了有力的手段和工具。④实时动态检测和可视化检测：通过对活细胞进行荧光标记，可实现对研究对象的分子水平的实时动态检测和可视化研究，并可进行自动图像分析和数据量化分析。

细胞水平的高通量筛选体系虽然有诸多优势，但也存在许多亟待解决的问题，如样品的准备和处理，影像获取的自动化，数据的提取、储存和分析，检测成本，信号的精确度等。相信随着相关技术的迅速发展，将会出现更多适用于细胞水平筛选、检测快速、成本低廉、重现性好和功能强大的新检测技术，使细胞水平筛选信号更强、更稳定，准确度更高，操作更简便，信息量更大，前景更广阔。

五、其他具有前景的生物药物研发新技术

1. 基因治疗药物 基因治疗（gene therapy）指的是通过基因转移技术将外源正常基因直接导入患者病变部位的靶细胞，通过控制目的基因的表达对缺陷或异常基因进行校正、替代或补偿，从而恢复受体细胞、组织或器官的正常生理功能以治疗疾病的一种新型医疗方法。因此可将导入的外源基因看作广义的基因药物。

目前基因治疗的策略概括起来大致有以下几种：①基因置换：即以正常的基因原位替换病变细胞内的致病基因使细胞内的 DNA 完全恢复正常状态。②基因修复：也称原位修复，是指按照野生型基因的结构，对缺陷的基因进行修复，使该基因恢复正常，从而在质和量上均能得到正常的表达。③基因修饰：将目的基因导入病变细胞或其他细胞，目的基因的表达产物能够弥补缺陷细胞的功能或使原有的某些功能得以加强；目前的基因治疗多采用这种方式。④基因失活：利用反义RNA、核酸或肽核酸等反义技术及 RNA 干涉技术等特异性地封闭基因表达的特性，通过抑制有害基因的表达以达到治疗疾病的目的，如利用反义癌基因对恶性肿瘤的治疗。⑤免疫调节：将抗体、抗原或细胞因子的基因导入患者体内，通过改变患者免疫状态达到预防和治疗疾病的目的。

基因治疗为人类对疾病的治疗提供了新的思路，但作为一种尚处于起步阶段的疾病治疗方法，基因治疗的发展面临的主要问题：①社会和伦理问题：当人们试图"纠正"人类自身"不正常"的基因时，这种纠正的后果是无法预料的。由于人类的遗传信息非常复杂，转基因也可能带来不可预料的后果，没有人能保证这种基因结构的改变绝对不会造成人类某一未知功能的缺失。另外，当人们试图把基因治疗引入生殖细胞时，又涉及后代基因结构的改变问题，且改变将直接影响这个"未来人"，这是一个很难解决的伦理问题。②基因治疗的技术问题：由于许多疾病涉及多个基因之间复杂的调控和表达关系，这类疾病的基因治疗难度很大。因为向细胞中导入多个基因后，使几个基因之间能保持正常的调控关系几乎是不可能的。即使是单基因缺陷症，使导入细胞的基因能正常表达也是一个较复杂的问题。将基因导入细胞后，其表达量的多少是直接影响能否达到治疗的目的和有无副作用的关键。③安全问题：基因治疗的安全性指的是基因治疗应确保不因外源基因的导入而引起新的有害变异。1999 年，一位患鸟氨酸转氨甲酰酶不足症的 18 岁青年在美国宾夕法尼亚大学人类基因治疗中心接受基因治疗时不幸死亡，成为首例死于基因治疗的患者，从而使得基因治疗的安全性受到人们的广泛关注。基因治疗时选择一个安全有效的载体相当关键，载体不当引起的插入

突变可能引发一个重要基因的失活，或者激活一个原癌基因，后果都将不堪设想。此外，对生殖细胞的基因治疗是否会带来遗传性状变化的世代相传，科学界持有不同的态度。

以基因转移为基础的基因治疗要在临床上很好地应用，还有待理论和各种技术的进一步发展。过去 20～30 年基因治疗的发展已取得了巨大成就，已被看成是对先天和后天基因疾病的潜在有效的治疗方法，不过其依然存在缺少高效的传递系统、缺少持续稳定的表达和宿主产生免疫反应等问题。今后基因治疗研究将向两个方向发展：一是基础研究更加深入，以解决在临床应用中遇到的一些困难及基因治疗本身需要解决的一些难点；二是临床试用项目增多，实施方案更加优化，判断标准更加客观，评价效果更加精确。总之，随着分子生物学、分子遗传学以及临床医学的发展，基因治疗也会不断发展，日趋成熟，很多难题会得到解决，并在临床上得到广泛应用。目前，基因治疗已经由盲目阶段进入了理性化阶段，尽管基因治疗仍存在安全性、伦理性等多种多样的问题，但我们相信，随着科学研究的深层次进行和人类知识水平的提高，基因治疗将会得到更加广泛和科学的应用。

2. RNAi 技术　RNA 干扰（RNA interference，RNAi）指的是生物体内由小干扰 RNA（small interfering RNAs，siRNAs）引起的转录后基因沉默，广泛存在于各种真核生物体中。基因沉默的效率取决于 siRNA 的效率，低效率的 siRNA 分子仅能产生两倍抑制效果，但高效率的 siRNA 分子能使得基因表达抑制到即使荧光定量 PCR 都检测不到的水平。近些年来，人们对 RNAi 药物的研发热情空前高涨，RNAi 药物在基因疾病、肿瘤等人类束手无策的疾病上显现出极大的应用前景。自 Fire 等发现 RNAi 现象到 2006 年获得诺贝尔奖的垂青，目前 RNAi 药物已经撬动数十亿美元市场，作为一门新兴技术正显示着强大的生命力。

但目前 RNAi 的治疗途径还不成熟，仍然有许多问题需要克服。siRNA 作为药物的障碍主要在：①体内的不稳定性：这主要是因为其相对分子质量小（约为 7000），容易被肾很快地清除或被内源性血浆 RNA 酶所降解，在血浆内半衰期仅为 5～60 分钟。通过化学修饰糖骨架或封闭 siRNA 的末端，可抑制 RNA 酶的降解，提高其内源性核酸酶的耐受性。②给药方式的局限：尽管线虫和苍蝇细胞能有效摄取 siRNA 药物，但是大多数哺乳动物细胞如树形神经细胞和巨噬细胞并不能将这些小分子内源化。③技术问题：RNAi 才处于刚刚起步阶段，许多技术问题仍有待解决。如 siRNA 可能会非特异性地作用于非靶向 mRNA 并导致非靶基因沉默的脱靶效应，外源性 siRNA 导入在哺乳动物体内可能会激活机体的自身免疫系统，诱导干扰素和炎症因子的产生。但是，相比反义 RNA 以及核酶等 RNA 疗法，RNAi 类药物仍然提供了一个非常具有发展前景的新兴治疗用药物类别，相信在不久的将来，克服了上述缺点的 RNAi 类药物将上市并成为医药市场的热点。

第 5 节　生命科学技术在化学药物与中药开发中的应用

一、生命科学技术在化学药物研发中的应用

1. 化学药物作用靶标的发现与探索　许多生物大分子如酶、受体等在生命活动以及疾病的发生中发挥了重要的作用，其往往可以作为药物的作用靶点。迄今为止，药物作用靶点的总数已经超过 500 个，其中绝大多数以受体尤其是 G-蛋白偶联受体（G-protein coupled receptor，GPCR）为靶点，其他以酶、离子通道和核酸作为靶点。据估计，人类近 5 万个基因当中可能有 10% 能够成为药物作用靶标，因此推测大约还有 4500 个新靶标有待发现和确证。

分子生物学、分子药理学、毒理学与代谢动力学等新兴学科的出现为药物作用靶标的发现、

药物体内活性及安全性的评估提供了有力的手段和工具。利用现代分子生物学技术，可以从分子水平研究药物与靶标的作用过程及部位，从而解析药物的活性。生理学与病理学的研究可以进一步揭示正常组织与病变器官之间的结构与功能差异，从而为合理的新药设计尤其是特异性作用的新药设计提供依据。

随着受体学说的证实和不断完善，基于靶点的药物设计日益明确，从而可以针对性地指导药物的结构与功能研究，克服以往药物设计的化学模式的缺陷。现代生物技术本身为多学科构成的综合性技术体系，化学和生物学的有机结合和融为一体，大大促进了在化学药物研发过程中的生物药学模式的建立。

2. 高通量筛选发现先导化合物 近年来，越来越多的药物作用靶标被分离、纯化、克隆并表达出来，从而以此为基础建立了许多特异性强、灵敏度高的药物筛选新技术，并逐渐形成了高通量筛选（high throughput screening）系统。高通量筛选系统主要由 5 部分组成：①化合物库；②分子、细胞水平的高特异性体外筛选模型；③高灵敏度检测系统；④自动化操作系统；⑤数据处理和分析系统。其中化合物库的构建主要是利用组合化学技术（combinatorial chemistry），将各种基本小分子如氨基酸、核苷酸和单糖等通过化学或生物合成的程序形成不同的装配，从而得到大量的化合物分子，一次合成数百个化合物甚至数万个化合物，从而建立化合物库。高通量筛选与组合化学突破了传统的药物筛选模式，大大提高了新药发现的效率。

3. 药物化学研究的其他生物技术 现代药物研究已深入到分子水平和电子水平，随着现代生物技术的不断突飞猛进，为化学药物的开发提供了许多有力的技术支持。现在可借助电生理、分子药理学和计算机技术来研究药物分子和靶分子的三维结构、药效构象、二者结合模式及其复合物的电子结构，探讨构效关系，从而指导药物的合理设计。现在受体的结构可用 X 射线晶体学、高分辨多维 NMR 和同步辐射法测定，一旦获得受体生物大分子的三维结构，即可基于结构进行计算机辅助药物设计，从而大大加速创新药物的研发过程。

总之，药物化学与生命科学和计算机技术的紧密结合一定能取得更大的成就，为加速新药研究，促进医药工业进步，做出应有的贡献，从而推动药物化学学科自身的进一步发展。

二、生命科学技术在中药现代化研究中的作用

中医药理论、技术从人体整体水平来探讨疾病的规律和本质，由于其难以应用现代科学概念表述，且缺乏规范性和在线性，因此难以被国际社会所广泛接受，从而严重影响了其现代化进程。生物技术空前的发展同时也渗透入医学、药学和农业等相关领域。中药现代化研究可以借助现代生物技术如基因工程、蛋白质工程、细胞工程和发酵工程等生物工程手段，从而实现中药研究与现代科技的接轨，并进一步完善其自身理论与发展方向。下面就现代生命科学技术在中药生产及鉴定、中药药理学及中药化学等中药现代化研究过程中的作用进行具体介绍。

1. 现代生命科学技术在中药生产及鉴定中的作用 中药的生产由于其特殊性受到许多问题的影响，如有的道地药材如黄连、当归和怀牛膝等由于需求大从而形成缺货，而有的药材如牛黄、麝香等产量过小从而供不应求。此外，中药的生产还存在质量不稳定、农药残留及重金属含量过高等问题。针对中药生产过程中的这些问题，我们可能利用现代生物工程技术来发展中药材的生产。如可利用细胞培养工程，从细胞培养成分中分离得到次生代谢产物，从而生产人参、红豆杉和三七等药材的有效成分。植物细胞培养可不受环境、气候及生态因素的影响，达到大量生产次生代谢产物的要求。如人参皂苷在组织培养中含量占干重的 27%，而全株中只有 4.5%，药理活性分析结果表明人参细胞培养物与种植人参无明显差异。目前已经有一些植物细胞培养达到了商

业化生产应用的要求。同时也可以利用基因工程、克隆载体,生产蛇毒、水蛭素和蝎毒等。据统计,目前已经对数千种植物成功地进行了离体培养并建立了相应的培养体系,其中药用植物达200余种。另外,组织培养技术用于中药的生产也在研究和探索当中。

传统的中药鉴定以性状鉴定为主,带有极大的主观性,近年来兴起的中药指纹图谱技术从化学组分及其特征产物的含量来保证中药的质量,从而为中药鉴定学提供了有力的工具。由于我国中药资源丰富,且各地习惯及用药品种各异,因此需对不同基源的中药材进行品种基因图谱的测定,目前已有多种成熟的分子遗传学技术可对药材品种进行 DNA 水平的标记,如 AFLP(扩增片段长度多态性)、RELP(限制性片段长度多态性)、RAPD(随机扩增多态性)及微卫星 DNA 技术等。这些技术不但可以进行品种鉴定,更为重要的是可以此为基础建立连锁 DNA 标记或特征指纹图谱,从遗传本质上来控制药材来源。为进一步控制中药材的有效成分和活性部位,可以进一步利用基因组学和蛋白质组学的方法,建立有效成分或部位的基因表达差异的 cDNA 指纹图谱或蛋白质指纹图谱,从而达到高特异性的要求。

2. 现代生命科学技术在中药药理研究中的作用 中药药理的主要任务在于揭示中药治疗作用机制和机体对药物的处理过程。由于中药成分复杂,各成分之间又存在相互协同或抑制的作用,且药物作用通常是多靶标、多途径综合作用的结果,从而阐明中药作用的机制非常复杂。随着生物技术的发展,尤其是生物芯片技术的突飞猛进,其具有高通量、微型化和自动化的特点,从而非常适合多因素检测分析。在药物方面,生物芯片可以用来筛选单味药的有效成分,进而在此基础上来筛选复方的有效成分。在人体方面,可以用生物芯片来分析疾病发生的过程,进而利用生物芯片来分析药物对机体的作用过程,阐述和发现中药药理作用;同时,还可以利用生物芯片来分析中药在体内的药物代谢动力学过程。

蛋白质组学的迅速发展也在中药药理的研究中发挥了重要作用。现代生物技术在中药作用机制中的研究模式见图 12-8 所示,可利用蛋白质组学鉴定出不同疾病组织与正常组织中的蛋白质表达差异;或利用中药处理的细胞模型,揭示该症的关键蛋白质;或可通过同一疾病在不同个体及不同阶段的蛋白质表达差异,阐明差异表达蛋白质及蛋白质翻译后的修饰情况,鉴定出靶标蛋白质。

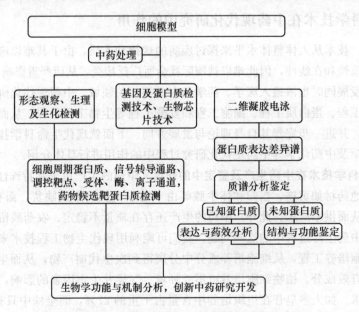

图 12-8 现代生物技术在中药作用机制中的研究模式

短文阅读

The modern pharmaceutical industry is barely 100 years old. Amongst the most recent product types developed are the biopharmaceuticals: a class of therapeutic product produced by modern biotechnological techniques such as recombinant DNA technology and hybridoma technology. The term originated in the 1980s, has now become an accepted, commonly used word in the pharmaceutical vocabulary. Biopharmaceuticals approved to date include blood factors, anticoagulants and thrombolytic agents, therapeutic enzymes, hormones, haemopoietic interleukin, recombinant vaccines and monoclonal antibody based products. Prominent amongst these is a new sub-class of biopharmaceutical nucleic acid. These techniques will likely provide medical practitioners with an additional powerful tool with which to treat conditions such as genetic diseases, cancer and infectious diseases. Currently in the region of one in four of all genuinely new drugs coming on to the market are biopharmaceuticals and typically eight to ten new biopharmaceuticals are approved for general medical use each year. The biopharmaceutical sector, born less than 30 years ago, will continue to grow strongly for the foreseeable future and reach maturity.

参 考 文 献

李德山. 2010. 基因工程制药 [M]. 北京：化学工业出版社.

夏焕章，熊宗贵. 2006. 生物技术制药 [M]. 北京：高等教育出版社.

张林生. 2008. 生物技术制药 [M]. 北京：科学出版社.

甄永苏，邵荣光. 2003. 现代生物技术制药丛书——抗体工程药物 [M]. 北京：化学工业出版社.

DUTTON RL, SCHARER JM. 2007. Advanced technologies in biopharmaceutical processing [M]. Oxford: Wiley-Blackwell.

RATLEDGE C, KRISTIANSEN B. 2006. Basic biotechnology [M]. Cambridge: Cambridge University Press.

WALSH G, MURPHY B. 1999. Biopharmaceuticals, an industrial perspective [M]. Berlin: Springer Netherlands.

WU-PONG S, ROJANASAKUL Y. 1999. Biopharmaceutical drug design and development [M]. Totowa New Jersey: Humana Press Incorporated.

推荐阅读材料

一、推荐专业期刊

[1] 药学学报
[2] 中国药学杂志
[3] 中国药理学通报
[4] 中国药科大学学报
[5] 中国新药杂志
[6] 药物分析杂志
[7] 中国医院药学杂志
[8] 中国医药工业杂志
[9] 中国新药与临床杂志
[10] 沈阳药科大学学报
[11] 中国临床药理学杂志
[12] 华西药学杂志
[13] 中国药理学与毒理学杂志
[14] 中国抗生素杂志
[15] 中国生化药物杂志
[16] 中国海洋药物
[17] ACTA PHARMACOLOGICA SINICA
[18] 中国天然药物
[19] 国际药学研究杂志
[20] 药物不良反应杂志
[21] 中国生化药物杂志
[22] 实用药物与临床
[23] 中国新药与临床杂志
[24] 中国临床药理学与治疗学
[25] 中国药物化学杂志
[26] 中国药房
[27] 中国现代应用药学
[28] 中国药师
[29] 中国执业药师
[30] 中国医药报（报纸）
[31] 医药经济报（报纸）
[32] American College of Clinical Pharmacology：
The Journal of Clinical Pharmacology.
[33] American Society Clinical Pharmacology Therapeutics：Clinical Pharmacology & Therapeutics，Pharmacometrics & Systems Pharmacology.
[34] American Society for Clinical Investigation：Journal of Clinical Investigation.
[35] Clinical Therapeutics.
[36] European Journal of Clinical Investigation.
[37] European Journal of Clinical Pharmacology.

二、推荐专业网站

[1] 卫生部网站 http://61.49.18.65/wsb/index.shtml
[2] SFDA 网站 http://www.sda.gov.cn
[3] NIH 临床试验信息网：http://www.clinicaltrials.gov
[4] FDA：http://www.fda.gov
[5] EMA（European Medicines Agency）：http://www.ema.europa.eu/ema/
[6] Science：http://www.sciencemag.org/
[7] Nature：http://www.nature.com/
[8] 药学信息资源及网站（Pharm Web）：www.pharmweb.net
[9] 美国化学文摘数据库：http://www.info.cas.org
[10] 美国卫生系统药师协会（ASHP）网站：www.ashp.org
[11] 中国临床试验注册中心：http://www.chictr.org/cn/
[12] 中国药学会医院药学专业委员会网站：www.cpahp.org.cn
[13] 中国医院协会药事管理专业委员会网站：www.chinadtc.org.cn
[14] 临床药师网：www.clinphar.cn